Carsten Detka
Dimensionen des Erleidens

Studien zur qualitativen Bildungs-,
Beratungs- und Sozialforschung

ZBBS-Buchreihe
herausgegeben von

Werner Fiedler
Jörg Frommer
Werner Helsper
Heinz-Hermann Krüger
Winfried Marotzki
Ursula Rabe-Kleberg
Fritz Schütze

Carsten Detka

Dimensionen des Erleidens
Handeln und Erleiden in Krankheitsprozessen

Verlag Barbara Budrich,
Opladen & Farmington Hills, MI 2011

Diese Publikation wurde gefördert durch die Hans-Böckler-Stiftung.

Bibliografische Information der Deutschen Nationalbibliothek
Die Deutsche Nationalbibliothek verzeichnet diese Publikation in der Deutschen
Nationalbibliografie; detaillierte bibliografische Daten sind im Internet über
http://dnb.d-nb.de abrufbar.

Gedruckt auf säurefreiem und alterungsbeständigem Papier.

Alle Rechte vorbehalten.
© 2011 Verlag Barbara Budrich, Opladen & Farmington Hills
www.budrich-verlag.de

ISBN   978-3-86649-432-9

Umschlaggestaltung: disegno visuelle kommunikation, Wuppertal – www.disenjo.de
Druck: Books on Demand, Norderstedt
Printed in Europe

Inhalt

1. Einleitung

Die Entstehung der Fragestellung meiner Dissertationsforschung[1], die der vorliegenden Veröffentlichung zugrunde liegt, wurde zunächst inspiriert von einer alltäglichen – noch ganz unwissenschaftlichen – Beobachtung in meinem sozialen Umfeld – der Beobachtung, dass Menschen, die von einer chronischen Gesundheitsbeeinträchtigung betroffen sind, trotz vergleichbarer Intensität der somatischen Funktionsstörung und trotz einer ähnlichen Intensität der Symptomatik auf sehr verschiedene Art und Weise damit in ihrem Leben umzugehen vermögen. So – um nur ganz wenige Beispiele anzudeuten – gelingt es manchen Menschen, auch im Leben mit der Krankheit eine ansteckende Lebensfreude und Teilnahme am Leben auszustrahlen, wohingegen mit anderen kaum ein Gespräch ohne Bezüge auf Krankheitsthemen möglich ist.

Ganz offensichtlich determiniert also die spezifische Art und die Intensität einer somatischen Funktionsstörung nicht schon für sich allein die Ausbildung einer bestimmten Form der Lebensführung mit der Erkrankung – ein Gedanke, der natürlich auch in angrenzenden Wissenschaften, wie etwa der psychologischen Coping-Forschung, der psychosomatischen Medizin oder auch der Forschung zur Gesundheitssozialisation verfolgt wird.

Mit meiner Dissertationsforschung verfolgte ich das Ziel, aus soziologischer Perspektive Krankheitsprozesse als *biographische Prozesse* zu untersuchen. Chronische Krankheiten entfalten in aller Regel vielfältige Wirkungen in verschiedenen Bereichen des Lebens der Erkrankten. Die Betroffenen werden mit der Aufgabe konfrontiert, eine Form des individualisierten Umgangs mit ihrer Erkrankung auszuformen. Mein Interesse richtete sich auf grundlegende unterscheidbare Formen der Ausgestaltung des Lebens mit einer chronischen Gesundheitsbeeinträchtigung und darauf, wie systematische Bedingungen und Prozessmechanismen die Ausformung solcher grundlegender Prozessgestalten beeinflussen. Die vorliegende Arbeit widmet sich in diesem Kontext folgenden Themen: Es werden die zentralen Dimensionen des Lebens herausgearbeitet, in denen eine chronische Krankheit der fokussierten Krankheitsfelder Auswirkungen zu entfalten vermag. Es werden die grundlegenden Formen des Umgangs von Betroffenen mit ihrer somatischen Funktionsbeeinträchtigung, oder anders formuliert: die grundlegenden Prozessgestalten der Bearbeitung der Krankheit durch die Erkrankten in den entsprechenden

---

1   Die Dissertation wurde am 2.7.2008 eingereicht. Die Disputation fand am 2.7.2010 statt.

Dimensionen des Lebens vorgestellt. Schließlich werden wesentliche Bedingungen für die Ausformung einer spezifischen Form des Umgangs der Patienten mit ihrer Erkrankung in den einzelnen Auswirkungsdimensionen der Krankheit und wesentliche Prozess- und Herstellungsmechanismen im Prozess der Entwicklung eines individualisierten Umgangs der Betroffenen mit ihrer Erkrankung in den verschiedenen Dimensionen des Lebens erläutert.

Die vorliegende Arbeit stellt die Ergebnisse einer qualitativ-sozialwissenschaftlichen Untersuchung vor; in der Erhebung und der Analyse qualitativ-empirischer Daten wurde ein theoretisches Modell zu den oben genannten Themenkomplexen generiert. Als eine erkenntnisleitende Perspektive der Dissertationsforschung wurde die Biographieforschung gewählt. Die Biographieforschung stellt mit den Kategorien der Prozessstrukturen des Lebensablaufs ein differenziertes Analyseinstrumentarium und Thematisierungsinventar für die Analyse biographischer Prozesse zur Verfügung. – Wobei biographische Prozesse als komplexe Prozessgestalten zu verstehen sind, in denen sich verschiedene einzelne Prozesse gegenseitig beeinflussen, bedingen und zusammenwirken, so zum Beispiel somatische Veränderungsprozesse, sozial-interaktive Prozesse, kollektivhistorische Prozesse und Prozesse der Veränderung der Selbstidentität.

Das Ziel, Krankheitsprozesse als biographische Prozesse zu untersuchen, machte ein prozessanalytisches Verfahren notwendig, wie es das autobiographisch-narrative Interview (Schütze 1983, 2007) auf der Basis der grundlegenden Erkenntnislogik der Grounded Theory (Glaser/Strauss 1967) als Methode der Datenerhebung und der Datenanalyse innerhalb der qualitativen Sozialforschung darstellt. Die erhobenen narrativen Interviews, die nicht nur die Erkrankungs- und Behandlungsgeschichte der Betroffenen, sondern deren gesamte Lebensgeschichte fokussierten, ermöglichten die Analyse von Krankheitsprozessen in deren Einbettung in die biographische Gesamtgestalt des Biographieträgers. Damit war es nicht nur möglich, das komplexe Zusammenspiel verschiedener Dimensionen des Handelns und des Erleidens in den Krankheitsprozessen selbst zu erfassen, sondern auch solche in autobiographischen Stegreiferzählungen zum Ausdruck kommende Erfahrungen als empirische Daten zu analysieren, die sich *vor* der Lebenszeit mit der Krankheit in der Erfahrungsaufschichtung des Betroffenen sedimentiert haben. Dadurch wurden die Erfassung und die Analyse von spezifischen Verletzungsdispositionen und biographischen Ressourcen möglich, die dann beim Auftreten der somatischen Funktionsstörung im Sinne von Bedingungen in der Ausgestaltung des Umgangs des Biographieträgers mit seiner Erkrankung wirksam werden.

Auf der Grundlage der biographieanalytischen Perspektive und einer interaktionistischen Perspektive – der zweiten erkenntnisleitenden Verortung – wirft die vorliegende Arbeit einen genauen Blick auf die Interpretations- und Konstruktionsleistungen sowie auf die *darauf aufbauenden* praktischen Ausgestaltungsleistungen der Krankheitsbetroffenen in der Ausformung ihres Lebens mit der chronischen Gesundheitsbeeinträchtigung. Das Kranksein – verstanden im Sinne der konkreten Form der Lebensführung mit der Krankheit – erscheint dem von einer chronischen Erkrankung Betroffenen als zentral mit der somatischen Funktionsstörung verknüpft und mehr oder weniger unmittelbar aus ihr hervorgehend. Tatsächlich stellt das individuelle Kranksein aber ein – emergentes – Resultat verschiedener Wahrnehmungs-, Sinnsetzungs-, Definitions- und darin gründender praktischer Ausgestaltungsaktivitäten des Betroffenen dar. Die genaue Art und Intensität der somatischen Funktionsstörung bildet das biotische Substrat für das individuelle Kranksein als Gestaltungsresultat des Biographieträgers. (Das ist natürlich nicht im Sinne einer bewertenden Schuldzuschreibung zu verstehen.) Die interaktionistische Perspektive erlaubt die Fokussierung des – in der Regel ungewussten bis allenfalls halbgewussten – prozessualen Herstellungscharakters der Lebensrealität des Erkrankten mit seiner Erkrankung. Die Lebensrealität des Betroffenen mit seiner Krankheit stellt in diesem Sinne eine soziale bzw. eine biographische Konstruktion dar.

Die Konstruktion des eigenen Krankseins ist natürlich nicht beliebig ausgestaltbar – Formen der Lebensführung mit einer chronischen Erkrankung sind nicht voraussetzungslos und grenzenlos austauschbar: Es gibt systematische Bedingungskonstellationen für die Interpretations- und Gestaltungsleistungen der Betroffenen, für die Herausbildung verschiedener Haltungen zu Krankheit und darin gründender Lebensführungsstile mit chronischer Krankheit, die in der vorliegenden Arbeit thematisiert werden.

Als konkreten Gegenstandsbereich meiner Dissertationsforschung wählte ich zwei Gruppen chronischer Erkrankungen aus: Herzerkrankungen einer gewissen Intensität und Amputationen im Bereich der unteren Gliedmaßen – wobei natürlich die Amputation selbst keine Erkrankung, sondern ein medizinisches Behandlungsverfahren darstellt, das allerdings den Körper wesentlicher Funktionsmittel beraubt. Es wurden Amputationen aufgrund einer Arteriellen Verschlusskrankheit und traumatische Amputationen im Zuge eines Unfallgeschehens mit einbezogen. Eine zentrale Überlegung bei der Wahl der beiden Krankheitsbilder war, theoretische Kategorien zu erarbeiten, die über den Sinnhorizont eines einzelnen Krankheitsbildes hinausgehen. – Theoretische Aussagen, die auf der Grundlage der Analyse von Krankheitsprozessen mit Herzerkrankungen erarbeitet worden waren, sollten ihre Gültigkeit auch in Bezug auf ein anderes Krankheitsfeld beweisen. Krankheitsexterne Vergleiche, die Krankheitsbedingungen und Krankheitserleidensverlaufskurven generell fokussieren, ermöglichten eine größere Reichweite einer Vielzahl der theoretischen Aussagen in der Arbeit. Dabei bleibt das vorgelegte Theoretische Modell eine gegenstandbezogene Theorie im Sinne von Glaser und Strauss (1967). Die Auswahl der beiden Krankheitsfelder offerierte breite Kontrastierungshorizonte: Einerseits können beide Krankheitsphänomene aufgrund ihrer Schwere insgesamt beträchtliche, aber unterschiedliche Auswirkungen im Leben der Betroffenen entfalten. Andererseits sind mit den beiden Krankheitsphänomenen elementar andere Auswirkungen für das biographische Körperkonzept des Betroffenen verbunden: So steht etwa der herabgesetzten körperlichen Leistungsfähigkeit bei gleichzeitig weitestgehender äußerlicher Unversehrtheit bei Herzerkrankungen der Verlust eines oder mehrerer zentraler Körperteile mit dem damit einhergehenden Gefühl der körperlichen Versehrtheit und einer offensichtlich gestörten Körperperformanz bei Amputationen gegenüber. Auch stellen sich neben übereinstimmenden Lernanforderungen im Umgang mit der Krankheit den Betroffenen bei beiden Krankheitsbildern sehr unterschiedliche Lernanforderungen in Bezug auf den Körper, zum Beispiel die Notwendigkeit, elementare Körperabläufe neu zu lernen, wie etwa das Laufen mit Prothesen.

Die weit überwiegende Mehrzahl der empirisch gegründeten Kategorien des Theoretischen Modells wurde in kontrastiver Analyse von Krankheitsprozessen beider Krankheitsfelder generiert; auf Besonderheiten einzelner Krankheiten wird im Theoretischen Modell hingewiesen.

In die Analyse sind 24 narrative Interviews mit Patienten eingegangen, 16 Interviews mit Patienten, die an einer chronischen Herzkrankheit leiden – an einer Koronaren Herzkrankheit, zum Teil mit deren stärkster Manifestation in Form eines Herzinfarktes, an Herzrhythmusstörungen oder an einer Herzinsuffizienz –, und 8 Interviews mit Patienten, denen ein oder beide Beine in unterschiedlicher Amputationshöhe amputiert worden waren. Darunter waren 3 traumatische Amputationen und 5 Amputationen aufgrund von peripheren Durchblutungsstörungen.[2]

Zu den Bedingungen für die Art und Weise der Ausgestaltung einer Lebensführung mit der chronischen Krankheit gehört auch, inwieweit vom Betroffenen Lernprozesse im Umgang mit seiner Krankheit realisiert werden können. In der Analyse der empirischen Daten wurde deutlich, dass verschiedene Formen von Lernprozessen von erkrankten Menschen unterschieden werden können. Auf der einen Seite gibt es Lernprozesse, bei denen im Rahmen der

---

2   In das Datensample sind auch einige Interviews mit eingegangen, die ich bereits für meine Magisterarbeit an der Otto-von-Guericke-Universität erhoben hatte (Detka 2001).

bisherigen, etablierten Welt- und Selbstreferenz des Biographieträgers neues Wissen – z.B. zur Art der eigenen Erkrankung oder zur Vermeidung von Risikofaktoren – erworben wird oder neue Fähigkeiten eingeübt werden – wie etwa das Laufen nach einer Beinamputation –, ohne dass die biographische Identität des Betroffenen davon berührt wird. Es gibt auf der anderen Seite jedoch auch Lernprozesse in der Konfrontation mit einer chronischen Krankheit, bei denen sich die Perspektiven des Biographieträgers auf sich selbst und auf die Welt grundlegend verändern und sich im Zuge einer selbstreflexiven Auseinandersetzung zentrale Identitätsveränderungen manifestieren. Dies ist zum Beispiel der Fall, wenn ein Betroffener nach einer unfallbedingten Beinamputation zunächst alle technischen Möglichkeiten in Form moderner Prothesen in Kombination mit geeigneter Kleidung nutzt, um in Goffmans (1999) Sinne durch Strategien des Täuschens sein abweichendes Merkmal und damit verbunden den Status seiner Diskreditierbarkeit zu verbergen. Im Zuge verschiedener Erfahrungen mit sich selbst in sozialen Interaktionen – etwa Enttäuschungserlebnissen in der Anbahnung intimer Beziehungen, in denen die nachgeholte Offenlegung der abweichenden Körperlichkeit zum abrupten Kollaps der Beziehung führte – lernt der Betreffende dann, seine neue Körperlichkeit und die damit verbundene (zeitweise) Irritation der Interaktionsgegenüber zu akzeptieren und entwickelt auf der Grundlage seiner neuen Haltung zu sich selbst auch neue Präsentationsformen in sozialen Interaktionen – verzichtet zum Beispiel in der Öffentlichkeit selbstbewusst auf eine ein natürliches Bein imitierende Prothesenverkleidung oder verzichtet ganz auf die Prothese und greift stattdessen auf Krücken zurück. Lernprozesse der letztgenannten Art könnte man – so mein Vorschlag – mit Winfried Marotzki (1990) als Bildungsprozesse bezeichnen.

Im 2. Kapitel der vorliegenden Arbeit werden zunächst die wesentlichen – in der Dissertationsforschung fokussierten – Krankheitsbilder im Bereich chronischer Herzkrankheiten und deren grundsätzliche Verlaufsformen sowie die in der Arbeit betrachteten zwei Hauptgestalten von Verläufen mit Amputationsphänomenen im Bereich der unteren Extremitäten vorgestellt. Dabei wurde eine Darstellungsform gewählt, welche die „Physiognomie" der jeweiligen Krankheit – gewissermaßen die „äußere" Verlaufsgestalt des Krankheitsgeschehens, wie sie den Patienten entgegen tritt – erkennbar werden lässt (Perleberg/Schütze/Heine 2006).

Das 3. Kapitel, das Methodenkapitel, hat einen Doppelfokus: Zum einen wird der Arbeitsbogen der Grounded Theory – der grundlegenden Erkenntnislogik, der die Dissertationsforschung folgte – in Verbindung mit dem Datenerhebungs- und Datenanalyseverfahren des narrativen Interviews, das im Gang seiner Erkenntnisgewinnung und in seinem Arbeitsablauf auf der

Erkenntnislogik der Grounded Theory fußt, erläutert. Zum anderen werden wesentliche Arbeitsschritte des Arbeitsbogens der Grounded Theory und des narrativen Interviews jeweils mit Bezügen auf die konkrete Ausgestaltung der Dissertationsforschung illustriert. So wird auch die konkrete Ausgestaltung des Forschungsablaufs der Dissertationsforschung – etwa hinsichtlich der Formulierung der zentralen Forschungsfragen, der grundlegenden Forschungsperspektive, der Art und der Anzahl der erhobenen Interviews, der Ausrichtung und der Kernelemente des Auswertungsprozesse, um nur wenige Beispiele zu nennen – zumindest in Ansätzen nachvollziehbar.

Das 4. Kapitel beinhaltet vier Porträtkapitel, welche die grundsätzlichen Ausprägungen von Krankheitsprozessen bzw. von Prozessen der Bearbeitung von Krankheit hinsichtlich der Forschungsfragestellung der Dissertationsforschung repräsentieren und veranschaulichen. Die Porträtkapitel sind durchgängig in der Textsorte der biographischen Gesamtformung geschrieben. Auf empirische Belegstellen wurde in den Fallporträts bewusst verzichtet, um eine durchgängig auf dem angezielten analytischen Niveau bleibende und dabei „flüssige" Darstellungsform zu nutzen. Die erarbeiteten detaillierten strukturellen Beschreibungen der Interviews konnten aus Platzgründen nicht in die Publikation aufgenommen werden.

Das 5. Kapitel stellt das in empirischer Analyse geschöpfte Theoretische Modell vor. Zunächst werden die einzelnen Dimensionen des Erleidens und der Bearbeitung in Krankheitsprozessen der fokussierten Krankheitsfelder im Überblick entwickelt. Dann werden für jede der fünf zentralen Erleidens- bzw. Bearbeitungsdimensionen jeweils die zentralen Prozessgestalten des Umgangs von Erkrankten mit ihrer Krankheit entwickelt und zentrale Bedingungen und Prozessmechanismen im Prozess der Ausgestaltung der grundlegenden Formen des Umgangs von Patienten mit ihrer Erkrankung erläutert.

Die vorliegende Arbeit wurde durch ein Promotionsstipendium der Hans-Böckler-Stiftung gefördert. Dafür möchte ich mich herzlich bedanken. Mein besonderer Dank gilt den Informantinnen und Informanten, ohne deren Bereitschaft, mir ein mehrstündiges biographisches Interview zu geben, diese Arbeit nicht zustande gekommen wäre. Bedanken möchte ich mich auch bei meinem Zweitgutachter Winfried Marotzki für seine Unterstützung und bei folgenden Kolleginnen und Kollegen für wichtige Anregungen oder Ermunterungen: Michaela Frohberg, Thomas Reim, Ulrike Nagel, Peter Strauss, Nick Thräne und Bärbel Treichel. Conny Brentrop gebührt Dank für die hilfreiche Unterstützung bei der redaktionellen Arbeit. Fritz Schütze möchte ich für die intensive Betreuung als Doktorvater und für die stete Unterstützung im Rahmen verschiedener Arbeitszusammenhänge herzlich danken.

2. Zur „Physiognomie" der fokussierten Krankheitsbilder

2.1 Bedeutsame Krankheitsbilder und grundsätzliche Verlaufsformen im Bereich chronischer Herzerkrankungen

Drei Grundformen chronischer Herzkrankheiten lassen sich unterscheiden: die gestörte Pumpfunktion (a), „Programm- und Leitungsfehler"[3] (b) sowie Versorgungsstörungen des Herzens (c) (Strian 1998).

(a) Bei einer *Herzinsuffizienz* ist die Pumpleistung des Herzmuskels soweit herabgesetzt, dass die Peripherie nicht mehr in vollem Umfange mittels des Blutkreislaufes versorgt werden kann – alle Organe des Körpers, insbesondere das Gehirn aber auch das Herz selbst, werden nur noch eingeschränkt über den Blutkreislauf mit Sauerstoff und mit Nährstoffen versorgt (Strian 1998: 57; Hopf/Kaltenbach 1996: 68). Die Herzinsuffizienz kann daher Auswirkungen auf viele Körperbereiche entfalten. Unter dem Krankheitsbild der Herzinsuffizienz werden mehrere Beeinträchtigungen der Pumpleistung des Herzens zusammengefasst, je nachdem, welcher Bereich des Herzens betroffen ist (Links- oder Rechtsinsuffizienz) bzw. welcher Prozess im Funktionsablauf der Herztätigkeit beeinträchtigt ist (die systolische Herzinsuffizienz mit Störungen im Blutauswurf oder die diastolische Herzinsuffizienz mit Störungen im Bluteinstrom; häufig treten beide Störungsbilder kombiniert auf) (Strian 1998: 57-61). Eine Herzinsuffizienz wird stets bedingt durch andere krankhafte Veränderungen des Herzens – angesichts dieser Tatsache wird in der medizinischen Fachliteratur zum Teil dafür plädiert, die Herzinsuffizienz nicht als „eigenständige Krankheit", sondern als „direkte oder indirekte Folge einer zugrundeliegenden organischen Schädigung des Herzen" anzusehen (Hopf/Kaltenbach 1996: 68). Die Pumpschwäche des Herzen kann vor allem durch Beeinträchtigungen des Herzmuskels oder der Herzklappen sowie durch Störungen der Druck- und Strömungsverhältnisse im Blutkreislauf bedingt sein. Zu den Hauptursachen für die Entstehung einer Herzinsuffizienz gehören insbesondere die koronare Herzkrankheit und deren besondere Manifestation in Form eines Herzinfarktes (siehe c) sowie die arterielle Hypertonie (Strian 1998: 57, 59; Hopf/Kaltenbach 1996: 68-69). Damit ist die Herzinsuffizienz vor allem eine Gesundheitsbeeinträchtigung

---

3   Strian 1998: 74.

im mittleren und im höheren Lebensalter. Bei jüngeren Patienten liegen einer Herzinsuffizienz häufig spezifische, zum Teil noch wenig erforschte, Herzmuskelerkrankungen zugrunde (Strian 1998: 59).

Eine Herzinsuffizienz kann verschiedene Entwicklungsstufen und Schweregrade durchlaufen, die für den Patienten mit unterschiedlichem Symptomerleben verbunden sind: Eine *chronische Linksherzinsuffizienz* tritt dem Patienten vor allem in Form von Atemnot entgegen. Bei noch vergleichsweise schwach ausgeprägter Linksherzinsuffizienz tritt die Atemnot zunächst nur bei schweren körperlichen Belastungen auf. Zustände von Atemnot bei weniger anstrengenden körperlichen Verrichtungen und schließlich auch in Ruhephasen signalisieren das Voranschreiten der Gesundheitsbeeinträchtigung. Bei einer ausgeprägten Linksherzinsuffizienz kann sich der Patient auch mit Atemnotanfällen während der Nacht konfrontiert sehen. Weitere aus einer weit vorangeschrittenen Linksherzinsuffizienz resultierende Beschweren – die dem Erkrankten das erreichte Ausmaß seiner gesundheitlichen Beeinträchtigung symbolisieren – können Herzasthmaanfälle, Ödembildung an den Beinen und schließlich ein allgemeines Schwächegefühl verbunden mit starker Gewichtsabnahme sein (Strian 1998: 60). Eine chronische Linksherzinsuffizienz begünstigt die Entstehung einer *chronischen Rechtsherzinsuffizienz*, so dass häufig nach einer Phase der Erkrankung an einer chronischen Linksherzinsuffizienz dann der Patient an Herzinsuffizienz in beiden Herzteilen leidet. Das einer chronischen Linksherzinsuffizienz nachfolgende Versagen auch des rechten Herzens liegt dabei im Blutrückstau im Lungenkreislauf durch die verminderte Leistung des linken Herzens begründet (Strian 1998: 60). Die chronische Rechtsherzinsuffizienz zeigt sich etwa an Ödemen an den unteren Gliedmaßen oder auch im Rückenbereich bei Patienten, die lange Zeit im Bett verbringen müssen oder bereits vollständig pflegebedürftig sind. Es können auch Durchblutungsstörungen an inneren Organen auftreten (Strian 1998: 60; Schweitzer 2010: 110). Patienten, die an einer chronischen Herzinsuffizienz leiden, werden mittels einer medikamentösen Therapie behandelt (Hopf/Kaltenbach 1996: 179-182). Die Patienten sehen sich mit einer in der Regel stark verminderten eigenen körperlichen Leistungsfähigkeit konfrontiert. In der medizinischen Behandlung werden dem Patienten dem Ausmaß der somatischen Schädigung entsprechende Strategien der körperlichen Schonung nahe gelegt, wobei jedoch ein der Krankheitsintensität angepasstes Maß an regelmäßiger körperlicher Aktivität im medizinischen Diskurs nicht nur als ungefährlich, sondern sogar als die körperliche Leistungsfähigkeit des Erkrankten (potentiell) etwas verbessernd bewertet wird (Hopf/Kaltenbach 1998: 179). Der Erkrankte muss sich jedoch damit auseinandersetzen, dass die Leistungsfähigkeit seines Herzen vermindert ist, eingeschränkt bleiben wird und sich aller Wahrscheinlichkeit nach im Laufe der Zeit noch weiter verringern wird – und sich sein allgemeiner Gesundheitszustand weiter verschlechtern könnte. Die Lebensperspektive des Patienten ist von der Hoffnung auf eine möglichst langsame weitere Verschlechterung des eigenen Gesundheitszustandes im Zuge des Voranschreitens der chronischen Herzinsuffizienz durch die medikamentöse Therapie, durch körperliche Schonung und durch leichtes Körpertraining bestimmt. Der körperlichen Stabilisierung entgegen wirkt eine paradoxe Reaktion des Körpers auf die abnehmende Pumpleistung des Herzen: Im Sinne eines Zirkelschlusses haben kardiale und neuroendokrine Anpassungs- und Kompensationsmechanismen, die natürliche Reaktionen des Körpers auf Verletzungen darstellen und als solche im Falle von kurz- und mittelfristigen Verletzungsphasen auch sinnvoll sind („Kreislaufzentralisation"), die Folge, dass sich einige Herzfunktionen intensivieren und das geschwächte Herz dadurch zusätzlich beansprucht wird – wodurch letztlich die Herzbeeinträchtigung weiter verstärkt wird (Strian 1998: 58-59). Hat sich die chronische Herzinsuffizienz auf der Basis einer koronaren Herzkrankheit entwickelt, wird die Lebensperspektive des Patienten auch zentral von der sich aus dem jeweiligen Stadium der koronaren Herzkrankheit ergebenen Lebensrahmung definiert (siehe dazu c).

Im Zusammenhang mit bestimmten Störungen des Herzen – vor allem mit einem Herzinfarkt, mit einer Bluthochdruckkrise, mit bestimmten Herzrhythmusstörungen, mit akuter Herzmuskelschwäche oder mit spezifischen Herzklappenfehlern – kann sich eine *akute* Form der *Linksherzinsuffizienz* manifestieren. Eine *akute Rechtsherzinsuffizienz* (Cor pulmonale) kann aus einem Gefäßverschluss im Bereich der Lunge (Lungenembolie) resultieren. Eine akute Herzinsuffizienz führt den Patienten in eine lebensbedrohliche Gesundheitskrise, die mit intensivem Symptomerleben für den Betroffenen verbunden ist: Mit ausgeprägter Atemnot, bläulicher Hautverfärbung und zum Teil Schmerzen im Brustbereich gehen intensives Angsterleben bis hin zur Todesangst, Schockzustände und Ausbrüche „kalten Schweißes" einher (Strian 1998: 60-61). In der medizinischen Behandlung einer akuten Herzinsuffizienz stehen neben einer strengen Vermeidung aller körperlichen Anstrengungen (Bettruhe) vor allem medikamentöse Therapiestrategien im Vordergrund (Hopf/Kaltenbach 1996: 69-74; Haverkamp 2009: 47).

Eine *terminale Herzinsuffizienz* stellt das Endstadium fortschreitenden Herzversagen dar (Strian 1998: 88). Die Herzerkrankung ist dann bereits soweit entwickelt, dass der Patient – und das auch nur bei angemessener medizinischer Betreuung – nur noch eine sehr geringe Lebenserwartung in der Größenordnung von in der Regel einigen Monaten hat. Eine Reihe von Herzerkrankungen kann zu einer terminalen Herzinsuffizienz führen, wobei im höheren Lebensalter die terminale Herzinsuffizienz als Endpunkt einer langandauernden koronaren Herzkrankheit (siehe c) dominiert. Spezifische Herzmuskelerkrankungen können jedoch auch bereits bei jüngeren Menschen in eine terminale Herzinsuffizienz münden (Strian 1998: 88). Die einzige Überlebensperspektive für Patienten mit einer terminalen Herzinsuffizienz kann eine *Herztransplantation* bieten. Sind die medizinischen Kriterien für die Anwendung dieses letztmöglichen therapeutischen Verfahrens zur Rettung des Lebens des Erkrankten erfüllt – z.B. ein bestimmter Schweregrad der Herzinsuffizienz, eine Lebenserwartung unter medizinischer Standardbehandlung von maximal einem Jahr, ein abgesehen von der Herzerkrankung vergleichsweise guter Gesundheitszustand aber auch die individuell-persönliche Haltung des Patienten seiner Krankheit gegenüber (Hopf/Kaltenbach 1996: 195; Strian 1998: 89)[4] –, steht der Patient einer medizinischen Behandlungsmaßnahme gegenüber, die zwar einerseits technisch sehr aufwändig ist aber andererseits mittlerweile fest als therapeutische Maßnahme etabliert ist und in den Herzzentren mit weitgehender Routine realisiert wird (Hopf/Kaltenbach 1996: 195; Strian 1998: 89; Schmid/Schmitto/ Scheld 2003). Die Zeit zwischen der Entscheidung für eine Organverpflanzung und der Operation selbst kann für den Patienten mit psychischen Belastungen verbunden sein: Mit der Anmeldung des Patienten als Kandidat für eine Herztransplantation bei der zentralen europäischen Koordinationsstelle (Eurotransplant) beginnt für den Patienten eine Zeit des (in der Regel mehrmonatigen) Wartens auf die Transplantation, die für den Betroffenen etwa durch die Ungewissheit des Transplantationstermins und damit der Länge der Wartezeit, durch die Angst vor einer akuten lebensbedrohlichen Zustandsverschlechterung noch vor der erhofften Transplantation – wobei bei einem Stadium der Herzinsuffizienz, in dem die mangelnde Pumpleistung nicht mehr standardmedizinisch stabilisiert werden kann, Verfahren zur Verfügung stehen, Wartezeiten bis zur Transplantation zu überbrücken, etwa durch technische Ersatzlösungen (z.B. künstliche „Teilherzsysteme"), die Herzfunktionen übernehmen –, und auch durch ethische bzw. moralische Fragen hinsichtlich seines Wunsches, durch das Herz eines anderen Menschen überleben zu wollen und daher letztlich angesichts der eigenen kritischen Lage sogar den

---

4 Kriterien, die eine Herztransplantation für bestimmte Patienten ausschließen, beziehen sich – abgesehen von den dann spiegelbildlich wirkenden oben genannten Aspekten, z.B. wenn die Herzinsuffizienz noch nicht eine bestimmte Intensität erreicht hat oder wenn der Allgemeinzustand des Patienten auch durch weitere chronische Erkrankungen bereits stark beeinträchtigt ist – einerseits auf spezifische Krankheitsbilder, die eine Herztransplantation unmöglich machen, wie etwa bestimmte Formen des Bluthochdrucks im Lungenkreislauf, und andererseits auf starke Einschränkungen der individuellen Fähigkeit des Patienten zur Mitwirkung und Kooperation im Behandlungsvorbereitungs- und Rehabilitationsprozess, wie sie etwa bei ausgeprägter Alkohol- oder Drogenabhängigkeit vorliegen können (Strian 1998: 89).

baldigen Tod eines (verallgemeinert bzw. entindividualisiert gedachten) „Spenders" herbeizusehnen, dominiert sein können (Strian 1998: 90-91). Nach einer medizinisch erfolgreich verlaufenden Herztransplantation sieht sich der Patient einer neuen Lebensrahmung gegenüber, die insbesondere durch zwei grundlegende Charakteristika gekennzeichnet ist: Einerseits gewinnt der Patient nach dem durch die terminale Herzinsuffizienz extrem begrenzten zeitlichen Lebenshorizont vor der Transplantation eine neue Lebensperspektive – er kann nun auf eine mehrjährige weitere Lebensphase hoffen (Strian 1998: 88). Darüber hinaus kann im Zuge einer erfolgreichen Rehabilitation wieder eine weitreichende körperliche Leistungsfähigkeit und Belastbarkeit erreicht werden, wodurch im Alltag wieder ein aktives Leben geführt werden kann und zum Teil auch der berufliche Wiedereinstieg gelingt (Strian 1998: 88-89; Hopf/Kaltenbach 1996: 196). Andererseits sieht sich der Patient nach der Herztransplantation weiterhin gesundheitlichen Risiken ausgesetzt, welche die neue Lebensperspektive bedrohen: Immunreaktionen des Körpers auf das implantierte „fremde" Organ können zu einer Abstoßung des neuen Körperorgans führen und damit den Behandlungserfolg zentral gefährden. Mittels regelmäßiger diagnostischer, und zum Teil invasiver (Entnahme von Herzmuskelgewebe), medizinischer Verfahren werden – unmittelbar nach der Organverpflanzung in sehr kurzen Abständen, dann schrittweise in bis zu einer Obergrenze zunehmend längeren Intervallen – Abstoßungserscheinungen überwacht; auch muss der Patient bis an sein Lebensende Medikamente einnehmen, welche die Immunreaktionen des Körpers hemmen (Immunsuppression), um eine Abstoßungsreaktion des Körpers nach Möglichkeit zu verhindern (Strian 1998: 92-94; Hopf/Kaltenbach 1996: 197-198)[5]. Die Immunsuppression bringt jedoch für den Patienten für den Rest seines Lebens auch ein erhöhtes Infektionsrisiko mit sich, dem durch intensivierte Hygieneroutinen und bei Bedarf durch medikamentöse Therapien (z.B. durch antibiotische Medikamente) entgegengewirkt werden kann.

(b) *Herzrhythmusstörungen* stellen „Programm- und Leitungsfehler" (Strian 1998: 74) des Herzens dar, die einen zu schnellen, einen zu langsamen oder einen unregelmäßigen Herzschlag zur Folge haben. Zugrunde liegen Störungen der Erregungsbildung, der Erregungsleitung oder der Erregungsrückbildung, die in aller Regel auf eine andere Erkrankung des Herzen, insbesondere auf eine koronare Herzkrankheit oder ihre bedeutsamste Manifestation in Form eines Herzinfarktes (Hopf/Kaltenbach 1996: 162) (siehe c),

---

5 Vollkommen ausgeschlossen werden kann eine Abstoßungsreaktion durch Medikamentierung jedoch nicht. Insbesondere in den Monaten nach der Transplantation aber auch noch Jahre nach der Organverpflanzung können sich Abstoßungstendenzen manifestieren, die in einem frühen Stadium dann durch eine Verstärkung der medikamentösen Immunsuppression behandelt werden (Strian 1998: 93).

auf Herzmuskelerkrankungen oder auf Herzklappenfehler zurückgehen (Strian 1998: 74, 76). Es werden, je nach dem spezifischen Störungsbild, eine Vielzahl verschiedener Herzrhythmusstörungen unterschieden (Strian 1998: 74-84; Hopf/Kaltenbach 1996: 76-91, 157-176), die mit sehr unterschiedlichen Beeinträchtigungen und unterschiedlichem Symptomerleben für den Betroffenen verbunden sein können: Herzrhythmusstörungen können vollkommen ungefährlich und ohne verspürte Beschwerden des Betroffenen ablaufen, sie können Herzklopfen und Herzrasen verursachen, zu Schwindelanfällen führen, Bewusstseinsverluste verursachen oder auch – z.B. als Kammerflattern und Kammerflimmern – einen lebensbedrohlichen Zustand hervorrufen, der ohne sofortige medizinische Behandlung in wenigen Minuten zum Tode führen kann (Strian 1998: 74-84; Hopf/Kaltenbach 1996: 76-91). Die zentrale medizinische Behandlungsmaßnahme bei schwereren und schweren chronischen Herzrhythmusstörungen[6] stellt der Einsatz eines Herzschrittmachers dar, der verschiedene Herzsignale permanent überwacht und bei Störungen des Herzrhythmus´ das Herz der Störung angemessen stimuliert (Strian 1998: 84-88; Hopf/Kaltenbach 1996: 165-176). Mit einem Herzschrittmacher gewinnt der Patient eine Lebensperspektive, die einerseits dadurch charakterisiert ist, dass eine möglicherweise lebensbedrohliche Gesundheitsstörung unter Kontrolle gebracht worden und ein weitgehend beschwerdefreies Leben möglich geworden ist, und die andererseits den Patienten mit der Tatsache konfrontiert, dass durch den Herzschrittmacher die den Herzrhythmusstörungen zugrundeliegende Herzerkrankung nicht geheilt ist und noch weitere gesundheitliche Beschwerden mit sich bringen kann (Strian 1998: 84).

(c) Bei der *koronaren Herzkrankheit (KHK)* führen arteriosklerotische Veränderungen der Innenwände der Herzkranzgefäße dazu, dass Bereiche des Herzmuskels nicht mehr ausreichend durchblutet werden. Durch eine Verengung der Herzkranzgefäße (Stenosenbildung) – infolge von Einlagerungen in den Arterien (Plaquebildung) und infolge der Verhärtung von Arterien – kann das Blut nicht mehr ungehindert im gesamten Herzbereich fließen und damit nicht mehr alle Bereiche des Herzen ausreichend mit Sauerstoff und Nährstoffen versorgen (Strian 1998: 61; Hopf/Kaltenbach 1996: 93; Gerhardt 1999: 24; Schwarzer 1996: 127; Borgetto 1999: 10)[7].

---

6 Zu den Indikationskriterien für eine Schrittmacherbehandlung siehe Hopf/Kaltenbach 1996: 165-166 und Strian 1998: 84.
7 Obwohl in der Regel Menschen ab der Mitte des 5. Lebensjahrzehnts und später von der KHK betroffen werden, können auch jüngere Menschen an der KHK erkranken (Stierle-Wirz/Zimmerli 2008).

Die KHK galt lange Zeit – und gilt im Laiendiskurs zum Teil noch heute – als eine Krankheit vor allem der Angehörigen höherer sozialer Schichten[8]. Mag dieses Bild zu Beginn des 20. Jahrhunderts noch seine Berechtigung gehabt haben, so zeigen sozialepidemologische Studien deutlich auf, dass die KHK heute keineswegs mehr als „Managerkrankheit" anzusehen ist, sondern in den Ländern der westlichen Welt Männer und auch Frauen[9] der „unteren" Schichten – Menschen mit geringem Ausbildungsniveau bis hin zum Arbeiter – überproportional von der KHK betroffen sind (Rugulies/Siegrist 2002: 17).[10]

Mehrere Verlaufsformen der koronaren Herzkrankheit lassen sich grundsätzlich unterscheiden, wobei sich die KHK immer als eine Abfolge verschiedener Stadien manifestiert: Eine häufig anzutreffende Verlaufsform einer KHK beginnt (nach einer möglicherweise jahrelangen Entwicklungsphase der langsamen Veränderung der Koronararterien ohne Symptomerleben des Betroffenen) mit der Manifestation einer *stabilen Angina pectoris*. Die Verengung der Herzarterien führt zu koronaren Durchblutungsstörungen in Belastungssituationen, wenn der in solchen Situationen erhöhte Sauerstoffbedarf des Herzens aufgrund der eingeschränkten Durchblutung nicht mehr vollständig gedeckt werden kann. Dabei können Belastungssituationen sowohl in Form erhöhter körperlicher Aktivität – wie z.b. schnellem Gehen oder Treppensteigen – als auch in Form starker psychischer Anspannung vorliegen (Strian 1998: 67-68; Hopf/Kaltenbach 1996: 93; Gerhardt 1999: 24; Albus/Appels/Adler 2003: 863). Der Patient verspürt – je nach dem Ausmaß der bereits entwickelten Stenosierung – mehr oder weniger starke Schmerzen im Brustraum, die z.B. auch in den Rücken, in den linken Arm oder in die rechte Schulter ausstrahlen können, sowie ein Engegefühl im Brustbereich und Angst (Hopf/Kaltenbach 1996: 93; Strian 1998: 67-68; Schweitzer 2010: 115). Die Beschwerden treten in aller Regel jeweils in vergleichbaren Belastungssituationen und mit ähnlicher Intensität auf, können sich als Anfallsgeschehen im Abstand von Wochen oder auch bis hin zu

---

8   Der Begriff der „sozialen Schicht" wird hier unter Rückgriff auf Johannes Siegrist und dessen medizinsoziologische Schriften genutzt, der die Zugehörigkeit eines Gesellschaftsmitglieds zu einer bestimmten sozialen Schicht anhand zentraler sozialer Statusmerkmale, wie dem Ausbildungsniveau, dem Einkommen und dem beruflichen Status, definiert (Rugulies/Siegrist 2002: 16; Siegrist 2005).

9   Zur koronaren Herzkrankheit und zum Herzinfarkt speziell bei Frauen siehe Schmidt 2005, Zyriax/Boeing/Bamberger/Windler 2007, Remennik/Raanan 2000, Reitz 2004, Wenzel 2004, Kendel/Lehmkul/Regitz-Zagrosek 2005. Zu geschlechtsspezifischen Unterschieden im Krankheitsverlauf siehe Saner 2007.

10 Die genaue Art der Einflussbeziehung zwischen der Schichtzugehörigkeit und dem Risiko, an einer koronaren Herzkrankheit zu erkranken, ist im wissenschaftlichen Diskurs noch umstritten. Zu verschiedenen Erklärungsansätzen – die in den beteiligten Wissenschaften kontrovers diskutiert werden – siehe Rugulies/Siegrist 2005.

mehrmaligen täglichen Anfällen manifestieren und dauern gewöhnlich jeweils einige Minuten an (Strian 1998: 67-68). Zur medizinischen Diagnose der KHK dienen insbesondere zwei Verfahren: das Belastungs-EKG, bei dem der Grad der Verengung von Herzkranzgefäßen gemessen wird, indem die körperliche Belastung des Patienten durch körperliche Aktivität unter Kontrolle der Durchblutungsleistung des Herzens solange gesteigert wird, bis eine Ischämiereaktion (Minderdurchblutung) eintritt, und die Herzkatheteruntersuchung (Koronarangiographie), bei der durch einen eingeführten Katheter ein Kontrastmittel in den Koronarbereich eingebracht wird, das dann bei einer Röntgenaufnahme die Stenosen sichtbar macht (Gerhardt 1999: 25; Hopf/Kaltenbach 1996: 94; Borgetto 1999: 10).[11]

Ist eine koronare Herzkrankheit diagnostiziert worden, verfolgt das ärztliche Handeln das Ziel, der Arteriosklerose entgegenzuwirken, die Minderdurchblutung des Herzen zu verhindern bzw. zu vermindern, die beschwerdefreie Belastbarkeit des Patienten zu erhöhen und letztlich einem Herzinfarkt vorzubeugen (Hopf/Kaltenbach 1996: 95). Mehrere medizinische Behandlungsverfahren – die für den Patienten jeweils mit unterschiedlichen Einschränkungen und Belastungen verbunden sind – können dabei zur Anwendung kommen: die medikamentöse Behandlung; die perkutane transluminale koronare Angioplastie (PTCA, Ballondilatation), bei der mittels eines Ballonkatheters die Stenosen aufgebrochen werden und so eine verbesserte Durchblutung erreicht werden soll; die Implantierung von intrakoronaren Stents in betroffene Bereiche der Arterien, die die Gefäßwände stabilisieren und den verengten Gefäßabschnitt offen halten sowie die Bypass-Operation (zur Abwendung eines unmittelbar drohenden Herzinfarktes), bei der verengte Gefäßabschnitte durch ein Venen- oder Arterienimplantat[12] umgangen werden und dadurch in diesem Bereich des Herzens wieder ein ungehinderter Blutfluss ermöglicht wird (Strian 1998: 72-74; Gerhard 1999: 27-28; Hopf/Kaltenbach 1996: 95-109). Auch sieht sich der Patient mit dem Umstand konfrontiert, dass Merkmale seines Lebensstils im medizinischen Diskurs als krankheitsförderlich angesehen werden und daher eine Änderung seiner Lebensgewohnheiten zur Verbesserung seiner krankheitsbezogenen Prognose angezeigt ist. Als Faktoren, die eine Ausbildung der KHK begünstigen – und die jeweils mehr oder weniger aktiv vom Patienten bearbeitet werden können –, gelten heute somatische Risikofaktoren, wie z.B. die arterielle Hypertonie, eine Erkrankung an Diabetes mellitus und Gerinnungsstörungen des Blutes; verhaltensbezogene Risikofaktoren, wie z.B. eine Fehlernährung mit einem Überangebot an gesättigten Fettsäuren und Cholesterin, Nikutinabusus und Bewegungsmangel, sowie psychosoziale Risikofaktoren,

---

11 Zu radiologischen diagostischen Verfahren siehe auch Hahn 2007.
12 Das Implantat wird zumeist aus dem Beinbereich des Patienten entnommen.

wie z.B. Depressivität, Angststörungen, bestimmte Persönlichkeitsvariablen (etwa Feindseligkeit), akuter und chronischer Stress und ein niedriger sozioökonomischer Status (Albus/Appels/Adler 2003: 865; Schwarzer 1996: 127-152; Strian 1996: 62-65; Siegrist 2003; Gerhardt 1999: 26; Heinzl 2004; Bräutigam/Christian/von Rad 1992: 130-168; Lerch/Kramer 1994: 14-24; Fischer-Böröld/Zettl 2006; Phar.Ztg. 2006; Stürmer/Hasselbach/Amelang 2006; Süß 2006; Behling 2006; Ladwig/Emeny/Häfner/Lacruz 2011; Lange-Asschenfeldt/Lederbogen 2010; Herrmann-Lingen/Meinertz 2010). Über eine gezielte medizinische Therapie und den Abbau von Risikofaktoren kann eine verhältnismäßig stabile Gesundheitslage des Patienten über Jahre hinweg ermöglicht werden.

Der Übergang von einer stabilen Angina pectoris zu einer *instabilen Angina pectoris* stellt eine deutliche Verschlimmerung der koronaren Herzerkrankung dar. Die Durchblutungsstörungen des Herzen haben an Intensität gewonnen, die Beschwerden und die Symptome symbolisieren dem Patienten das gewachsene Ausmaß seiner gesundheitlichen Störung: die Beschwerden sind intensiver, auch treten sie nun nicht mehr nur in spezifisch-typischen Belastungssituationen auf, sondern auch bei leichten Belastungen, in Ruhephasen bzw. während der Nacht, und sie dauern länger an (Strian 1998: 68-69; Hopf/Kaltenbach 1996: 109-110; Albus/Appels/Adler 2003: 863). Mit dem Auftreten einer instabilen Angina pectoris hat sich das Risiko eines Herzinfarktes deutlich erhöht – dementsprechend liegt das wichtigste Ziel der medizinischen Behandlung darin, die instabile wieder in eine stabile Angina pectoris zu überführen und einen Herzinfarkt zu vermeiden. Dafür stehen wiederum die oben aufgeführten grundsätzlichen medizinischen Behandlungsverfahren zur Verfügung (Hopf/Kaltenbach 1996: 110-113; Strian 1996: 68-69).

Der *Herzinfarkt* (Myokardinfarkt) stellt die schwerste Manifestation einer KHK dar – er gehört zu den häufigsten krankheitsbedingten Todesursachen in den Ländern der westlichen Welt. Bei einem akuten Herzinfarkt werden durch einen zumeist vollständigen Gefäßverschluss im Bereich der Koronararterien Bereiche des Herzen infolge der Durchblutungsblockade nicht mehr mit Sauerstoff versorgt, das betroffene Gewebe stirbt ab (Strian 1998: 69; Hopf/Kaltenbach 1996: 113; Schweitzer 2010: 117). Die vom Patienten bei einem Herzinfarkt verspürten Symptome und Beschwerden ähneln denjenigen bei einem Angina-pectoris-Anfall, sind jedoch in der Regel weitaus intensiver und dauern an. Der Patient verspürt extreme Schmerzen in verschiedenen Körperregionen, insbesondere im linken Oberarm, in der Brust, in der Schulter und teilweise auch im Oberbauch; er durchlebt massive Allgemeinreaktionen, wie z.B. Übelkeit, kalter Schweiß, Erbrechen, allgemeine Schwäche und Bewusstseinsminderung; und der Betroffene empfindet große

Angst bis hin zur Todesangst bzw. einem Vernichtungsgefühl. Ein akuter Herzinfarkt kann mit einer akuten Herzinsuffizienz (siehe a) und schweren Herzrhythmusstörungen einher gehen (siehe b) (Strian 1998: 67-68, 70-71; Hopf/Kaltenbach 1996: 113-114). Eine schnell einsetzende medizinische Behandlung erhöht die Überlebenschancen des Betroffenen (Pharm.Ztg 2005; Lapp/Culker 2005). Ziele der medizinischen Intervention sind zunächst die Begrenzung der Infarktgröße, die Verhinderung von Infarktkomplikationen und die Stabilisierung des Gesundheitszustandes des Patienten (Hopf/Kaltenbach 1996: 114-126). Nach der Stabilisierung des körperlichen Zustandes des Infarktpatienten können zur weiteren Bearbeitung der koronaren Herzkrankheit wiederum die oben genannten medizinischen Behandlungsverfahren zur Anwendung kommen, die für alle Stadien der KHK zum möglichen medizinischen Behandlungsrepertoire gehören.

Nicht bei allen an koronarer Herzkrankheit erkrankten Patienten manifestiert sich der eben dargestellte Phasenablauf der KHK. Der vom Patienten registrierte Krankheitseintritt in das Leben – der Punkt, an dem der Patient mit seiner Erkrankung konfrontiert wird und das Krankheitserleben beginnt – kann variieren: Es gibt Patienten, die ohne zuvor verspürte Symptome einer stabilen Angina pectoris in die Phase einer instabilen Angina pectoris eintreten. Die Symptome einer instabilen Angina pectoris treten dann als erste sichtbare Krankheitsmanifestation auf, damit verbunden ist ein sehr hohes Infarktrisiko (Strian 1998: 69; Hopf/Kaltenbach 1996: 109-110; Albus/ Appels/Adler 2003: 863). Der Beginn des Sichtbar-Werdens der KHK für den Patienten kann auch direkt mit dem Herzinfarkt verbunden sein – die betreffenden Patienten verspüren zuvor keine Angina-pectoris-Beschwerden, der Herzinfarkt stellt nach einer Phase schmerzloser koronarer Durchblutungsstörungen dann die erste registrierte Manifestation der KHK für den Patienten dar (Strian 1998: 68; Albus/Appels/Adler 2003: 863, 875). Auch gibt es schmerzlose („stumme") Myokardinfarkte, bei denen der Patient trotz zum Teil massiver Mangeldurchblutung und Nekrosenbildung im Herzbereich selbst im akuten Infarkt nicht die typischen Infarktbeschwerden verspürt (Strian 1998: 72; Albus/Appels/Adler 2003: 863; Hopf/Kaltenbach 1996: 126-127).

Ist die koronare Herzkrankheit bereits weit fortgeschritten – vor allem wenn nach einem Herzinfarkt oder auch zur Prävention eines unmittelbar drohenden Herzinfarktes eine Bypass-Operation notwendig und realisiert wurde –, steht der Patient einer veränderten Lebensrahmung gegenüber. Einerseits ergeben sich in der Regel deutliche Verbesserungen im Leben des Patienten: Er kann auf eine im Vergleich zum Zustand vor der Bypass-Operation (zumindest statistisch) gestiegene Lebenserwartung hoffen, seine körperliche Leistungsfähigkeit steigt einige Monate nach der Operation wieder deutlich an, die Angina-pectoris-Symptomatik verschwindet ganz oder weitgehend, das allgemeine Wohlbefinden steigert sich (Gerhardt 1999: 29-31; Borgetto 1999: 14-15) – und die Rückkehr in die Berufstätigkeit ist (in vielen Fällen) möglich, wenn der Patient nicht nach der krankheitsbedingten Frühverrentung strebt (Gerhardt 1999; Borgetto 1999; Pfund u.a. 2001). Andererseits muss der Patient mit dem Wissen leben, dass seine Erkrankung – die koronare Herzkrankheit – nicht geheilt werden kann. Die Schädigung der Koronararterien ist nicht umkehrbar, die oben beschriebenen medizinischen Behandlungsverfahren dienen vor allem dazu, die Angina-pectoris-Beschwerden zu verringern und einem Herzinfarkt vorzubeugen. Alle Bemühungen der medizinischen Professionellen im Rahmen der unmittelbaren medizinischen Behandlung und der kardiologischen Rehabilitation zielen nicht auf die Wiederherstellung des körperlichen Zustandes des Patienten vor der Manifestation der KHK, sondern können „nur" zum Ziel haben, die Symptombeschwerden des Patienten zu lindern und das Voranschreiten der Erkrankung möglichst stark zu verlangsamen und so die Gefahr kritischer Akutphasen – vor allem eines Herzinfarktes bzw. eines Reinfarktes – zu begrenzen (Rugulies 1998: 167, 173). Trotz aller Bemühungen der Ärzte und auch des Patienten selbst muss der Patient mit der Prognose leben, dass sich sein gesundheitlicher Zustand (zumindest langfristig über Jahre hinweg) wieder verschlechtern wird – dass sich die Angina-pectoris-Beschwerden erneut einstellen, sich ein Reinfarkt manifestieren oder er sogar dem Tode durch Herzversagen erliegen könnte (Gerhardt 1999: 32). In der Phase der kardiologischen Rehabilitation sollen durch medikamentöse Behandlung (Hopf/Kaltenbach 1996: 127-130; Rugulies 1998: 170-173; Rupprecht 2006; Dreykluft/von Maxen 2004; Strödter 2009) und durch die Anregung von Änderungen in den gesundheitsrelevanten Verhaltensroutinen des Patienten (Rugulies 1998: 181-274; Gerhardt 1999: 31; Völler 2006; Bloss 1991; AOK 2004; Ludt u.a. 2004; Fröhlich 2006)[13] Risikofaktoren (siehe oben) für das Voranschreiten der KHK reduziert werden. Ein zentrales Instrument der kardiologischen Rehabilitation sind Patientenschulungen, die zum Ziel haben, den Patienten in der Bewältigung der psychisch belastenden Aspekte der Erkrankung, im Abbau von lebensstilbezogenen Risikofaktoren sowie in der Neuorientierung auf das Leben mit der KHK hinsichtlich des künftigen Umganges mit Stressfaktoren und des Wiedereinstiegs in die familiären und beruflichen Beziehungsstrukturen nach einem längeren stationären Aufent-

---

13 Wobei bestimmte Ernährungsempfehlungen – etwa hinsichtlich der Vermeidung zu großer Mengen gesättigter Fettsäuren – durchaus im medizinischen Diskurs umstritten sind (siehe anstatt anderer Scholl 2006). Zur Erforschung von Möglichkeiten und Schwierigkeiten der präventiven Ernährungsberatung in Hausarztpraxen siehe Heintze 2010.

halt zu unterstützen (Mittag 1997; Zentrum Patientenschulung 2006; Heise 1995; Fleischmann 2004)[14].
In den verschiedenen Krankheits- bzw. Behandlungsphasen im Phasenablauf einer koronaren Herzkrankheit können sich psychische Probleme des Patienten – insbesondere Angststörungen, Depressionen, Verleugnungshaltungen und auch Interaktionsprobleme – einstellen, die den weiteren Krankheitsverlauf ungünstig beeinflussen können (Albus/Köhle 2003; Herrmann-Lingen 2003; Klapp/Dahme 1988: 13; Buchenau 2005)[15].

2.2 Amputationen im Bereich der unteren Gliedmaßen

2.2.1 Zur Ätiologie der Amputationen im Bereich der unteren Gliedmaßen

Eine Amputation im Bereich der unteren Gliedmaßen stellt selbstverständlich keine Krankheit an sich dar, sondern eine medizinische Behandlungsmaßnahme. Es lassen sich mehrere Verursachungskontexte unterscheiden, die eine Beinamputation aus medizinischer Sicht notwendig werden lassen können. Betrachtet man die Gesamtheit aller Amputationen im Bereich der unteren Extremitäten, dann geht in den Ländern der westlichen Welt die weit überwiegende Mehrheit aller Beinamputationen, ca. 80-90 Prozent, auf eine arterielle Verschlusskrankheit (AVK) – also auf periphere arterielle Durchblutungsstörungen – zurück (Marshall/Stansby 2007: 21; Nuhr/Günther/ Wiesinger 2005: 250; Baumgartner/Botta 2008: 16-17).

Dieser Anteil von Störungen der arteriellen Zirkulation an den Verursachungshintergründen aller Beinamputationen scheint durch den allgemeinen Lebensstil und natürlich auch durch die stetig steigende Lebenserwartung in der westlichen Welt (mit)bedingt zu sein – gingen in den dreißiger Jahren des vergangenen Jahrhunderts noch ca. 30% und in den sechziger Jahren dann ca. 50% aller Amputationen auf Gefäßerkrankungen zurück, so bleibt der Anteil von Amputationen aufgrund einer arteriellen Verschlusskrankheit an allen Beinamputationen seit 30 Jahren hoch und steigt weiter an (Baumgartner/

---

14 Zur Ausrichtung und kritischen Bewertung der kardiologischen Rehabilitation siehe insbesondere Spyra/Müller-Fahrnow/Klosterhuis 2003, Badura 2003, Slesina/Buchmann/Weber/ Leicht/Wolter 2003, Esperer 2003.
15 Die Wirkung psychotherapeutischer Interventionen in verschiedenen Behandlungsphasen – etwa als Ergänzung im Rahmen der normalen kardiologischen Rehabilitation – wird in Studien überprüft und diskutiert (Albus/Appels/Adler 2003: 877-878; Albus/Köhle 2003: 885-888).

Botta 1995: 7; Fernie 1985: 15; Kostuik 1985: 18; Stone/Flaherty/ Hayes/AbuRahma 2007: 16). Ein etwas differenzierteres Bild ergibt sich, wenn man die Verursachungskontexte für Amputationen im Bereich der unteren Gliedmaßen altersspezifisch aufschlüsselt: Arterielle Durchblutungsstörungen sind überwiegend Krankheiten, die sich ab dem mittleren und vor allem im höheren Lebensalter manifestieren (Baumgartner/Botta 2008: 16) und deren Häufigkeit dann entsprechend mit dem Anwachsen des durchschnittlichen Lebensalters der Bevölkerung in Zusammenhang steht. Neben einer arteriellen Verschlusskrankheit können Amputationen auf weitere, wesentlich seltener anzutreffende, Amputationsursachen zurück gehen: auf Infektionen, Tumore, chronische Schmerzen, angeborene Fehlbildungen und Traumata (Mashall/Stansby 2007: 21; Lange/Heuft 2001: 156; Baumgartner/ Botta 2008: 16; Nuhr/Günther/Wiesinger 2005: 250). Traumatische Amputationen gehören bei Menschen des ersten Lebensdrittels zu den häufigsten Amputationsphänomenen (Lange/Heuft 2001: 157; Rack/Hofmann 2003: 230; Baumgartner/Botta 2008: 16; Fernie 1985: 15; Whylie 1985: 395). In der vorliegenden Arbeit wurden ausschließlich Menschen mit einer oder mit mehreren Amputationen im Bereich der unteren Gliedmaßen fokussiert, deren Amputationen entweder auf eine arterielle Verschlusskrankheit zurück gingen oder traumatisch bedingt waren.

2.2.2 Amputationen aufgrund einer arteriellen Verschlusskrankheit

Der Begriff der arteriellen Verschlusskrankheit weist genau genommen nicht auf eine einzelne spezifische somatische Funktionsstörung hin, sondern stellt eine bündelnde Bezeichnung für verschiedene Erkrankungen dar, die eine Reihe übereinstimmender Merkmale in ihren Auswirkungen auf die unteren Gliedmaßen und in den präamputativen medizinischen Diagnose- und Behandlungsmöglichkeiten aufweisen (Baumgartner/Botta 2008: 17-18). Alle diese Krankheitsbilder beinhalten eine Störung der arteriellen Zirkulation und können eine Beinamputation erforderlich machen. Von weit herausragender Bedeutung innerhalb der Ursachen arterieller Durchblutungsstörungen sind zwei Erkrankungen der Arterien: Arteriosklerose und diabetische Angiopathie. Eine Erkrankung an Diabetes mellitus kann eine Beinamputation bereits ab dem 3. und 4. Lebensjahrzehnt notwendig werden lassen, obwohl es durch eine sorgfältige langfristige Behandlung der Diabetes-Erkrankung im Zusammenspiel mit einem krankheitsangemessenen Lebensführungsstil des Patienten auch eine Chance gibt, eine Beinamputation lange hinaus zu zögern oder gar ganz zu vermeiden (Baumgartner/Botta 2008: 26-31; Canavan 2008; Jones/Marshall 2008; Diener u.a. 2010: 20, 26-29; Rümenapf/Lang/Morbach 2009).

Der Beginn des medizinischen Diagnose- und Behandlungsprozesses kann auf verschiedene Weise ausgestaltet sein. Häufig suchen Patienten mit zunehmend intensiver werdenden gesundheitlichen Beschwerden ihren Hausarzt auf und schildern die bemerkten Symptome: Die Betroffenen empfinden (bei einer klassischen Claudicatio intermittens) nach länger andauernden Laufbelastungen Schmerzen in den unteren Beinsegmenten. Die Schmerzen sind bei größerer Belastung, etwa bei ansteigenden Gehstrecken oder erhöhtem Lauftempo, intensiver und lassen in Ruhephasen dann wieder nach. Darüber hinaus treten in längeren Ruhephasen, vor allem während der Nacht, Schmerzen im Fußbereich auf. Bei bereits weit vorangeschrittener AVK bilden sich dann schmerzhafte Nekrosen am Fuß (Baumgartner/Botta 2008: 18-19; Johnston 1985: 27). Die medizinische Anamnese- und Diagnosephase kann auch durch vom Arzt bemerkte Auffälligkeiten bei einer Routine- bzw. Vorsorgeuntersuchung etwa im Rahmen der Diabetes-Behandlung beim Hausarzt bzw. beim niedergelassenen Diabetologen in Gang gesetzt werden. Diese Form des Beginns einer dann spezifisch fokussierten Diagnose- und Behandlungsphase ist häufig bei Patienten mit Diabetes mellitus anzutreffen, da die Schmerzempfindungssensibilität des Betroffenes im Zuge einer Neuropathie stark beeinträchtigt sein kann und der Patient dann kaum oder keine Schmerzen im Fußbereich verspürt, die er als Hinweise auf eine weitergehende gesundheitliche Störung interpretieren könnte (Baumgartner/Botta 2008: 19).

Über verschiedene medizinisch-diagnostische Verfahren kann eine AVK identifiziert und können – und dies insbesondere in frühen Stadien der Erkrankung – andere mögliche somatische Funktionsstörungen als Erklärungen für die Symptome des Patienten ausgeschlossen werden (Johnston 1985: 27).[16] Es schließt sich in der Regel eine Behandlungsphase an, in der mittels der gängigen medizinischen Behandlungsmethoden der Gefäßchirurgie und der Angiologie – z.B. Kathetertechniken, Bypasslegungen oder Medikamentierungen zur Verbesserung des Durchblutungsverhaltens – das Voranschreiten der AVK gebremst und die somatische Situation des Patienten stabilisiert werden soll. Das medizinische Handeln ist dabei auf die möglichst weitgehende Erhaltung der Gliedmaßen des betroffenen Patienten ausgerichtet.[17]

Die Amputationsentscheidung kann dem Patienten in sehr verschiedener Form gegenübertreten. Die Mitteilung einer Amputationsnotwendigkeit

---

16 Zu den diagnostischen Verfahren siehe z.B. Espinola-Klein 2011: 2-6; Kostuik 1985; Johnston 1985.

17 Zur Frage, ob in jedem Fall der Versuch einer möglichst langen Erhaltung der Gliedmaßen sinnvoll ist bzw. ob in bestimmten Fällen – etwa bei chronischen invalidisierenden Schmerzen des Betroffenen – eine frühere Amputation für den Patienten die Chance einer möglicherweise schnelleren Rehabilitation bringt, siehe Kostuik 1985: 18-19; Baumgartner/ Botta 2008: 72.

durch die behandelnden Ärzte kann ein dramatisches, überwältigend-krisenhaftes Schockerlebnis für den Patienten darstellen – dies insbesondere, wenn die Symptome einer AVK entweder im Rahmen einer nicht-behandelten Diabetes-Erkrankung lange unentdeckt geblieben sind oder wenn die Schmerzen und eine Nekrosenbildung im Fußbereich vom Patienten lange nicht beachtet bzw. ausgeblendet worden sind und sich so die periphere arterielle Störung schon so weit entwickeln und sich der Allgemeinzustand des Patienten so weit verschlechtern konnte, dass bereits im Zuge der Diagnosestellung eine sofortige Amputation eines Beines alternativlos erscheint, um dass Leben des Betroffenen zu retten. Die Entscheidung für eine Beinamputation kann auch – vor dem Hintergrund einer bereits lange andauernden und mit starken körperlichen Schmerzen verbundenen Erleidensphase des Patienten – dem Betroffenen als ein im Wesentlichen sinnvolles und angebrachtes Mittel zur Bekämpfung und Eindämmung einer schweren Krankheit erscheinen, mit dem sich die Hoffnung des Patienten verbindet, nach der Amputation mittelfristig wieder weniger Schmerzsymptome zu verspüren und bei einer guten Prothesenversorgung wieder über eine höhere direkte körperliche Mobilität zu verfügen (Lange/Heuft 2001: 156; Kostuik 1985: 18; Whylie 1985: 396).

Die Zeitspanne zwischen der Diagnose einer AVK und der Amputationsentscheidung kann sehr variieren, von einigen Stunden über wenige Tage bis hin zu Monaten oder sogar Jahren, in denen die Störung der arteriellen Zirkulation mittels anderer medizinischer Behandlungsverfahren bearbeitet wird. Ein längerer Zeitraum zwischen der Diagnose einer AVK und einer anschließenden Beinamputation kann dem Patienten die Chance geben, sich nach der Diagnosestellung auf die (mögliche bis wahrscheinliche) Beinamputation einzustellen und sich darauf vorzubereiten (Lange/Heuft 2001: 156).

Der Amputationspatient sieht sich im Verlaufe des Behandlungsprozesses insgesamt – von der Diagnosestellung über die Amputation selbst bis hin zur Rehabilitation – einem interdisziplinären Team gegenüber, insbesondere Gefäßspezialisten, Anästhesisten, Chirurgen, Pflegekräften, Physiotherapeuten, Ergotherapeuten und Psychologen (Marshall/Stansby 2007: 21).

Der Entscheidung für eine Amputation liegen Überlegungen des ärztlichen Teams – in der Regel mit Entscheidungsanteilen bzw. mit der Zustimmung des Betroffenen (Lange/Heuft 2001: 156) – zugrunde, den Gesundheitszustand des Patienten zu stabilisieren, wenn der Fortgang der Erkrankung mit anderen Mitteln nicht mehr ausreichend gebremst werden kann; dem Patienten eine verbesserte körperliche Mobilität und damit auch eine erhöhte Selbständigkeit zu bringen; mit möglichst geringem Risiko für den Patienten verbunden zu sein und durch die Wahl des Amputationszeitpunktes möglichst viel vom Bein retten zu können. Ein wichtiges Kriterium liegt in dem Anspruch, die genannten Ziele durch eine einmalige und definitive Amputation zu erreichen (Kostuik 1985: 18; Baumgartner/Botta 1995: 67).

Die Festlegung der Amputationshöhe ist eine situative Entscheidung, die auf der Basis der Einschätzung des individuellen Falles unter Zuhilfenahme verschiedener Kriterien, wie z.b. der Durchblutung der Extremitäten, dem bisherigen Krankheitsverlauf und dem Allgemeinzustand des Patienten, von den zuständigen Ärzten getroffen wird – und der kein starres, allgemeinverbindliches Schema zugrunde gelegt werden kann (Baumgartner/Botta 2008: 71-72, 91; Marshall/Stansby 2007: 21). Von der Amputationshöhe hängt unmittelbar ab, welches Niveau direkter körperlicher Mobilität vom Patienten nach der Amputation potentiell wieder erreicht werden kann. In aller Regel werden bei peripheren arteriellen Durchblutungsstörungen Ober- bzw. Unterschenkelamputationen realisiert. Amputationen insbesondere im Hüftbereich aber auch am Fuß gehen häufig auf andere Amputationsursachen zurück (Baumgartner/Botta 2008: 16). Patienten mit einer einseitigen Oberschenkelamputation und auch Patienten mit einer doppelseitigen Unterschenkelamputation haben gute Chancen, die Gehfähigkeit mit Prothesen zurück zu erlangen. Bei Patienten mit einer beidseitigen Oberschenkelamputation ist diese Chance äußerst gering und wird der Rollstuhl zur angemesseneren Alternative (Baumgartner/Botta 2008: 18, 386-387). Hat sich der Erkrankte rechtzeitig in medizinische Behandlung begeben, steigt die Chance, die Amputation unterhalb des Kniegelenkes anzusetzen (ebd.). Entgegen der früher vertretenen Meinung, eine „weit im Gesunden", also möglichst hoch angesetzte Amputation könnte den Wundheilungserfolg begünstigen und die Rehabilitationsphase verkürzen, orientieren sich die Ärzte heute an dem Ziel, die Amputationshöhe möglichst peripher anzusetzen, um den Grad der Behinderung für den Betroffenen so gering wie möglich zu halten (Baumgartner/Botta 2008: 18; Harris 1985: 37).

Die Amputationsentscheidung und die realisierte Beinamputation wird für den Patienten zu einem starken Symbol für die Intensität seiner somatischen Funktionsstörung und für den hohen Grad der Beeinträchtigung seiner Gesundheit. Die Amputation – und dabei neben dem Verlust der körperlichen Integrität vor allem auch die unabweisbare Erkenntnis, dass der eigene Körper so geschädigt ist, dass eine Amputation unvermeidlich wurde – symbolisiert dem Patienten die Schwere seiner Gesundheitsbeeinträchtigung. Obwohl durch eine Beinamputation in der Regel der körperliche Allgemeinzustand und im Zuge einer Prothesenversorgung auch die Mobilität des Patienten (zumindest zunächst) verbessert werden, so wird der Patient doch auch mit den wesentlichen Charakteristika seiner weiteren Lebensrahmung konfrontiert: Die Beinamputation stellt weder die eigentliche Erkrankung dar, noch ist durch die Amputation die Krankheit ausgeheilt bzw. abschließend bearbeitet worden. Die Beinamputation ist vielmehr eine Folge einer Grunderkrankung, die nicht nur die unteren Extremitäten befallen hat, sondern auch weitere Bereiche des Körpers beeinträchtigt, etwa in Form einer Herzinsuffizienz, in Form von Diabetes mellitus oder in Form von Gleichgewichtsstörungen, Depressionen oder Seniler Demenz bei zerebraler Arteriosklerose (Baumgartner/Botta 2008: 17; Stone/Flaherty/Hayes/AbuRahma 2007: 15-18; Biancari/Kangasniemi/Mahar/Ylönen 2007). Der Patient muss das Lebensrisiko weiterer körperlicher Schäden infolge seiner arteriellen Verschlusskrankheit als Teil seiner Lebensperspektive tragen. Ist eine AVK so weit fortgeschritten, dass amputiert werden muss, verweist das auf ein Ausmaß der Grunderkrankung, mit dem nur noch eine stark eingeschränkte Lebenserwartung verbunden ist. Durch eine Amputation kann die Weiterentwicklung der zugrundeliegenden arteriellen Verschlusskrankheit nur abgebremst, nicht jedoch geheilt werden (Marshall/Stansby 2007: 23; Baumgartner/Botta 2008: 17-18; Tseng u.a. 2008; Fernie 1985: 15; Stone/Flaherty/Hayes/AbuRahma 2007: 16). Es ist wahrscheinlich, dass sich die zugrundeliegende arterielle Verschlusserkrankung trotz guter medizinischer Behandlung weiter ausbreitet und weitere Schädigungen an Körperorganen mit sich bringt. Insbesondere ist das zweite, nicht amputierte, Bein in hohem Maße bedroht – in aller Regel muss nach einer einseitigen Beinamputation dann früher oder später auch das andere Bein amputiert werden (wenn der Patient nicht bereits zuvor verstirbt), weil sich die arteriellen Durchblutungsstörungen nahezu symmetrisch im Körper ausbreiten (Baumgartner/Botta 2008: 17; Marshall/Stansby 2007: 23). Die Amputation des zweiten Beines kann – wenn nicht bereits sofort eine beidseitige Amputation vorgenommen wird – schon nach Tagen oder Wochen erfolglosen ärztlichen Bemühens um die Stabilisierung des Gesundheitszustandes des Patienten und um die Rettung des anderen Beines erforderlich werden, sie kann auch Monate oder Jahre später folgen.

Die Amputationshöhe – wie oben bereits ausgeführt – und die Tatsache eine einseitigen vs. einer doppelseitigen Amputation stellen wesentliche Bedingungen für die weitere Entwicklung des Betroffenen hinsichtlich der Rückerlangung von körperlicher Mobilität und hinsichtlich der vom Patienten erreichbaren Selbstständigkeit dar. Durch eine Amputation beider Beine wächst der Grad der Behinderung um das Mehrfache an (Baumgartner/Botta 2008: 18, 386-387). Die Möglichkeiten der Rückgewinnung körperlicher Mobilität nach einer Beinamputation stehen auch im Zusammenhang mit weiteren Erkrankungen: Ist der Patient etwa aufgrund einer ausgeprägten Herzinsuffizienz in seiner körperlichen Leistungsfähigkeit bereits stark eingeschränkt, so kann auch schon bei einer Amputation unterhalb der Kniegelenke und erst Recht bei einer Oberschenkelamputation unter Umständen der

Rollstuhl die angebrachte Fortbewegungsmöglichkeit darstellen, da das Gehen mit Prothesen einen weitaus höheren Energieeinsatz vom Patienten fordert, als das Gehen auf den eigenen Beinen (Marshall/Stansby 2007: 21).

Die Amputation markiert den Beginn der Rehabilitationsphase des Patienten (Greitemann/Bork/Brückner 2002). Der Patient steht – zunächst im Krankenhaus (Holliday 1985), dann in einem stationären Aufenthalt in einer Rehabilitationseinrichtung und schließlich in seinem privatem Wohnumfeld – einer Reihe von Aufgaben bzw. Behandlungs- und Rehabilitationsprozessen gegenüber: Neben der somatischen Stabilisierung gehört die Wiedererlangung einer möglichst weitgehenden unmittelbaren körperlichen Mobilität des Patienten zu den Kernzielen der Rehabilitation (Baumgartner/Botta 2008: 191-221), als wichtige Voraussetzung für die Zurückerlangung von Möglichkeiten zur Partizipation am sozialen Leben (von Waldegg/Reuter/Klement 2010). Grundlage dafür ist zunächst eine optimale Prothesenversorgung (Baumgartner/Botta 2008: 125-128, 142-157; Nuhr/Günther/Wiesinger 2005: 252-254). Die medizinisch-technische Weiterentwicklung hat in den vergangenen Jahren auch im Bereich der Prothesenfertigung zu neuen Möglichkeiten geführt, so gibt es heute zum Beispiel Prothesen, die mittels einer elektronischen Steuerung den Laufprozess des Prothesenträgers unterstützen, und auch speziell für unterschiedliche Verrichtungen – etwa Golf, Leichtathletik oder Schwimmen – ausgelegte Prothesen (Marshall/Stansby 2008: 24). Auf der Grundlage einer angemessenen Prothesenversorgung kann der Patient daran gehen, das Laufen ohne ein bzw. ohne zwei natürliche Beine zu lernen (ebd.), wenn nicht – wie oben ausgeführt – aufgrund der Amputationshöhe oder des stark angegriffenen Allgemeinzustandes des Patienten durch die arterielle Grunderkrankung der Rollstuhl die angemessenere oder einzig mögliche Mobilitätschance bietet. In letzterem Fall muss der Amputierte im Rahmen der Rehabilitationsphase entsprechend die Fortbewegung im Rollstuhl einüben. Die Amputation kann im Wohnbereich des Patienten bauliche Anpassungsmaßnahmen erforderlich machen, wenn die baulichen Gegebenheiten – etwa im eigenen Wohnhaus des Patienten eine enge Wendeltreppe, die beide Stockwerke miteinander verbindet und vom Amputierten auch mit Prothesen nicht mehr bewältigt werden kann – die Bewegungsmöglichkeiten des Patienten im Wohnbereich einschränken. Gegebenenfalls muss auch der Umzug in eine andere Wohnung erfolgen – etwa wenn aufgrund der Angewiesenheit des Amputierten auf einen Rollstuhl nur eine Wohnung im Erdgeschoss und ohne Treppen im Zugangsbereich in Frage kommt. Je nach dem Ausmaß der gesundheitlichen Schädigung des Patienten kann dieser – um nur die beiden Eckpole zu nennen – im Rahmen einer Pflegestufe fortan Anspruch auf ambulante Pflegedienstleistungen haben und geltend machen oder auch seinen Wiedereinstieg in die Berufstätigkeit, die häufig im Zuge der

Grunderkrankung für längere Zeit unterbrochen worden ist, planen und realisieren (Barker 1985; Schoppen u.a. 2002). Kann der Amputierte die psychischen bzw. psychosozialen Belastungen, die aus der Konfrontation mit seiner chronisch angeschlagenen und weiterhin gefährdeten Gesundheit im Rahmen der arteriellen Grunderkrankung, mit dem Verlust eines zentralen Teiles seines Körpers bzw. mit Einschränkungen nach der Amputation resultieren (Whylie 1985; Oaksford/Frude/Cuddihy 2005; Phelps u.a. 2008; Singh/Ripley/Hunter 2008), nicht allein und in Gesprächen mit seinen behandelnden Ärzten, Familienangehörigen und Freunden erfolgreich bearbeiten, so kann er auf professionelle psychotherapeutische Angebote zur Bewältigungsunterstützung zurückgreifen (Lange/Heuft 2001: 160).[18] In Patientenschulungen im Rahmen der Rehabilitation wird der Patient über Risikofaktoren hinsichtlich des Fortschreitens seiner arteriellen Verschlusskrankheit informiert und werden Verhaltensänderungen hin zur möglichst weitgehenden Reduzierung von Risikofaktoren im weiteren Leben des Amputierten angeregt.

2.2.3 Traumatische Amputationen

Beinamputationen infolge eines Unfalles sind im Vergleich zu Amputationen aufgrund einer arteriellen Verschlusskrankheit weitaus seltener. Allerdings stellen in den Ländern der westlichen Welt Unfallfolgen die häufigsten Ursachen für eine Amputation im Bereich der unteren Gliedmaßen bei Menschen im ersten Lebensdrittel und bis zum 4. Lebensjahrzehnt dar (Baumgartner/ Botta 2008: 16; Rack/Hofmann 2003: 230). Männliche Jugendliche bzw. junge Männer mit einem niedrigen Bildungsabschluss sind überproportional in der Gruppe der unfallbedingt Beinamputierten vertreten – diskutiert werden in der Fachliteratur als Erklärungen dafür einerseits das im Vergleich zu geistigen Berufstätigkeiten höhere Verletzungsrisiko bei körperlich-manuellen Arbeitsverrichtungen, wie sie in der Regel von Schulabsolventen der niedrigeren Bildungsstufen ausgeführt werden, und andererseits eine vermutete höhere Risikobereitschaft und Formen der Selbstüberschätzung bei Männern im Jugend- und im frühen Erwachsenenalter (Rack/Hofmann 2003: 233). Traumatisch bedingte Amputationen gehen vor allem auf Arbeits- und auf Verkehrsunfälle zurück (Baumgartner/Botta 1996: 40-41; Rack/Hofmann 2003: 230, 233; Lange/Heuft 2001: 156)

Das Unfallereignis kommt in aller Regel überraschend auf den Betroffenen zu und trifft diesen vollkommen unvorbereitet. Es liegt keine Gesund-

---

18 Zur Lebensqualität von Menschen nach einer Beinamputation und in Verbindung mit der Prothesenversorgung siehe auch Gallagher/MacLachlan 2004.

heitsbeeinträchtigung im Sinne einer Grunderkrankung vor, die sich über einen gewissen Zeitraum in spezifischen – vom Betroffenen mehr oder weniger registrierten – Symptomen bzw. Warnsignalen des Körpers oder dann auch in Prozessen medizinischer Behandlung im Leben des Betroffenen gezeigt hat. Der Unfallbetroffene kann sich nicht im Vorfeld auf das Unfallereignis einstellen[19].

Der Amputationspatient wird während der Behandlungsphase von einem interdisziplinären Team betreut, insbesondere von Chirurgen, Plastischen Chirurgen, Physiotherapeuten, Prothetikern und Psychologen (Rack/ Hofmann 2003: 229).

Die Phase zwischen dem Unfall und der Amputation eines oder beider Beine kann – je nach der Art und der Schwere der erlittenen Verletzung sowie nach dem Erfolg konventioneller medizinischer Behandlungsmaßnahmen zur Erhaltung der Gliedmaßen – sehr unterschiedlich lang sein und den Patienten mit sehr verschiedenartigen Szenarien konfrontieren: Bei primären Amputationen hat bereits der Unfall unmittelbar die weitgehende oder vollständige Abtrennung des Beines zur Folge gehabt – die medizinische Amputationsbehandlung folgt in der Regel innerhalb von 24 Stunden nach dem Unfallereignis. Eine primäre Amputation bedeutet für den Patienten, dass er zum einen keine Zeit hat, sich emotional auf den Verlust einer zentralen Gliedmaße vorzubereiten. Die Amputation erscheint dem Patienten zum anderen als eine unmittelbar mit dem traumatisierenden Unfallereignis verbundene bzw. direkt aus ihm hervorgehende Auswirkung auf den eigenen Körper und auf das Leben insgesamt, als ein integrierter Erfahrungszusammenhang von Unfall und Amputation (Rack/Hofmann 2003: 234). Bei sekundären Amputationen – die häufiger als primäre Amputationen anzutreffen sind – schließt sich dem Unfallereignis zunächst ein wochen-, monate- oder gar jahrelanger und mit physischen und psychischen Belastungen verbundener unfallchirurgischer Behandlungsprozess zur Rettung der verletzten Gliedmaße(n) an, bis die Entscheidung zur Amputation vor dem Hintergrund des Heilungsverlaufes dann letztendlich doch gefällt wird (Rack/Hofmann 2003: 233; Harris 1985: 48-49).[20] Eine Amputation innerhalb der folgenden

---

19 Diese Aussage beansprucht auch eine zumindest weitgehende Gültigkeit im Hinblick auf Menschen, die sich regelmäßig vergleichsweise gefährlichen Situationen in der Ausübung ihres Berufes – z.B. die Arbeiter einer Autobahnmeisterei oder Berufssoldaten – oder eines Hobbys – etwa Bergsteiger oder Motorradsportler – aussetzen. Eine wirklich authentische Antizipierung der sich aus der Berufs- oder Freizeitbeschäftigung ergebenden Risiken für die Integrität des eigenen Körpers, die mehr als eine nur oberflächliche Betrachtung möglicher Unfallszenarien darstellt, erscheint nahezu unmöglich, wenn der Ausübende weiterhin seiner beruflichen oder privaten Betätigung nachkommen will oder muss.

20 Inwieweit der funktionelle Gliedmaßenerhalt stets das primäre medizinische Therapieziel darstellen sollte bzw. inwieweit der Erhalt einer Gliedmaße gegenüber einer Amputation

Wochen nach dem Unfallereignis kann als ein zweites „traumatisches" Ereignis für den Patienten wirken – als dramatischer und enorm enttäuschender Endpunkt einer Phase der Hoffnung auf den Erhalt der Gliedmaße(n) durch die medizinischen Behandlungsmaßnahmen. Die Amputation kann aus der Perspektive des Patienten stärker als ein Versagen der ärztlichen therapeutischen Bemühungen und weniger als eine Behandlungsmaßnahme zur Erhaltung von Körperfunktionen oder sogar der Lebensfähigkeit generell erscheinen (Rack/Hofmann 2003: 234). Demgegenüber kann eine Amputation Monate und Jahre nach dem Unfallereignis – vor dem Hintergrund vieler Krankenhausaufenthalte und medizinischer Behandlungsprozeduren im Laufe dieser Zeit und angesichts der ständigen Präsenz der Frage, ob das Bein letztlich gerettet werden kann oder nicht – für den Patienten auch den Charakter eines Befreiungsschlages bekommen. Die Patienten erhoffen sich dann von der Amputation ein Ende der psychischen und physischen Belastungen der Phase des Extremitätenerhaltes und die Rückgewinnung eines unabhängigeren Lebens nach der Beinamputation (Rack/Hofmann 2003: 234).[21] Die Phase der medizinischen Versuche zur Erhaltung der Gliedmaßen nach dem Unfallereignis und auch die Behandlungsphase nach der Amputation ist häufig durch eine Reihe voramputativer bzw. nachamputativer Operationen gekennzeichnet (Rack/Hofmann 2003: 234; Baumgartner/Botta 1995: 40; Harris 1985: 49).

Auch wenn einer traumatischen Beinamputation ein singuläres Unfallereignis und nicht eine chronische Erkrankung und eine gesundheitliche Beeinträchtigung des Allgemeinzustandes des Patienten zugrunde liegt, so können doch im Zuge des Unfalles auch noch weitere Bereiche des Körpers, neben den unteren Gliedmaßen, geschädigt sein (Baumgartner/Botta 1995: 40). Die Perspektive des Patienten wird jedoch nicht von der Tatsache einer stetig – wenn auch im Idealfall durch eine optimale medizinische Behandlung und durch einen angemessenen Lebensstil des Patienten abgebremst – voranschreitenden chronischen Erkrankung und dem damit verbundenen Erwartungshorizont einer mittel- oder zumindest langfristigen weiteren Verschlech-

---

generell oder eine durch konventionelle Behandlungsmethoden sehr lange hinausgezögerte, letztlich aber doch notwendig gewordene Beinamputation für den Patienten die nachteiligere Variante darstellen kann, wird kritisch diskutiert (Rack/Hofmann 2003: 233; Bühren 2009). Verbesserte Operationsverfahren haben jedoch zu einer Abnahme sekundärer Amputationen nach Traumata geführt (Öhlbauer u.a. 2009).

21 Der Einfluss der Amputationshöhe auf die nach der traumatischen Amputation vom Patienten wieder zu erreichende unmittelbare körperliche Mobilität entspricht weitgehend dem Einfluss der Amputationshöhe bei Amputation aufgrund einer arteriellen Verschlusskrankheit. Hängt die vom Patienten zurückzugewinnende körperliche Mobilität bei einer Durchblutungserkrankung auch vom körperlichen Allgemeinzustand des Patienten ab, so ist nach einer traumatischen Amputation das Ausmaß der körperlichen Schädigung des Patienten insgesamt durch den Unfall entsprechend von Belang.

terung des Gesundheitszustandes dominiert, vielmehr wird bei dem unfallbedingt Amputierten nach dem Abschluss der unmittelbaren medizinischen
Behandlung des Amputationsbereiches die Perspektive durch die auf Dauer
mögliche Stabilisierung seiner körperlichen Situation insgesamt auf einem
bestimmten – von der Art und dem Ausmaß der körperlichen Schädigung im
Zuge des Unfalles und vom Verlauf der Rehabilitation abhängigen – Niveau
dominiert.[22] Das im Zuge der Rehabilitation erreichte Niveau körperlicher
Leistungsfähigkeit kann in der Regel auf Dauer beibehalten und zur Grundlage der Lebensperspektive des Patienten werden.

Im Prozess der Rehabilitation nach der Amputation und gegebenenfalls
nach darauf folgenden weiteren operativen Eingriffen steht der Patient einigen Aufgabenkomplexen bzw. Behandlungsprozessen gegenüber, die den
oben ausgeführten nach einer Beinamputation im Zuge einer chronischen
arteriellen Verschlusskrankheit sehr ähnlich sind, und die daher nur kurz
aufgezeigt werden sollen: Eine optimale Prothesenversorgung ist eine zentrale Voraussetzung für die Ausschöpfung der maximal wiedererreichbaren
direkten körperlichen Mobilität des Patienten. Nur in wenigen Fällen bleibt
der Rollstuhl nach der Amputation die einzige Möglichkeit der direkten Fortbewegung (Rack/Hofmann 2003: 232). Je nach dem Ausmaß der Schädigung
und dem Rehabilitations- und Bewältigungsverlauf gelingt es einem Teil der
Patienten, nach der Amputation und nach der Rehabilitationsphase wieder in
das Berufsleben zurückzukehren – entweder im früheren Arbeitsarrangement,
in Teilzeit oder auch nach einer Umschulung in einem anderen Berufsfeld.
Ein Teil der Amputationspatienten wird nach der Amputation verletzungsbe-
dingt verrentet (Rack/Hofmann 2003: 230; Schoppen u.a. 2002). Bei manifesten psychischen und psychosozialen Problemen des Patienten nach der
Amputation (Lange/Heuft 2001; Rack/Hofmann 2003: 229, 234-236) können
psychotherapeutische Angebote hilfreich sein (Lange/Heuft 2001: 160).

---

22 Mit dieser Aussage wird nicht auf spezifische Formen der Verarbeitung bzw. Bewältigung
des Unfalls bzw. der Amputation durch den Patienten – etwa depressive Reaktionen – eingegangen, fokussiert wird lediglich der auf den unmittelbaren körperlichen Zustand und auf
dessen antizipierte Entwicklung bezogene Erwartungshorizont nach einer traumatischen
Amputation, der sich von dem bei einer Amputation aufgrund einer arteriellen Verschlusserkrankung signifikant unterscheidet.

3. Der Arbeitsbogen qualitativer Forschung mittels des narrativen Interviews im Sinne der grundlegenden Forschungslogik der Grounded Theory

Vorbemerkung zum Anliegen des Kapitels

Sowohl die grundlegende Forschungslogik der Grounded Theory, wie sie von Anselm Strauss und Barney Glaser in den sechziger Jahren des zwanzigsten Jahrhunderts entwickelt wurde (Glaser/Strauss 1967), als auch das auf dieser grundlegenden Erkenntnislogik aufbauende Verfahren des narrativen Interviews, wie es von Fritz Schütze in den siebziger Jahren im Rahmen von Interaktionsfeldstudien entwickelt (Schütze 1976a, 1977, 1987), ab den achtziger Jahren systematisch in fruchtbarer Beziehung mit der sich entfaltenden Forschungsrichtung der Biographieforschung weiterentwickelt (Schütze 1983, 1984a, 2001, 2006, 2007) und in den 2000er Jahren unter einer biographieanalytischen Perspektive auf den Bereich der medizinsoziologischen Analyse von Krankheitsprozessen ausgerichtet worden ist (Detka/Müller/ Schütze 2002; Frohberg/Voigt/Schütze/Detka/Dorendorf/Malina 2005; Perleberg/Schütze/Heine 2006), sind seit Jahrzehnten vielfach angewandte und anerkannte Verfahren der qualitativen Sozialforschung. Im folgenden soll es nicht darum gehen, verschiedene inzwischen entstandene sozialwissenschaftliche narrationshervorlockende und/oder narrationsanalytische Techniken bzw. Verfahren vorzustellen und kontrastiv zu betrachten. Auch soll hier nicht eine vergleichende Diskussion der seit dem ersten Erscheinen der grundlegenden Veröffentlichung von Glaser und Strauss sich entwickelnden mehr oder weniger verschiedenen Varianten von Grounded Theory geführt werden (vgl. anstatt anderer Mey/Mruck 2007; Charmaz 2006; Clarke 2005; Bryant/Charmaz 2007; Strübing 2004). Ziel der folgenden Ausführungen ist vielmehr, den Arbeitsbogen mittels des narrativen Interviews auf der Basis der Grounded Theory vorzustellen, wie er der durchgeführten Dissertationsforschung zugrunde gelegt wurde. Der formulierte praxisorientierte Verfahrensvorschlag lehnt sich sehr eng an die Technik des autobiographisch-narrativen Interviews an, wie sie von Fritz Schütze entwickelt worden ist. Die gewählten Beispiele in der Darstellung des Arbeitsbogens der Forschung sind aus der Dissertationsforschung entnommen bzw. nehmen Bezug darauf – sie dienen einerseits dazu, die vorgestellten Arbeitsschritte des Arbeitsbogens grundsätzlich beispielhaft zu verdeutlichen, und andererseits dazu, den Forschungsablauf der konkreten Dissertationsforschung zumindest im groben Überblick darzustellen.

Zu den einzelnen Arbeitsschritten des Arbeitsbogens:

1. Formulierung der Fragestellung und Themendimensionierung

Sozialwissenschaftliche Forschung entfaltet sich auf der Basis eines (zunächst mehr oder weniger spezifischen) Erkenntnisinteresses, sei es nun im Rahmen einer wissenschaftlichen Qualifikationsarbeit, eines Drittmittelprojektes oder anderer universitärer oder auch außeruniversitärer Forschungsarrangements. Am Beginn des Forschungsarbeitsbogens stehen Überlegungen des Forschers zum Gegenstandsbereich der Forschung und damit auch zur grundsätzlichen Perspektive des Forschers auf die soziale Realität: Über welche Ausschnitte oder Bereiche bzw. über welche Aspekte der sozialen Realität sollen im Zuge empirischer Analyse Erkenntnisse erarbeitet werden? Obwohl qualitative Forschung nicht wie quantifizierende Ansätze hypothesenprüfend sondern *hypothesengenerierend* vorgeht, mit dem Ziel, im Wege der Erhebung und Analyse empirischer Daten Erkenntnisse – theoretische Aussagen – über die soziale Realität zu generieren, stehen am Beginn des Forschungsarbeitsbogens differenzierte Überlegungen des Forschers zum Gegenstandsbereich, zum Forschungsthema, zur grundsätzlichen Forschungsfragestellung. Es werden systematische Überlegungen dazu angestellt, welche Teilthemen, einzelnen Forschungsfragen, spezifischen Forschungsinhalte und thematischen Aspekte zur Forschungsfragestellung gehören. Der Forscher arbeitet zum grundlegenden Forschungsthema gehörende Forschungsfragen aus bzw. denkt über die angezielten Ebenen oder Phänomene der sozialen Realität nach – welche z.B. sozialen, biographischen, somatischen oder kollektivhistorischen Prozesse systematisch erfasst und analysiert werden sollen. Es werden dann systematisch auf der Basis der Auseinandersetzung mit der relevanten Fachliteratur, mit möglichen eigenen thematischen Vorerfahrungen oder auch auf der Grundlage bereits aus anderen Kontexten vorhandener themenbezogener empirischer Materialien Thesen bzw. Hypothesen zur Forschungsfragestellung erarbeitet und üblicherweise in Form eines Exposés bzw. eines Forschungsdesigns – das dann natürlich auch Überlegungen zum methodischen Vorgehen, zum geplanten Ablauf sowie zum Nutzen der anvisierten Forschung enthält – formuliert. Zur Ausdifferenzierung der Forschungsfragestellung kann es angezeigt sein, gegenstandsbezogene empirische Materialien zu erheben und im Hinblick auf Themenpotentiale zu betrachten. Zur grundlegenden Ablauflogik qualitativ-sozialwissenschaftlicher Forschung gehört es, bei der Ausarbeitung der Forschungsfragestellung in Rechnung zu stellen, dass sich die konkreten Forschungsfragen im strukturgebenden Rahmen des grundsätzlichen Forschungsthemas im Verlaufe der Datenerhebung und der Datenanalyse noch weiter ausdifferenzieren, spezifizieren, verändern und weiterentwickeln werden (vgl. auch Hoffman-Riem 1994: 29-35). Der Erarbeitung von Hypothesen zum Gegenstandbereich liegt dementsprechend nicht die Absicht zugrunde, die formulierten Hypothesen im Verlaufe der Forschung in ihrer Originalform zu verifizieren bzw. zu falsifizieren – die am Beginn des Forschungsarbeitsbogens entwickelten Thesen haben einen gewollt vorläufigen Charakter, sie sollen eine sensitivierende Wirkung entfalten und dienen als den Beginn des Forschungsgangs strukturierende Elemente (siehe den Abschnitt zum Theoretical Sampling), ohne jedoch den Erkenntnisprozess zu determinieren. Auch wenn qualitative Forschung nicht zum Ziel hat, bestehende Theorien zu überprüfen, so geht doch auch der qualitativ orientierte Forscher nicht naiv in das Untersuchungsfeld. Er macht sich intensiv mit seinem Gegenstandsfeld und mit dem entsprechenden Forschungsstand zu seinem Forschungsthema vertraut. Bestehende wissenschaftliche Theorien können hierbei und im weiteren Forschungsverlauf als sensitivierende Konzepte dienen, die dem Forscher helfen, sich dem Forschungsfeld analytisch zu nähern (siehe ebd.). Im Prozess der Datenerhebung und der Datenanalyse werden dann systematisch neue – nicht antizipierte – Kategorien geschöpft, ausdifferenziert und weiterentwickelt. Der konkrete Forschungsgegenstand – im grundsätzlichen Rahmen des Forschungsthemas – strukturiert sich im Prozess der Datenerhebung und der Datenanalyse fortlaufend weiter. Die erste Formulierung der Forschungsfragestellung hat dementsprechend einen den weiteren Forschungsablauf vorbereitenden, anregenden und vorläufig strukturierenden Charakter. Die konkreten Forschungsfragen werden sich in der Begegnung mit dem Forschungsfeld weiter entwickeln, die Fragestellung kann angepasst, in Teilen neu ausgerichtet oder auch eingegrenzt werden.

Die durchgeführte Dissertationsforschung ging – das soll nur kurz umrissen werden – von der Beobachtung aus, dass Menschen, die an einer chronischen Krankheit leiden, trotz einer vergleichbaren Intensität der somatischen Funktionsstörung und der aus ihr erwachsenen Beeinträchtigungen in der körperlichen Leistungsfähigkeit auf sehr verschiedene Art und Weise mit ihrer Krankheit umgehen können. Die somatische Krankheit an sich determiniert offensichtlich nicht schon allein die Form des Lebens mit der chronischen Gesundheitsbeeinträchtigung. Vor diesem Hintergrund entstand das Forschungsinteresse, nach systematischen Bedingungen dafür und Mechanismen dabei zu suchen, wie Menschen ihr Leben mit der Krankheit ausgestalten. Als grundlegender theoretischer Rahmen wurde die medizinsoziologische Tradition des Symbolischen Interaktionismus gewählt (vgl. z.B. Strauss/ Corbin 2004; Strauss 1991: 149-174; Charmaz 1991, 1980: 17-31; auch Bury 2002; Conrad/Bury 1997). Darüber hinaus sollte der Zugang zu den Krank-

heitsprozessen aus einer qualitativ-sozialwissenschaftlichen medizinsoziologischen Forschungshaltung realisiert werden (vgl. z.B. Gerhardt 1991;
Borgetto 1999; Hildenbrandt 1983; Schaeffer/Müller-Mundt 2002; auch
Papachristou u.a. 2006; Twardowski 1998). Das spezifische Interesse der
durchgeführten Dissertationsforschung bestand darin, aus einer strikt prozessanalytischen Perspektive Krankheitsprozesse als *biographische* Prozesse
– in ihrer Eingebettetheit in die gesamte Biographie des Erkrankten – zu
betrachten und zu analysieren. In ihrer biographieanalytischen Ausrichtung
knüpft die Dissertationsforschung damit an eine Reihe in den letzten Jahren
und Jahrzehnten entstandenen sozialwissenschaftlichen Untersuchungen von
Krankheitsprozessen an (vgl. z.B. Seltrecht 2006; Hanses 1996; Riemann
1987; Detka/Müller/Schütze 2002; Frohberg/Voigt/Schütze/Detka/Dorendorf
/Malina 2005; Perleberg/Schütze/Heine 2006). Die Analyse von Krankheitsprozessen in deren Verwobenheit mit biographischen Handlungs- und Erlei-
densprozessen, mit somatischen Prozessen, mit sozial-interaktiven und mit
psychosozialen Prozessen im Kontext der gesamten Biographie des Patienten
– also auch der biographischen Entwicklung *vor* der chronischen Erkrankung
– ermöglicht tiefgängige Analysen der Bedingungsgefüge und Prozessmechanismen der Ausgestaltung des Umgangs eines Patienten mit seiner chronischen Krankheit. Die zentralen erkenntnisleitenden Fragen der Dissertationsforschung waren die folgenden: Welches sind *Dimensionen des Lebens*, in
denen die Krankheit Wirkungen entfalten kann und den Biographieträger
entsprechend mit Ausgestaltungsanforderungen und Bearbeitungsnotwendig-
keiten konfrontiert? Welche *grundsätzlichen Prozessvarianten des Umgangs
eines Patienten mit seiner Krankheit* in den verschiedenen Wirkungsdimensionen der somatischen Funktionsstörung können sich manifestieren? Wie
wirken *Prozessmechanismen und Bedingungen* – z.B. grundlegende biographische Basispositionen, - dispositionen und -orientierungen bzw. spezifische
Verletzungsdispositionen (Schütze 1984a: 87-88; Reim 1997; Detka 2007a),
die sich im Verlaufe des Lebens *vor* der Erkrankung entwickelt haben, und
Bedingungen *im Krankheitsverlauf* – hinsichtlich des Umgangs des Biographieträgers mit der chronischen Krankheit in den verschiedenen Wirkungsdimensionen? Und auch: Welche *Lern- bzw. Bildungsprozesse* können im
Umgang mit einer chronischen Krankheit realisiert werden und welche Wirkungen können sie – im Sinne von Bedingungen für die Ausgestaltung des
Umgangs des Patienten mit der Krankheit – entfalten?

2. Überlegungen zum Theoretical Sampling

Die Erhebung empirischer Daten im Forschungsverlauf erfolgt nicht zufällig.
Der Forscher stellt differenzierte und systematische Überlegungen dazu an,

welche Daten erhoben werden müssen, um die Forschungsfragen bearbeiten zu können. (Hierbei geht es zunächst noch nicht um die Frage der Auswahl der geeigneten Datenerhebungsmethoden.) Die Datenerhebung wird angeleitet von differenzierten Überlegungen zum einen natürlich bezüglich der zu bearbeitenden Forschungsfragen unter Einbeziehung der relevanten Fachliteratur und zum anderen bezüglich der in der sozialen Welt existierenden grundlegenden Prozessalternativen vor dem Hintergrund des Forschungsthemas. Solche Überlegungen zu grundsätzlichen Prozessverläufen, zu möglichen Bedingungen für Prozessalternativen und zu zentralen Prozessmerkmalen haben zunächst zu Beginn der Forschung natürlich stark hypothetischen Charakter und gründen sich auf bisherige Erfahrungen mit dem Forschungsfeld, auf möglicherweise bereits vorliegende empirische Materialien sowie auf Erkenntnisse in der Fachliteratur – und sie sind strikt auf die eigene Forschungsfragestellung bezogen und nicht losgelöst davon denkbar. Im weiteren Verlauf der Forschung werden die Überlegungen dann zunehmend von den Ergebnissen der bereits geleisteten Datenauswertung gesteuert. Das Verfahren folgt in diesem Sinne einer abduktiven Forschungslogik (vgl. Schütze 1984b: 368-369; unter Bezug auf Peirce 1970; Reicherts 2003).

Der Forschungsablauf im Sinne der Erkenntnislogik der Grounded Theory ist als iterativer Prozess zu denken, in dem in einem gewissermaßen spiralenförmigen Ablaufmuster erste tentative theoretische Überlegungen die erste Datenerhebungsphase orientieren, die Datenanalyse zur Generierung erster theoretischer Kategorien (erster Ergebnisse der Untersuchung) führt, diese Analyse und partielle Theoriegenerierung dann die nächste Datenerhebungsphase anleitet usw. – bis hin zur „Sättigung" des theoretischen Modells: dem Punkt im Forschungsablauf, an dem die Erhebung und Analyse immer neuer empirischer Daten keine neuen Erkenntnisse mehr für das an der Forschungsfragestellung ausgerichtete erarbeitete Geflecht theoretischer Aussagen erbringt, d.h. sich keine neuen Merkmale, Bedingungen, Phänomene oder Prozessvarianten mehr zeigen. (Detka 2005: 352)

Die Dissertationsforschung richtete sich – um beispielhaft einige Überlegungen zum Theoretical Sampling anzudeuten – auf zwei Krankheitsfelder aus: chronische Herzkrankheiten und Amputationen im Bereich der unteren Gliedmaßen. Diese beiden Krankheitsfelder bilden forschungsparadigmatisch eine breite theoretische Varianz in Bezug auf die Verschiedenheit der Ausprägung von Krankheitsprozessen – und darin eingeschlossen die Prozesse des Umgangs von Menschen mit ihrer Erkrankung. Die Wahl der beiden Krankheitsfelder hatte zum Ziel, gegenstandsbezogene theoretische Aussagen entwickeln zu können, die über den Bedeutungshorizont eines spezifischen Krankheitsbildes hinausreichen. Über die Auswahl der zu untersuchenden Krankheiten hinaus wurden im ersten Gang des Theoretical Sampling weitere – eher „äußere" – Kontrastierungsdimensionen bezüglich der ersten Datenerhebung entwickelt: So sollten jeweils für beide Krankheitsfelder Frauen und Männer sowie jüngere und ältere Menschen befragt werden. Der Bereich der chronischen Herzkrankheiten wurde nicht auf spezifische Krankheiten einge-grenzt, eine gewisse Schwere der Erkrankung und damit der Auswirkungen der Krankheit im Leben wurde jedoch vorausgesetzt. Der Auswahl der In-formanten mit einer oder mehreren Amputationen im Bereich der unteren Gliedmaßen wurde in der ätiologischen Dimension begrenzt: Miteinbezogen wurden ausschließlich Amputationen im Zuge einer arteriellen Verschluss-krankheit und traumatische Amputationen.

3. Wahl der Methode der Datenerhebung und Datenanalyse

Die Auswahl der Methode der Datenerhebung und Datenanalyse wird durch die angezielte Forschungsfragestellung bestimmt – und nicht durch bestimm-te Vorlieben des Forschers. Die zentrale Frage hierbei ist, welche Methode der Datenerhebung und -analyse dafür geeignet ist, die Forschungsfragen zu bearbeiten. Jeder methodische Zugang hat seine spezifischen Erkenntnis-chancen und Erkenntnisgrenzen – er beleuchtet verschiedene Aspekte bzw. Ausschnitte der sozialen Realität und ist „blind" für andere. Je nach dem spezifischen Erkenntnisinteresse der Forschung sollte daher die Wahl geeig-neter Methoden der Datenerhebung und Datenauswertung erfolgen.[23] So lässt sich etwa – um nur ein Beispiel anzuführen – die Frage, welche Bedeutung der sprachlichen Interaktion zwischen dem Behandler und dem Patienten in der Akupunkturtherapie zukommt, am besten durch teilnehmende Beobach-tung und die konversationsanalytische Auswertung elektronischer Aufzeich-nungen von Behandlungssitzungen bearbeiten; teilnehmende Beobachtung und Konversationsanalyse sind hingegen wenig geeignet, biographische Pro-zesse zu erheben und zu analysieren. Die zu bearbeitende Forschungsfrage-stellung kann es notwendig machen, die spezifischen Erkenntnischancen einzelner Methoden im Sinne einer Methodentriangulation – nicht im Sinne einer Überprüfung der Erkenntnisse auf der Basis einer methodischen Tech-nik durch eine andere – zu kombinieren (vgl. Flick 2004, 2005; Schrüder-Lenzen 1997).

Das Erkenntnisinteresse im Rahmen der Dissertationsforschung erforderte die Auswahl eines Datenerhebungsinstrumentes und eines entsprechenden Analyseinstrumentariums, die die Erhebung und Auswertung biographischer Prozesse und der mit ihnen auf komplexe Art verworbenen somatischen, sozial-interaktiven, psychosozialen und kollektivhistorischen Prozesse sys-tematisch und möglichst lückenlos in ihrer Ablaufsequenzialität und in ihrer jeweiligen Eingebettetheit in Bedingungen und Ablaufmechanismen ermögli-

---

23 Dieses Thema wird z.B. von Loos und Schäffer anders diskutiert (Loos/Schäffer 2001: 42).

chen und die entsprechenden analytischen Instrumente für eine Auswertung der erhobenen Datenmaterialien bereit stellen, die es erlauben, die Forschungsfragen zu bearbeiten. Der für die Dissertationsforschung gewählte methodische Zugang des autobiographisch-narrativen Interviews mit der Narrationsanalyse erfüllte diese Anforderungen in vollem Umfange. Die Erhebung von Lebensgeschichten mittels narrativer Interviews, die neben der eigentlichen Krankheitsgeschichte auch die biographische Entwicklung des Biographieträgers vor der Erkrankung erfassten und in denen durch die Fokussierung der Lebensgeschichte insgesamt auch detailliert Prozesse miterhoben werden konnten, die (auf den ersten Blick) nicht in direktem Zusammenhang mit der somatischen Funktionsstörung stehen, erlaubte es, sowohl die Auswirkungen chronischer Krankheiten der untersuchten Krankheitsfelder bezogen auf alle Dimensionen des Lebens des Patienten sowie die Ausgestaltungsversuche und Bearbeitungsstrategien des Patienten im Umgang mit seiner Krankheit in den verschiedenen Bereichen des Lebens als auch Bedingungen für die Art des Umgangs des Patienten mit seiner Krankheit herauszuarbeiten (vgl. auch die Abschnitte zur Datenerhebung und zur Datenanalyse).

4. Durchführung der ersten Datenerhebung

Um den Forschungsarbeitsbogen – wie oben dargestellt – als Prozess ausgestalten zu können, in dem im Wechselspiel von Datenerhebung und Datenanalyse die Auswertung erhobener Daten im Sinne des Theoretical Sampling zu neuen Anhaltspunkten für die gezielte Suche nach weiteren Daten führt, ist es von Vorteil, nicht sofort in einer Datenerhebungswelle die gesamte Anzahl der (zumindest zunächst) vorgesehenen narrativen Interviews zu erheben, sondern zwei oder auch mehr Datenerhebungsphasen einzuplanen, zwischen denen dann jeweils Phasen der Datenanalyse realisiert werden.

Zur Datenerhebung mittels der Methode des autobiographisch-narrativen Interviews:

a.) Gestaltung des Feldzugangs

In der Rekrutierung von Informanten für ein narratives Interview hat sich das sogenannte „Schneeballprinzip" bewährt. Hierbei versucht sich der Forscher von einem Interviewpartner jeweils dann auf weitere potentielle Kandidaten für ein Interview verweisen zu lassen. Der Zugang zu Informanten kann auch über die Vermittlung von Bekannten oder Verwandten des Forschers erfolgen, wobei darauf zu achten ist, dass eine möglichst große lebensweltliche

Distanz zwischen den beiden Interviewpartnern bestehen sollte – d.h. es kann außerordentlich schwierig werden, wenn der Forscher *eigene* Bekannte als Interviewpartner auswählt. Zum einen kann dadurch eine gewisse Befangenheit beim Informanten während des Interviews entstehen, da er nicht fraglos von der Folgenlosigkeit seiner Interviewdarstellung für die weitere soziale Beziehung zum Forscher-Bekannten ausgehen kann. Zum anderen kann in einer solchen Konstellation auch das Informationsgefälle zwischen Informanten und Forscher zu gering sein, da erwartbar zumindest Teile der eigenen Lebenserfahrungen des Informanten zwischen den Interviewpartnern während sozial-interaktiver Kontakte vor dem Interview bereits thematisiert worden waren und im Interview dann vom Informanten unter Verweis auf gemeinsam geteiltes Wissen ausgespart bleiben und somit der Datenanalyse entgehen. Eine weitere Möglichkeit der Gestaltung des Feldzuganges ist das Zurückgreifen auf die Vermittlung von Interviewkontakten durch Vermittlungspersonen, die z.B. aufgrund ihres Berufes eine zentrale Funktion im Forschungsfeld inne haben, die mit dem Kontakt zu zahlreichen potentiellen Informanten verbunden ist.

In der Dissertationsforschung wurde einerseits auf das Schneeballprinzip – häufig im ersten Zugang zu Informanten durch die Vermittlungsarbeit von Bekannten von Familienmitgliedern in Gang gebracht – und andererseits auf die hilfreiche Unterstützung von niedergelassenen Ärzten zurückgegriffen.

Die konkrete Ausgestaltung der Kontaktaufnahme zu den Informanten ist sicher in erster Linie eine Frage des persönlichen Stils des Forschers. In der Dissertationsforschung hat es sich bewährt, die erste Anfrage bezüglich der grundsätzlichen Bereitschaft eines potentiellen Interviewkandidaten durch den jeweiligen Vermittler stellen zu lassen und dabei die bevorstehende telephonische Kontaktaufnahme durch den Forscher ankündigen und ratifizieren zu lassen. Während des ersten telephonischen Kontaktes des Forschers mit dem möglichen Informanten wurde dann das grundsätzliche Anliegen des Forschers an den Informanten formuliert, wobei darauf geachtet wurde, zum einen eine alltagssprachliche Verständigungsebene beizubehalten und zum anderen das spezifische Forschungsinteresse nicht zu detailliert zu erläutern, sondern lediglich knapp die Grundausrichtung des Forschungsthemas anzudeuten. Es wurde in den Telephonaten darauf verwiesen, dass das Hauptinteresse des Interviewers darin bestehe, von den Erfahrungen des Informanten zu lernen. Als hilfreich in vielen Fällen hat sich der Hinweis auf die Bedeutung des erwünschten Interviews für den Forscher – als Unterstützung des Forschers durch den Informanten bei der Promotionsforschung – erwiesen. In der Regel wurden während der telephonischen Kontaktaufnahme des Forschers mit dem Informanten bereits einige wenige grundlegende Modalitäten des gewünschten Interviews besprochen: die umfassende Sicherstellung der

Vertraulichkeit durch die sorgfältige spätere Maskierung des Datenmaterials, die elektronische Aufzeichnung des Gespräches, die gewünschte Abwesenheit weiterer Personen während des Interviews und die Sicherstellung einer insgesamt weitgehend ungestörten Gesprächsmöglichkeit über einen Zeitraum von ein bis zwei Stunden. Am Ende der ersten persönlichen Kontaktaufnahme des Forschers zum Informanten stand in allen Fällen die Vereinbarung des Interviewtermins.

b.) Herstellen einer möglichst entspannten Interviewatmosphäre und die unmittelbare Vorbereitung des Interviews

Vor dem eigentlichen Interview ist zunächst situative Interaktionsarbeit zu leisten. Der Forscher muss eine soziale Beziehung zum Informanten herstellen – muss aufzeigen, was denn der soziale Rahmen (Goffman 1996) der Interaktion zwischen Forscher und Informanten aus seiner Sicht sein soll. Im Idealfall gelingt es, eine entspannte Interviewatmosphäre zu etablieren, in der sich beide Interviewpartner wohl fühlen. Es empfiehlt sich, die Aufnahmetechnik so frühzeitig wie möglich zu positionieren und auch zu aktivieren, damit möglichst die gesamte Intervieweinleitung des Interviewers aufgezeichnet und damit später analytisch betrachtet werden kann. Ein solches Vorgehen erlaubt es (wenn nötig), die Interviewdarstellung des Informanten – im Sinne einer grundlegenden ethnographischen Erkenntnishaltung (Schütze 1994: 233-234) – auf die in der Intervieweinleitung vom Forscher an den Informanten gestellten Darstellungsaufgabe zu beziehen und in diesem Sinne zu kontextualisieren. Diese Möglichkeit kann z.B. bei der Einschätzung von Interviews, die eine auffällige thematische Doppel- oder Mehrfachfokussierung und eine darauf zurückgehende formale Unordnung in der Darstellung des Informanten aufweisen, interessant und hilfreich sein.

c.) Formulierung der Eingangsfrage

Damit sich der Informant in der vom Interviewer erhofften offenen und detaillierten Art auf das Interview einlassen kann, muss der Forscher die Interviewsituation für den Informanten plausibilisieren – es muss für den Informanten sinnvoll sein, dem Forscher von seinen Erfahrungen zu erzählen. Dazu gehört die Vorstellung des Forschungsthemas und die Erläuterung der Relevanz der Erfahrungen des (jeweiligen) Informanten für die Bearbeitung der Forschungsfragestellung. In der Dissertationsforschung hat sich bewährt, in einer Sprache, die eng an die Alltagssprache angelehnt war und weitgehend auf wissenschaftliche Kategorien verzichtete, das Interesse an den Lebensgeschichten von Menschen mit einer chronischen Krankheit in einem der beiden betrachteten Krankheitsfeldern in den Mittelpunkt zu stellen und den Wunsch zu formulieren, von den Erfahrungen des Informanten mit seiner Krankheit vor dem Hintergrund seiner lebensgeschichtlichen Entwicklung zu lernen. Eine zu detaillierte Präsentation des Forschungsinteresses kann auch zur Verunsicherung des Informanten hinsichtlich der Einschätzung seiner individuellen Eignung für das Interview führen und damit kontraproduktiv wirken.

Zur Aushandlung der Rahmenbedingungen und der Modalitäten des Interviews gehört die Verständigung über Fragen des Datenschutzes – die Zusicherung absoluter Anonymität des Informanten – und über die für die Datenanalyse unerlässliche elektronische Aufzeichnung des Interviews.

Essentiell für die Perspektive des narrativen Interviews auf die soziale Welt und damit für die Ausgestaltung der Datenerhebung ist die Unterscheidung verschiedener Sachverhaltsschemata der Darstellung (vgl. Kallmeyer/Schütze 1976, 1977). Darunter sind grundlegende, voneinander abgrenzbare Kommunikationsformen zu verstehen, mittels derer sich Menschen interaktiv verständigen – kommunikative Rahmungen, in denen wechselseitig mittels bestimmter sprachlich-interaktiver Methoden Sinn zwischen den Interaktanten produziert wird. Die einzelnen Sachverhaltsschemata der Darstellung sind mit je spezifischen Modalitäten verknüpft; die Interaktanten greifen während ihrer Anwendung auf je verschiedene Bereiche ihrer Erfahrung bzw. ihres Wissens zurück. In der Anwendung des narrativen Interviews werden drei Kommunikationsschemata unterschieden: das Erzählen, das Beschreiben und das Argumentieren. Menschen *beschreiben* z.B. spezifische, wiederkehrende und/oder routinisierte Situationsabläufe, spezifische soziale Rahmungen, signifkante Bezugspersonen – etwa in der Darstellung eines Krankenhausaufenthaltes oder in der Darstellung täglicher Routinen in ihrer Alltagsorganisation mit der chronischen Krankheit. Menschen *argumentieren*, indem sie eine These aufstellen, die sie dann im folgenden zu beweisen und anhand von Beispielen zu belegen suchen – etwa eigentheoretisch kommentierend, dass sich mit dem Eintritt ihrer Erkrankung ihre Lebenssituation mit einem Schlag dramatisch verschlechtert habe; dass ihr behandelnder Arzt gravierende Behandlungsfehler gemacht habe oder etwa dass Deutschland auf dem Weg in die Zwei-Klassen-Medizin sei (Detka 2005). Menschen *erzählen* z.B. eigene Erlebensprozesse, in denen sie relevante Erfahrungen gemacht haben, in Geschichtenform – etwa die Geschichte der Krankheit ihres Ehepartners, die Geschichte der Interaktionsbeziehung zwischen ihnen und ihrem Hausarzt oder die Geschichte ihres Unfalles, aufgrund dessen sie ein Bein verloren haben. Die einzelnen Darstellungsformen weisen spezifische, ihnen innewohnende Darstellungsmechanismen auf – bestimmte Regeln, denen man als

Erzähler, Beschreibender oder Argumentierender (überwiegend un- oder halbgewusst) folgt, wenn man sich auf ein Sachverhaltsschema der Darstellung einlässt. Mit diesen Darstellungsmodalitäten sind verschiedene Erkenntnischancen für den Forscher verbunden, die dann jeweils ein spezifisches analytisches Instrumentarium erfordern. Im narrativen Interview steht zunächst das Interesse an einer selbstläufigen – also von den Relevanzen der Erfahrungsaufschichtung des Informanten und nicht von einem spezifischen Fragenkatalog des Interviewer gesteuerten – autobiographischen Stegreiferzählung im Vordergrund. Die Interviewpartner werden dazu angehalten, selbst erlebte Prozesse ohne vorherige intensive gedankliche Vorbereitung zu erzählen. Hierbei entfaltet sich – wenn sich der Informant auf das Darstellungsschema der Erzählung einlässt – eine Darstellungsdynamik, die dafür sorgt, dass sowohl die Erfahrungsaufschichtung des Biographieträgers – das Erleben des Biographieträgers im Verlaufe seiner biographischen Entwicklung und dessen jeweilige Verarbeitung in Erfahrung – als auch dessen eigentheoretisch-kommentierende Perspektive der Hier-und-jetzt-Zeit des Interviews erfasst und dann später analytisch differenzierend bearbeitet werden kann. Über die Rekonstruktion der biographischen Erfahrungsaufschichtung durch den Informanten in der Interviewsituation werden sowohl die dieser erfahrungsbasierten Verarbeitung des Erlebens zugrunde liegenden biographischen, somatischen, kollektivhistorischen usw. Prozesse als auch die Art der Verarbeitung dieser Prozesse durch den Biographieträger in z.B. Orientierungsmustern, grundlegenden Handlungsstrategien oder Phasen der Resignation erfasst und der sozialwissenschaftlichen Analyse zugänglich. „Motoren" der Dynamik einer Stegreiferzählung sind die Zugzwänge des Erzählens (Schütze 1987: 255; Perleberg/Schütze/Heine 2006: 113-115). Der Erzähler sieht sich – am Beispiel einer erzählten Lebensgeschichte betrachtet – permanent der Aufgabe ausgesetzt, in seiner Darstellung (a) die vor dem Hintergrund der biographischen Entwicklung wesentlichen, besonders relevanten – in der individuellen Erfahrungsaufschichtung also bedeutsamsten – biographischen Prozessphänomene für die Darstellung auszuwählen (Kondensierungszwang), (b) die begonnenen Darstellungsstränge und Themen so detailliert auszuführen, dass sie für den Interviewer nachvollziehbar sind (Detaillierungszwang) sowie (c) begonnene Darstellungseinheiten bzw. eröffnete Thematiken auch abzuschließen, damit die erzählten Prozesse vom Interviewer verstanden werden können (Gestaltschließungszwang). Während der Kondensierungszwang dafür sorgt, dass auf der Basis der Relevanz der einzelnen Erfahrungen des Biographieträgers im Verlaufe seiner lebensgeschichtlichen Entwicklung die grundlegenden Strukturen der biographischen Entwicklung des individuellen Biographieträgers im Interview zum Ausdruck kommen, führen der

Detaillierungszwang und der Gestaltschließungszwang – vor dem Hintergrund des Bemühens des Informanten, seine Erzählung für den Interviewer nachvollziehbar zu gestalten – dazu, dass auch für den Informanten unangenehme, peinliche, schmerzhafte, undurchschaute oder unverarbeitete Aspekte seines Lebens im Interview zur Sprache kommen (siehe dazu auch den Abschnitt zur Analyse narrativer Interviews). Während die Darstellungsschemata der Beschreibung und der Argumentation auf die Wissensebene der Informanten zugreifen und im Interview vor allem Informationen liefern, die den Informanten mehr oder weniger reflexiv leicht zugänglich sind und durchschaubar erscheinen, gestattet die Erhebung und Auswertung von detaillierten Stegreiferzählungen die Analyse auch von Prozesszusammenhängen in der biographischen Entwicklung des Biographieträgers, die vom Informanten selbst nicht oder nur zum Teil verstanden bzw. durchschaut wurden und werden (vgl. Schütze 1984) – z.B. Ausblendungshaltungen des Biographieträgers bezüglich des Einflusses eigener Verhaltensmuster auf die Entwicklung einer arteriellen Verschlusskrankheit. Die Wirkung der Zugzwänge des Erzählens soll an einem kleinen Datenbeispiel aufgezeigt werden, das auf der formalen Textebene mustergültig den informationsgenerierenden Charakter der Dynamik des Stegreiferzählens illustriert, weil der Erzähler sich selbst und dem Interviewer den spezifischen Charakter der dargestellten Informationen – als Thema, das eigentlich vom Informanten lieber nicht in die Darstellung eingebracht werden würde – durch eine entsprechende Rahmung markiert.

```
1    E: Naja wie jesagt meine Mutti hatte/ war schon Herzkrank jewesen /eh/ (.) und zwar
2    nehm ich im nach hinein an dass es unjefähr des Gleiche war wie ich habe. (.) ja, (.) –
3    eh- das muss so zu meiner Jeburt jewesen sin oder (.) so'n Jahr knappes Jahr
4    danach wo des anjefangen hat bei ihr, (.)
5    I: mhm
6    E: und -eh- (2) 1966 isse jestorben. (.) da war ich zwölf Jahre, (.) /eh/ ja wie war/ soll
7    das jewesen sin eben och -eh- irjendwie durch 'ne starke Aufregung so, (.)
8    I: mhm
9    E: und zwar kam da inner Familie was /eh/ Negatives vor so, dis /eh/ (.) ich habe noch
10   drei Jeschwister wie jesagt, und (.) einer war da 'n bißchen in Schwierigkeiten jeraten,
11   (.) und (2) na das hat se eben mächtig uffjeregt.
12   I: mh
13   E: so ja, des war/ das hat sich denn och alles janz kurz abjespielt; das war (.) praktisch
14   -eh- Anfang Oktober, (.) wo sich das -eh- ereignet hatte, (.) und -eh- am 6. Oktober
15   hat ich denn Jeburtstag, (.) da wie jesagt da ham ma dann jefeiert so'n bißchen, und –
16   eh- waren och viele Kinder da, (.) wenn ich (.) das so mit erwähnen sollte, (.)
17   I: mh
18   E: wees ja nich eigentlich jefällt mir das vielleicht nich so, aber is ejal, (.) -eh- und
19   wie jesagt wir als Kinder ham den och so rumjespielt und -eh- och wie das so is al/
20   machst dich ja och keene Vorstellung keine Jedanken jetze mit Waffen und mit –
21   eh- so (eben) Räuber und Gendarm oder Suche und lauter so was ja? (.) und wie jesagt
22   (also) was vorher da vorjefallen war das war -eheh- bei meinen (.) meinen Bruder,
```

23 unerlaubter Waffenbesitz, und das war zur DDR-Zeit /eh/ 'n (.) kann man sagen 'n
24 großes Verbrechen.
25 I: mhm
26 E: wenn man's so hinstellen möchte ja? (.) und da hat se sich mächtig druff uffjeregt;
27 das hab ich aber denn erst 'n nächsten Tach/hat se mich das erst jesagt, das se sich -
28 eh- musste das sin, so im nachhinein -eh- dass man das/ für sich (sage) als Kind haste
29 da (.) keene Vorstellung; (.) freilich hab ich mich das oft schon durch'n Kopf jehen
30 lassen undund habe mich so jesagt, Mensch (.) wär das vielleicht nich so jewesen
31 oder so, (vielleicht) (.) -eh- hätte se noch jelebt, (wer) weiß es denn ja? weiß man
32 nich; (.)
33 I: mh
34 E: -eh- das hat mich schon immer so'n bißchen bedrückt ja aber nich inner Kindheit
35 erst jetzt später wo ich selber dann och -eh- mit'n Herzen dann -eh- (.) zu tun hatte.

Ohne an dieser Stelle den vorliegenden Datenausschnitt differenziert analysieren zu wollen, soll kurz auf einige Aspekte der Darstellung eingegangen
werden. Der Erzähler im Datenbeispiel geht auf ein zentrales Merkmale seiner Kindheit bzw. Jugend ein: Den Tod seiner Mutter kurz nach seinem
zwölften Geburtstag. Die vom ihm so verstandenen Umstände des Todes
seiner Mutter beinhalten problematische Aspekte für den Erzähler. Der Erzähler hat eine Eigentheorie zu den Bedingungen des Ablebens seiner Mutter
entwickelt, in der der Tod der Mutter eine Verknüpfung einer – analytisch
fokussiert – somatischen Anfälligkeitsdisposition mit spezifischen situativen
lebensweltlichen Ereignissen darstellt: Die chronische Herzkrankheit (*„meine
Mutti hatte/war schon herzkrank gewesen"*) und die damit verbundene besondere Anfälligkeit für gesundheitliche Krisen (im Kontext: *„durch 'ne
starke Aufregung so"*) stellt – aus der Perspektive des Informanten – die
Grundlage dafür dar, dass dann spezifische Krisenfaktoren – der Konflikt
eines Sohnes mit dem Gesetz (Zeilen 21-23) und die den Ärger der Mutter
mit diesem Vorfall wieder aktualisierenden Spiele der Kinder auf dem Kin-
dergeburtstag (Zeilen 19-21, 26-28) – im Zusammenspiel mit der angeschlagenen Gesundheit der Mutter deren Ableben befördern (*„durch 'ne starke
Aufregung so"*, *„und das hat se eben mächtig uffjeregt"*, *„und da hat se sich
mächtig druff uffjeregt"*, *„wär das vielleicht nich so jewesen oder so, (vielleicht) (.) -eh- hätte se noch jelebt"*). In seiner Eigentheorie schreibt der Erzähler seinem Bruder und sich selbst eine (zumindest anteilige) Schuld am
Tod der Mutter zu. Der Erzähler hat zunächst Schwierigkeiten, diesen
schmerzhaften und belastenden Aspekt seiner Lebensgeschichte offen im
Interview zu thematisieren, die Darstellung zu den von ihm so gesehenen
Umständen des Todes seiner Mutter bleiben im ersten Darstellungsanlauf
vage (*„und zwar kam da inner Familie was /eh/ Negatives vor so, dis /eh/ (.)
ich habe noch drei Jeschwister wie jesagt, und (.) einer war da 'n bißchen in
Schwierigkeiten jeraten,"*, *„das hat sich denn och alles janz kurz abjespielt;
das war (.) praktisch -eh- Anfang Oktober, (.) wo sich das -eh- ereignet hatte,*

(.) und -eh- am 6. Oktober hat ich denn Jeburtstag, (.) da wie jesagt da ham ma dann jefeiert so'n bißchen, und -eh- waren och viele Kinder da,"). Der Erzähler merkt dann, dass er – wenn die von ihm nun mal begonnene Darstellung zu den Umständen des Todes seiner Mutter für den Interviewer nachvollziehbar sein soll – das Detaillierungsniveau erhöhen und die für ihn schmerzhaften Vorgänge in die Erzählung einbringen muss. Diese Wirkung der Erzähldynamik wird vom Informanten sogar direkt thematisiert: *„wenn ich (.) das so mit erwähnen sollte, (.) wees ja nich eigentlich jefällt mir das vielleicht nich so, aber is ejal."*

Die Eingangsfrage hat zum Ziel, eine möglichst detaillierte selbstläufige Stegreiferzählung des Informanten auszulösen. Die Erzählaufforderung sollte so formuliert sein, dass sie – je nach dem Forschungsinteresse an der gesamten Lebensgeschichte des Informanten oder an speziellen, thematisch relevanten Phasen der biographischen Entwicklung, wie etwa der Berufsbiographie, der Studentenkarriere oder des Migrationsprozesses – den Informanten zum Erzählen seiner Geschichte veranlasst und ihn (noch) nicht zur eigentheoretisch-kommentierenden Stellungnahme z.B. zu Aspekten seines Lebens mit der chronischen Herzkrankheit oder zur ausführlichen Beschreibung seiner Alltagsroutinen nach der Amputation beider Beine einlädt. Bewährt haben sich hierbei in der Dissertationsforschung Frageperspektiven danach, „wie sich die Dinge so entwickelt haben" – Frageformulierungen, die den Prozesscharakter der lebensgeschichtlichen Entwicklung betonen, im Gegensatz zu „Warum"-Fragen, die in der Regel Argumentationen auslösen.

In der Dissertationsforschung wurde vor dem Hintergrund des Forschungsthemas bewusst und gezielt die gesamte Lebensgeschichte des Informanten und nicht nur die Lebensphase seit dem Eintritt der chronischen Erkrankung in der Formulierung der Eingangsfrage fokussiert. Nur auf diese Weise ließ sich dann in der Datenanalyse systematisch herausarbeiten, wie Erfahrungen des Biographieträgers *vor* der Erkrankung dann als biographische Bedingungen in die Ausgestaltung des Umgangs des Biographieträgers mit seiner späteren Erkrankung eingehen können. Darüber hinaus erlaubte die Einbettung der Krankheitsgeschichte in den Kontext der Gesamtlebensgeschichte die systematische Analyse der Veränderungen in den verschiedenen Bereichen des Lebens, die der Eintritt einer chronischen Herzerkrankung oder die Amputation eines oder beider Beine mit sich bringen kann. Natürlich musste im Rahmen der Eingangsfrage dem Informanten gegenüber plausibilisiert werden, warum denn dessen Erfahrungen im Leben ohne die Krankheit überhaupt für das Forschungsanliegen relevant waren – was vor allem unter einem alltagsweltlich formulierten und knapp gehaltenen Verweis auf den gerade benannten zweiten Grund für die Entscheidung zur Erhebung der

Gesamtlebensgeschichte der Informanten in den Interviews realisiert wurde. Der thematische Fokus des Interviews, der sich jeweils zunächst im Rahmen der Vorstellung des Forschungsinteresses zwangsläufig relativ eng auf die Krankheitsgeschichte eingrenzte, wurde so vom Interviewer dann auf die gesamte Lebensgeschichte des Informanten hin erweitert.

Vor der Redeübergabe an den Informanten wurden dann noch die zentralen vom Forscher gewünschten Modalitäten des Interviews thematisiert: Der Interviewer betonte sein großes Interesse an einer möglichst detaillierten Erzählung des Informanten und die herausragende Bedeutung eben dieser eigenständigen Erzählung für sein Forschungsvorhaben – gewissermaßen als Kern des gesamten Interviews –, und er plausibilisierte die damit auch verbundene Zurückhaltung des Interviewers während dieser Erzählung. Der Interviewer verwies darauf, er würde zunächst nur unterbrechen, wenn er etwas nicht verstehen könne – ein Hinweis, der vor allem der Sicherung eines Gefühls der Interaktionsreziprozität bei dem Informanten dient und dem in der Regel vom Interviewer nicht entsprochen wurde, um die Selbstläufigkeit der Darstellung des Informanten nicht zu gefährden – und würde sich vor allem auf das Zuhören beschränken und im Anschluss an die Erzähldarstellung dann vielleicht einige Nachfragen stellen.

d.) Monologische Anfangserzählung des Informanten

Nach der Redeübergabe an den Informanten entfaltet sich die selbstläufige Anfangserzählung des Informanten, die – gesteuert von den Relevanzsetzungen aus der Erfahrungsaufschichtung des Informanten und eben nicht von einem Fragenkatalog des Interviewers – bis zu mehreren Stunden andauern kann. Die Erzähldarstellung des Informanten sollte dementsprechend vom Interviewer nicht mit eigenen Thematisierungen unterbrochen bzw. gesteuert werden, um später im Analysegang dann tatsächlich auch die Erfahrungsaufschichtung und die Prozessgestalten der biographischen Entwicklung des Biographieträgers herausarbeiten zu können. Eine detaillierte selbstläufige Anfangserzählung ist die vielversprechendste Grundlage für den später folgenden Auswertungsprozess. Dennoch kann es im Einzelfall angezeigt sein, die Darstellung des Informanten nach der Redeübergabe noch einmal zu unterbrechen: etwa wenn deutlich wird, dass die Erzählaufgabe noch unklar ist und ein Nachklappen der Aushandlungsphase des Interviews notwendig wird, oder wenn der Informant mit einer stark gerafften Darstellungsweise seiner Lebensgeschichte beginnt und durch eine Forscherintervention noch einmal versucht wird, das Detaillierungsniveau der Anfangserzählung zu erhöhen. Die Anfangserzählung wird in der Regel vom Informanten selbst mit einer Erzählcoda beendet. Der Erzähler verweist darauf, nun alles Relevante zu seiner Lebensgeschichte bzw. zur Eingangsfrage des Interviews thematisiert zu haben. In manchen Fällen kommt es vor, dass es Informanten schwer fällt, ihre Darstellung abzuschließen und das Rederecht an den Forscher zu übergeben. Die Erzählcoda kann hierbei in mehrere Teile aufgesplittet sein, und zwischen den Codateilen können ausführliche eigentheoretisch-argumentative Passagen eingeflochten sein. Eine solche formale Auffälligkeit kann darauf hinweisen, dass es in der biographischen Entwicklung zentrale vom Biographieträger noch nicht abschließend oder hinreichend selbstreflexiv bearbeitete Aspekte der eigenen Entwicklung gibt, die als offene, virulente Fragen in der Auseinandersetzung des Biographieträgers mit sich selbst weiterbestehen.

e.) Narrative Nachfragen

Nach Abschluss der monologischen Anfangserzählung des Informanten kann der Forscher zunächst über erzählgenerierende Fragen versuchen, weitere Erzählsequenzen zu initiieren. Hier bietet sich die Gelegenheit, an Stellen der Vagheit bzw. an Stellen mangelnder Plausibilität während der Anfangserzählung noch einmal anzusetzen und über gezielte Nachfragen Informationen über in der Darstellung des Informanten unklar gebliebene, nur knapp angedeutete oder auch durch den Abbruch der Darstellungskonstruktion gekennzeichnete Phasen oder auch Übergänge zwischen einzelnen Lebensphasen in der biographischen Entwicklung des Biographieträgers zu erheben.

f.) Beschreibungsnachfragen

Nach Abschluss der narrativen Erhebungsphase lassen sich dann Fragen stellen, die gezielt Beschreibungssequenzen beim Informanten auslösen sollen. In der Dissertationsforschung bezogen sich solche beschreibungsgenerierenden Nachfragen z.B. auf zentrale Protagonisten der Krankheitsbearbeitung, wie etwa Ärzte oder signifkante Familienangehörige, auf typische soziale Rahmen, wie etwa bei Krankenhausaufenthalten oder im Lebensalltag mit der chronischen Krankheit und auf routinisierte Tätigkeitsabläufe, etwa Routinen der Alltagsbewältigung in der Lebenssituation mit der chronischen Erkrankung.

g.) Argumentative Nachfragen

Am Ende des Interviews können dann gezielt – Aspekte davon werden in der Regel bereits zuvor im Interview vom Informanten zum Ausdruck gebracht – über das Kommunikationsschema der Argumentation Eigentheorien des

Informanten erfasst werden. Solche eigentheoretischen Auseinandersetzungen des Informanten bezogen sich in der Dissertationsforschung z.b. auf Fragen eigener Schuld an der sich entwickelnden Krankheit durch bestimmte Formen der Lebensführung, auf die Bewertung des bisherigen Lebens insgesamt, auf die Veränderung des Lebens durch die Krankheit oder auch auf das antizipierte weitere Leben mit der Krankheit. Auch hierbei bietet es sich an, zunächst an Darstellungsthemen der Haupterzählung anzusetzen und danach Themenpotentiale anzusprechen, die vom Forscher in seinen Vorüberlegungen zur Datenerhebung insgesamt in den Interviewleitfaden für den Nachfrageteil aufgenommen worden sind und die im konkreten Interview noch nicht zur Sprache gekommen sind.

Es hat sich in der Dissertationsforschung als ratsam erwiesen, die eben dargestellte Reihenfolge der Nachfrageblöcke einzuhalten. Erfahrungsgemäß gestaltet es sich schwer, einen Informanten noch einmal zu einer detaillierten biographischen Erzählung zu animieren, wenn sich erst einmal das Beschreibungs- oder das Argumentationsschema etabliert hat – wenn sich der Informant also auf eine von der unmittelbaren Erfahrung abstrahierende und tendenziell generalisierende Darstellungsebene begeben hat.

h.) Beendigung des Interviews

Sind alle Nachfragethemen abgearbeitet, die sich aus der Haupterzählung ergeben haben bzw. die im Leitfaden für den Nachfrageteil enthalten sind, kann sich der Interviewer beim Informanten für dessen Bereitschaft und Mühe bedanken, auf die Relevanz der Interviewdarstellung des Informanten für das Forschungsanliegen hinweisen und das Aufnahmegerät abschalten. In der Dissertationsforschung schloss sich dem Interview im eigentlichen Sinne stets noch eine mehr oder weniger lang andauernde Phase zwangloser Unterhaltung über z.B. den Reiseweg des Forschers zum Interviewort, über den Fortgang des Forschungsvorhabens oder auch über das emotionale Erleben des Informanten beim Erzählen seiner Lebensgeschichte – wobei die Informanten im Rahmen der Dissertationsforschung ausschließlich positive Einschätzungen formulierten – an.

5. Einschätzung der theoretischen Varianz

Auf der Grundlage des Theoretical Sampling in Vorbereitung auf die erste Datenerhebungswelle stellt sich der Forscher nun die Frage, was das bisher erhobene Datenmaterial – im ersten Überblick – vor dem Hintergrund des Forschungsthemas über die soziale Realität verraten kann: Über welche sozialen, biographischen, somatischen, kollektivhistorischen oder psychosozialen Prozessphänomene und Prozessalternativen und über welche Bedingungen und Mechanismen dieser Prozesse sagt das erhobene Datenmaterial etwas aus – was ist an inhaltlichen Phänomenen in der ersten Datenerhebungswelle erfasst worden? Systematische Überlegungen dieser Art vermitteln einen ersten Eindruck von der theoretischen Varianz im Forschungsfeld bezogen auf die Forschungsfragestellung – von grundsätzlichen Ausprägungen von Prozessalternativen im Untersuchungsfeld im Rahmen des Forschungsthemas.

Ein einem sehr kurzen Beispiel aus der Dissertationsforschung soll die grundlegende Perspektive, die diesem Arbeitsschritt zugrunde liegt, illustriert werden: Die analytische Sichtung des Datenmaterials – vor dem Hintergrund des Interesses an empirisch vorfindbaren Ausformungen im Umgang mit einer chronischen Krankheit der untersuchten Krankheitsfelder – zeigte auf, dass es Prozessverläufe gibt, in denen die chronische Krankheit zum alles dominierenden Lebens- und Orientierungsmittelpunkt wird. Die Krankheit entfaltet eine alle anderen Lebensbereiche überspannende Relevanz für den Biographieträger. Ein solcherart ausgestalteter Prozessverlauf wurde als ein Eckpol der theoretischen Varianz im Bereich der Ausgestaltung des Umganges von Betroffenen mit ihrer Krankheit gewertet. Weitere Interviews ließen den analytischen Schluss zu, dass es auch alternative Prozessverläufe gibt – dass also die chronische Krankheit nicht zwangsläufig zum Lebensmittelpunkt werden muss.

Um Missverständnisse zu vermeiden, soll noch einmal nachdrücklich darauf hingewiesen werden, dass sich Überlegungen zur theoretischen Varianz von Prozessausformungen in der sozialen Realität immer strikt auf eine Forschungsfragestellung und damit -perspektive beziehen und nicht losgelöst davon denkbar sind.

6. Grobeinschätzung des Datenmaterials

Neben der Betrachtung der im Datenmaterial repräsentierten sozialwissenschaftlich interessanten Phänomene gerät auch die formale Ebene des bisher erhobenen Datenkorpus vor dem Hintergrund der Frage der Eignung von erhobenen Interviews als intensiv zu analysierendes Datenmaterial in den Blick des Forschers. Es wird die Qualität des Datenmaterials in Hinblick auf die Datendichte der einzelnen erhobenen Interviews eingeschätzt. Im Rahmen der Dissertationsforschung entstanden sowohl gut ausgebaute, jeweils mehrstündige Interviews mit weitläufigen Erzählsequenzen, die eine reichhaltige Basis für eine differenzierte Auswertung aus einzelfallanalytischer Perspektive boten, als auch – in weitaus geringerer Anzahl – vergleichsweise kurze Interviews mit z.T. stark raffendem bzw. abkürzendem Darstellungscharakter. Auch die letztgenannten Interviews gingen natürlich in die Datenanalyse ein, auch sie zeigten interessante Aspekte und Phänomene der sozialen Realität auf und konnten für die Ausdifferenzierung des Theoretischen Modells im Zuge kontrastiver Vergleiche (siehe den entsprechenden Abschnitt weiter unten) genutzt werden.

Eine nützliche Grundlage für die beiden letztgenannten Arbeitsschritte boten in der Dissertationsforschung analytisch verwertbare Interviewzusammenfassungen, die für jedes erhobene Interview erstellt wurden. Die Form und Ausgestaltung der Interviewprotokolle orientierten sich dabei an dem im Rahmen der medizinsoziologischen Projekte des Institutes für Soziologie in Magdeburg zur Diabetes-Behandlung und zur Akupunktur entwickelten Verfahren der Forschung mittels solcher Interviewzusammenfassungen von narrativen Interviews mit Patienten und von Experteninterviews mit Ärzten (vgl. Detka/ Müller/Schütze 2002; Frohberg/Voigt/Schütze/Detka/Dorendorf/Malina 2005) in Anlehnung an die von Fritz Schütze vorgeschlagenen Erstellungskriterien für ethnographische Protokolle (Schütze 1994: 235-237). In den Interviewprotokollen wurden – um nur zwei wesentliche Kriterien zu nennen, die neben anderen die analytische Verwertbarkeit solchen Materials sicherstellen – (a) sorgfältig die sequentielle Ablaufstruktur des Interviews reproduziert, um die jeweilige kontextuelle Einbettung jeder sprachlichen Äußerung im Ablauf des Interviews erhalten und damit einen sequenzanalytischen Zugriff auf das Material ermöglichen zu können, und (b) größter Wert auf eine strikt perspektiventrennende Darstellung gelegt, durch die in jeder Passage klar markiert ist, wessen Perspektive, z.B. die des Informanten, die des Interviewers oder die in der Erzählung des Informanten eingeführter Personen, den Aussagen unterliegt.

7. Intensive Analyse des Datenmaterials

a.) Auswahl eines ersten Eckfalles zur einzelfallanalytischen Bearbeitung

Auf der Basis der Einschätzung der theoretischen Varianz – vor dem Hintergrund des Theoretical Sampling – und der Grobeinschätzung des Datenmaterials wird ein erstes Interview für eine differenzierte, sorgfältige Einzelfallanalyse ausgewählt. Es sollte ein Interviewmaterial sein, das zum einen eine grundlegende Prozessvariante im Hinblick auf die theoretische Varianz im Bereich des Forschungsthemas repräsentiert und das zum anderen eine große Datendichte aufweist – das also aufgrund seines hohen Detaillierungsgrades reichhaltig ist und sich daher eine einzelfallanalytische Bearbeitung lohnt.

In der Dissertationsforschung wurde das autobiographisch-narrative Interview mit Klaus Rebenstock als erster Eckfall für die Interviewanalyse ausgewählt (siehe das entsprechende Porträtkapitel). Dieses Interview weist eine selbstläufige, gut ausgebaute Haupterzählung auf und beinhaltet die Darstellung einer biographischen Entwicklung, die als grundlegende Prozessvariante im Hinblick auf die Forschungsfragestellung gewertet wurde: Die chronische Herzkrankheit tritt im Erleben des Biographieträgers als einflussmächtiger Verhinderungsmechanismus ins Leben, der zunehmend die biographischen und alltäglichen Handlungshorizonte bis hin in eine biographische Endposition einengt. Die Krankheit wird zum dominierenden Orientierungs- und Lebensmittelpunkt.

b.) Analyse des Einzelfalles

1.) Textsortenanalyse

In der Textsortenanalyse werden die jeweils dominierenden Sachverhaltsschemata der Darstellung in ihrer Abfolge im Interview herausgearbeitet. In der Regel folgt – wie oben bereits dargestellt – der erzählgenerierenden Eingangsfrage die monologische Anfangserzählung des Informanten, daran schließen sich dann auf die entsprechenden Nachfragen des Interviewers weitere erzählende sowie beschreibende und argumentative Darstellungssequenzen an. Abweichend von diesem Grundmuster kann es z.B. am Ende der Haupterzählung zu mehreren Coda-Versuchen des Informanten kommen, zwischen denen jeweils ausgebaute eigentheoretisch-kommentierende Passagen formuliert werden. Eine solche aufgesplittete Coda, also die Schwierigkeit des Informanten, den Darstellungsbogen seiner biographischen Erzählung geordnet zu schließen, ist – wie bereits weiter oben thematisiert wurde – zumeist ein Hinweis auf unbearbeitete problematische Aspekte in der Lebensgeschichte des Biographieträgers.

2.) Transkription

Auf der Grundlage der Textsortenanalyse werden die Teile des Interviews ausgewählt, die verschriftigt und dann detailliert analysiert werden sollen. Bei autobiographisch-narrativen Interviews werden in der Regel die komplette Haupterzählung des Informanten und die thematisch relevant erscheinenden Nachfragepassagen transkribiert. Es handelt sich hierbei um eine vorläufige Entscheidung, wenn sich während der Analyse des Interviews die Notwendigkeit ergibt, können jederzeit weitere Nachfrageteile verschriftigt werden.

In der Transkription soll zum einen erfasst werden, was inhaltlich ausgesagt wurde, und zum anderen, wie es gesagt wurde, da sowohl inhaltliche als auch formale Aspekte in die Materialanalyse eingehen. Es findet keine Begradigung der Darstellung des Erzählers statt, die gesprochene Sprache wird unter Berücksichtigung von Pausen, Wort- und Satzabbrüchen, Versprechern, anderen Formen sprachlicher Unordnung, auffälligen Betonungen und der wesentlichen Intonationskonturen in eine schriftliche Form gebracht. Es existieren eine Reihe von vielfach erprobten Transkriptionssystemen, für die Analyse narrativer Interviews haben sich „mittelscharfe" Transkriptionsregeln bewährt, die die wesentlichen Merkmale der gesprochenen Sprache erfassen.

In der Dissertationsforschung fand folgendes Transkriptionssystem Anwendung:

E	= Erzähler
I	= Interviewer
(.)	= kurzes Absetzen, kurze Pause (nicht länger als 1 Sek.)
(3)	= Pause, Dauer in Sek.
-eh-	= kürzere Planungsmarkierer für den weiteren Sprechvorgang (Bsp.)
/eh/	= längere Planungsmarkierer (Bsp.)
(doch)	= Unsicherheit bei der Transkription, undeutliches Verstehen
( )	= unverständliche Äußerung
((Lachen))	= Kommentar bzw. Anmerkungen zu parasprachlichen, nicht-verbalen oder gesprächsexternen Ereignissen
nein	= Betonung
und	= Dehnung
. ;	= stark bzw. schwach sinkende Intonation
? ,	= stark bzw. schwach steigende Intonation
/	= Konstruktionsabbruch, Wortabbruch

3.) Segmentierung[24]

Die Biographie des Menschen kann als der „Ort" angesehen werden, an dem die verschiedensten Prozesse, an denen der Biographieträger teilhatte bzw. von denen er beeinflusst wurde, zusammentreffen, auf oft komplexe Weise zusammenwirken und sich gegenseitig beeinflussen (siehe hierzu auch den

---

24 Die folgenden Seiten (bis zur entsprechenden Fußnote) sind aus der folgenden früheren Veröffentlichung des Autors übernommen: Detka, Carsten (2005): Zu den Arbeitsschritten der Segmentierung und der Strukturellen Beschreibung in der Analyse autobiographischnarrativer Interviews. In: ZBBS 6; 2, S. 351-364. Die übernommenen Seiten finden sich im Original auf den Seiten 353-358.

Abschnitt zur strukturellen Beschreibung). Mithilfe des autobiographisch-narrativen Interviewverfahrens kann ein Erzähltext produziert werden, der die zentralen vom Biographieträger erlebten Prozesse und deren deutungsbezogene Verarbeitung durch den Biographieträger beinhaltet und einer sozialwissenschaftliche Analyse zugänglich macht[25]. In einem solchen Erzähltext spiegelt sich die individuelle biographische Erfahrungsaufschichtung des Informanten wider, die sich im Verlaufe der biographischen Entwicklung sedimentiert hat. Der Informant gibt in seiner autobiographischen Darstellung seine Lebensgeschichte in einer individuell spezifischen, sequenziellen Geordnetheit wider, die auf der individuellen Erfahrungsaufschichtung im Verlaufe seiner Biographie basiert. Das Ziel der Segmentierung des Erzähltextes ist es, diese Phasierung – die sequenzielle Ordnung – zu rekonstruieren. Es geht hierbei nicht, dass soll betont werden, um das Anlegen äußerer Gliederungsmaßstäbe durch den Forscher – etwa einer Unterteilung der autobiographischen Rekonstruktion nach den Stationen der Bildungskarriere des Informanten. Die dem Text innewohnende Ordnung, die der Informant – in der Regel nicht intendiert, also eher ungewusst und ungeplant - produziert hat, soll herausgearbeitet werden. So ist es z.B. möglich, dass für einen Informanten tatsächlich die Zeit des Gymnasiums eine zusammenhängende Lebensphase darstellt, der dann die Phase des Grundwehrdienstes folgt. Es ist aber auch möglich, dass ein anderer Informant in der Zeit auf dem Gymnasium seine erste Ehepartnerin kennen lernt und dieses Ereignis dann einen neuen biographischen Erfahrungsraum mit großer Relevanz für den Biographieträger eröffnet (und die schulische Karriere in den Hintergrund rücken lässt).

Der Arbeitsschritt der Segmentierung ist Voraussetzung für die später folgende Strukturelle Beschreibung der einzelnen Segmente in ihrer sequenziellen Abfolge. Die Segmentierung ist notwendig, um biographische Prozesse in ihrer Genese, Bedingtheit und Entwicklung unter Miteinbeziehung der Relevanz der Prozesse für den Biographieträger herausarbeiten zu können.

Wie sind solche erzählerseitigen Phasierungen des eigenen biographischen Gewordenseins zu identifizieren?

Ein zentrales Prinzip in der Analyse narrativer Interviews ist das Zusammengehen von formaler Analyse (die Betrachtung der Art und Weise der sprachlichen Darstellung) und inhaltlicher Analyse. Die formale und die inhaltliche Analyse werden permanent zueinander in Beziehung gesetzt (siehe dazu auch den Abschnitt zur strukturellen Beschreibung). Der Erzähler selbst macht auf der formalen Ebene der Interviewdarstellung deutlich, wie seine biographische Entwicklung phasiert ist. Die sequenzielle Ordnung des

---

25 Es gibt natürlich kein Erleben unabhängig von der individuellen Interpretation durch den das Ereignis erlebenden Biographieträger. Die deutende Verarbeitung durch den Biographieträger lässt das Erleben zur Erfahrung werden.

Erzähltextes findet ihren Ausdruck in der sprachlichen Gestaltung des Textes durch den Erzähler. Der Erzähler markiert Abschnitte seiner Lebensgeschichte – wo hört eine bestimmte Lebensphase mit einer bestimmten Erfahrungsqualität auf, wo fängt eine neue an.

Der erste analytische Blick des Forschers zur Identifizierung solcher lebensgeschichtlichen Abschnitte – der Segmente des Erzähltextes – kann an bestimmten sprachlichen Markierern ansetzen, die häufig in sich ähnelnder Form in Erzählungen zu finden sind: Oft zeigen *Rahmenschaltelemente* den Beginn eines neuen Segments an (z.B. „und dann", „und denn", „dann"). Relativ leicht zu identifizierende formale Markierer für einen Segmentbeginn sind *zeitliche Schwellen*, die einen zeitlichen Übergang zum Ausdruck bringen (z.B. „drei Jahre später", „nach dem Abitur"). Oft ist am Beginn eines neuen Segmentes eine Pause (z.B. 1 Sekunde) zu identifizieren. Die genannten Beispiele für sprachliche Markierer können natürlich zusammen auftreten (z.B. „(2) und dann, nach der schweren Operation"). Das Vorhandensein solcher oder ähnlicher sprachlicher Phänomene ist jedoch nicht zwingend für den Beginn eines neuen Segmentes. Ein Erzählsegment kann vollkommen ohne einen solchen Markierer beginnen. Andererseits markiert z.B. nicht jedes „und dann" einen Segmentbeginn.

In der Identifizierung von Erzählsegmenten hilft uns auch der Blick auf die einzelnen Darstellungseinheiten im Erzähltext. Erzählsegmente weisen eine Binnenstruktur auf. Innerhalb eines Erzählsegmentes lassen sich verschiedene kommunikative Darstellungseinheiten identifizieren und unterscheiden. Erzählsegmente beinhalten oft folgende kommunikativen Aktivitäten:

- Erzählgerüstsätze
- Detaillierungen und Detaillierungsexpansionen
- eingelagerte Konstruktionen – Hintergrundskonstruktionen
- Ergebnissicherungen
- eigentheoretische Kommentare.

In Erzählgerüstsätzen wird der Kern der Veränderungen im entsprechenden Erfahrungsabschnitt, die den Biographieträger betreffen, zum Ausdruck gebracht, gewissermaßen das Kondensat der Entwicklung, die im Segment dargestellt wird. Ein Erzählsegment kann mehrere Erzählgerüstsätze beinhalten. Detaillierungen dienen dazu, die in den Erzählgerüstsätzen aufgezeigten Prozesse näher zu illustrieren, z.B. eine dem Biographieträger gegenüber handelnde Person zu charakterisieren oder einen Prozess – z.B. einen Behandlungsprozess im Krankenhaus – detailliert darzustellen. Detaillierungen in Form von sogenannten Detaillierungsexpansionen können sehr ausführlich sein, sich z.T. über mehrere Seiten Interviewtext erstrecken. Erzählungen sind nicht immer Darstellungen einfacher struktureller Ordnung. Es können auch Stellen sprachlicher Ungeordnetheit im Erzähltext enthalten sein. So kann es vorkommen, dass auf ein Erlebnis oder eine Erfahrung nicht in dem Segment eingegangen wird, welches die Zeit der Lebensgeschichte fokussiert, zu der auch das entsprechende Erlebnis bzw. die spezifische Erfahrung gehört – sondern erst an späterer Stelle des Interviewtextes. Hier kann man dann von einer eingelagerten Konstruktion, einer Hintergrundskonstruktion sprechen. Der Erzähler fügt in seine Darstellung bestimmter Vorgänge die Schilderung eines in der lebensgeschichtlichen Entwicklung früher angesiedelten Erlebnisses ein, um die Plausibilität seiner Darstellung sicherzustellen. Der Erzähler befürchtet, seine Geschichte könnte für den Zuhörer nicht mehr verstehbar sein, wenn er die entsprechenden Informationen nicht nachliefert. Es lässt sich hierbei in gewissem Sinne von einem Reparaturversuch des Erzählers sprechen (siehe hierzu auch Punkt 4).

Hintergrundskonstruktionen können auf verschiedenen Kommunikationsschemata fußen, so finden sich in Interviews Hintergrunderzählungen, -beschreibungen und -argumentationen. In einer Ergebnissicherung werden die im Segment dargestellten Entwicklungen noch einmal kurz aufgegriffen und der Darstellungsbogen bezüglich dieser Prozesse gewissermaßen geschlossen (z.B. „das war also meine Abiturzeit").

Zumeist am Ende von Erzählsegmenten können argumentative eigentheoretische Passagen durch den Erzähler eingeflochten sein. In solchen Darstellungseinheiten nimmt dann der Erzähler aus der Hier-und-jetzt-Zeit des Interviews Stellung zu den im Segment geschilderten Prozessen.

Die Liste der hier aufgeführten sprachlichen Aktivitäten ist nicht vollständig und kann die Thematik nur streifen. Es ist zu betonen, dass nicht jedes Erzählsegment eine voll ausgebaute Binnenstruktur mit allen möglichen Darstellungseinheiten aufweist. Oft finden sich nicht alle Darstellungseinheiten in jedem Segment. Die Betrachtung der sprachlichen Aktivitäten im Text kann aber wichtige Hinweise für die Segmentierung geben. So kann z.B. die Betrachtung von Erzählgerüstsätzen Aufschluss darüber geben, wo neue Entwicklungen in der Geschichte des Informanten beginnen. Entsprechend weisen eine Ergebnissicherung oder ein eigentheoretischer Kommentar vor dem Hintergrund der Haupterzähllinie auf die Gestalt des entsprechenden Segmentes hin, in das sie eingebettet sind, und grenzen sich von den im folgenden Segment dargestellten Ereignissen inhaltlich ab. Anzumerken ist, dass für die Segmentierung im Normalfall keine erschöpfende Analyse aller vorhandenen sprachlichen Aktivitäten notwendig ist. Die zusammenfügende Betrachtung der oben zunächst angeführten sprachlichen Markierer und einiger zentraler Erzählelemente erlauben in der Regel eine treffsichere Segmentierung.

Folgender Ausschnitt aus einem autobiographisch-narrativen Interview soll als Illustration dienen:

```
16   E: (2) ((kurzes Husten)) (2) ja und dann in '47 '48 da bin ich in 'ne Lehre gegangen,
17   (.) da hab ich Maschinenschlosser gelernt, (3) Lehre durchgezogen, (.) da wars immer
18   noch/ gab´s immer noch Lebensmittelkarten (.) in der Zeit; ne, das war das war ne
19   traurige Zeit war das, (.) ne
20   I:                  mhm
21   E: der ganze Umschwung, (.) das war schlecht war das. (.) ne, und dann hat´s viele –
22   eh- (.) Hiebe gegeben, (.) weil als Lehrling mußte man ja damals immer für die
23   Gesellen einkaufen gehen. (.) ne, und das auf Lebensmittelkarten, (.) ja und der eine
24   wollte Gehacktes der eine wollte -eh- Pferdegehacktes, und das gab´s dann frei
25   ((kurzes Auflachen)) und -ehm- naja undund Rauchwaren, (.) und da kam wa dann
26   immer zum Frühstück oder zum Mittag/ kam wa dann immer zu spät an; (.) und dann
27   gab´s ((Pfeifen)); (.) heute ist das alles nicht mehr so. (.) ne,
28   I:         ((kurzes Auflachen))
29   E: also an und für sich war die Lehre schon ziemlich schwer. (.) ne, (.) ja ausgelernt,
30   (2)
```

Das Segment beginnt mit einem Rahmenschaltelement (*„ja und dann"*, Z.16) und einem deutlichen Markierer für eine zeitliche Schwelle (*„in '47 '48"*, Z.16). In den folgenden Erzählgerüstsätzen wird die wesentliche Veränderung für den Biographieträger zum Ausdruck gebracht: das Aufnehmen und Absolvieren seiner beruflichen Ausbildung (*„da hab ich Maschinenschlosser gelernt, (3) Lehre durchgezogen,"*, Z. 17). Es folgt eine Detaillierung zu den Rahmenbedingungen seiner Lehre im Nachkriegsdeutschland mit einer Bewertung der damaligen kollektiv-historischen Situation (Z.17-21). Im Anschluss daran begibt sich der Erzähler wieder auf die Ebene seiner persönlichen Entwicklung: Er geht auf eine für ihn relevante konkrete Erfahrung während seiner Lehrausbildung ein (*„und dann hat´s viele -eh- Hiebe gegeben,"*, Z.21-22). Diese Aussage wird dann in einer Detaillierungsbeschreibung mit der Darstellung routinisierter, typischer Abläufe untermauert und damit plausibilisiert (Z. 22-27). Nach einem kurzen Wechsel in die Hier-und-jetzt-Zeit des Interviews (Z. 27) wird das Segment mit einer Ergebnissicherung abgeschlossen (*„also an und für sich war die Lehre schon ziemlich schwer. (.) ne, (.) ja ausgelernt,(2)"*, Z.29).

Ein Segmentbeginn muss natürlich nicht immer mit einer so explizit betonten zeitlichen Schwelle und dem häufig anzutreffenden Rahmenschaltelement „und dann" markiert sein, wie ein empirisches Beispiel aus einem anderen Interview mit einer Ärztin im Krankenhaus verdeutlichen mag:

```
5   E: (3) und da hat ich auch die Frühgeburten-Abteilung, und (2) da hab ich´s das erste
6   Mal gemerkt daß (.) mein Kreislauf nicht (2) ganz so doll funktioniert, (2) wenn
7   Kinder geboren werden, (2) und nicht atmen, (2) dann müssen sie wiederbelebt
8   werden. (2) und da die Neugeborenen, (2)
```

9 I: mhm
10 E: und besonders die Frühgeborenen sehr wärmeempfindlich sind, (.) war in diesem
11 Raum, (.) der also halb so groß war wie das, ((zeigt auf ihr Wohnzimmer)) da war
12 auch der/ (.) auf dem/ -ehm- auf der Entbindungsstation (.) waren/ mußten also
13 Temperaturen sein von 30 Grad nich, (2) und (.) da hab ich gemerkt also (3) mir war
14 dermaßen/ (.) ( ) ich mußte dort oft flüchten; (.) und da kamen mir so'n bißchen die
15 ersten Bedenken. (.) das war so Anfang der achtziger Jahre, (3)

Der Beginn des vorliegenden Segmentes wird hier zunächst von einer für
Erzähldarstellungen schon durchaus langen Pause von 3 Sekunden und einer
knappen additiven Verknüpfung (*„und"*, Z.5) markiert. Bemerkenswert ist im
vorliegenden Segment, dass zunächst eine Information zur beruflichen Arbeit
der Biographieträgerin geliefert wird (*„und da hat ich auch die Frühgebur-
ten-Abteilung"*, Z.5), bevor der erste Erzählgerüstsatz folgt, der den Kern der
im vorliegenden Segment dargestellten Entwicklung der Geschichte zum
Ausdruck bringt: das Auftreten von gesundheitlichen Problemen in der Arbeitsausübung (*„da hab ich's das erste Mal gemerkt, daß (.) mein Kreislauf
nicht (2) ganz so doll funktioniert,"*, Z.5-6). Die bereits erwähnte zu Beginn
des Segmentes beginnende Detaillierungsbeschreibung (Z.5) zu den konkreten Arbeitsbedingungen der Biographieträgerin – also der Rahmen, der Hintergrund, vor dem die gesundheitlichen Schwierigkeiten zu verstehen sind –,
wird dann fortgesetzt (Z.6-13). Die Erzählerin fädelt sich nach Abschluss der
Detaillierungsbeschreibung wieder auf die Haupterzähllinie ein (Z.13-14)
und schließt das Segment mit einer Ergebnissicherung ab (*„und da kamen
mir so'n bisschen die ersten Bedenken. (.) das war so Anfang der achtziger
Jahre,"*, Z.14-15).

4.) Strukturelle Beschreibung

In der Biographie schlagen sich viele verschiedene Prozessverläufe nieder,
die in der Entwicklung von Menschen bedeutsam sind. Hier liegt ein Grund
dafür, warum die biographische Entwicklung interessant und relevant für z.B.
die sozialwissenschaftliche Analyse von Krankheits- und Gesundungsprozessen ist. Die verschiedensten Prozesse, die nacheinander aber eben auch
gleichzeitig auftreten, eröffnen verschiedene Dimensionen des Lebens des
Biographieträgers, sie wirken in der Biographie – sie haben Einfluss auf die
weitere Entwicklung, stellen Bedingungen dar für das weitere biographische
Geschehen. Verschiedenste Prozessabläufe bedingen einander, beeinflussen
sich wechselseitig, wirken ineinander. Im folgenden sollen einige Beispiele
für solcherart Veränderungsprozesse, die sich jeweils auf verschiedene Bereiche der menschlichen Existenz beziehen, aufgeführt werden:

- Prozesse der Veränderung der Selbstidentität
- Prozesse der somatischen Veränderung (z.B. die Entstehung krankheitsbedingter Funktionsstörungen des Körpers)
- kollektivhistorische Prozesse, an denen der Biographieträger teilhat (z.b.
  der Transformationsprozess in Ostdeutschland)
- sozial-interaktive Prozesse (z.b. die Interaktions- und Beziehungsge-
  schichte zwischen einem Patienten und seinem Hausarzt)

In der Biographieforschung wurden aus der intensiven Analyse autobiographischen Materials Kategorien herausgearbeitet, die jeweils unterscheidbare
grundlegende biographische Prozesse charakterisieren. Fritz Schütze (1981)
unterscheidet vier Prozessstrukturen des Lebensablaufes: institutionelle Ablaufmuster, intentionale Handlungsschemata, Verlaufskurven des Erleidens
und Wandlungsprozesse der Selbstidentität. Die Charakteristika der einzelnen
Prozessstrukturen können hier nicht dargestellt werden. Bedeutsam ist, dass
diese biographischen Prozesse jeweils Bündellungen von einzelnen zugrundeliegenden Prozessen verschiedener Bereiche des Lebens sind, die sich
gegenseitig beeinflussen und mit einer spezifischen Erfahrungsqualität für
den Biographieträger verbunden sind. So haben z.b. Krankheitsverlaufskurven Auswirkungen in verschiedenen Dimensionen des alltäglichen Lebens
und der biographischen Entwicklung. Das Zusammenspiel von Erfahrungen
auf mehreren Ebenen des Lebens macht die spezifische Erleidenserfahrung
des Betroffenen aus: z.b. kann auf der somatischen Ebene die krankheitsbedingte Funktionsstörung Schmerzen verursachen und einige Funktionen des
Körpers können ganz ausfallen (wie z.B. die Arbeit der Bauchspeicheldrüse
bei Diabetes mellitus Typ I); z.B. kann der Betroffene auf der Ebene der
praktischen Alltagsorganisation aufgrund der krankheitsbedingt eingeschränkten körperlichen Leistungsfähigkeit (z.B. bei einer chronischen Herzinsuffizienz) Schwierigkeiten bekommen, seinen Lebensalltag (z.B. Einkaufen, die Wohnung sauber halten) allein zu bewältigen; z.B. können auf der
Ebene der berufsbiographischen Entwicklung entworfene berufsbiographische Karrierepläne mit dem Auftreten einer chronischen Krankheit obsolet
werden und es kann zu einer berufsbiographischen Degression kommen; so
kann z.B. die spezifische Weise der Interaktion, die sich zwischen dem Betroffenen und seinem behandelnden Hausarzt entwickelt, dem Patienten Trost
und Hoffnung spenden und damit einen Einfluss auf die Ausbildung seiner
Haltung der eigenen Krankheit gegenüber haben.[26]

Die vier grundlegenden Prozessstrukturen des Lebensablaufes sollen im folgenden kurz im Überblick der jeweiligen Grundtendenz dargestellt werden:

---

26   Ende der Textübernahme.

Institutionalisierte Ablaufmuster stellen Prozesse dar, die den Biographieträger mit einer durch Institutionen vergleichsweise stark vorstrukturierten Ablaufsequentialität konfrontieren – der Biographieträger folgt in der Realisierung eines institutionalisierten Ablaufmusters einer Abfolge von institutionell vorgegebenen Schritte bzw. Phasen, die voneinander auch durch spezifische Übergangsmechanismen getrennt und deren Durchlaufen mit der erfolgreichen Bewältigung spezifischer Anforderungskonstellationen verbunden sein können. So stellt z.B. das System der Abfolge der einzelnen Klassenstufen in der Schulausbildung – mit den dazugehörigen regelmäßigen Leistungsüberprüfungen zur Einschätzung der „Reife" des Schülers für die jeweils nächste Klassenstufe, die Überprüfung der Leistung mit dem Ziel der Vergabe verschiedener Schulabschlüsse oder die Bescheinigung der Eignung des Schülers für verschiedene anknüpfende weiterführende Ausbildungsgänge, etwa eine Berufsausbildung oder ein Hochschulstudium, durch Abschlusszeugnisse – ein solches institutionalisiertes Ablaufmuster dar.

Biographische Handlungsschemata sind Prozesse, denen intentionales Handeln des Biographieträgers zugrunde liegt. Der Biographieträger entwickelt im Rahmen biographischer Planungsarbeit biographische Entwürfe – er stellt Überlegungen dazu an, in welche Richtung seine biographische Entwicklung weitergehen soll, welche Ziele er erreichen will, welche Entwicklungen er in seinem weiteren Leben vermeiden möchte – und arbeitet an der Umsetzung dieser Entwürfe. Z.B. kann die bewusst initiierte Aufnahme und Absolvierung einer bestimmten Lehrausbildung auf der Basis vorheriger Abwägungs- und Suchprozesse eines Schülers am Ende der allgemeinbildenden Schulkarriere ein realisiertes biographisches Handlungsschema darstellen. Mit biographischen Handlungsschemata ist eine Erfahrungsqualität für den Biographieträger verknüpft, die dadurch charakterisiert ist, dass der Biographieträger in seinem Erleben einen strukturierenden, steuernden, lenkenden Einfluss auf seine weitere Entwicklung nimmt. Er erlebt sich als Handelnder, als verantwortlich und gestaltend in Bezug auf sein Leben.

Verlaufskurven des Erleidens (Schütze 1995; Perleberg/Schütze/Heine 2006) sind Prozesse, in deren Verlauf sich der Biographieträger äußeren Ereignisverkettungen ausgeliefert sieht und sich als deren Ablaufmechanismen gegenüber hilflos und (zumindest zunächst) ohne eigene Bearbeitungsmöglichkeiten erlebt. In der Wahrnehmung des Betroffenen treten von ihm nicht-intendierte und nicht-antizipierte Ereignisse ein, die die bisherige (intentionale) Lebensorganisation zumindest zum Teil bedrohen oder deren Aufrechterhaltung gar verunmöglichen. Die dominante Erfahrungsqualität des Biographieträgers ist die des Erleidens. Chronische Krankheiten, das Verlassen-Werden von einem langjährigen Lebenspartner oder auch der Verlust des Arbeitsplatzes sind Beispiele für Bedingungen, die – im Zusammenspiel mit anderen Einflussfaktoren – zum Auslöser für eine Verlaufskurve des Erleidens im Leben des Biographieträgers werden können. Es ist in diesem Zusammenhang wichtig darauf hinzuweisen, dass kein Lebensereignis per se als verallgemeinerbar zu betrachtender Verlaufskurvenauslöser wirkt, d.h.: Ob ein bestimmtes Lebensereignis eine Erleidensphase im Leben des Biographieträgers auslöst, hängt immer von spezifischen Rahmungen ab, in denen sich dieses kritische Lebensereignis einstellt. Der unfreiwillige Eintritt in die Arbeitslosigkeit *kann* ein Auslöser für Verlaufskurvenerfahrungen werden, muss es aber nicht zwangsläufig. Nicht bei jedem Betroffenen löst die Erfahrung des Verlustes des Arbeitsplatzes eine Erleidensverlaufskurve aus. Biographieanalytisch interessant ist vor diesem Hintergrund insbesondere auch die Erforschung von systematischen Bedingungskonstellationen dafür, dass ein kritisches Lebensereignis eine dominante Erfahrungsqualität und eine entsprechende Lebenshaltung des Erleidens beim Biographieträger hervorrufen kann oder eben auch nicht bzw. in abgeschwächter Form. Auf Beispiele in Bezug auf chronische Krankheiten und deren Wirkung als Verlaufskurvenauslöser soll an dieser Stelle mit dem Verweis auf die Ergebniskapitel, in denen die Thematik der Auswirkungen chronischer Krankheiten in verschiedenen Dimensionen des Lebens und entsprechender verschiedener Reaktionsformen Betroffener zum zentralen Fokus gehört, verzichtet werden.

Obwohl Verlaufskurven des Erleidens Prozesse darstellen, die dem Biographieträger als ungeordnet-chaotisch entgegentreten, lassen sich bestimmte grundsätzliches Ablaufstrukturen von Verlaufskurven identifizieren (vgl. ebd.). Die sequentielle Ablaufstruktur von Verlaufskurven ist jedoch nicht als Kausalzusammenhang zu verstehen. Die einzelnen Verlaufskurvenphasen können sich in einer bestimmten Reihenfolge realisieren, müssen dies aber nicht. Der Zusammenhang zwischen einem Verlaufskurvenstadium und dem folgenden ist kein kausaler, sondern ein emergenter Zusammenhang: Eine Verlaufskurvenphase bildet einen Bedingungsrahmen dafür, dass sich die nächste Phase entwickeln kann. Oder anders formuliert: Durch eine sich im Leben des Betroffenen realisierende Phase schichtet sich eine bestimmte – nicht quantitativ zu verstehende – Wahrscheinlichkeit für das Eintreten der nächsten Phase auf.

Verlaufskurven des Erleidens können folgende Stadien beinhalten[27]:

Das sich aufschichtende *Verlaufskurvenpotential* stellt den Bedingungsrahmen für die sich später (möglicherweise) entwickelnde Verlaufskurve dar. Es handelt sich um Bedingungen, die die biographische Entwicklung bzw. die

---

27   Zur Illustration der verschiedenen Verlaufskurvenphasen sei auch auf die Porträtkapitel verwiesen.

Alltagsorganisation des Biographieträgers anfällig für den Verlust der bisherigen zumindest partiellen Intentionalität und Kontrolle der eigenen Entwicklung und des Lebensalltages machen. Solche Bedingungen können sehr verschiedenartiger Natur sein: Die fremdinitiierte und durch Druck von anderen durchgesetzte Aufnahme einer beruflichen Karriere durch den Biographieträger, die dessen eigenen Neigungen und Wünschen entgegensteht, spezifische biographische Verletzungsdispositionen (Schütze 1984) – im Verlaufe der biographischen Entwicklung entstandene Neigungen bzw. Strategien des Biographieträgers, in sich ähnelnden bestimmten Ereigniskonstellationen immer wieder auf eine suboptimale Weise zu reagieren –, eine Lebensführung der chronischen eigenen körperlichen und mentalen Überforderung oder auch eine sich ohne Einfluss des Betroffenen entwickelnde somatische Funktionsstörung sind Beispiele für Bedingungen, die – in der Regel im komplexen Zusammenwirken mit weiteren Faktoren – einen Bedingungsrahmen für verlaufskurvenförmige Prozesse darstellen können.

Meist durch Hinzukommen eines weiteren kritischen Ereignisses im Leben des Biographieträgers kann das *Verlaufskurvenpotential die Wirksamkeitsgrenze überschreiten*. Die bisherige Lebensführung wird abgelöst durch das Gefühl des Überrollt-Werdens und Gesteuert-Werdens des Biographieträgers durch von außen ins Leben hereinbrechende Entwicklungen. Der Betroffene erlebt sich als jemand, der vor allem nur noch reagieren, aber nicht mehr umfassend gestalten kann. In Krankheitsverlaufskurven kann die Grenzüberschreitung des Wirksamwerdens des Verlaufskurvenpotentials z.B. mit dem Erleben einer akuten gesundheitlichen Krisenphase oder auch mit der vom Betroffenen unerwarteten ärztlichen Diagnose einer schwerwiegenden Erkrankung, die sofortige medizinisch-professionelle Interventionen erforderlich macht, einher gehen. Bisherige Routinen der Alltagsorganisation sind nicht mehr oder nur noch eingeschränkt aufrechtzuerhalten, Bereiche der biographischen Planung oder auch der biographischen Identität können in Frage gestellt sein.

In einer solchen Situation werden vom Biographieträger oder auch von anderen Situationsbeteiligten zumeist mehr oder weniger erfolgreiche Versuche initiiert, die Lebensorganisation des Betroffenen unter den veränderten Rahmenbedingungen vor dem vollkommenen Zusammenbruch zu bewahren, den Lebensalltag irgendwie „am Laufen" zu halten. Gelingt nicht eine grundlegende Bearbeitung der Gesamtproblemlage, stellt sich oft ein *labiles Gleichgewicht der Alltagsorganisation* ein. Dieses Alltagsarrangement steht beständig in der Gefahr des Zusammenbrechens, da keine wirksame Bearbeitung der Bedingungen der Verlaufskurvendynamik erfolgt. Häufig werden die Wirkzusammenhänge der aktuellen Krisenphase – z.B. eine tief in die biographische Entwicklung eingebettete und von Betroffenen nicht selbstreflexiv bearbeitete biographische Verletzungsdisposition, die in bestimmten Lebenssituationen immer wieder eine bestimmte, kontraproduktive Handlungsstrategie des Biographieträgers begünstigt – von den Betroffenen auch nicht oder nur unvollständig erkannt und verstanden – und können daher auch nicht wirksam bearbeitet werden.

Erschwerend kann hinzukommen, dass die Betroffenen in solchen Situationen dazu neigen können, bestimmte – auf den ersten Blick scheinbar im Vordergrund stehende – einzelne Problemaspekte zu überfokussieren und dabei andere Aspekte bzw. die Gesamtproblemlage in ihren komplexen Wirkmechanismen auszublenden – was letztlich die Verlaufskurvendynamik weiter verstärken kann. So mag z.B. die alles andere dominierende Fokussierung einer sofortigen Ernährungsumstellung eines an Diabetes mellitus erkrankten Patienten – als eine zentrale eigene Bearbeitungsstrategie des Biographieträgers im Rahmen einer Engführung seiner Perspektive auf die eigene Krankheitsproblematik – dazu führen, dass Aspekte der Beziehungsgestaltung zu den anderen Mitgliedern der Familie des Erkrankten vollkommen ausgeblendet werden – dass, bildlich gesprochen, die Familienmitglieder im Prozess der plötzlichen Veränderung der Lebensführung nicht „mitgenommen" werden und sich wechselseitige Gefühle der Entfremdung entwickeln können.

Die fehlende, mangelnde oder auch misslingende Bearbeitung des Bedingungsrahmens für die Erleidensverlaufskurve kann dann dazu führen, *dass sich das labile Gleichgewicht der Alltagsorganisation entstabilisiert.* Es entwickeln sich akute Krisenphasen, die die alltägliche Lebensorganisation des Betroffenen zeitweilig zusammenbrechen lassen, zwischen diesen Phasen gelingt es, Teile des labilen Gleichgewichtes wieder herzustellen. Fritz Schütze hat diese Phase des Wechselns zwischen destabilisierenden Akutphasen und Phasen labiler Ordnung treffend auch als Verlaufskurvenphase des „Trudelns" bezeichnet (Schütze 1995: 129-130).

Das bisherige labile Gleichgewicht der Alltagsorganisation zeigt, dass es auf Dauer nicht tragfähig ist, dass es enorm störungsanfällig und zerbrechlich ist. In der Regel werden die stabilen Phasen kürzer, immer häufiger treten akute Krisen ein. Der Betroffene hat zunehmend das Gefühl, keinerlei Einfluss mehr auf den Fortgang der Problementwicklung ausüben zu können, ohne eigene Handlungsmöglichkeiten hilflos den über ihn herein brechenden Ereignissen ausgeliefert zu sein. Er verliert das Vertrauen in seine bisherige Perspektive auf die Welt, auf sein Leben und auch auf sich selbst. Er fühlt sich seinen bisherigen Haltungen gegenüber der Welt und sich selbst gegenüber entfremdet – stellt bisherige, biographisch gewachsene Sichtweisen auf elementare Aspekte seines Lebens grundsätzlich in Frage.

Die Phase der Entstabilisierung kann in einen *völligen Zusammenbruch der lebensweltlichen Orientierung und der Alltagsorganisation* münden. Der Betroffene verliert jede Fähigkeit, seinen Lebensalltag selbständig zu bewältigen, er sieht sich in einer Situation, in der jeder sinnhafte Bezug zur sozialen Umwelt abgerissen ist. Er erlebt den Zusammenbruch seiner bisherigen Orientierung auf die Welt und auf sich selbst. Zur Illustration soll an dieser Stelle ausnahmsweise ein Datenbeispiel – hier im Kontext einer Krankheitsverlaufskurve – angefügt werden, um eine gewisse Anschaulichkeit in Bezug auf die doch recht abstrakte Beschreibung eines Orientierungszusammenbruches sicher zu stellen. Es handelt sich um einen Ausschnitt aus dem Interview mit Klaus Rebenstock, dessen Fall das erste Porträtkapitel der Dissertationsschrift darstellt:

1 E: naja es hat nich lange gedauert, da bin ich dann wieder in der Intensivstation/ und
2 da war ich schon fast (.) am Ende. (.)
3 I: mh
4 E: ne da war ich schon nicht mehr ansprechbar und gar nichts mehr, ne da muss ich
5 gefüttert werden von der Frau (die eh/) also es war schon schlimm. (.)
6 I: mhm
7 E: es war <u>echt</u> schlimm war das. na ich wusste nicht mehr, ne, warum sitzen die alle
8 da und heulen, (.) ne und ich konnt es nit begreifen

Der Biographieträger im Datenbeispiel befindet sich in einer Situation vollkommener Hilflosigkeit. Eine eigene Alltagsorganisation besteht nicht mehr – Klaus Rebenstock wird im Rahmen uneingeschränkter medizinisch-professioneller Prozessierung auf der Basis intensivmedizinischer Betreuung am Leben erhalten. Alle sinnhaften Bezüge des Biographieträgers zur sozialen Welt sind zusammengebrochen – Klaus Rebenstock kann die große Besorgnis seiner Angehörigen an seinem Krankenbett in der Situation nicht deutend kontextualisieren.

Ein Orientierungszusammenbruch kann für den Biographieträger zum Anlass werden, sich eigentheoretisch mit seinen Erlebnissen im Rahmen der Erleidensverlaufskurve auseinander zu setzen. Solche *Versuche theoretischer Verarbeitung des erlebten Erleidens* müssen natürlich nicht zwangsläufig fruchtbar, erfolgreich oder überhaupt in irgendeiner Form biographisch wirksam sein. Letztlich kann ein solch einschneidendes Erlebnis eines weitgehenden oder vollständigen Zusammenbruches der Alltagsorganisation und der Welt- und Selbstorientierung vom Biographieträger aber nicht vollständig ignoriert bzw. ausgeblendet werden. Der Betroffene muss in irgendeiner Form eine Haltung zu den Geschehnissen finden, muss sein Erleben in Erfahrung transformieren. Versuche theoretischer Verarbeitung des Geschehens im Rahmen einer Krankheitsverlaufskurve können – um nur wenige Beispiele anzuführen – zur Ausbildung differenzierter Eigentheorien etwa zu Krankheitsursachen und/oder möglichen Behandlungsverfahren; zur Ausbildung einer Haltung, in der das Krankheitsgeschehen als Bestrafung für einen so gesehenen unangemessenen Lebensführungsstil erscheint und als solche schicksalhaft hingenommen werden muss; zur Einschätzung, mit der chronischen Krankheit sei nun ein Problem in das Leben getreten, das es – wie schon viele Probleme zuvor – aktiv zu bearbeiten gilt und mit dem man auf diese Weise dann auch weiterhin ein Leben mit einer großen Lebensqualität ausgestalten könne, führen.

Neben der theoretischen Verarbeitung des Erleidenserlebens sieht sich der Betroffene zwangsläufig vor der Aufgabe, im Lebensalltag einen Umgang mit den Ereignissen bzw. mit den Auswirkungsmanifestationen der Verlaufskurve auszuformen – *die Auswirkungen der Verlaufskurvendynamik praktisch zu bearbeiten.* Auch hier sei angemerkt, dass es eine empirische Frage ist, ob eine Bearbeitung der Bedingungen und Mechanismen der Verlaufskurvendynamik gelingt oder nicht, wie sie gelingt, ob überhaupt grundlegende Mechanismen der Verlaufskurvendynamik vom Biographieträger durchschaut werden. Versuche der praktischen Bearbeitung der Verlaufskurvendynamik können zur wirksamen Bearbeitung des Bedingungsrahmens der Erleidensverlaufskurve und damit zur Befreiung aus der Verlaufskurvendynamik führen, sie können wirkungslos bleiben und damit den Erleidensprozess chronifizieren, sie können auch kontraproduktiv wirken und den Biographieträger immer tiefer in die Problematik verstricken. Im Falle chronischer Krankheiten ist der somatische Teil des Verlaufskurvenpotentials – z.B. eine arterielle Verschlusskrankheit oder eine koronare Herzkrankheit – nicht mehr eliminierbar. Er bleibt Teil des Lebens der Erkrankten. Durch eine umsichtige und wirkungsvolle Bearbeitung des Krankheitsgeschehens insgesamt in den verschiedenen mittelbar oder unmittelbar betroffenen Bereichen des Lebens kann es dem Patienten jedoch gelingen, sich aus der Verlaufskurvendynamik zu befreien.

In verschiedenen Phasen einer Verlaufskurve können sich *Verlaufskurventransformationen* manifestieren, d.h., die Verlaufskurvendynamik, die bisher Auswirkungen in einem bestimmten Bereich des Lebens des Betroffenen entfalten konnte – etwa im Rahmen einer Alkoholismusverlaufskurve die Probleme des Biographieträgers in der Beziehungsgestaltung zu seiner Lebenspartnerin – greift auf weitere Lebensbereiche über, die bisher nicht betroffen waren – im angeführten Beispiel etwa wenn dem Betroffene dann die geordnete Bewältigung beruflicher Anforderungen zunehmend schwer fällt oder sich körperliche Schäden durch den Alkoholmissbrauch einstellen. Durch Verlaufskurventransformationen kann sich die Problemlage insgesamt für den Betroffenen noch verschlimmern. Der Eindruck des Biographieträgers, unkontrollierbaren und zunehmend einflussmächtigeren Ereigniskonstellationen ausgesetzt zu sein, kann sich so noch verstärken und die eigenen Bearbeitungskompetenzen des Betroffenen weiter schwächen.

Wandlungsprozesse der Selbstidentität (Schütze 2001, 1991) sind Prozesse, die ähnlich wie Verlaufskurven des Erleidens dadurch gekennzeichnet sind, dass der Biographieträger in der Konfrontation mit von ihm als (zumindest zunächst) schwer oder nicht durchschaubaren Ereignissen den Eindruck entwickelt, seine bisherigen Sichtweisen auf sich selbst und auf die Welt würden nicht mehr tragfähig sein. Der Biographieträger sieht seine grundlegenden Orientierungen und Haltungen in der Begegnung mit der sozialen Welt und in Bezug auf seine eigene biographische Identität partiell oder grundsätzlich in Frage gestellt. Im Unterschied zu Verlaufskurven entfaltet sich in Wandlungsprozessen jedoch ein kreatives Potential, dass im Zuge des Wandlungsprozesses dazu führt, dass der Biographieträger neue Kompetenzen im Umgang mit Problemen entwickelt. Er bildet Handlungs- und/oder Wahrnehmungskompetenzen aus, die ihm vor dem Wandlungsprozess nicht zur Verfügung standen. Er entwickelt in diesem Prozess neue Perspektiven auf die Welt und auf sich selbst. In diesem Sinne können Probleme auch zu Auslösern von Wandlungsprozessen werden, wenn etwa eine Phase der Arbeitslosigkeit bei einem Betroffenen dazu führt, dass er eine mehrjährige Umschulung bzw. Neuausbildung beginnt, in dessen Vollzug er sich zunehmend mit den Arbeitsinhalten der neuen Tätigkeit identifiziert, eigene – zuvor unbemerkte – starke Neigungen zum und weitreichende Kompetenzen im neuen Berufsfeld entdeckt und ausprägt, die neue Beruflichkeit den Status einer erfüllenden Sinnquelle bekommt und die neue Arbeit den Status eines so wesentlichen Kernbereichs der eigenen Identität erwirbt, wie ihn die frühere Berufstätigkeit nie hatte. Zur Illustration von Wandlungsprozessen der Selbstidentität in Krankheitsprozessen sei auf das Porträtkapitel Rita Segert verwiesen.

Lern- bzw. Bildungsprozesse

Im Rahmen der Dissertationsforschung wurde ein Fokus auch auf Lern- und Bildungsprozesse gelegt, die sich im Rahmen der Auseinandersetzung von Patienten mit ihrer chronischen Krankheit und mit deren vom Patienten so erlebten Auswirkungen in den verschiedenen Dimensionen des Lebens realisieren können. In der Wahl einer analytischen Perspektive und dem damit verbundenen Thematisierungsinventar lehnte sich die Dissertationsforschung stark an den Bildungsbegriff von Winfried Marotzki an (Marotzki 1990). Marotzki schlägt vor, zwischen Lernprozessen und Bildungsprozessen in der

Hinsicht zu unterscheiden, dass Bildung eine höherstufige Dimension des Lernens ist, bei der nicht nur im Rahmen der bisherigen Perspektive und Orientierung des Biographieträgers auf sich selbst und auf die Welt und im Rahmen einer etablierten Wissensorganisation neues Wissen angeeignet wird, sondern dass sich in einem Bildungsprozess die Haltungen des Biographieträgers zu sich selbst und zur Welt verändern. Das essentielle Charakteristikum für einen Bildungsprozess ist demnach „eine Transformation von Welt- und Selbstreferenz" des Biographieträgers (Marotzki 1990: 52). Oder wie Marotzki an anderer Stelle schreibt: „Bildung bezieht sich darauf, wie jemand sich selbst (Selbstbild) im Verhältnis zur Welt (Weltbezug) sieht. Das Verhältnis von Selbst- und Weltbezug (Welt- und Selbstreferenz) ist die Signatur von Bildung" (Marotzki 1997: 83-84).

Ein letztes, etwas längeres Zitat soll die besondere Qualität der Bildungsdimension vor dem Hintergrund des Lernens insgesamt noch verdeutlichen:

Etwas vereinfacht kann man als *Lernen* solche Prozesse bezeichnen, bei denen neue Informationen angeeignet werden, ohne dass sich dabei die grundlegenden Modi der Informationsverarbeitung verändern. Unter *Bildung* lassen sich demgegenüber höherstufige Transformationsprozesse verstehen, bei denen auch die Lernvoraussetzungen, d.h. die Kategorien oder Schemata, mit denen Informationen interpretiert und verarbeitet werden, einer Veränderung unterliegen. Solche Modi der Informationsverarbeitung sind grundlegende für den gesamten Welt- und Selbstbezug eines Subjckts. Bildungsprozesse im hier vorgeschlagenen Sinn bedeuten deshalb stets eine Transformation der grundlegenden Kategorien, in bzw. mit denen sich Subjekte sich zur Welt und zu sich selbst verhalten (Kokemohr/Koller 1996: 90-91; Hervorhebungen im Original).

Ein Bildungsprozess ist in diesem Sinne auch etwas, dem eine emergente Entfaltungsdynamik zugrunde liegt, das also nicht im Sinne einer klar strukturierten Abfolge von Entwicklungsstufen im Ablauf und mit einem fest definierten Ergebnis plan- und steuerbar ist (Marotzki 1990; Kokemohr/Koller 1996: 91). Auch in diesem Aspekt wird die große Nähe dieses Bildungsbegriffes zum Konzept des biographischen Wandlungsprozesses von Fritz Schütze deutlich, auch in einem Wandlungsprozess wird der Biographieträger mit einem Ereignis- und Erlebensablauf konfrontiert, der von ihm (zumindest eine zeitlang) nicht durchdrungen und als nicht intentional plan- und steuerbar erlebt wird (Schütze 1991, 2001). Insgesamt sind das Konzept der Wandlung von Fritz Schütze und das Konzept der Bildung von Winfried Marotzki eng verwandt.

In der Dissertationsforschung wurde in enger Anlehnung an Winfried Marotzki Bildung als eine Dimension des Lernens verstanden, die durch starke reflexive Anteile charakterisiert ist. Bildung wurde als eine Form des Lernens definiert, bei der sich der Bezug des Biographiegraphieträgers zu sich selbst und zur Welt ändert. Als Lernen ohne die Bildungsdimension wurden Prozesse verstanden, in denen sich der Biographieträger auf der Basis seiner bisherigen Selbst- und Weltausrichtung neues Wissen aneignet. Es muss noch darauf hingewiesen werden, dass in der Dissertationsforschung dem Bildungsprozess jeder normative Hintergrund genommen wurde, d.h. unter Bildung wurde jeder Transformationsprozess im genannten Sinne verstanden, nicht nur Prozesse hin zu einem vom Forscher positiv bewerteten neuen Selbst- und Weltbezug.

Die[28] einzelnen sich in der biographischen Entwicklung realisierenden Prozesse sind eingebettet in je spezifische Rahmungen – in konkrete Bedingungskonstellationen, in denen sie ablaufen. Solche Rahmungen können, wie bereits angesprochen, andere Prozesse mit großer Relevanz für den Biographieträger sein. Es kann sich auch um eng eingegrenzte Aspekte von Prozessen handeln, die über diese spezifischen Berührungspunkte hinaus keinen Einfluss auf die Entwicklung des Biographieträger haben. Zwei Beispiele sollen den Zusammenhang verdeutlichen: Die ersten Lebensjahre eines Menschen vollziehen sich in Rahmungen, die sehr unterschiedlich ausgebildet sein können. So kann ein Kind – der Leser verzeihe an dieser Stelle die grobe und stereotype Vereinfachung – als Resultat des Kinderwunsches seiner Eltern in einer Atmosphäre der Zuneigung und Akzeptanz aufwachsen. Es kann jedoch auch als Waise ohne jeglichen Kontakt zu seinen Eltern in einem professionell geführten Kinderheim betreut werden. Die dargestellten unterschiedlichen Prozessverläufe sollen selbstverständlich nicht in irgendeiner Art normativ bewertet werden, sie sollen lediglich verdeutlichen, das die frühe biographische Entwicklung eines Menschen sich in unterschiedlichen biographischen Ausgangsbedingungen realisieren kann. Wie ein Patient, der an einer schweren chronischen Krankheit leidet, mit seiner Erkrankung umgeht, hängt auch davon ab, welche biographischen Ressourcen zur Krankheitsbearbeitung er aus seiner biographischen Entwicklung vor der Erkrankung mit einbringt. So können z.B. die Erfahrungen aus der früheren Betreuung des eigenen an Diabetes mellitus erkrankten Kindes eine gute Grundlage für die Bearbeitung der später sich manifestierenden eigenen Diabetes-Verlaufskurve werden.

---

28 Die folgenden Seiten (bis zur entsprechenden Fußnote) sind aus der folgenden früheren Veröffentlichung des Autors übernommen: Detka, Carsten (2005): Zu den Arbeitsschritten der Segmentierung und der Strukturellen Beschreibung in der Analyse autobiographisch-narrativer Interviews. In: ZBBS 6, 2, S. 351-364. Die übernommenen Seiten finden sich im Original auf den Seiten 358-364.

In der Strukturellen Beschreibung der einzelnen Erzählsegmente sollen die in der Erzähldarstellung repräsentierten

- Prozesse verschiedenster Art
- deren spezifische Rahmenbedingungen
- deren spezifisches Zusammenwirken

und damit

- die Entwicklung des Biographieträgers und
- die Verarbeitung der erlebten biographischen Entwicklung in der sich aufschichtenden Erfahrungsbildung durch den Biographieträger herausgearbeitet werden.

Neben dem Hinweis, dass die Strukturelle Beschreibung in der analytischen Betrachtung der einzelnen Segmente in ihrem Ablauf der in der Erzähldarstellung enthaltenen Phasierung der Erfahrungsaufschichtung des Erzählers folgen sollte, sollen insbesondere zwei Verfahrensvorschläge fokussiert werden:

Die Einbeziehung der formalen Ebene der Erzähldarstellung in die inhaltliche Analyse:

Für die biographieanalytische Auswertung der Erzählsegmente ist, wie bereits angedeutet, nicht nur interessant, *was* der Erzähler an Informationen auf der inhaltlichen Ebene liefert sondern auch, *wie* er sich sprachlich ausdrückt. Es ist also nicht bedeutungslos, welche Wortwahl, welche Form der Diathese usw. vom Erzähler benutzt wird. Die Art und Weise, in welcher der Erzähler in einer autobiographischen Stehgreiferzählung eine Erfahrung zum Ausdruck bringt, hat einen Bezug zur entsprechenden Erfahrung selbst und lässt analytische Rückschlüsse auf die biographischen Prozesse und deren Verarbeitung durch den Biographieträger zu[29]. Der formal-sprachlichen Ebene des Interviewtextes muss daher in der Analyse Beachtung zukommen. So findet z.B. die Erfahrung eines Menschen mit einem Leidensprozess ihren spezifischen sprachlichen Ausdruck an den entsprechenden Stellen im Interviewtext (vgl. Treichel 2004; Schütze 1995), der eben ein anderer Ausdruck ist, als z.B. die sprachliche Form in der Darstellung von Prozessen aktiven Handelns in der Umsetzung intentionaler biographischer Handlungsschemata (vgl. Schütze 1981).

---

29 Zur Frage des Zusammenhanges zwischen früherem Erleben des Biographieträgers, der Verarbeitung des Erlebens in Erfahrung und der Rekonstruktion des Erlebens und der Erfahrung durch den Informanten im Interview vgl. insbesondere Perleberg/Schütze/Heine 2006: 106-117.

Das folgende empirische Beispiel soll den Zusammenhang verdeutlichen:

```
45   E: (.) anschließend dann Bäcker jelernt, (.) Bäcker was eigentlich -eh- janz -eh-
46   I:                                  mhm
47   E: jar nich meiner meiner Mentalität so entspricht, -eh- ich habe wie jesagt eigentlich
48   I:                                  mhm
49   E: mehr Interesse so für Landwirtschaft oder Tiere oder irgend sowas,(.) aber da haste
1    eben och keen richtiges Pers/ Perspektive jesehen und -eh- Bäcker war eben so
2    vorprogrammiert kann man sagen, von (.) meinen Vater de Schwester die hatten ´ne
3    Bäckerei; ja und mein Cousin hatte (.) keene Nachkommen, (.) und dann hat sich das
4    so praktisch (.) entwickelt; ja?
```

Im vorliegenden Segment aus einem weiteren autobiographisch-narrativen Interview geht der Erzähler auf den Prozess seiner Berufswahl ein. Der Erzähler beginnt seine Darstellung, indem er zunächst das Faktum seiner Bäckerlehre benennt (Z. 45). Der Rest des Segmentes ist dann der Thematik gewidmet, wie es zu dieser Ausbildung gekommen ist. Bemerkenswert hierbei ist der deutliche Wechsel der Darstellungsperspektive im Text: Einerseits wird aus der „ich"-Perspektive der eigentliche Berufswunsch des Erzählers zum Ausdruck gebracht: eine Tätigkeit im landwirtschaftlichen Bereich („ich habe wie jesagt eigentlich mehr Interesse so für Landwirtschaft oder Tiere oder irgendwie so was", Z.47-49). Der Erzähler untermauert damit seine These, dass der Bäckerberuf eigentlich nicht zu ihm gepasst habe („was eigentlich -eh- janz -eh- jar nich meiner meiner Mentalität so entspricht,", Z.45-47). Biographieanalytisch fokussiert lässt sich festhalten, dass der gewählte Lehrberuf nicht auf der Umsetzung eines intentionalen Handlungsschemas im Sinne berufsbiographischer Planung durch den Biographieträger beruht. Vielmehr betont der Erzähler die mangelnde biographische Passung zwischen seinen Intentionen und dem dann tatsächlich realisierten Ausbildungsgang.

Beim Versuch zu plausibilisieren, warum es dennoch zur Aufnahme der Bäckerlehre gekommen ist, wechselt der Erzähler die Darstellungsperspektive: In der Darstellung bis zum Schluss des Segmentes wird der Biographieträger nicht mehr als handelndes Subjekt sichtbar. Vielmehr geht er zum einen in eine generalisierende, unpersönliche Darstellungsweise über und markiert so eine gewisse kognitive Distanz zum Gesagten („aber da haste eben och keen richtiges Pers/Perspekive jesehen", Z. 49-1). Zum anderen werden familiär-organisatorische Rahmenbedingungen – in einer Art familienbezogenen Perspektivenübernahme durch den Erzähler – genannt, die ihn letztendlich quasi in den Bäckerberuf hineinzuziehen, sicher begleitet von einem gewissem Druck durch Familienangehörige: Es gilt, eine Privatbäckerei in Familienhand weiterzuführen (Z.1-4, insbesondere auch: „vorprogrammiert"). Offensichtlich liegt die Entscheidung für die Bäckerlehre weniger in der Hand des Biographieträgers. Trotz eines alternativen Berufswunsches fügt er sich dem, was in der Familie als das Gebotene erscheint („und dann hat sich das so praktisch (.) entwickelt; ja?", Z.3-4).

Die Analyse nach Darstellungseinheiten:

Die Strukturelle Beschreibung eines Erzählsegmentes orientiert sich an den im Text enthaltenen Darstellungseinheiten (siehe den Abschnitt zur Segmentierung). Das bedeutet jedoch nicht, dass jeder Strukturellen Beschreibung jedes einzelnen Erzählsegmentes zwangsläufig zunächst eine differenzierte und erschöpfende Analyse der Binnenstruktur des Segmentes vorausgehen muss. Es ist in der Regel ausreichend, die Haupterzähllinie mit den Erzählgerüstsätzen, größere Detaillierungsaktivitäten, Kommentarteile und insbesondere eingelagerte Konstruktionen zu identifizieren. Eine genauere Betrachtung der formalen Struktur kann vor allem bei Erzählsegmenten mit großer Unordnung in der Darstellung vonnöten sein, um den notwendigen analytischen Ausschöpfungsgrad sicherzustellen.

Es ist sinnvoll, die einzelnen Darstellungseinheiten – z.B. eine Detaillierungsexpansion – insgesamt in den Blick zu nehmen und innerhalb der konkreten Einheit dann detailliert analytisch den einzelnen sprachlichen Äußerungen zu folgen. Die Abgrenzung der einzelnen sprachlichen Aktivitäten innerhalb eines Erzählsegmentes voneinander und das analytische Fokussieren der einzelnen Darstellungseinheiten erlaubt es, jeweils nach der Funktion der entsprechenden sprachlichen Aktivitäten im Kontext der Gesamtdarstellung des Segmentes zu fragen. Folgende Reihenfolge im analytischen Vorgehen soll also als Vorschlag formuliert werden:

- Identifizieren der wesentlichen abgrenzbaren Darstellungseinheiten (z.B. Haupterzähllinie, Detaillierungen, Kommentare, Hintergrundskonstruktionen)
- Fokussierung der einzelnen sprachlichen Aktivitäten nacheinander

a. Analytische Beschreibung im Sinnhorizont der jeweiligen Darstellungsaktivität

b. systematisches Herstellen von Bezügen zu anderen sprachlichen Aktivitäten im Segment, Herausarbeiten der Funktion der fokussierten Darstellungseinheit (z.B. eines eigentheoretischen Kommentars)

- Zusammenfügen der Erkenntnisse auf der Bedeutungsebene des Gesamtsegmentes

Das Vorgehen soll am Beispiel der bereits mehrfach erwähnten Darstellungseinheit der Hintergrundskonstruktion erläutert werden. In autobiographischen Stegreif-Erzähltexten finden sich, wie bereits angedeutet, auch Darstellungsinhalte, die – auf den zeitlichen Ablauf der in der Erzählung geschilderten Lebensgeschichte bezogen – eigentlich nicht an die Stelle des Erzähltextes gehören, an der sie vom Erzähler eingeflochten werden, sondern (in der Regel) an eine frühere Stelle. Solche in die Haupterzähllinie eingelagerten Konstruktionen sind oft analytisch sehr interessant. Sie können Erlebnisse und Erfahrungen beinhalten, die nicht in der ursprünglichen Erzählintention des Erzählers als Darstellungsinhalte vorgesehen waren und nur aufgrund der dem Stegreiferzählen innewohnenden Dynamik (vgl. Schütze 1987) dann später im Interview doch noch zum Ausdruck gebracht werden. In gewissem Sinne lässt sich hierbei vom einem „Reparaturversuch" des Erzählers sprechen – der Erzähler befürchtet an einer entsprechenden Stelle im Interview, dass seine Erzählung ohne die nachgeschobenen Informationen für den Zuhörer vielleicht nicht plausibel sein könnte und will mittels dieser Informationen die Nachvollziehbarkeit seiner Darstellung sichern. Häufig findet sich in solchen Hintergrundskonstruktionen dann die Darstellung von unangenehmen, problematischen, schmerzhaften, peinlichen oder schwierig zu kommunizierenden Erfahrungen des Biographieträgers.

Hintergrundskonstruktionen (HGK) sind als eingelagerte Konstruktionen analytisch abgrenzbar in die Haupterzähllinie eingebettet. Eine Hintergrundskonstruktion hat in aller Regel einen Bezug zu den auf der Haupterzähllinie dargestellten Prozessen, den es in der Strukturellen Beschreibung auch herauszuarbeiten gilt, weil oft aus dieser textformal begründeten, doppelten Perspektive wichtige Erkenntnisse insbesondere zu den Tiefenstrukturen des biographischen Erlebens möglich werden. Folgendes analytisches Vorgehen hat sich in der Forschungspraxis bewährt: Zunächst wird die Darstellung auf der Haupterzähllinie mit den anderen Darstellungseinheiten analysiert und hierbei die HGK zunächst noch ausgeklammert. Dann kann die HGK als eigenständige sprachliche Aktivität analytisch in den Blick genommen und differenziert sprachbezogen und inhaltlich ausgewertet werden. Die folgende Verknüpfung der Erkenntnisse aus den beiden ersten Schritten erlaubt dann Erkenntnisse bezüglich der Funktion der HGK im Gesamtsegment, z.B.: Was hat die HGK ausgelöst? Worin besteht ihre Funktion in der Erzählung? Warum wird der Darstellungsinhalt nicht an der „eigentlich" erwartbaren Stelle präsentiert? In formal anspruchsvolleren Stegreiferzählungen können mehrfach eingelagerte Konstruktionen auftreten. Das analytische Vorgehen folgt auch hier dem vorgestellten Muster: Nach der Analyse der Darstellung auf der Haupterzähllinie kann man die HGK 1. Ordnung fokussieren, worauf die analytische Bearbeitung der in die HGK 1. Ordnung eingelagerten HGK 2. Ordnung folgen kann.

Ein Beispiel soll den Umgang mit Hintergrundskonstruktionen illustrieren:

34 E: Dann sind wer umgezogen ins Neustädter Feld hier in Magdeburg. Da haben wir
35 denn ne größere Wohnung gekriegt, haben dafür / also sind dafür meine Eltern sind
36 denn wieder zusammengezogen. Damals war ja mit Wohnungen immer das
37 Problem/eh [*er hatte ne eigene Wohnung, hat aber bei uns aber trotzdem gewohnt.*
38 *Wie soll ich sagen, er war eigentlich immer da. Hatte trotzdem ne andere Wohnung.*
39 *Hab ich och erst später erfahren, daß er ne andere Wohnung hatte.*
40 I: Aha
41 E: *Aber es war damals so das Problem DDR-Zeiten ne Wohnung zu kriegen.*
42 I: Ach, so.
43 E*: Ja, und da hat er denn irgendwie eine gekriegt und hat die er denn auch*
44 *geklammert und wir sind denn so mit einer Familie übereinkommen, weil die hatten*
45 *sich auch scheiden lassen, daß der Mann die Wohnung kriegt von meinem Vater und*
46 *wir dafür die große Wohnung nehmen aber alle dafür wieder zusammenziehen. (..)*
47 *Joah, so is das denn auch gelaufen*] (..) und eh, ja wie gesagt, dass war dann gleich
48 also wie gesagt, eh drei Jahre nach der Schule. Ab der dritt/ vierten Klasse war ich in
49 der neuen Schule dann. Mein Bruder is in der alten Schule geblieben. War da ein
1 relativ neuer Anfang dann (..) War eigentlich immer / sagen wer mal so aber ich
2 war immer so oder bin eigentlich mehr son eh ich will nich sagen Außenseiter, aber
3 mehr son Eigenbrödler, mache gern mein eigenen Scheiß und auch mehr so, dass die
4 anderen ...

Es handelt sich um den Beginn eines längeren Erzählsegmentes, dass hier aus Platzgründen nicht vollständig dargestellt werden kann. Im Folgenden soll lediglich vor dem Hintergrund der Haupterzähllinie die eingelagerte Konstruktion in ausgewählten Aspekten fokussiert werden. Das vorliegende Segment ist das zweite in der Gesamterzählung des Informanten. Bezüglich der im vorliegenden Segment dargestellten Ereignisse muss aus dem ersten Segment lediglich nachgeliefert werden, dass der Erzähler dort ganz kurz die, vor dem Hintergrund seines eigenes Alters gesehen, frühe Scheidung seiner Eltern erwähnte, ohne näher darauf einzugehen. Auf der Haupterzähllinie des vorliegenden Segmentes stellt der Erzähler dar, wie er aufgrund eines Wohnungswechsels ab der vierten Klasse in eine neue Schule kommt und dort dann in erhebliche Konflikte mit den organisatorischen Rahmenbedingungen des Schulablaufes gerät und im folgenden mehrfach von Schulen verwiesen wird. Das Gesamtsegment beinhaltet noch mehrfach eigentheoretische Kommentare und eingelagerte Darstellungseinheiten, die alle dem Zweck dienen, die eigene lebensgeschichtliche Entwicklung des Erzählers in Beziehung zu setzen zur Entwicklung seines Vaters.

Im dargestellten Segmentausschnitt findet sich eine Hintergrundskonstrukion (Z.37-47). Am Beginn des Segmentes schildert der Erzähler den Einzug der Familie in eine neue Wohnung in einem anderen Stadtgebiet. Hierbei wird darauf verwiesen, dass die neue Wohnung größer sei als die alte (Z.34-35) und beide Elternteile gemeinsam mit in die neue Wohnung einzie-

hen. Der Erzähler deutet implizit an, dass seine Eltern zuvor keine gemeinsame Wohnung geteilt hatten („wieder zusammengezogen", Z.35-36). An
dieser Stelle bekommt der Erzähler den Eindruck, er müsse eine Bemerkung
zu den Wohnverhältnissen vor dem Umzug in die neue Wohnung nachschie-
ben, um dem Zuhörer gegenüber die Nachvollziehbarkeit der Erzählung zu
sichern und vor allem ein authentisches Bild der familiären Beziehungsge-
schichte zu bieten und Missverständnisse zu vermeiden. In der Hintergrundskonstruktion wird dann dargestellt, dass der Vater einerseits nach der
Scheidung eine eigene Wohnung bezogen hatte, andererseits jedoch – in der
Wahrnehmung des Erzählers – immer in der Wohnung der Mutter präsent
war und am Familienleben teilhatte. Die eingelagerte Konstruktion wird auch
notwendig, um zu plausibilisieren, wie in Zeiten akuten Wohnungsmangel
der Umzug in eine große Wohnung möglich war: durch den Tausch von zwei
kleineren für eine große Wohnung. Die Erwähnung der Wohnung des Vaters
wird notwendig, scheint aber für den Erzähler nicht vollkommen unproble-
matisch zu sein. Der Erzähler gibt an, als Kind nichts von der Existenz der
Alternativwohnung seines Vaters gewusst zu haben. Es ist anzunehmen, dass
– vor dem Hintergrund der großen Zuneigung des Biographieträgers zu seinem Vater – diese Rückzugsmöglichkeit für den Vater bzw. der damit verbundene „doppelte Boden" der Beziehung zwischen den Eltern für den Biographieträger dann eine gewisse diffuse Ungesichertheit oder Fragilität der
elterlichen Beziehung symbolisierte und deshalb keine ungeteilt problemlose
Erfahrung war.[30]

c.) Arbeiten zur Entwicklung generalisierungsfähiger Kategorien –
 Analytische Abstraktion

Das Erkenntnisinteresse qualitativer Forschung liegt in der Regel nicht in der
Erarbeitung von Aussagen, die sich nur auf den Sinnhorizont des einzelnen
Falles beziehen und nur dort Gültigkeit beanspruchen. Ziel der Forschung ist
es, theoretische Aussagen zu generieren, die auf eine Vielzahl von Fällen in
der sozialen Realität zutreffen, die also generalisierbar sind – die etwas über
generelle Prozessmechanismen und Bedingungsgefüge im Untersuchungsfeld
verraten. Das Analyseverfahren des narrativen Interviews beinhaltet – auf der
Grundlage der Erkenntnislogik der Grounded Theory – Arbeitsschritte, in
deren Vollzug systematisch vom Einzelfall hin zu verallgemeinerbaren Kategorien abstrahiert wird. Eine unabdingbare Grundlage dafür liegt allerdings
in der sorgfältigen Analyse einzelner Fälle, wie sie oben dargestellt wurde.[31]

---

30 Ende der Textübernahme.
31 In den 2000er Jahren wurde am Institut für Soziologie an der Otto-von-Guericke-
    Universität in medizinsoziologischen Forschungsprojekten ein Verfahren entwickelt, dass

Zu den Arbeitsschritten der Loslösung vom Einzelfall:

1) Biographische Gesamtformung

In der Erarbeitung der Biographischen Gesamtformung werden die Erkenntnisse aus der Strukturellen Beschreibung der einzelnen Segmente des betrachteten Einzelfalles aufgegriffen und auf deren Grundlage die größeren Ablaufstrukturen des Falles herausgearbeitet. Dabei werden die suprasegmentalen Zusammenhänge des Falles betrachtet, z.b. die Darstellung einer Erleidensverlaufskurve über mehrere Segmente im Interview hinweg, was häufig auch über spezifische Aufzeigemarkierer vom Informanten im Interview entsprechend gekennzeichnet wird, etwa: „Und dann ging das los mit den Schicksalsjahren". Ziel ist die Erfassung der Gesamtgestalt des Falles – der Abfolge der jeweils dominanten biographischen Prozessstrukturen mit ihren wesentlichen Rahmungen, Übergängen, Brüchen, Statuspassagen, Höhepunktsituationen usw. Gewöhnlich sind in jeder Lebensphase mehrere Prozessstrukturen bzw. die Bedingungsrahmen für mehrere Prozessstrukturen angelegt, in der Regel ist jedoch jeweils eine biographische Prozessstruktur in einer Lebensphase dominant. Zur Illustration der Textsorte der Biographischen Gesamtformung sei auf die Porträtkapitel verwiesen, die im Stile dieser Textsorte verfasst sind, darüber hinaus aber auch bereits Hinführungen zu zentralen Kategorien des Theoretischen Modells enthalten.

Die Erstellung der Biographischen Gesamtformung ist ein Arbeitsschritt, der noch auf der Bedeutungsebene des Einzelfalles verbleibt, aber von den Einzelheiten der Lebensgeschichte abstrahiert und die größeren Prozesszusammenhänge herausarbeitet. Darin liegt eine wesentliche Voraussetzung für die Entwicklung von Kategorien.

---

sich in der Datenauswertung unter Anwendung der Codierverfahren der Grounded Theory (Strauss 1998: 94-115) auf analytisch verwertbare Interviewzusammenfassungen von narrativen Interviews und von Experteninterviews mit themenzentrierten narrativen Teilen stützt (vgl. Detka/Müller/Schütze 2002; Frohberg/Voigt/Schütze/Detka/Dorendorf/Malina 2005). Zusätzlich wurden Transkriptionsvignetten von Interviewpassagen mit z.B. besonders dichten Darstellungen oder Sequenzen mit auffälliger formaler Unordnung – z.B. in Form von Hintergrundkonstruktionen – angefertigt und einer genauen narrationsanalytischen Bearbeitung unterzogen. Eine wesentliche Voraussetzung für dieses Verfahren liegt in der sorgfältigen Erstellung der Interviewprotokolle unter Beachtung zentraler Gütekriterien, etwa denen der genauen Rekonstruktion der Sequentialität des Interviews in der Zusammenfassung und der strengen Wahrung der Perspektiventrennung im Protokoll (vgl. ebd.).

2) Kategorienbildung

In der Kategorienbildung geht es um die Suche danach, was der Einzelfall über generelle Prozesszusammenhänge verrät – um die Suche nach dem Allgemeinen im Einzelfall (vgl. auch Schütze 2005: 219-222). Der einzelne Fall ist nicht nur Ausdruck individuell-spezifischer Ereigniskonstellationen, die Besonderheiten des Falles darstellen, er ist auch Ausdruck genereller Phänomene. Im Einzelfall zeigen sich grundlegende Prozessvarianten, Bedingungen und Prozessmechanismen – der einzelne Fall verrät etwas über allgemeine Zusammenhänge in der sozialen Realität. Das Ziel der Kategorienbildung besteht darin, verallgemeinerbare Kategorien – also theoretische Aussagen – zum Forschungsgegenstand herauszuarbeiten.

Kategorien als theoretische Aussagen können dabei verschiedene „Reichweiten" haben, können sich auf verschiedenen Abstraktionsebenen befinden: So gibt es Oberkategorien, die mehrere Kategorien in sich bündeln. Es gibt Kategorien, die bestimmte Aspekte, Phänomene oder Themen darstellen bzw. benennen, die dann jeweils verschieden ausgeprägt sein können. Und es gibt ebendiese bestimmten, alternativen Ausformungen, Ausprägungen bzw. Eigenschaften solcher Phänomene, die in der sozialen Realität vorkommen.[32]

Zwei wesentliche Anmerkungen erscheinen an dieser Stelle angebracht: Kategorien – also Aussagen über Aspekte der sozialen Welt, die verallgemeinerbar sein sollen, die also allgemeine Zusammenhänge in der sozialen Welt vorstellen sollen – können natürlich auf der Basis der Analyse eines einzelnen Falles nur einen vorläufigen Charakter haben – sie können die Potentialität generalisierbarer Aussagen besitzen und haben damit einen tentativen Charakter. Diese Kategorien müssen sich im weiteren Verlauf des Forschungsganges noch als tatsächlich verallgemeinerbare Aussagen bewähren (vgl. dazu auch die Abschnitte zur Erarbeitung des Theoretischen Modells).

Die Organisation von Kategorien – der Zusammenhang zwischen einzelnen Kategorien, etwa welche Kategorien Oberkategorien darstellen, die andere Kategorien bündeln – wird sich dementsprechend auch erst im weiteren Forschungsverlauf, insbesondere im Fortgang der Datenanalyse zeigen. In der Kategorienbildung auf der Basis der Analyse des ersten ausgewählten Einzelfalles geht es vor allem um das Sammeln von potentiellen Kategorien auf der Basis der sorgfältigen Einzelfallanalyse.

Einige wenige, ungeordnete Beispiele aus der Kategorienbildung auf der Basis des Interviews mit Gerda Müller sollen zur Illustration dienen:

---

32 Manche Autoren unterscheiden in diesem Sinne zwischen Konzepten, Kategorien und Eigenschaften bzw. Dimensionen von Kategorien (vgl. z.B. Corbin 2002).

- Der Einfluss früherer Erfahrungen mit einer schweren Krankheit bei nahen Angehörigen in der Ausgestaltung des (späteren) Umgangs mit der eigenen chronischen Krankheit
- Eine aktive Ausblendungshaltung in Bezug auf eigene körperliche Anzeichen für eine mögliche gesundheitliche Beeinträchtigung / das systematische Ausblenden der möglichen Bedrohlichkeit wahrgenommener körperlicher Veränderungen
- Die Ausblendung von Krankheitsanzeichen in Verbindung mit dem daraus resultierenden Ausbleiben von Bearbeitungsstrategien als Teil eines Verlaufskurvenpotentials für eine Krankheitsverlaufskurve im Zusammenspiel mit dem somatischen Teil des Verlaufskurvenpotentials – einer sich entwickelnden arteriellen Verschlusskrankheit
- Die Grenzüberschreitung des Verlaufskurvenpotentials als extrem schnell voranschreitende, vom Biographieträger vollkommen unerwartete Höhepunktsituation mit ausgeprägter Dramatik, die eine Wirkung als vollständiger biographischer Bruch entfaltet
- Das Erleben (durch den Biographieträger) des Eintritts der Krankheit in das Leben als etwas Übermächtiges, das sich schnell weiterentwickelt, das sich eigener Kontrolle und Bearbeitung entzieht, das sofort massivste Auswirkungen im Leben entfalten kann

3) Die Einbeziehung der weiteren Sachverhaltsschemata der Darstellung neben dem Erzählen in die Datenanalyse

Auch wenn bisher vor allem die narrationsanalytische Bearbeitung von Erzählteilen autobiographisch-narrativer Interviews fokussiert wurde, können im Rahmen der Auswertung narrativer Interviews auch nicht-narrative Passagen in der Haupterzählung und im Nachfrageteil von großem Interesse für die Analyse des Falles sein. Beschreibungs- und Argumentationsteile des Interviews erfordern jeweils ihren eigenen methodisch-analytischen Zugang, so etwa beim Argumentationsschema die Analyse anhand der Rekonstruktion der grundlegenden Argumentationsstruktur mit These, Beweis und Beleg. Beschreibungssequenzen können z.B. die detaillierte Charakterisierung signifikanter Akteure im Lebensablauf des Biographieträgers – etwa eines langjährigen Hausarztes – oder die differenzierte Darstellung des typischen Tagesablaufes mit der chronischen Krankheit enthalten. Die Auswertung von Argumentationen des Informanten – in argumentativen Sequenzen in Erzählpassagen oder in Interviewsegmenten mit dominant argumentativem Charakter, in denen der Informant eigentheoretisch-kommentierend Stellung zu seinem Leben oder zu einzelnen Aspekten seines Lebens nimmt – erlaubt die Analyse der eigentheoretischen Auseinandersetzungen des Informanten mit sich selbst und mit den Erlebnissen im Verlaufe seiner lebensgeschichtlichen Entwicklung. Dadurch wird es möglich, die Eigensicht des Informanten auf sein Leben bzw. auf Aspekte seines Lebens systematisch auf die in der strukturellen Beschreibung herausgearbeitete biographische Entwicklung des Biographieträgers zu beziehen und so z.B. Ausblendungshaltungen, Defokussierungsphänomene, Verklärungen von Ereignissen oder auch Versuche der Vermeidung der reflexiven Bearbeitung von schwierigen Lebenskonstellationen des Biographieträgers zum einen im Ablauf seiner biographischen Entwicklung und zum anderen in der Hier-und-Jetzt-Situation des Interviews herauszuarbeiten. Es ist eine Frage des persönlichen Stils des Forschers, ob diese Art der Wissensanalyse bezüglich des Informanten in einem separaten Arbeitsschritt oder – wie in der Dissertationsforschung – im Zuge der strukturellen Beschreibung realisiert wird.

8. Verbindung Datenerhebung und emergierendes theoretisches Modell

Mit der Kategorienbildung auf der Basis des ausgewählten Interviews ist die intensive Analyse des ersten Eckfalles abgeschlossen. Die folgenden Arbeitsschritte beziehen sich nun zunächst wieder auf den Sinnhorizont der Forschungsfragestellung insgesamt.

9. Neubestimmung der theoretischen Varianz / (Fortsetzung des) Theoretical Sampling

Die Grundzüge der Überlegungen zur Einschätzung der theoretischen Varianz bezüglich der grundsätzlichen Prozessvarianten in der sozialen Realität im Rahmen der Forschungsfragestellung und die Perspektive des Theoretical Sampling wurden oben in den entsprechenden Abschnitten bereits dargestellt. Im Zuge der ersten Einzelfallbearbeitung hat der Forscher differenzierte und in empirischen Daten gegründete Erkenntnisse über die soziale Realität gewinnen können, die nun die Grundlage für die weitere Datenerhebung und Datenanalyse bilden. Der Forscher stellt vor dem Hintergrund der analysierten Daten theoretische Überlegungen dazu an, welche Daten – also welche weiteren bzw. sich von den bisher erfassten und analysierten Prozessvarianten grundsätzlich unterscheidenden Prozessausprägungen – im weiteren analysiert werden müssen, um die theoretische Varianz der Prozessalternativen im interessierenden Forschungsfeld erfassen zu können. Das Theoretical Sampling greift an dieser Stelle im Forschungsprozess also zentral auf bisherige Ergebnisse der Datenanalyse zurück.

Ein kurzer Bezug zur Dissertationsforschung mag dieses Vorgehen verdeutlichen: Mit der Auswahl des Interviews mit Klaus Rebenstock als erstem

Eckfall wurde eine Prozessvariante ausgewählt und analysiert, in der – um nur ganz wenige Charakteristika zu nennen – sich im Rahmen der Krankheitsverlaufskurve ein umfassender biographischer Bruch manifestiert und das Krankheitsgeschehen zum zentralen Lebens- und Orientierungsmittelpunkt wird. In den jeweiligen Krankheitsentwicklungen liegt für den Biographieträger der zentrale Bewertungsmaßstab für die Einschätzung der Sinnhaftigkeit und Qualität seines Lebens. Die Überlegungen zur Einschätzung der theoretischen Varianz im Forschungsfeld im Sinne des Theoretical Sampling gingen vor diesem Hintergrund nun in die Richtung, eine Prozessvariante zu analysieren, die – im maximalen Kontrast zum ersten Interview – eine Krankheitsverlaufskurve darstellt, in der die Krankheit nicht zum alles dominierenden Sinnhimmel des Lebens des Biographieträgers wird, sondern als ein Teilbereich des Lebens neben anderen integriert, die Auswirkungen der Krankheit in den verschiedenen Lebensbereichen begrenzt und in diesem Sinne erfolgreich bearbeitet wird. Diese Überlegungen führten zur Auswahl des Interviews mit Christa Renard für eine weitere sorgfältige Einzelfallanalyse. Das Interview mit Gerda Müller wurde dann als dritter Eckfall gewählt, da hier eine Prozessvariante zum Ausdruck kommt, in der der Eintritt der Krankheit mit enormer Dramatik und großem Tempo zu sofortigen gravierenden Veränderungen der Lebensrahmungen der Biographieträgerin führt, das Krankheitsgeschehen von Gerda Müller nie theoretisch durchdrungen wird und die Biographieträgerin mit dem Eintritt der Krankheit in ihr Leben sehr schnell in eine biographische Endposition gerät. Als vierter Eckfall wurde dann das Interview mit Rita Segert ausgewählt, der es gelingt, auf der Basis der eigentheoretischen Auseinandersetzung mit dem Krankheitsgeschehen biographische Arbeit zu leisten und im Sinne eines fruchtbaren kreativen Wandlungsprozesses zu einem Umgang mit der chronischen Krankheit zu kommen, der den einschränkenden Einfluss der Krankheit in ihrem Leben begrenzt – die in der Beschäftigung mit ihrer Krankheit eine neue Art der Lebensführung und eine neue Haltung sich selbst gegenüber entwickeln kann, die von ihr im Vergleich mit der Zeit vor der Erkrankung als angemessener und erfüllender erlebt werden.

10. Auswahl weiterer Eckfälle

Der Auswahl weiterer Eckfälle zur intensiven einzelfallanalytischen Bearbeitung liegen also, wie eben dargestellt, differenzierte theoretische Überlegungen zu grundsätzlichen Ausprägungen von Prozessvarianten zugrunde, die sich auf die bisher geleistete Datenanalyse stützen. Nun kann zunächst im bereits im Rahmen der ersten Datenerhebungswelle erhobenen Interviewmaterial nach geeigneten Fällen gesucht werden. Lässt sich dabei kein Interview finden, das den aufgestellten Anforderungen entspricht bzw. eine alternative Prozessvariante im Sinne der theoretischen Varianz darstellt, wird eine zweite Datenerhebungswelle durchgeführt. Die Arbeitschritte zur Datenerhebung und zur theoretisch-thematischen sowie zur formalen Einschätzung der neu erhobenen Interviews entsprechen den oben bereits dargestellten. Bis zur Fertigstellung der Dissertation wurden insgesamt vier Datenerhebungsphasen realisiert.

11. Intensive Analyse des Datenmaterials und Arbeiten zur Entwicklung generalisierungsfähiger Kategorien

Der zweite ausgewählte Eckfall wird entsprechend der oben dargestellten Arbeitschritte im gleichen Verfahren und in der gleichen Intensität wie der erste Eckfall sorgfältig analysiert, von der Textsortenanalyse bis hin zur Kategorienbildung.

Im Sinne des oben bereits angedeuteten spiralenförmigen Ablaufmusters von Datenerhebung und Datenanalyse leitet dann die Analyse des zweiten Eckfalls über systematische Überlegungen im Sinne des Theoretical Sampling die Auswahl des nächsten Interviews zur Einzelfallanalyse an usw., bis die grundsätzlichen im Untersuchungsfeld existierenden Prozessvarianten erfasst und intensiv einzelfallanalytisch bearbeitet worden sind. Der iterative Ablauf von Theoretical Sampling, Datenerhebung, Datenanalyse und weiterem Theoretical Sampling wird also so lange fortgesetzt, bis sich in der Erhebung und in der analytischen Betrachtung immer weiteren empirischen Materials keine neuen – bisher noch nicht berücksichtigten – grundlegenden Prozessalternativen, Prozessmechanismen und Bedingungsgefüge bezüglich der Forschungsfragen mehr zeigen – bis der Punkt der theoretischen „Sättigung" erreicht ist (Glaser/Strauss 1967). In der Dissertationsforschung wurden, wie bereits dargestellt, vier Eckfälle exhaustiv analysiert und insgesamt vierundzwanzig autobiographisch-narrative Interviews – sechzehn Interviews mit Patienten mit einer chronischen Herzkrankheit[33] und acht Interviews mit Patienten, denen ein oder beide Beine amputiert wurden[34] – erhoben und in die Analyse miteinbezogen.

---

33 Folgende Krankheitsbilder wurden erfasst: koronare Herzkrankheit, Herzinsuffizienz, Herzrhythmusstörungen (einer gewissen Intensität) und Kombinationen aus mehreren Beeinträchtigungen im Herzbereich.

34 Es handelt sich um fünf Patienten mit einer arteriellen Verschlusskrankheit, welche die Amputation eines bzw. beider Beide notwendig werden ließ, und um drei Patienten, die unfallbedingt ein Bein verloren haben.

12. Entwicklung des theoretischen Modells

Das Theoretische Modell ist das systematisch geordnete Geflecht der im Rahmen der Forschung erarbeiteten theoretischen Aussagen – der Ergebnisse der Forschung. Wie bereits weiter oben angesprochen wurde, gibt es Ansätze der Theoriebildung mit tentativem Charakter bereits in den einzelfallanalytischen Bearbeitungen über den Arbeitsschritt der Kategorienbildung. Die Arbeitsschritte zur Entwicklung des Theoretischen Modells haben zum Ziel, generalisierbare Aussagen – Aussagen über generelle Prozessvarianten, Prozessmechanismen und Bedingungsgefüge, also Kategorien, die für eine Vielzahl von Fällen sprechen – zu entwickeln. Kerntechnik zur Generierung verallgemeinerbarer Aussagen im Sinne der Grounded Theory sind systematische kontrastive Vergleiche: potentielle Kategorien, die auf der Basis eines Einzelfalles entwickelt worden sind, müssen sich im Vergleich mit anderen Fällen bewähren – müssen zeigen, dass sie nicht Besonderheiten des Einzelfalles sind, sondern tatsächlich eine Aussage enthalten, dem ein z.B. allgemeiner Prozessmechanismus oder Bedingungszusammenhang in der sozialen Realität entspricht. Zwei zentrale Arbeitsschritte auf der Basis kontrastiver Vergleiche sind zu realisieren:

1) Entwicklung eines systematischen und integrierten Gerüstes von Kategorien und Kernkategorien

Zunächst werden die exhaustiv-einzelfallanalytisch bearbeiteten Eckfälle systematisch miteinander verglichen. Dieser Arbeitsschritt wird auch als Strategie des maximalen kontrastiven Vergleichs bezeichnet (Schütze 1983: 287-288), da Interviews miteinander kontrastiert werden, die zwar noch thematisch-inhaltliche Berührungspunkte miteinander aufweisen, die aber – was sich schon zwangsläufig aus der Auswahl als Eckfälle im Sinne des Theoretical Sampling ergibt – möglichst unterschiedliche Prozessvarianten im Kontext der Forschungsfragestellung repräsentieren. Die in der Kategorienbildung der Einzelfallbearbeitung herausgearbeiteten Kategorien werden systematisch zueinander in Beziehung gesetzt und zeigen so, ob sie sich als Kategorien (zunächst im Rahmen der Eckfälle) bewähren – ob die in den Einzelfällen herausgearbeiteten tentativen Kategorien Entsprechungen in den anderen Interviews finden; wobei zu beachten ist, dass eben auch unterschiedliche Ausprägungen einer bestimmten Kategorie, die sich in verschiedenen Eckfällen zeigen, die Aussagekraft der Kategorie selbst belegen. So wurde z.B. die Erkenntnis, dass eine schwere chronische Gesundheitsbeeinträchtigung auch biographisch verarbeitet werden muss, auch dadurch aufgezeigt, dass in den vier Eckfällen der Dissertationsforschung die Art der biographischen Verarbeitung sehr unterschiedlich ausgestaltet ist.

Es wird ein systematisches Geflecht von theoretischen Aussagen entwickelt, wobei herausgearbeitet wird, was (a) Kernkategorien sind, die anderen Kategorien übergeordnet sind und diese thematisch bündeln, was (b) Kategorien sind, die dann jeweils verschiedene Ausprägungen oder Eigenschaften haben und was (c) Kategorien sind, die solche konkreten Ausformungen darstellen. Es kristallisiert sich die Ordnung der einzelnen Aussagen zueinander heraus, die Zusammenhänge, in denen die einzelnen Kategorien zueinander stehen.

2) Systematische Kontrastierung dieses Modells mit dem nicht exhaustiv analysierten Material zwecks Differenzierung, Modifizierung oder Korrektur von Kategorien und Kernkategorien

Die untersuchten Eckfälle stellen die Pole der theoretischen Varianz im Forschungsfeld vor dem Hintergrund der Forschungsfragestellung dar. Selbstverständlich müssen weitaus mehr Interviews als nur die Eckfälle erhoben und in die Analyse miteinbezogen werden. Auch die nicht exhaustiv ausgewerteten Interviews sind von unabdingbarer Bedeutung für die Genese des Theoretischen Modells.[35] Diese weiteren Fälle liegen – bildlich gesprochen – zwischen den Polen der theoretischen Varianz, sie liegen in ihren Prozessausprägungen jeweils näher oder weniger nah an den einzelnen Eckfällen. Im Sinne der Strategie des minimalen kontrastiven Vergleichs (ebd.) werden jetzt also Interviews systematisch miteinander verglichen, die viele Ähnlichkeiten bzw. Übereinstimmungen aufweisen. So können die im Vergleich der Eckfälle herausgearbeiteten Kategorien und deren Ordnung zueinander weiter als verallgemeinerbare Zusammenhänge belegt, ausdifferenziert oder gegebenenfalls auch modifiziert werden. Die Kategorien müssen sich also vor dem Hintergrund des gesamten erhobenen empirischen Materials bewähren.[36]

13. Erstellung des Abschlussberichtes

Die Ausgestaltung des Abschlussberichtes der Forschung richtet sich vor allem nach der spezifischen Art der Forschungsrahmung, ob es sich z.B. um

---

35 Auf die Bedeutung aller erhobenen Interviews für die Einschätzung der theoretischen Varianz im Forschungsfeld und für das Theoretical Sampling wurde in den entsprechenden Abschnitten bereits hingewiesen.

36 Zur Illustration des Gesamtzusammenhangs sei auf die Ergebniskapitel verwiesen, die das erarbeitete Theoretische Modell darstellen.

eine Forschung im regulären Forschungsablauf eines Universitätsinstitutes, eine Forschung auf außeruniversitär finanzierter Drittmittelbasis oder um ein Dissertationsforschungsprojekt handelt. In der vorliegenden Publikation werden neben einem Kapitel zur „Physiognomie" der betrachteten Krankheitsfelder und dem Methodenkapitel die vier Eckfälle in Porträtkapiteln vorgestellt und das Theoretische Modell in Form der Ergebniskapitel präsentiert. Einige Anmerkungen zur Praxisrelevanz der Ergebnisse schließen die Darstellung ab.

4. Porträtkapitel

4.1 Biographische Gesamtformung Klaus Rebenstock – Chronische Krankheit als Weg biographischer Degression

Klaus Rebenstock wird während der ersten Jahre des Nationalsozialismus in Deutschland geboren. Zum Orientierungsmilieu seiner Herkunftsfamilie gehört die Nähe zum reaktionär-nationalistischen Spektrum. Nachdem sie anfangs der Machtergreifung durch die Nationalsozialisten eher distanziert gegenübersteht, arrangiert sich die Familie mit dem System. Ihre materielle Lage weist bereits jetzt einen engen Bezug zum bevorstehenden Krieg auf. Sie profitiert stark von der Kriegsproduktion im Rahmen der Wiederaufrüstung – beide Eltern arbeiten in großen Rüstungsbetrieben. Die ersten Jahre in Klaus Rebenstocks Leben verlaufen ohne materielle Not oder andere erkennbare Beeinträchtigungen.

Mit dem Ausbruch und vor allem mit dem Andauern des 2. Weltkrieges kann die Familie Rebenstock ihren bisherigen Lebensstandard nicht mehr aufrechterhalten. Sie macht erste Erleidenserfahrungen im Rahmen der kollektiven Verlaufskurve der deutschen Bevölkerung (vgl. Schütze 1989, 1995): (1) Die Absicherung der Ernährungsgrundlagen der Familie wird schwierig. (2) Der Wohnort der Familie Rebenstock befindet sich in unmittelbarer Nähe zu wichtigen Kriegsproduktionsstätten und einem Flughafen. Die strategische Bedeutung dieser militärischen Areale führt zur mehrfachen Bombardierung des gesamten Gebietes. Die Familie lebt in unmittelbarer Bedrohung und muss oft ihre Heimatstadt verlassen, um bei Verwandten in einer Kleinstadt in der Umgebung sichere Unterkunft zu finden. Diese familiäre Bearbeitungsstrategie zur Kontrolle der Auswirkungen der kollektiven Verlaufskurve führt dazu, dass Klaus Rebenstock keine Kontinuität in der Schulausbildung erlebt. Seine Erfahrungen werden durch den häufigen Wechsel des Aufenthaltsortes und damit der Schule bestimmt. Das geordnete Vollziehen des institutionellen Ablaufmusters der Schulausbildung durch den Biographieträger wird durch heteronome Systembedingungen als Folge der kollektiven Verlaufskurve verhindert. Insgesamt betrachtet, müssen die Familienmitglieder die Erfahrung machen, wie bisherige Erwartungsfahrpläne, sowohl im Bereich der alltäglichen Lebensbewältigung als auch in Bezug auf längerfristige biographische Pläne, obsolet werden.

Auch nach dem Kriegsende bleiben Erleidenserfahrungen dominant. Die Familie Rebenstock verlässt trotz des allgemeinen Verbotes der Alliierten, zwischen den Einflusszonen zu wechseln, ihren Zufluchtsort, der jetzt zur englischen Besatzungszone gehört, und geht in ihre Heimatstadt zurück, die nun zum amerikanisch kontrollierten Gebiet zählt. Dabei hat sie zusätzliche Schwierigkeiten zu überwinden: eine Schwester Klaus Rebenstocks ist kurz zuvor geboren worden. In den folgenden Jahren ist das Leben der Familie von Überlebenssorgen und entsprechenden familiären Bearbeitungsstrategien bestimmt: Alle Aktivität der dazu fähigen Familienmitglieder wird auf die Absicherung der existentiellen Grundbedürfnisse gerichtet. Vor allem die ausreichende Versorgung mit Nahrungsmitteln macht ein Problem aus – besonders prekär in der Situation, ein noch sehr kleines Kind versorgen zu müssen. Die Familie muss zudem die Erfahrung der sozialen Degradation machen: Sie ist in ihrem Überleben auf niedere Arbeiten bei umliegenden Bauernhöfen angewiesen.

Die Familie Klaus Rebenstocks befindet sich in einer Phase des familien-biographischen "Time-Off": Der Zusammenbruch des "Dritten Reiches" ist mit dem Verlust der alltäglichen Erwartungssicherheit der Familienmitglieder einher gegangen und hat dazu geführt, dass biographische Handlungsschemata und Planungen obsolet geworden sind. Die kritische Lebenssituation macht es erforderlich, nun alle Aufmerksamkeit und alle Anstrengungen auf die Absicherung der elementaren Grundbedürfnisse zu konzentrieren. Wichtig ist nur, wie jeder neue Tag bewältigt und das tägliche Überleben erarbeitet werden kann – eine in die Zukunft gerichtete biographische Arbeit und das Entwerfen längerfristiger biographischer Handlungsschemata sind nicht möglich. Zum täglichen Druck des Überlebenskampfes kommt erschwerend noch hinzu, dass die weitere Zukunft der Familie mit großer Unsicherheit behaftet ist. Niemand kann sagen, wie die gesellschaftliche Entwicklung nach dem Ende Hitler-Deutschlands aussehen wird. Auch bleibt die Frage für jeden einzelnen bestehen, welche Haltung er zu den Verbrechen des "Dritten Reiches" und zur Art seiner persönlichen Verstrickung darin bezieht. Für die Familie Rebenstock ist diese Frage prekär, da das Familienschicksal eng mit dem Aufstieg des Nationalsozialismus verbunden gewesen war und sie längere Zeit vom Handeln des NS-Regimes profitiert hatte. Die schwere Prognostizierbarkeit der weiteren Zukunft und die noch sehr nahe liegende problematische Vergangenheit sind weitere Faktoren, die eine langfristig orientierte biographische Planungsarbeit erschweren.

Insgesamt betrachtet, macht Klaus Rebenstock in seiner Lebensphase gegen Ende des 2. Weltkrieges und in der unmittelbaren Nachkriegszeit prägende Erfahrungen – es formen sich zentrale biographische Basisdispositionen und grundlegende biographische Orientierungsmuster aus: (a) Klaus

Rebenstock entwickelt, resultierend aus den Erlebnissen nach dem Kriegsende, eine Haltung zum Leben, die dadurch gekennzeichnet ist, dass Fragen der unmittelbaren Existenzsicherung im Mittelpunkt stehen. Fragen der existenziellen Alltagsbewältigung sind für ihn diejenigen, an denen man sich zuerst abarbeiten muss. Er lernt, dass es im Leben darauf ankommt, sich auch in schwierigen Situationen "durchzuringen" – unter großem persönlichen Einsatz für sich selbst zu sorgen und sich dafür auf die jeweils aktuell anstehenden Aufgaben zu konzentrieren. (b) Klaus Rebenstock kann – bedingt durch die Verunmöglichung des geordneten Vollziehens des institutionellen Ablaufmusters der Schulausbildung – nicht die Erfahrung eines langfristig angelegten Bildungsprozesses machen, der ihm auch hätte ermöglichen sollen, im Rahmen seines Individuierungsprozesses eigene Neigungen zu entdecken und auszuprobieren sowie biographische Entwürfe für seine weitere Zukunft zu entwickeln. Er bekommt während des Krieges und in der unmittelbaren Nachkriegszeit kaum Möglichkeiten, die Erarbeitung eigener biographischer Handlungsschemata zu erlernen und Kompetenzen biographischer Arbeit zu erwerben. Darüber hinaus stehen ihm keine hilfreichen biographischen Sachwalter und Identitätsvorbilder zur Verfügung – Klaus Rebenstock bekommt keine hilfreichen Sinnquellen vermittelt, auch keine berufliche Orientierung. Er ist, zusammenfassend betrachtet, nur ungenügend darauf vorbereitet, für seine weitere biographische Entwicklung eigene angemessene biographische Entwürfe zu planen und zu realisieren, berufliche Sinnquellen zu entwickeln und biographische Arbeit zu leisten.

Gegen Ende der vierziger Jahre beginnt Klaus Rebenstock damit, sich die Grundlagen für eine eigene, selbstverantwortete Existenz zu schaffen: Er will eine Lehrausbildung absolvieren. Das Fehlen einer konkreten beruflichen Orientierung und die biographische Grundorientierung auf Fragen der unmittelbaren Existenzsicherung bedingen die Ausformung einer Haltung des Biographieträgers zum Berufsleben, die kaum durch intrinsische Identifikation mit spezifischen Berufsinhalten gekennzeichnet ist. Im Vordergrund seiner Motivation steht die angestrebte Bewältigung des lebenszyklischen Ablaufmusters der Lehre, um sich jetzt und später die materiellen Lebensgrundlagen erarbeiten und sichern zu können. Somit entspringt die Wahl der Ausbildung zum Maschinenschlosser dann auch weniger einer langfristig orientierten, inhaltlich angelegten berufsbiographischen Planung des Biographieträgers, als vielmehr seiner Einschätzung, dass eine Lehrausbildung an sich zur erfolgreichen Bewältigung der Lebensaufgaben gehört.

Die Lehrzeit selbst wird zu einer schwierigen Phase für Klaus Rebenstock. Die gesellschaftlichen Rahmenbedingungen – Auswirkungen der kollektiven Verlaufskurve der deutschen Bevölkerung –, wie etwa die nach wie vor problematische Versorgungslage bei Lebensmitteln, erschweren die Bewältigung des Lebensalltages. Mit seinem vergleichsweise geringen Status als Lehrling, der z.B. den Gesellen gegenüber tägliche Dienstleistungen wie etwa die z.T. schwierige Beschaffung von Lebensmitteln zu erfüllen hat, sind Erfahrungen der Demütigung und der Degradation für den Biographieträger verbunden. Darüber hinaus steht der Biographieträger – auf der Grundlage des früheren Orientierungsmilieus seiner Familie zur Zeit des Nationalsozialismus und im Zusammenhang mit seiner Verunsicherung durch den Zusammenbruch des „Dritten Reiches" – den Veränderungen im frühen Nachkriegsdeutschland zunächst skeptisch gegenüber. Er fühlt sich angesichts der kollektivhistorischen Entwicklung und der aktuellen gesellschaftlichen Rahmenbedingungen unsicher und empfindet diese keineswegs als „Befreiung".

Nach der erfolgreich absolvierten Lehrausbildung wird Klaus Rebenstock ein halbes Jahr arbeitslos. Vor dem Hintergrund seiner biographischen Basisorientierungen belastet ihn die Erfahrung, nicht selbst für seinen Lebensunterhalt arbeiten und die Grundlagen seiner Existenz selbstverantwortlich sichern zu können. Klaus Rebenstock fühlt sich mit dem Makel der Diskreditierbarkeit behaftet. Durch die Arbeitslosigkeit sieht sich der Biographieträger der möglichen Stigmatisierung als weniger leistungsbereiter bzw. leistungsfähiger Mensch ausgesetzt – was für ihn äußerst problematisch ist.

Insgesamt betrachtet, bleiben während der Berufseinmündungsphase Klaus Rebenstocks Erleidenserfahrungen dominant. Es ist eine Lebensphase, die für den Biographieträger vor allem mit Erfahrungen von Demotivierung und Desorientierung einhergeht, wobei er angesichts fehlender grundlegender stützender Sinnquellen – wie beispielsweise einer intrinsischen Berufsidentifikation oder auch fester politisch-weltanschaulicher oder religiöser Überzeugungen – in besonderem Maße für destabilisierende Erfahrungen anfällig ist. Der Prozess der Grundlegung einer eigenen selbstverantworteten Existenz ist darüber hinaus durch eine gewisse biographische Unzeitigkeit gekennzeichnet: Erneut wird das erfolgreiche Vollziehen eines institutionellen Ablaufmusters des Lebenszyklus' – hier die Berufseinmündung im Zuge einer Lehrausbildung und der anschließenden Aufnahme einer vollwertigen beruflichen Tätigkeit – durch schwierige gesellschaftliche Rahmenbedingungen behindert.

Klaus Rebenstock kann der für ihn problematischen Situation der Arbeitslosigkeit nur wenig entgegensetzen. Auf der Grundlage nur unzureichender Kompetenzen biographischer Arbeit und angemessener biographischer Planung sowie ohne signifikante andere, biographische Berater oder auch Identifikationsvorbilder gelingt es ihm nicht, eine wirksame Bearbeitungsstrategie – etwa in Form einer dem schwierigen Arbeitsmarkt angepassten beruflichen Neuorientierung – zu entwickeln.

Klaus Rebenstock bekommt dann im Rahmen von Möglichkeitsstrukturen (vgl. Reim 1997) die Chance, wieder geregelt in das Berufsleben einzusteigen: Nach einer kurzen Tätigkeit als Kranfahrer trifft er zufällig den Chef seines ehemaligen Lehrbetriebes wieder und bekommt vom diesem das Angebot, erneut dort arbeiten zu können. Klaus Rebenstock geht darauf ein und nimmt damit nach der Unterbrechung durch die Phase der Arbeitslosigkeit die Abarbeitung des lebenszyklischen Ablaufmusters, wozu für ihn die Arbeit als Grundlage der materiellen Absicherung in besonderem Maße gehört, wieder auf.

Es ist die Zeit des "Marshall-Planes". Klaus Rebenstock erlebt das "Wirtschafts-Wunder" in Deutschland. Er bewertet die Zeit positiv und arrangiert sich mit den neuen Verhältnissen, weil sie für ihn nach den schmerzhaften Erfahrungen der Lehre und der Erwerbslosigkeit mit einer sicheren Arbeit und damit mit der Möglichkeit einher gehen, wieder selbst seinen Lebensunterhalt erarbeiten zu können. Der kollektive Sinnhimmel der "Wirtschafts-Wunder"-Symbolik beeinflusst seine persönliche Vorstellungswelt und seine damit verbundenen Haltungen zur eigenen Identität und zur sozialen Umwelt stark. In der Gesellschaft weit verbreitete Lebensziele, wie etwa der Wunsch, durch große Arbeitsleistung etwas zu schaffen, Karriere zu machen und materiellen Reichtum anzuhäufen – sicher auch mit durch das unbewusste Bedürfnis hervorgerufen, die problematische Vergangenheit zu verdrängen (vgl. Mitscherlich/Mitscherlich 1998) –, fließen in Klaus Rebenstocks Vorstellungswelt ein und werden zu Kernstücken seiner persönlichen Motivation und seiner biographischen Orientierungen. Die im Rahmen der schwierigen Kindheits- und Jugenderfahrungen entstandenen biographischen Basispositionen und -dispositionen entwickeln sich weiter und werden durch die neuen Erfahrungen in der noch jungen Bundesrepublik forciert. Klaus Rebenstocks Haltungen zur Arbeit, zur Leistung und zum Leben überhaupt werden nun stark von Vorstellungen und Ansichten beherrscht, nach denen es für ihn vor allem darauf ankommt, sich "durchzuringen", für seine eigene Existenz selbst zu sorgen, mit großem persönlichem Einsatz etwas zu schaffen – Karriere zu machen –, und dabei aus eigener Kraft anstehende Probleme zu meistern.

Klaus Rebenstock beginnt nun damit, einen biographischen Entwurf zu realisieren, der nur unter sehr hohem Einsatz an physischer und psychischer Energie zu bewältigen ist: (a) Er will in seinem Betrieb Karriere machen und entscheidet sich dabei für den "steilen" Weg. Er erarbeitet sich eine Position in der Firma, mit der Anforderungen verbunden sind, denen er nur unter großen Schwierigkeiten gerecht werden kann – er wird in der Auslandsmontage eingesetzt, auch in nicht-deutschsprachigen und nicht-englischsprachigen Ländern. Neben der mit dieser Tätigkeit verbundenen großen Verantwortung belasten ihn vor allem Sprachprobleme und damit verbundene Fremdheitserlebnisse. (b) Neben dem beruflichen Engagement beginnt er mit dem Aufbau einer "normalen" bürgerlichen Existenz: Klaus Rebenstock heiratet und baut für seine junge Familie ein eigenes Haus. Seine intensive berufliche Aktivität hat zur Folge, dass das junge Eheleben einigen Belastungen ausgesetzt ist. Der Hausbau ist neben der Arbeit kaum noch zu bewältigen.

Klaus Rebenstock hat sich damit insgesamt eine Lebenssituation geschaffen, die ihn chronisch überfordert. Die beiden biographischen Linien, die er verfolgt – das berufliche Aufstiegshandlungsschema und die Initiierung einer bürgerlichen Existenz –, stehen nicht in einem Passungsverhältnis zueinander, sind nicht ohne biographische Kosten nebeneinander zu realisieren. Klaus Rebenstocks Lebenssituation ist durch die Unzeitigkeit der verschiedenen Dimensionen seiner biographischen Planung gekennzeichnet. Eingebettet in weite Teile des bisherigen Lebens des Biographieträgers hat sich damit ein Verlaufskurvenpotential entwickelt, das den Bedingungsrahmen für die spätere Krankheitsverlaufskurve bildet: Klaus Rebenstocks Entwicklung wurde im Hinblick auf das geordnete Vollziehen von institutionellen Ablaufmustern des Lebenszyklus' mehrfach durch heteronome Systembedingungen beeinträchtigt und gebremst. Er konnte keine ausreichenden Kompetenzen dafür entwickeln, biographische Arbeit zu leisten und angemessene biographische Entwürfe zu planen und umsichtig zu realisieren. Es standen ihm darüber hinaus keine hilfreichen biographischen bzw. berufsbiographischen Berater oder Identitätsvorbilder zur Verfügung, die ihm Sinnquellen und Maßstäbe für erfolgversprechende biographische bzw. berufsbiographische Entwürfe hätten mitgeben können. Es gelingt dem Biographieträger nach seiner Loslösung vom Elternhaus daher nicht, eine ausgewogene biographische Planung zu entwerfen und umzusetzen. Er hat grundsätzliche Schwierigkeiten, seine verschiedenen biographischen Intentionen miteinander und zu den allgemeinen strukturellen Rahmenbedingungen in ein Passungsverhältnis zu bringen, und begibt sich in eine Lebenssituation der chronischen Überforderung.

Das aufgeschichtete Verlaufskurvenpotential überschreitet die Wirksamkeitsgrenze: Klaus Rebenstock wird nach einem Blutspendetermin aufgefordert, sich von seinem Hausarzt untersuchen zu lassen. Klaus Rebenstock nimmt die Hinweise der Blutspendezentrale zunächst nicht ernst. Er hat bisher keinerlei gesundheitliche Beeinträchtigungen oder Warnsignale seines Körpers registriert – die Ereignisse kommen plötzlich und unerwartet auf ihn zu. Trotz seiner Skepsis geht er zum Arzt. Die Ergebnisse einer EKG-Untersuchung alarmieren den Hausarzt. Klaus Rebenstock wird sofort krank geschrieben und zur weiteren Untersuchung in das städtische Krankenhaus überwiesen. Hier kann zunächst keine ernsthafte gesundheitliche Beeinträchtigung diagnostiziert werden, der Biographieträger wird mit dem Hinweis auf leichte Herzrhythmusstörungen wieder nach Hause geschickt. Aber auch ohne die Diagnose schwerwiegenderer somatischer Funktionsstörungen werden von den Ärzten erste professionelle Bearbeitungsstrategien zur Kontrolle der somatischen Dimension der Krankheitsverlaufskurve in Gang gesetzt: Klaus Rebenstock bekommt Medikamente verordnet und darf fortan nur noch weniger belastende berufliche Tätigkeiten übernehmen. In seiner Firma wird er nun im Inland als Magazinverwalter oder in anderen Bereichen ohne größere körperliche Belastungen beschäftigt.

Klaus Rebenstocks Lebenssituation hat sich mit dem Beginn der verlaufskurvenförmigen Entwicklung grundlegend geändert – die Verlaufskurvendynamik beginnt seinen Handlungsspielraum zur Alltagsbewältigung und Potentiale seiner biographischen Entwicklung einzuschränken: Mit der Grenzüberschreitung des Wirksamwerdens des Verlaufskurvenpotentials geht die beginnende Prozessierung des Biographieträgers durch medizinisch-professionelle Bearbeitungsstrategien einher. Im Zentrum des Handelns der Ärzte steht hierbei weniger die Identifizierung und Bearbeitung des Verlaufskurvenpotentials, als vielmehr ein frühzeitiger Versuch der Ausbalancierung des Alltages des Patienten: Klaus Rebenstock wird medikamentiert und darf seine bisherige berufliche Tätigkeit nicht mehr ausüben. Es entwickelt sich ein labiles Gleichgewicht der Alltagsorganisation des Biographieträgers. Die Verlaufskurvendynamik hat ihre Auswirkungen rasch auf den beruflichen Lebensbereich ausgedehnt – Klaus Rebenstock gerät in die berufliche Marginalität. Sein bisheriges Karrierehandlungsschema in der Firma ist beendet, seine berufsbiographischen Handlungs- und Entwicklungsspielräume sind insgesamt nun stark eingeschränkt. Vor dem Hintergrund seiner ausgeprägten Leistungsorientierung ist es für Klaus Rebenstock sehr schmerzlich – und eine degradierende Erfahrung – zu akzeptieren, jetzt nur noch sehr begrenzt leistungsfähig zu sein – die professionellen Bearbeitungsstrategien sind mit hohen biographischen Kosten für ihn verbunden. Der Biographieträger selbst ist nicht in der Lage, der Verlaufskurvendynamik bzw. deren Auswirkungen grundlegende eigene Bearbeitungsstrategien – etwa eine der eingeschränkten Leistungsfähigkeit angepasste neue berufliche Orientierung – entgegenzusetzen.

Wird Klaus Rebenstock bisher vor allem durch die statuszuschreibenden diagnostischen und therapeutischen Strategien der Ärzte als Mensch mit somatischen Funktionsstörungen definiert, erlebt er nun akute gesundheitliche Krisenphasen, die unabhängig von besonderen Belastungssituationen entstehen und mit großem Angsterleben einher gehen. Jetzt kommt der Biographieträger selbst zu der Einschätzung, dass seine Gesundheit ernsthaft angegriffen ist. Es zeichnet sich zudem ab, dass die bisherigen medizinisch-professionellen Bearbeitungsstrategien scheitern – die gesundheitlichen Probleme Klaus Rebenstocks verschlimmern sich weiter. Akute Krankheitsphasen, die sich mit relativ stabilen Phasen abwechseln, erfordern oft die sofortige ärztliche Intervention; die regelmäßigen ambulanten Behandlungstermine reichen nicht aus. Es kommt angesichts dieser Zuspitzung innerhalb der somatischen Dimension der Krankheitsverlaufskurve jedoch zunächst nicht zu einer grundsätzlichen Neuartikulation des Arbeitsbogens der professionellen Bearbeitung. Klaus Rebenstock befolgt weiter die ärztlichen Verhaltensanweisungen und entwickelt keine eigene Aktivität im Sinne biographischer Arbeit.

Klaus Rebenstock wird dann zur genaueren Diagnose für mehrere Wochen in das städtische Krankenhaus aufgenommen. Hier kann zunächst keine Ursache für die immer wiederkehrenden akuten Gesundheitskrisen gefunden werden. Nach vier Wochen soll daher die Entlassung ohne Befund erfolgen. Die Vorstellung, ohne Kenntnis der genauen Art und Ursache seiner gesundheitlichen Probleme wieder nach Hause geschickt zu werden – den Namen seiner Krankheit nicht zu kennen (Balint 1996: 46-47) –, löst große Angst und in Verbindung damit eine akute somatische Krisenphase aus. Die anwesende Ärztin initiiert sofort entsprechende Untersuchungsverfahren und diagnostiziert eine Herzbeutelentzündung (Perikarditis). Als Folge dieser Diagnose werden neue professionelle Bearbeitungsstrategien zur Kontrolle der somatischen Dimension der Krankheitsverlaufskurve entwickelt: Klaus Rebenstock bekommt andere Medikamente verordnet und wird nun regelmäßig in Abständen im städtischen Krankenhaus behandelt. Die Krankheitsverlaufskurve hat eine neue Qualität erreicht: Klaus Rebenstock wird zum chronischen Patienten, dessen Erkrankung hausärztlich-ambulant allein nicht ausreichend therapiert werden kann[37]. Das Ziel der medizinisch-professionellen Bearbeitungsstrategien ist es, seinen beeinträchtigten Gesundheitszustand zu stabilisieren – ein vollständiges Ausheilen seiner Krankheit ist nicht mehr möglich.

Insgesamt betrachtet, wird Klaus Rebenstock zunehmend von der Krank-

---

37 Ohne dass es vom Informanten klar dargestellt – oder vermutlich auch nur genau verstanden worden – ist, geht aus dem Kontext des Interviews hervor, dass es sich nicht um eine Form der Perikarditis handelt, die – in der Regel – nach wenigen Wochen ausheilt, sondern um einen chronifizierten bzw. einen mit Folgeerscheinungen verbundenen Krankheitsverlauf.

heit und dem medizinisch-professionellen Handeln prozessiert. Seine gesundheitlichen Probleme und die entsprechenden ärztlichen Bearbeitungsstrategien engen seinen Handlungsspielraum weiter ein. Nachdem zuvor bereits seine berufsbiographische Entwicklung beeinträchtigt wurde, kann der Biographieträger nun auch seinen privaten Lebensalltag nicht mehr unbeeinträchtigt gestalten. Seine Lebensführung wird zunehmend vom Krankheitsgeschehen und dem darauf reagierenden ärztlichen Handeln bestimmt, eigene Handlungsimpulse versiegen.

Die neuen professionellen Bearbeitungsstrategien zeigen keine Wirkung – Klaus Rebenstocks Gesundheitszustand verschlechtert sich zunehmend: Es bildet sich Wasser in der Lunge. Das labile Gleichgewicht der Alltagsorganisation entstabilisiert sich – Klaus Rebenstock gerät in die Verlaufskurvenphase des "Trudelns": Die relativ stabilen gesundheitlichen Phasen werden immer kürzer, immer häufiger treten schwere Akutphasen der Krankheit ein, die dann massive Bearbeitungsstrategien im Krankenhaus erfordern. Klaus Rebenstock verliert drastisch an Möglichkeiten zur Kontrolle und Gestaltung seines Alltages und seines Lebens überhaupt. Er verfügt über keinerlei Einflussmöglichkeiten hinsichtlich der Bearbeitungsstrategien der Ärzte, wird weiter prozessiert. Bei einer Katheteruntersuchung wird eine terminale Herzinsuffizienz diagnostiziert. Klaus Rebenstock hat nun den Status eines gesundheitlich stark geschädigten Patienten mit einer nur noch geringen Lebenserwartung inne. Der Biographieträger gibt sich angesichts seines schwer angeschlagenen Gesundheitszustandes und angesichts der daraus resultierenden extrem verkürzten Lebensperspektive jedoch nicht auf: Er lässt sich nicht durch seine Leiden entmutigen, sondern kämpft gegen seine Krankheit an. Klaus Rebenstock beeindruckt durch seinen Überlebenswillen das Krankenhauspersonal und bringt es dazu, sich für ihn zu engagieren – es finden sich Fürsprecher unter den Ärzten, die dafür sorgen, dass Klaus Rebenstock in einem großen Universitätsklinikum in einer Stadt in der Nähe als möglicher Kandidat für eine – zur damaligen Zeit, Anfang der achtziger Jahre (vgl. Schmidt/Schmitto/Scheld 2003) – seltene und aufwendige medizinische Behandlungsmaßnahme vorgestellt wird: eine Herztransplantation. Das Kriterium für seine „Erwählung" ist also insgesamt kein rein somatisches, sondern bezieht Verhaltensaspekte mit ein. Weil der Biographieträger sich – geprägt von den Erfahrungen in Kindheit, Jugend und frühem Erwachsenenalter – nicht aufgibt und sich sein Zustand daraufhin etwas stabilisiert, wird er von den Medizinprofessionellen als Patient ausgewählt, für den sich die aufwendige und kostspielige Behandlung der Organtransplantation „lohnt"[38]. Der ihn begutachtende Professor des Universitätsklinikums nimmt Klaus Rebenstock als Kandidaten für eine Organverpflanzung auf, schickt ihn jedoch unter Verweis auf seinen aktuell vergleichsweise stabilen Gesundheitszustand zunächst wieder nach Hause.[39]

Klaus Rebenstock befindet sich nun in einer gefährlichen und paradoxen Lage: Er ist von den medizinischen Professionellen als ein Patient definiert worden, dessen Gesundheitszustand kritisch ist und der nur noch eine sehr geringe Lebenserwartung hat. Nach der Erwählung als Kandidat für eine Herztransplantation wird er auf der Grundlage seiner vergleichsweise stabilen Somatik jedoch zunächst nicht in die Transplantationsklinik aufgenommen. Klaus Rebenstock muss auf eine erneute Verschlechterung seines Gesundheitszustandes warten, um die lebensrettende Operation erhalten zu können – in dem Wissen, dass die nächste Akutphase auch sein Ende bedeuten kann. Die Erwartungen des Biographieträgers an die medizinischen Professionellen auf der Grundlage seiner alltagsweltlich ausgerichteten Beurteilungskriterien – das Hoffen auf die professionelle Bearbeitung und die daraus folgende Linderung seiner Leiden – brechen sich mit den medizinisch-organisatorischen und den medizinisch-ethischen Kriterien der Zuteilung von Hilfe.

Wenig später erleidet Klaus Rebenstock einen vollständigen Orientierungszusammenbruch. Er wird auf die Intensivstation des städtischen Krankenhauses eingeliefert und befindet sich in der bisher bedrohlichsten Phase seiner Krankheitsverlaufskurve – einer Art Vorsterbesituation. Klaus Rebenstock erfährt einen völligen Kontrollverlust. Er kann in einem Zustand extremer Bedürftigkeit die elementarsten Lebensaufgaben nicht mehr selbst bewältigen – muss z.B. gefüttert werden. Er erlebt einen umfassenden Orientierungs- und Weltverlust, kann keinen sinnhaften Bezug mehr zu seiner sozialen Umwelt herstellen. Er befindet sich in einem Zustand extremster Marginalität – ohne die Möglichkeit, andere Menschen symbolvermittelt zu erreichen oder von ihnen erreicht zu werden. Seine Angehörigen sind im Krankenhaus in höchster Besorgtheit an seiner Seite – für ihn weist ihr Handeln keinen Sinn mehr auf, er hat seinen bisherigen Alltagsbezug verloren.

Die dramatische Verschlechterung seines Gesundheitszustandes hat zur Folge, dass jetzt die professionellen Bearbeitungsstrategien in Gang gesetzt

---

38 Es handelt sich bei den dargestellten Zusammenhängen selbstverständlich niemals um „Ursachen" einer Entwicklung in einem kausalen Sinne, sondern immer um Bedingungskonstellationen in Prozessen.

39 Aspekte des Falles wurden bereits aufgegriffen in Detka 2007a.

werden, für die Klaus Rebenstock als Kandidat ausgewählt worden ist. Nach der Stabilisierung der Somatik im städtischen Krankenhaus wird der Biographieträger in ein Krankenhaus in die Nähe der Transplantationsklinik verlegt. Er befindet sich dort – vorgreifend betrachtet – in einer sechsmonatigen Wartephase. Es ist eine sehr belastende Zeit für Klaus Rebenstock: Ohne zu wissen, wann die lebensrettende Operation erfolgen wird, und im Bewusstsein, dass sein gesundheitlicher Zustand sehr kritisch bleibt, leidet er unter der so empfundenen Unsicherheit und dem Eindruck der Stagnation seiner Lebenssituation.[40]

Ein einschneidendes Erlebnis des Biographieträgers während der Wartezeit im Krankenhaus führt zu einer erneuten Krisenphase mit hoher biographischer Relevanz: Auch im Universitätsklinikum orientiert sich Klaus Rebenstock in seinem Umgang mit der Krankheit und mit den medizinischen Professionellen auf der grundlegenden Basis des Orientierungs- und Verhaltensrepertoires, das sich im Verlaufe seiner biographischen Entwicklung ausgeprägt und etabliert hat. Entsprechend seiner Grundorientierung, nach der es im Leben darauf ankommt, sich „durchzuringen", aktiv zu bleiben und Probleme durchzustehen, behält der Biographieträger auch während der Zeit des Wartens auf die Organverpflanzung seine aktive Haltung bei, will sich durchkämpfen und nicht von der Krankheit unterkriegen lassen. Der Gedanke, tatenlos im Bett auf sein Schicksal zu warten, ist nicht mit seiner Vorstellungswelt vereinbar. Klaus Rebenstock tritt dann mit einer verdeckten Bitte um Hilfe an den Arzt heran, der ihn auf die Warteliste für eine Organtransplantation aufgenommen hat und sein zentraler Ansprechpartner mit „Türhüterfunktion" bzw. Entscheidungsmacht in Bezug auf die Herztransplantation ist, und fragt nach der Möglichkeit einer baldigen Operation. Er wird von dem Professor mit deutlichen Worten – unter Verweis auf seinen nach Einschätzung des Arztes wieder vergleichsweise stabilen somatischen Zustand und auf die vor diesem Hintergrund größere Bedürftigkeit anderer Patienten – zurückgewiesen. Diese Reaktion des Arztes führt zum Zusammenbruch aller Erwartungsfahrpläne und Zukunftsperspektiven Klaus Rebenstocks. Er kann die Ereignisse nicht mehr in einen sinnvollen Zusammenhang bringen und ist der paradoxen Dynamik des Geschehens nicht gewachsen: (a) Klaus Rebenstock wird zum zweiten Mal der Erfahrung ausgesetzt, dass sein alltagsweltliches Wissen und seine entsprechenden alltagsweltlichen Orientierungen – die Hoffnung auf professionelle Hilfe zur Bearbeitung der für ihn äußerst bedrohlichen somatischen Funktionsstörung – nicht mit den medizinisch-organisatorischen und den medizinisch-ethischen Kriterien der Zuteilung von Hilfe übereinstimmen. Es gibt keine wirksame professionelle Ver-

---

40 Zu den psychischen Belastungen für den Patienten in der Wartezeit im Vorfeld einer geplanten Herztransplantation siehe auch Strian 1998: 90-91.

mittlungsarbeit, die dem Biographieträger die sich miteinander brechenden Vorstellungswelten kompatibel und damit die Vorgänge dem Patienten plausibel machen könnte. (b) Klaus Rebenstock ist in eine Fallenkonstellation hineingeraten: Das gleiche Verhaltensmuster des Biographieträgers, das in seiner Heimatstadt zu seiner Erwählung für eine seltene Behandlungsmethode geführt hatte, bremst nun die weitere Realisierung dieser Bearbeitungsstrategie. Auch im Universitätsklinikum kämpft Klaus Rebenstock gegen seine Krankheit an, gibt sich nicht auf, lässt sich nicht unterkriegen – sein Gesundheitszustand stabilisiert sich etwas. Unter Verweis auf seinen vergleichsweise wieder stabilen Zustand wird ihm nun die lebensrettende professionelle Bearbeitungsstrategie auf unbestimmte Zeit versagt. Klaus Rebenstock erleidet im folgenden einen erneuten Orientierungszusammenbruch, zerbricht an der (scheinbaren) Widersprüchlichkeit des professionellen Handelns. Er verzweifelt an dem Gefühl, nichts mehr richtig machen zu können. Er geht innerlich in Distanz zu den professionellen Bearbeitungsstrategien, will sich nicht mehr weiter prozessieren lassen. Er steigt gedanklich und emotional aus der Behandlung aus und gibt sich und sein Leben auf.

Kurze Zeit später ändern sich die Rahmenbedingungen im Krankenhaus. Der bisher für die Behandlung Klaus Rebenstocks verantwortliche Professor verlässt mit einem Teil des Personals und mit einem Teil der Patienten das Universitätsklinikum und wechselt zu einem Krankenhaus in einer anderen Stadt. In dieser Situation eröffnet sich für den Biographieträger eine neue Perspektive: Im Zuge der Umgestaltung des kardiologischen Bereiches im Universitätsklinikum wird ein neues Operationsteam zusammengestellt, das dann bei Klaus Rebenstock vorstellig wird und seinen Wiedereinstieg in die professionellen Bearbeitungsstrategien erwirkt – er bekommt neue Hoffnung. Sein weiterer Aufenthalt im Krankenhaus wird nun erneut vom Eindruck der Stagnation dominiert – der Biographieträger muss auf die lebensrettende Operation warten. Sein somatischer Zustand ist stabil und auch emotional befindet sich Klaus Rebenstock wieder in einem gewissen Gleichgewicht. Der Biographieträger nimmt seine bisherigen Verhaltensstrategien im Krankenhaus wieder auf: Er zieht sich nicht passiv zurück, sondern bleibt im Rahmen seiner körperlichen Möglichkeiten aktiv. Er nutzt die vorhandenen Aktivitätsspielräume und sucht sie auch zu erweitern – er realisiert Bedürfnisse nach Bewegung, holt etwa regelmäßig seine ihn besuchende Frau vom Parkplatz des Krankenhauses ab.
Als Folge des vom Biographieträger so erlebten Vertrauensbruches im Rahmen seines Gespräches mit dem bis zu dessen Weggang für ihn zuständigen Professor beginnt sich Klaus Rebenstocks Haltung zu den medizinischen Professionellen und zu deren Handlungsstrategien zu verändern: Er nimmt

das professionelle Handeln nun nicht mehr unreflektiert als unhinterfragbar optimal hin, sondern beginnt die medizinisch-professionellen Bearbeitungsstrategien aus einer distanzierteren und kritischen Perspektive zu betrachten.

Nach etwa sechs Monaten Wartezeit Klaus Rebenstocks erhält das Krankenhaus die Nachricht, dass ein Spenderorgan für ihn zur Verfügung steht. In aller Eile wird sein Transport in die Transplantationsklinik bewerkstelligt. Klaus Rebenstock kann die aus seiner Sicht übertriebene Hektik des Krankenhauspersonals dabei nicht ganz nachvollziehen. Es gelingt ihm, zumindest in einem gewissen Umfange die Ruhe zu bewahren. Er kann in dieser Situation darüber hinaus im schnellen Strom der Ereignisse kleine eigene Handlungsanteile realisieren: Klaus Rebenstock organisiert den Transport seiner persönlichen Sachen zur Transplantationsklinik durch seine Frau.

In der Transplantationsklinik beginnt eine erneute Phase der allumfassenden Prozessierung des Biographieträgers durch das professionelle Handeln des Klinikpersonals. Die auf die Organverpflanzung vorbereitenden Prozeduren und der operative Eingriff selbst laufen ohne Handlungsbeteiligung Klaus Rebenstocks ab. Nun, da die potentiell lebensrettende, professionelle Bearbeitungsstrategie der Herztransplantation realisiert wird, befindet sich der Biographieträger in einer Situation des völligen Kontrollverlustes – er hat keinerlei Möglichkeiten zur Beeinflussung der Ereignisse und kann nur auf den Erfolg der Behandlung hoffen.

Die Herztransplantation stellt einen äußerst bedeutsamen Einschnitt in der biographischen Entwicklung Klaus Rebenstocks dar. Sie ist für ihn von enorm hoher biographischer Relevanz. In seiner Erfahrungsaufschichtung beginnt nun, nach der erfolgreichen Organverpflanzung, ein neuer Lebensabschnitt, der stark von der davor liegenden Lebensphase getrennt ist. Für Klaus Rebenstock ist das Leben nach der Operation ein biographischer Neuanfang.

An die Herztransplantation schließt sich ein weiterer mehrwöchiger Krankenhausaufenthalt an. Klaus Rebenstock erholt sich schnell, sein physischer Zustand ist stabil. In Kontinuität zu seinen bisherigen Verhaltensmustern bei Krankenhausaufenthalten macht Klaus Rebenstock auch jetzt durch seine aktive Haltung und seinen intensiven Genesungswunsch auf sich aufmerksam. Er erweist sich erneut als ein Mensch, der sich durch seine Aktivität und seinen starken Lebenswillen von anderen unterscheidet. Dadurch wird seine frühzeitige Entlassung aus dem Krankenhaus begünstigt: Klaus Rebenstock darf, entgegen der damals üblichen Aufenthaltsdauer von mindestens zwanzig Tagen, bereits nach sechzehn Tagen nach Hause – vor dem Hintergrund fehlender Bettenkapazitäten. Neben einem gewissen Stolz angesichts seiner guten Genesung und der Freude über die Aussicht, nun innerhalb einer neuen Lebensperspektive sein Leben wieder aktiv gestalten zu können, empfindet Klaus Rebenstocks jedoch auch eine gewisse Besorgnis darüber, vielleicht doch zu früh entlassen zu werden.

In den ersten neun Jahren nach der Transplantation kommt es zu keinen bedeutsamen gesundheitlichen Komplikationen. Klaus Rebenstocks Lebensrhythmus wird durch regelmäßige Aufenthalte im Universitätsklinikum zur Überwachung möglicher Abstoßungsreaktionen seines Körpers auf das neue Herz definiert.[41] Die professionellen Kontrollstrategien, anfangs in sehr kurzen Abständen, später dann im Intervall von drei Monaten, dominieren das Erleben Klaus Rebenstocks. Er behält den Status eines chronischen Patienten, der bis an sein Lebensende regelmäßig im Rahmen von Krankenhausaufenthalten invasive Untersuchungen zur Überwachung seines somatischen Zustandes über sich ergehen lassen muss. Obwohl die Herztransplantation dazu geführt hat, dass Klaus Rebenstock aus der allumfassenden Prozessierung durch seine Krankheit und durch die professionellen Bearbeitungsstrategien befreit wurde und Handlungsspielräume zur weitgehend selbstbestimmten Gestaltung des Alltages zurückerlangte, bleiben Erleidenserfahrungen für den Biographieträger dominant. Klaus Rebenstocks neues Lebensarrangement befindet sich in einem labilen Gleichgewicht – die Verlaufskurvendynamik ist nicht vollständig zum Erliegen gekommen: Innerhalb der somatischen Dimension der Verlaufskurve ist das labile Gleichgewicht von erneuten Entstabilisierungen durch gesundheitliche Krisen bedroht – die Möglichkeit von Abstoßungserscheinungen oder anderen somatischen Komplikationen stellt ein permanentes somatisches Verlaufskurvenpotential dar. Durch die kontinuierliche professionelle Überwachung seines Gesundheitszustandes fühlt sich Klaus Rebenstock zur permanenten Auseinandersetzung mit der Gefahr neuer gesundheitlicher Probleme und mit der Instabilität seines neuen Lebensarrangements insgesamt gezwungen. Die aus der vom Biographieträger so empfundenen permanenten Bedrohung seines Lebensarrangements durch neue Gesundheitskrisen erwachsende Unsicherheit und Angst sind dauerhafte Kennzeichen des labilen Gleichgewichtes und ein relevanter Teil seiner Erleidenserfahrungen. Die professionellen Überwachungs- und Stabilisierungsstrategien zur Bewahrung seines Gesundheitszustandes bleiben dominierende Faktoren in seinem Erleben. Das Krankheitsgeschehen und die daraus resultierende regelmäßig wiederkehrende Prozessierung durch medizinische Behandlungsverfahren machen in der Perspektive des Biographieträgers zentrale Strukturmerkmale seines neuen Lebensarrangements aus

---

41 Zu Immunreaktionen und der Gefahr einer Abstoßungsreaktion nach einer Herztransplantation siehe Strian 1998: 92-94; Hopf/Kaltenbach 1996: 195-196.

– die Krankheit und deren professionelle Bearbeitung geben aus seiner Sicht den Lebenstakt vor.

In den folgenden drei Jahren bis zur Interviewsituation stellen sich nacheinander neue gesundheitliche Komplikationen bei Klaus Rebenstock ein, die dann jeweils medizinische Eingriffe erforderlich machen. Die Verlaufskurvendynamik kommt damit wieder stärker in Gang: Immer neue somatische Komplikationen und die damit verbundene mehrfache und zum Teil starke Einschränkung der Handlungsmöglichkeiten des Biographieträgers zur Alltagsgestaltung – durch das somatische Krankheitsgeschehen selbst und durch die Prozessierung im Rahmen der medizinisch-professionellen Bearbeitung – bringen das Alltagsarrangement immer wieder zeitweilig aus dem bisherigen labilen Gleichgewicht: (a) Die Diagnose eines Herzklappenfehlers und die Diagnose einer Verengung der Herzkranzgefäße haben einen operativen Eingriff zur Folge, bei dem mehrere Bypässe gelegt werden. (b) Innerhalb der somatischen Dimension der Krankheitsverlaufskurve stellen sich Verlaufskurventransformationen ein. Es werden nun auch andere Bereiche des Körpers als das Herz-Kreislauf-System von gesundheitlichen Problemen betroffen: Die Bildung einer Fistel führt zu einer Operation in der Leistengegend; es treten Hautschädigungen auf, die mehrfach im Krankenhaus bearbeitet werden müssen; Klaus Rebenstock bemerkt eine abnehmende Sehfähigkeit. Darüber hinaus bilden sich Polypen im Darmbereich, auf die mit zwei medizinischen Eingriffen reagiert wird.

Klaus Rebenstocks in den letzten Jahren bis zum Interview ausgeformtes und aktuelles Lebensarrangement und seine emotionale Verfasstheit in dieser Lebensphase weisen folgende Charakteristika auf: (a) Das Krankheitsgeschehen und die professionellen Bearbeitungsstrategien stehen im Zentrum der Wahrnehmung Klaus Rebenstocks – Erleidenserfahrungen dominieren das Erleben des Biographieträgers. Die Erfahrungsaufschichtung Klaus Rebenstocks wird durch das Auftreten der einzelnen somatischen Beschwerden und der dazugehörigen ärztlichen Untersuchungen und therapeutischen Bemühungen phasiert – das Krankheitsgeschehen und dessen medizinisch-professionelle Bearbeitung geben den Lebenstakt vor. Sein jeweiliger somatischer Zustand und der Grad der Prozessierung und der Einschränkung seiner Handlungsmöglichkeiten zur Alltagsgestaltung bestimmen das Erleben und Erleiden des Biographieträgers. Alle anderen Lebensbereiche treten dahinter zurück. (b) Klaus Rebenstock muss sich mit dem Auftreten von ihm so gesehener iatrogener Effekte auseinandersetzen. Aus seiner Perspektive führen die kontinuierlichen Überwachungsstrategien der Ärzte mit dem Ziel, einen stabilen somatischen Zustand zu sichern, zu neuen gesundheitlichen Schädigungen im Herzbereich oder auch in bisher unbeeinträchtigten Regionen des

Körpers. In diesem Sinne wertet Klaus Rebenstock den Herzklappenfehler als eine Folge der regelmäßigen invasiven Untersuchungen zu Abstoßungsreaktionen und die Verengung der Herzkranzgefäße als eine Folge der regelmäßigen Medikamenteneinnahme. Besonders belastend ist für den Biographieträger, dass – seiner Einschätzung nach – durch die professionellen Kontrollstrategien nun auch Bereiche seines Körpers geschädigt worden sind, die mit dem ursprünglichen Krankheitsgeschehen nicht in Verbindung stehen: Er sieht die Bildung der Fistel durch eine Fahrlässigkeit der Ärzte ebenfalls während der regelmäßigen invasiven Untersuchungen sowie die Hautschäden und die Sehbeeinträchtigung durch die langjährige Medikamentierung verursacht. Das Auftreten der gesundheitlichen Komplikationen ist für Klaus Rebenstock auch deshalb prekär, weil er die Notwendigkeit der regelmäßigen professionellen Überwachungsstrategien grundsätzlich durchaus ratifiziert und er sich so – auf der Basis seiner Eigentheorien zu iatrogenen Effekten – der Gefahr der Entstehung weiterer Gesundheitsschäden bewusst ist. (c) Bei Klaus Rebenstock hat sich als Folge der Herztransplantation eine spezifische Anfälligkeitsdisposition als Lebensmerkmal etabliert: Mit der Möglichkeit von Abstoßungserscheinungen und mit der regelmäßigen Einnahme der zur Verhinderung solcher somatischen Reaktionen verordneten Medikamente geht für den Biographieträger ein erhöhtes Gesundheitsrisiko bei normalerweise vergleichsweise harmlosen Erkrankungen einher. Auch werden manche medizinischen Eingriffe realisiert, damit die Herzfunktionen durch andere gesundheitliche Beeinträchtigungen nicht gefährdet bzw. unnötig belastet werden, wie etwa bei der Bildung der Fistel in der Leistengegend. Bei intensiveren medizinischen Eingriffen, wie z.B. bei der Entfernung der Polypen, werden immer spezielle und zum Teil aufwendige medizinische Vorbereitungs- und Überwachungsstrategien notwendig. Gesundheitliche Probleme, die für andere Menschen tendenziell harmlos sind und die darüber hinaus manchmal auch keine direkte Verbindung zum Herz-Kreislauf-System aufweisen, stellen für Klaus Rebenstock als Gesundheitsbeeinträchtigung an sich oder in Verbindung mit deren medizinischer Behandlung ein beträchtliches Gesundheitsrisiko dar und müssen mit einem weitaus größeren medizinischen Aufwand als bei anderen Patienten bearbeitet werden. Die spezifische somatische Anfälligkeitsdisposition hat für den Biographieträger eine große symbolische Bedeutung – sie ist für ihn ein Ausdruck der Instabilität und Verletzlichkeit seines Lebensarrangements und seines Status´ als chronischer Patient – und stellt damit auch eine biographische Anfälligkeitsdisposition dar. (d) Klaus Rebenstock hat – vor allem zum einen in Folge des von ihm so erlebten Vertrauensbruches im Rahmen seines Gespräches mit dem für die Transplantation zuständigen Professor in der Wartezeit vor der Organverpflanzung, bei dem ihm die Hoffnung auf eine baldige Operation genommen worden war, und zum anderen in Verbindung mit dem Auftreten von ihm vermuteter iatrogener Effekte – eine skeptische und misstrauische Haltung den medizinischen Professionellen und deren Bearbeitungsstrategien gegenüber entwickelt. Er beobachtet nun das Handeln der Ärzte aus einer distanzierten Perspektive. Basierend auf denselben Erfahrungen hat er eine neue Haltung seiner Krankheit gegenüber ausgeprägt: Hatte er vor der Herztransplantation im Sinne umfassenden Vertrauens vor allem die Informationen des Klinikpersonals als Quelle und Basis seiner eigenen Sicht auf das Krankheitsgeschehens genutzt, so informiert er sich nun aus anderen, externen Quellen, um sich einen eigenen Standpunkt bilden und die professionellen Bearbeitungsstrategien kritisch beobachten und bewerten zu können. Er ist in gewissem Sinne zum "Experten" seiner Krankheit geworden[42], wobei sich sein Hauptinteresse auf iatrogene Effekte konzentriert. (d) Klaus Rebenstock blickt tendenziell skeptisch in die Zukunft. In Auseinandersetzung vor allem mit den Erfahrungen der letzten Jahre sind seine Erwartungen an die Zukunft extrem niedrig und pessimistisch gefärbt: Er sieht sich der Gefahr weiterer gesundheitlicher Probleme ausgesetzt und erwartet nicht mehr viel vom Leben.

Klaus Rebenstock befindet sich in einem ausgeprägten Bilanzierungsdilemma: Er sieht sein Leben nach dem biographischen Einschnitt der Herztransplantation als eine zusammenhängende Lebensphase an. Obwohl er einerseits weiß, dass die Organverpflanzung seine einzige Überlebenschance war, stellt er andererseits – angesichts der erlebten permanenten Unsicherheit und Angst, der strukturellen Fragilität seines Lebensarrangements in Folge der Bedrohung durch mögliche somatische Komplikationen, der bis an sein Lebensende notwendigen regelmäßigen professionellen Überwachungsstrategien und der gesundheitlichen Beschwerden der letzten Jahre, die erneut intensive medizinische Eingriffe notwendig gemacht haben – den Nutzen und damit den Sinn der Herztransplantation in Frage. Klaus Rebenstock bewertet sein Leben seit der Organverpflanzung negativ – er kann keine positive Bilanz dieser Lebensphase ziehen. Aus heutiger Sicht kann er die professionelle Bearbeitungsstrategie der Herztransplantation nicht mehr ratifizieren – die Erleidenserfahrungen im Rahmen der Krankheitsverlaufskurve sind immer dominant geblieben.

---

42 Es sei angemerkt, dass mit dem Terminus des „Experten seiner Krankheit" keine Aussagen hinsichtlich der Angemessenheit bzw. Richtigkeit der krankheitsbezogenen Eigentheorien eines Patienten getroffen werden sollen. Fokussiert wird vielmehr die Art des Umganges eines Patienten mit krankheitsbezogenem Wissen.

4.2 Biographische Gesamtformung Christa Renard – Krankheitsbearbeitung als permanenter handlungsschematischer Anpassungsprozess

Christa Renard wird Anfang der dreißiger Jahre innerhalb eines kleinstädtischen Milieus geboren. Die Familie wohnt im eigenen kleinen Haus, der Vater arbeitet in der Landwirtschaft, die Mutter ist Hausfrau. Zum Orientierungsspektrum des Elternhauses gehören religiöse Überzeugungen, wobei vor allem die Beziehung zur und das Agieren in der sozialen Welt der Kirche im familiären Alltag relevant sind.

Christa Renards Herkunftsfamilie ist dadurch gekennzeichnet, dass beide Elternteile vor ihrer gemeinsamen Eheschließung bereits verheiratet gewesen waren und kleine Kinder aus ihren früheren Lebensgemeinschaften in ihre zweite Ehe mit eingebracht haben – wobei es der Familie gut gelingt, beide Teilfamilien zu integrieren. Christa Renard kommt als einzigem gemeinsamen und jüngstem Kind eine gewisse Sonderrolle innerhalb der familiären Beziehungsstruktur zu – sie ist beiden Eltern gleich nah und verbringt als einziges der Geschwister ihr gesamtes Leben in ihrer Herkunftsfamilie mit beiden Eltern.

Insgesamt dominieren in Christa Renards Kindheit überwiegend positive Erfahrungen. Ihre biographischen Ausgangsbedingungen sind durch ein Leben in vergleichsweise guter materieller Absicherung, die Eingebundenheit in ein soziales Netzwerk von Gleichaltrigen und ein weitgehend harmonisches familiäres Klima charakterisiert.

Christa Renard realisiert im Kindesalter wichtige Erfahrungen mit hoher biographischer Relevanz: (1) Als Kind erkrankt sie schwer an Diphtherie und muss mehrere Monate stationär im Krankenhaus behandelt werden. Im Zusammenhang mit dieser Erkrankung entwickelt sich eine Entzündung im Herzbereich. Mehreren Aspekten kommt hierbei eine lebensgeschichtliche Bedeutung zu: (a) Christa Renard bekommt aufgrund der "Begleiterkrankung" von den Medizinprofessionellen eine besondere Disposition für eine spätere Herzerkrankung zugeschrieben. Bereits in frühen Kindheitsjahren hat sich damit ein somatisches Verlaufskurvenpotential für eine mögliche spätere Krankheitsverlaufskurve gebildet. Der von den Ärzten so gesehene Bedingungsrahmen für die Entwicklung einer späteren Herzkrankheit auf der Basis der Herzerkrankung im Kindheitsalter bezieht weitere zu erwartende Wirkfaktoren mit ein: künftige Belastungs- und Stresssituationen im weiteren Verlauf des Lebens und den natürlichen Alterungsprozess. (b) Christa Renards Verhalten und Erleben im Krankenhaus sind dadurch gekennzeichnet, dass es zu keinem vollständigen Zusammenbruch ihrer bisherigen Alltagsorientierung kommt – sie kann vertraute Verhaltensmuster und Handlungsperspektiven aufrechterhalten. So zieht sie sich nicht passiv und phlegmatisch-resigniert auf sich selbst zurück, sondern bleibt aktiv, kann weiter sozial agieren: Sie baut intensive soziale Kontakte zu anderen Kindern im Krankenhaus auf. Sie kann sich auf die Umstände einstellen und damit umgehen. Christa Renard kann – analytisch fokussiert – die Erfahrung machen, dass sie mit Krankheit umzugehen vermag. Sie lernt, wie es sein kann, wenn sie krank ist – und dass dabei nicht alle lebensweltlichen Bezüge abreißen müssen, dass es vielmehr möglich ist, auch in einer solchen Situation weiter innerhalb der gegebenen Rahmenbedingungen „aktiv" zu handeln und sich den Umständen anzupassen. Sie kann in diesem Sinne Vertrauen in sich selbst entwickeln, mit derartigen Situation zurecht zu kommen. Darüber hinaus macht Christa Renard die Erfahrung, dass ihr im Krankenhaus geholfen wird. Die Begegnung mit der Institution Krankenhaus und mit den medizinischen Professionen beinhaltet auf diese Weise auch positive Aspekte für die Biographieträgerin. (2) Christa Renard bildet in ihrer Kindheit grundlegende biographische Orientierungen, Basispositionen und -dispositionen aus, die auch in ihrer weiteren biographischen Entwicklung relevant bleiben: Zum einen wird eine Gemeindeschwester im Rahmen ihrer mobilen Arbeit in der Wohnsiedlung der Familie Renard zum Identifikationsvorbild für die Biographieträgerin. Über ihre aufopferungsvolle Tätigkeit und ihren selbstlosen Einsatz dabei vermittelt sie Christa Renard eine mögliche biographische Sinnquelle: dass man Erfüllung, Befriedigung und Freude aus dem Geben von Hilfe und Unterstützung für andere Menschen gewinnen kann. Die Biographieträgerin kann durch die Arbeit der Gemeindeschwester in ihrem eigenen Familienkreis die Wirkung und die Sinnhaftigkeit einer helfenden Tätigkeit erleben. Christa Renard entwickelt hier bereits, wenn auch natürlich noch recht unspezifisch, eine Grundlage für ihren späteren Wunsch nach einer helfenden beruflichen Tätigkeit. Zum anderen bekommen stabile und intensive soziale Beziehungen – die Eingebundenheit in ein stabiles soziales Netzwerk – eine grundsätzliche, große Bedeutung für Christa Renard.

Die in der Kindheit gesammelten Erfahrungen transformieren sich im weiteren Verlauf der lebensgeschichtlichen Entwicklung Christa Renards in die Ausbildung eines konkreten berufsbiographischen Entwurfes: Die verinnerlichte Basisorientierung auf eine helfende Tätigkeit, der Wunsch nach häufigen sozialen Kontakten und die positiven Erfahrungen mit der Gestaltungsmacht der medizinischen Professionen – beobachtet im engsten Familienkreis und bei sich selbst im Krankenhaus –, verschmelzen zu Christa Renards berufsbiographischer Planung, Ärztin zu werden. Nach dem Erlangen der allgemeinen Hochschulreife will Christa Renard ihren berufsbiographischen Entwurf realisieren und Medizin studieren. Ihre Eltern verhindern jedoch zunächst die Durchführung des berufsbiographischen Handlungsschemas des Medizinstudiums, da der Arztberuf aus ihrer Sicht zu weit von den familiären Wurzeln und Traditionen entfernt ist und nicht zum familiär akzeptierten Arbeitsgebiet gehört. Die Eltern, in deren Sinne ein "bodenständiger" Lehrberuf den beruflichen Traditionen der Familie entspräche, können die berufliche Planung ihrer Tochter nicht ratifizieren. Entsprechend der festen biographischen Verankerung ihrer Pläne verliert Christa Renard ihren berufsbiographischen Entwurf jedoch nicht aus den Augen, sondern entwickelt eine aktive Bearbeitungsstrategie ihrer Dilemmasituation, sie realisiert ein strategisches Handlungsschema mit dem Ziel, letztlich doch studieren zu können: Christa Renard vollzieht eine berufsbiographische Schleife – sie beginnt eine Lehrausbildung zur Krankenschwester. Damit erfüllt sie einerseits die Anforderungen ihrer Eltern und bleibt andererseits auf dem Gebiet ihrer ursprünglichen berufsbiographischen Orientierung und realisiert einen ersten Schritt auf dem Weg der gewünschten Professionalisierung.

Christa Renard kann das institutionelle Ablaufmuster der Lehrausbildung überdurchschnittlich gut absolvieren. Nach dem Ende ihrer Lehre können die Eltern ihrem Wunsch, Medizin zu studieren, nichts mehr entgegensetzen – Christa Renard hat soviel an für ihre weitere berufsbiographische Planung sprechende Fakten geschaffen, dass sich die Eltern der Sinnhaftigkeit des intendierten Handlungsschemas der Biographieträgerin nicht mehr entziehen können und letztlich ihre Einwilligung zum Medizinstudium geben: Christa Renard hat die elterlichen Vorstellungen abgearbeitet, hat einen "handfesten" Berufsabschluss und hat durch das zielstrebige und erfolgreiche Absolvieren der Lehrausbildung die Ernsthaftigkeit ihrer Berufsplanung und ihre große Motivation unter Beweis gestellt. Darüber hinaus haben es ihr gezielt genutzte kommunikative Kompetenzen im Umgang mit ihren Eltern, resultierend aus ihrer Sonderrolle als einzigem gemeinsamen Kind und auch als Beobachterin der bereits zuvor erfolgten familiären Ablöseprozesse ihrer Geschwister, erleichtert, die gedankliche Neuorientierung ihrer Eltern zu forcieren. Christa Renard kann ihr berufsbiographisches Handlungsschema letztendlich doch in Gang bringen.

Es gelingt Christa Renard, auch das institutionelle Ablaufmuster des Medizinstudiums sehr erfolgreich zu absolvieren. Neben der Abarbeitung der eigentlichen Anforderungen des Studiums beginnt sie bereits mit der Realisierung der nächsten Stufe ihrer erstrebten Professionalisierung: Christa Renard arbeitet an einer Dissertation und kann große Teile der Arbeit bereits bis zum Abschluss ihres Studiums fertig stellen. Am Ende des Studiums muss die Biographieträgerin jedoch einen schweren biographischen Rückschlag hinnehmen: Ihr Doktorvater verlässt überraschend die DDR, nimmt die ihm zur Ansicht überlassenen Dissertationsunterlagen – die bisherigen Arbeitsergebnisse – Christa Renards mit und veröffentlicht sie in Westberlin unter seinem eigenen Namen. Der geistige Diebstahl ihres Professors bedeutet das Ende der angestrebten Promotion für Christa Renard – sie müsste im Arbeitsprozess nun vollkommen von vorn beginnen, was für sie in der aktuellen Situation nicht in Frage kommt. Damit ist das intentionale Handlungsschema der Promotion ohne eigene Schuld der Biographieträgerin obsolet geworden – sie erfährt einen Bruch im Erwartungsfahrplan ihrer berufsbiographischen Entwicklung. Christa Renard wird innerhalb ihres beruflich-professionellen Aufstiegsprozesses zurückgestuft. Darüber hinaus muss sie die schmerzhafte und belastende Erfahrung machen, in einem engen Vertrauensverhältnis ohne Argwohn getäuscht worden zu sein. Christa Renard verzichtet auf juristische Maßnahmen, da aus ihrer Sicht die Rahmenbedingungen dafür ungünstig sind: Die finanzielle Situation der Familie ist angespannt; den Professor über die Länder- und Systemgrenze hinweg zu belangen, erscheint ihr juristisch problematisch und darüber hinaus sieht sie sich nicht mit der dafür ihrer Meinung nach notwendigen "Kämpfernatur" ausgestattet.

Nach dem erfolgreichen Abschluss ihres Medizinstudiums beginnt Christa Renard mit der Realisierung des nächsten Schrittes im institutionellen Ablaufmuster der Ausbildung zur vollwertigen Medizinprofessionellen – der Arbeit als Assistenzärztin. Auf der Grundlage ihrer im Verlaufe des Studiums entwickelten konkreten Berufsplanung, Chirurgin zu werden, sucht und erhält sie eine Assistenzstelle in der chirurgischen Abteilung eines Krankenhauses. Hier nun erleidet sie zweimal einen vollkommenen Kontrollverlust in der Berufsausübung: Christa Renard bekommt während ablaufender Operationen akute Ohnmachtsanfälle. Sie erklärt sich selbst gegenüber die Vorfälle mit chronischen Blutdruckproblemen im Sinne eines unveränderlichen somatischen Charakteristikums in Verbindung mit den großen körperlichen Belastungen während der Operationen durch das lange Stehen. Aus ihren körperlichen Schwächeanfällen ergeben sich Konsequenzen mit hoher biographischer Relevanz für die Biographieträgerin: Die Einschätzung des verantwortlichen Chefarztes, sie könne die Anforderungen im Bereich der Chirurgie nicht erfüllen und sei daher für diesen Bereich ungeeignet, führt zu Christa Renards unfreiwilligem Ausscheiden aus der chirurgischen Abteilung und damit zu einer erneuten Rückstufung innerhalb ihres beruflich-professionellen Aufstieges – sie kann das Handlungsschema der Ausbildung zum Chirurgen nicht mehr realisieren. Der verantwortliche Arzt der chirurgischen Abteilung wird zugleich als berufsbiographischer Berater aktiv: Er unterbreitet Christa Renard einen Vorschlag für eine alternative medizinisch-professionelle Laufbahn: die Arbeit in der Pädiatrie, und spricht ihr aufgrund von so gesehenen Persönlichkeitsmerkmalen eine besondere Eignung für diesen Bereich zu.

Christa Renard kann schnell eine neue berufliche Orientierung entwickeln und bewirbt sich um eine Assistentenstelle auf einer Kinderabteilung in einem Krankenhaus. Der in der Pädiatrie verantwortliche Chefarzt nimmt Christa Renard nur unter starken Vorbehalten in sein Team auf, er ist nicht ohne Zweifel, was ihre Eignung angeht. Christa Renard wird mit der Erfahrung der Stigmatisierbarkeit aufgrund ihrer Kontrollverluste in der Chirurgie konfrontiert. Sie gilt nun nicht mehr als uneingeschränkt hoffnungsvolle junge Medizinerin – sie ist mit einem Makel behaftet. Die Biographieträgerin hat in der pädiatrischen Abteilung zunächst einen unsicheren Status, sie muss sich in einer Art Anstellung "auf Probe" erst bewähren und ihre Eignung unter Beweis stellen – sie kann nun nicht mehr ohne weiteres einen "normalen" beruflichen Karriereaufstieg realisieren.

Fokussiert betrachtet, stand Christa Renard nach ihrem Ausscheiden aus der Chirurgie unmittelbar vor dem drohenden Scheitern ihres gesamten berufsbiographischen Entwurfes, Ärztin zu werden: Die Möglichkeit, aufgrund ihrer Ohnmachtsanfälle letztlich in keiner medizinischen Fachrichtung mehr Aufnahme und Ausbildung zu finden, stellte eine Gefährdung ihrer beruflichen Planung insgesamt dar. Christa Renard gelingt jedoch die erfolgreiche Ausbildung zur Kinderärztin, sie kann sich trotz der Vorbehalte bewähren.

Nach Abschluss ihrer Assistenzzeit findet Christa Renard sofort eine Anstellung in einer pädiatrischen Abteilung eines Krankenhauses. Ihr vorgesetzter Arzt setzt einen konkreten Anforderungsrahmen für die Mitarbeit in seinem Team: jeder ärztliche Mitarbeiter muss durch eine erfolgreiche Promotion seine Befähigung zu wissenschaftlichem Arbeiten unter Beweis gestellt haben. Er organisiert für Christa Renard die Möglichkeit, neben ihrer Arbeit im Krankenhaus zu promovieren. Es gelingt der Biographieträgerin auch, das institutionelle Ablaufmuster der Promotion erfolgreich zu durchlaufen und damit die gesetzten Anforderungen ihres Chefarztes zu erfüllen.

Insgesamt betrachtet, ist es Christa Renard damit gelungen, die Zurückstufungen und Rückschläge innerhalb ihres beruflichen Aufstiegshandlungsschemas auszugleichen beziehungsweise aufzuholen. Christa Renard hat ihre berufsbiographische Planung, promovierte Ärztin zu werden, realisiert.

Christa Renard initiiert ein Handlungsschema der Gründung einer eigenen Familie: Sie heiratet und bekommt einen Sohn. Ihr Mann informiert sie vor und während der Ehezeit jedoch nicht über seine zwei früheren Ehen und seine daraus resultierende bereits mehrfache Vaterschaft. Er entfaltet vielmehr bewusste Täuschungsaktivitäten, um Christa Renard über diesen Umstand in Unkenntnis zu belassen. Die Ehezeit ist mit großen Anstrengungen für die Biographieträgerin verbunden: Sie muss den Großteil der Aufgaben der familiären Alltagsbewältigung allein bewerkstelligen – ihr Mann entzieht sich häufig dem Familienleben. Sie sieht sich ohne seine Unterstützung einer Mehrfachbelastung ausgesetzt, die aus ihrer vollen Berufstätigkeit, der Betreuung des Sohnes und der Bewältigung des Familienalltages resultiert.

Im Laufe der Ehezeit entwickelt sich zwischen den Eheleuten ein Bewusstheitskontext des Argwohns (Glaser/Strauss 1974) infolge der Verschleierungsaktivitäten des Mannes. Die Täuschungskulisse bricht dann später auf: Christa Renard wird von den früheren Beziehungspartnerinnen ihres Mannes aufgesucht und über dessen beziehungsstrukturelle Vorgeschichte informiert. Die Entschleierung der Familienbiographie und der Täuschungsaktivitäten ihres Ehemannes sind mit einem schmerzhaften Schock für Christa Renard verbunden. Sie muss die belastende Erfahrung machen, in einer engen, signifikanten sozialen Beziehung getäuscht worden zu sein. Sie zieht die aus ihrer Sicht notwendigen Konsequenzen und erwirkt die Scheidung. Mit der Scheidung ist ihre biographische Planung hinsichtlich des Aufbaues einer eigenen Kernfamilie zunächst gescheitert.

Christa Renards Lebenssituation nach dem Ende ihrer Ehe ist vor allem durch große Anstrengungen in der Alltagsbewältigung infolge der Doppelbelastung durch die volle Berufstätigkeit im Schichtdienst und die zu leistende Betreuung ihres Sohnes – ohne partnerschaftliche Unterstützung und Arbeitsteilung – definiert. Die Bewältigung der Alltagsorganisation erfordert viel Kraft und Zeit von der Biographieträgerin. Es gestaltet sich für Christa Renard schwierig, alle beruflichen und familiären Anforderungen parallel zu erfüllen – die weitere Realisierung ihrer berufsbiographischen Planung in Einklang zu bringen mit dem Handlungsschema der angemessenen Familienpflege und -arbeit. Es gelingt der Biographieträgerin nicht ohne biographische Kosten im Sinne von Beeinträchtigungen im Bereich der familiären Beziehungen, beide biographischen Linien miteinander zu synchronisieren.

Christa Renard initiiert ein weiteres Handlungsschema der Familiengründung: Sie geht eine partnerschaftliche Beziehung zu einem norwegischen Mann ein, der sich aufgrund eines Dauereinreisevisum – er arbeitet im zwischenstaatlichen Handel – regelmäßig in der DDR aufhalten kann. Die Partnerschaft wird unter schwierigen Rahmenbedingungen über die politischen Systemgrenzen hinweg über einen Zeitraum von fünfzehn Jahren aufrechterhalten. Dann wird zwischen den Beziehungspartnern die Frage der Heirat thematisiert. Christa Renard lehnt letztendlich jedoch eine Heirat ab, da ein gemeinsames Lebensarrangement in Norwegen aus ihrer Sicht mit einem zu großen biographischen Bruch für sie verbunden wäre, der zu viele biographische Kosten und Risiken beinhalten würde. Das damit verbundene endgültige Verlassen ihrer bisherigen sozialräumlichen Umgebung und damit die umfassende Aufgabe ihrer bisherigen Sozialbeziehungen sowie der vollständige biographische Neubeginn als Fremde (Schütz 1972) in einem fremden Land sind für Christa Renard in ihrer aktuellen biographischen Situation nicht vorstellbar. Mit der Ablehnung der Heirat endet die partnerschaftliche Beziehung. Damit ist ein weiterer Versuch Christa Renards, eine Kernfamilie im Sinne von Normalformerwartungen aufzubauen, gescheitert.

Die Lebensphase nach dem Ende dieser Beziehung ist durch ein von Christa Renard positiv bewertetes Lebensarrangement gekennzeichnet – sie ist mit den Charakteristika ihrer Lebenssituation zufrieden: Christa Renard hat ihre berufsbiographische Planung realisieren können – hat einen aus ihrer Sicht erfolgreichen beruflich-professionellen Aufstieg realisiert und ist nun in einer beruflichen Position angekommen, die entsprechend ihrer biographischen Basisorientierungen relevante Sinnquellen für sie bereithält: Sie arbeitet als Abteilungsärztin und Oberärztin auf einer Entbindungsstation mit häufigen direkten Patientenkontakten. Darüber hinaus lebt sie auch im privaten Bereich in weitgehender Übereinstimmung mit ihren Vorstellungen und Wünschen: Ihr Sohn zeigt Erfolg beim Durchlaufen des institutionellen Ablaufmusters der Schulausbildung, und sie schätzt ihre Eingebundenheit in ein verlässliches soziales Netzwerk.

In dieser Lebenssituation kommt es zur Grenzüberschreitung des Wirksamwerdens des Verlaufskurvenpotentials: Eine in diesem Zusammenhang Christa Renard plötzlich bewusst werdende gesundheitliche Disposition – ein labiles Gleichgewichtssystem[43] – tritt in Konflikt mit den Rahmenbedingungen ihrer beruflichen Tätigkeit – den notwendigerweise sehr hohen Raumtemperaturen an ihrem Arbeitsplatz auf der Entbindungsstation. Christa Renard muss mehrfach während ihrer Arbeitsausübung aufgrund akuter gesundheitlicher Beschwerden die Station verlassen. Ihre Fähigkeiten und Möglichkeiten in der Berufsausübung sind nun partiell und wiederkehrend eingeschränkt, sie kann den Anforderungen ihrer Arbeit nicht mehr in vollem Umfange und jederzeit gerecht werden. Auch wenn die Verlaufskur-

---

43 Interessanterweise sieht die Biographieträgerin in dieser Situation keinen direkten Zusammenhang zu ihren – ebenfalls eigentheoretisch von ihr mit Kreislaufspezifika in Verbindung gebrachten – Ohnmachtsanfällen während der Assistenzzeit auf der Chirurgie.

vendynamik hier zunächst eine eher geringe Intensität besitzt – die intentionale und selbstbestimmte Lebensweise wird im beruflichen Teil des Alltagsarrangements partiell bedroht, bleibt aber dominant –, bedeutet die plötzliche Grenzüberschreitung des Wirksamwerdens des Verlaufskurvenpotentials einen in seinem Ausmaß begrenzten biographischen Bruch im Erleben Christa Renards innerhalb ihrer lebensgeschichtlichen Entwicklung. Trotz ihrer Verunsicherung initiiert Christa Renard noch keine Bearbeitungsstrategien ihrer Problemlage, sie nimmt eine abwartende Haltung ein.

Die Grenzüberschreitung des Wirksamwerdens des Verlaufskurvenpotentials entfaltet sich weiter – die Verlaufskurvendynamik intensiviert sich: Neue gesundheitliche Probleme schränken Christa Renards Möglichkeiten zur Berufsausübung weiter ein, ihre somatische Disposition gerät in einem weiteren Bereich in Konflikt mit den Rahmenbedingungen ihrer Arbeit: Im Rahmen ihres Nachtdienstarrangements kann sie während ihrer Bereitschaftsdienste in ihrer Wohnung in unmittelbarer Nähe des Krankenhauses bleiben, muss aber bei Notfällen innerhalb weniger Minuten im Krankenhaus sein. Sie leidet nun regelmäßig nach dem ansteigenden Weg von ihrer Wohnung ins Krankenhaus unter Atemnot und kann sich dann zunächst eine Zeit lang nicht verbal mit dem entsprechenden Notfallpatienten verständigen. Christa Renard initiiert als Reaktion auf die erneute Beeinträchtigung ihrer Handlungskompetenzen innerhalb des beruflichen Teils ihrer Alltagsorganisation eine Bearbeitungsstrategie: Um einem weiteren Verlust von Handlungsmöglichkeiten bei der Arbeit entgegenzuwirken, nimmt sie ärztlich-professionelle Hilfe in Anspruch. Christa Renard wird mit der Diagnose konfrontiert, ihre verminderte Leistungsfähigkeit und ihre gesundheitlichen Beschwerden gründeten in einer beeinträchtigten Herztätigkeit. In Übereinstimmung mit der professionellen Prognose während beziehungsweise nach ihrer Erkrankung im frühen Kindesalter wird die Ursache ihrer aktuellen Beschwerden vom aufgesuchten Arzt in einer spezifischen Anfälligkeitsdisposition für somatische Komplikationen der aufgetretenen Art aufgrund einer Kombination von verschiedenen wirksamen Faktoren gesehen: Eine spezifische somatische Disposition im Herzbereich aufgrund der frühen Herzerkrankung im Kindesalter wirkt zusammen mit unausweichlichen Bedingungen der Existenz – dem natürlichen Alterungsprozess und Belastungssituationen im Verlaufe der biographischen Entwicklung. Oder anders ausgedrückt: Die Beschwerden werden als nicht zu beeinflussende Folgen beziehungsweise Begleiterscheinungen ihres natürlichen Alterungsprozesses im Zusammenhang mit einer spezifischen somatischen Disposition im Herzbereich und emotional belastenden Erfahrungen in Krisensituationen im Lebensablauf erklärt. Somit ist aus dieser Sicht eine vollkommene Ausheilung der Problemlage nicht möglich – Christa Renard kann sich nur ihr Leben mit ihrer spezifischen Anfälligkeitsdisposition einrichten. Angesichts der Diagnose des Arztes kommt es zu keinen weiteren Bearbeitungsstrategien.

Die gesundheitlichen Beschwerden Christa Renards nehmen jedoch weiter zu, dehnen ihre Wirksamkeit auf weite Bereiche der Berufsausübung aus – die Verlaufskurvendynamik intensiviert sich weiter. Die somatische Problematik gewinnt in starkem Maße an Bedrohlichkeit und gefährdet potentiell durch eine mögliche weitere Einschränkung der körperlichen Leistungsfähigkeit Christa Renards ihre Arbeitsfähigkeit und damit ihre Berufstätigkeit insgesamt. Christa Renard reagiert darauf mit Ausblendung, will weitestgehend die bisherige Alltagsorganisation aufrechterhalten, setzt keine weiteren Bearbeitungsstrategien in Gang, weil sie sich anderenfalls mit der Gefährdung eines bedeutsamen Kernbereiches ihres Lebensarrangements – ihrer verwirklichten berufsbiographischen Handlungsschemata und ihrer gewachsenen beruflichen Identität als Ärztin – auseinandersetzen müsste und sich damit der Bedrohung des gesamten Gleichgewichts ihres Lebensarrangement zu stellen hätte.

Es kommt zur massiven Grenzüberschreitung des Wirksamwerdens des Verlaufskurvenpotentials und infolgedessen zu einem schnellen Vorlauf der verlaufskurvenförmigen Entwicklung: Auf der Grundlage der zunehmenden somatischen Probleme erlebt die Biographieträgerin einen vollständigen Orientierungszusammenbruch während der Berufsausübung – Christa Renard erleidet während der intensiv-medizinischen Behandlung eines Patienten in Lebensgefahr schwere akute Kreislaufbeschwerden mit anschließender Ohnmacht. Infolgedessen stirbt das von ihr behandelte Kind – eine Tatsache, die nur dadurch in schuldrelevanter Hinsicht für sie verarbeitbar wird, weil schwere gesundheitliche Schädigungen durch die Geburt die Überlebenschancen des Neugeborenen bereits stark gesenkt hatten. Nach diesem Schockerlebnis und angesichts der großen Risiken und Gefährdungspotentiale für die Patienten, die aus Christa Renards eingeschränkten Fähigkeiten zur Berufsausübung resultieren, kann die Biographieträgerin ihre bisherige Haltung der Ausblendung und des Abwartens nicht mehr aufrechterhalten – die Probleme bei der Arbeit sind nicht mehr ignorierbar, ein Weitermachen wie bisher nicht zu verantworten. Christa Renard wird deutlich, dass sie die Anforderungen ihrer beruflichen Tätigkeit nicht mehr erfüllen kann. Das berufliche Arrangement innerhalb der Alltagsorganisation ist damit zusammengebrochen. Die Verlaufskurvendynamik wird, aufgrund der hohen Relevanz der Beruflichkeit als eine wesentliche Sinnquelle des Lebensarrangements, innerhalb der Lebenssituation und in der biographischen Entwicklung dominant. Christa Renards Handlungsspielräume innerhalb des beruflichen Teils des Lebensarrangements sind drastisch eingeengt, sie kann nur noch reagieren und setzt zur Rettung ihrer Beruflichkeit eine Bearbeitungsstrategie in Gang: Sie greift erneut auf professionelle medizinische Hilfe zurück, lässt sich ärztlich untersuchen.

Der aufgesuchte Arzt initiiert eine professionelle Bearbeitungsstrategie hinsichtlich des somatischen Leidens: Aufgrund der für eine ambulante Behandlung zu weit fortgeschrittenen somatischen Problemlage weist er Christa Renard zur stationären Behandlung in ein Krankenhaus ein und setzt damit ihre Prozessierung durch das medizinisch-professionelle System in Gang. Mit der stationären Behandlung im Krankenhaus ist die bisherige Alltagsorganisation Christa Renards vollkommen zusammengebrochen und wird nun durch die umfassende Prozessierung durch die medizinischen Professionen ersetzt. Christa Renard kann keine eigenen Handlungsanteile mehr realisieren – die Verlaufskurvendynamik dominiert die Lebenssituation. Die Krankheit bestimmt nun Christa Renards Lebensgefühl und Selbstdefinition – alle anderen Lebensbezüge treten dahinter zurück. Sie verspürt intensive gesundheitliche Beschwerden, leidet unter Herzrhythmusstörungen und damit verbundenen Zuständen ausgeprägter körperlicher Kraftlosigkeit und Schwäche. Christa Renard kommen im Krankenhaus einige Umstände im Umgang mit ihrer problematischen Situation hilfreich zugute: Zum einen kommt die Biographieträgerin nicht als Fremde in eine für sie fremde Welt, wie die meisten Patienten. Sie ist selbst Ärztin, medizinische Diagnose- und Therapieverfahren und auch die spezifischen Interaktionsmodalitäten im Krankenhaus sind ihr vertraut oder zumindest für sie nachvollziehbar. Zum anderen hat sie – in Übereinstimmung mit den Einschätzungen der medizinischen Professionellen während ihrer Erkrankung im Kindesalter und im Zuge ihres Arztbesuches zu Beginn der Erleidensverlaufskurve – eine in sich stimmige und erklärungsmächtige Eigentheorie zu den Entstehungsbedingungen ihrer gesundheitlichen Beschwerden entwickelt und verinnerlicht. Für die Biographieträgerin resultiert ihre Erkrankung aus einer besonderen Anfälligkeit ihres Herzens aufgrund ihrer Erkrankung im Kindesalter im Zusammenwirken mit dem natürlichen Alterungsprozess und Belastungen im Verlaufe des Lebens. Christa Renard kann somit ihre somatische Problematik sinnvoll einordnen, diese tritt ihr nicht als etwas Unerklärbar–Fremdes gegenüber.

Die Handlungsstrategien der Medizinprofessionellen im Krankenhaus sind stark auf die genaue Diagnose der somatischen Gesundheitsbeeinträchtigung Christa Renards gerichtet. Nach der Feststellung von Erregungsleitungsstörungen wird Christa Renard nach einem insgesamt dreimonatigen Krankenhausaufenthalt entlassen und für einige Zeit krankgeschrieben.

Die behandelnden Ärzte entwickeln weiterführende Bearbeitungsstrategien der somatischen Problematik der Biographieträgerin: Durch Medikamentierung und körperliche Schonung infolge der Aufgabe der Berufstätigkeit soll über die Ausbalancierung des Alltages Christa Renards Gesundheitszustand in einem stabilen Gleichgewicht gehalten werden. Entsprechend der Einschätzungen der Medizinprofessionellen und der übereinstimmenden Eigentheorie Christa Renards ist eine vollkommene Ausheilung der somatischen Problemlage nicht möglich – eine vollkommene Eliminierung des somatischen Verlaufskurvenpotentials ist ausgeschlossen. Christa Renard bekommt den Status einer chronischen Patientin zugeschrieben.

Christa Renard zieht sich nun nicht resignierend auf sich selbst zurück, sondern geht aktiv die Aufgabe an, ein neues System der Alltagsorganisation aufzubauen. Hierbei passt sie sich ihren neuen Lebensumständen mit den eingeschränkten körperlichen Möglichkeiten an, nutzt dabei kompetent vorhandene Handlungs- und Gestaltungsspielräume und wehrt sich gegen Prozessierung und Fremdbestimmung: Christa Renard lehnt die von den Medizinprofessionellen angedachte Invalidisierung ab. Die Aufgabe der Beruflichkeit würde ihren Spielraum für den Aufbau einer neuen Alltagsorganisation stark einschränken und mit hohen biographischen Kosten für sie verbunden sein – durch den Verlust einer zentralen Sinnquelle wären relevante Bereiche ihrer biographischen Identität in Frage gestellt. Da Christa Renard grundsätzlich, entsprechend ihrer Eigentheorie, die Forderungen der Ärzte ratifizieren kann, sucht sie nach einem Kompromiss, der beiden Perspektiven gerecht wird: Sie erwirkt ein Teilzeitarbeitsarrangement im Krankenhaus und kommt dadurch der verordneten Schonung bei Bewahrung ihrer Beruflichkeit nach. Es ist Christa Renard damit gelungen, in intentional-handlungsschematischer Form der Verlaufskurvendynamik entgegenzuwirken – sie kann deren bisherige Dominanz durchbrechen. Christa Renard hat einen neuen biographischen Entwurf unter Rettung wichtiger Bereiche ihrer bisherigen biographischen Orientierungen und Sinnquellen entwickelt und etabliert.

Auch im neuen beruflichen Arrangement schränken zunehmende gesundheitliche Beschwerden Christa Renards Möglichkeiten und Fähigkeiten zur Arbeitsbewältigung ein. In dieser Situation initiiert sie eine weitere Bearbeitungsstrategie zur Ausbalancierung ihrer Alltagsorganisation und zur Rettung ihrer Beruflichkeit: Christa Renard stellt sich auf die weitere Verschlechterung ihrer somatischen Problematik ein und modifiziert unter Nutzung von Gestaltungsspielräumen erneut ihr beruflich-organisatorisches Arrangement – sie erwirkt durch die Befreiung von der Verpflichtung zu Nachtdiensten einen weniger belastenden arbeitsorganisatorischen Rahmen. Durch diese erneute Anpassungsleistung der Biographieträgerin ergibt sich jedoch keine grundsätzliche Besserung ihrer Lage: Zum Einen verspürt sie keine Linderung ihrer somatischen Beschwerden. Weiterhin bleibt die Erfüllung der Arbeitsaufgaben schwierig für sie. Zum Anderen sieht sich Christa Renard bisher bereits existenten und sich infolge des neuen beruflichen Arrangements noch verschärfenden arbeitsorganisatorischen Problemen aufgrund ihrer stark begrenzten Einsatzmöglichkeiten im Krankenhaus ausgesetzt: Es gestaltet sich äußerst schwierig, Christa Renard reibungslos in den Arbeitsbeziehungsweise Stationsalltag zu integrieren. Sie passt aufgrund ihrer eingeschränkten Leistungsfähigkeit und den damit verbundenen minimierten Einsatzmöglichkeiten nicht mehr in den organisatorischen Rahmen der Arbeitsabläufe hinein.

Insgesamt betrachtet, beeinträchtigen und behindern Christa Renards gesundheitliche Probleme und die bestehenden arbeitsorganisatorischen Rahmenbedingungen im Krankenhaus ihr Handlungsschema der beruflichen Reintegration. Christa Renard wird deutlich, dass sie den Anforderungen ihrer beruflichen Tätigkeit nicht mehr in vollem Umfange gewachsen ist, dass sie ihre Arbeit nur noch unter großen Schwierigkeiten auszuüben vermag. Sie befindet sich insgesamt in einer für sie unbefriedigenden und problematischen Arbeitssituation: Die konkrete Berufsausübung funktioniert seit dem beruflichen Wiedereinstieg nicht mehr in der zuvor gewohnten Weise und Intensität als grundlegende biographische Sinnquelle. Ihr beeinträchtigter, "beschädigter" professioneller Status – als Ärztin mit eingeschränkter körperlicher Leistungsfähigkeit und geringen Einsatzmöglichkeiten – kann seine Aufgabe als wichtiger Teil der eigenen biographischen Identität nicht mehr in vollem Umfange erfüllen.

Christa Renards Alltagsorganisation befindet sich nun insgesamt in einem labilen Gleichgewicht mit der Tendenz zur Entstabilisierung: Im Bereich der für das gesamte Lebensarrangement sehr bedeutsamen professionellen Berufstätigkeit sieht sich die Biographieträgerin immensen gesundheitlichen und organisatorischen Problemen ausgesetzt. Die Beruflichkeit als solche ist bedroht und steht perspektivisch in Frage.

Innerhalb der somatischen Dimension der Erleidensverlaufskurve intensiviert sich die Verlaufskurvendynamik: Weitere gesundheitliche Beschwerden – spezifische Herzrhythmusstörungen mit der Tendenz zur Auslösung kurzzeitiger Phasen eines vollkommenen Bewusstseins- und Kontrollverlustes sowie Gleichgewichtsstörungen – stellen von nun an eine permanente somatische Disposition Christa Renards dar, eine unausweichliche Bedingung ihrer Existenz. Ausgelöst durch die neuen somatischen Beeinträchtigungen gewinnt die Verlaufskurvendynamik insgesamt an Intensität: (a) Nach zweimaligen, unmittelbar relativ folgenlosen, Autounfällen aufgrund von akuten Kontrollverlusten wird Christa Renard die Fahrtauglichkeit aberkannt und ihr als institutionelle Zwangsmaßnahme der Führerschein entzogen. Der Führerscheinverlust bewirkt die drastische Einschränkung von Handlungskompetenzen der Biographieträgerin in der Alltagsorganisation – Christa Renards Möglichkeiten zur Ausgestaltung ihres Lebensarrangements werden im Bereich der Mobilität stark beeinträchtigt. Damit werden die Auswirkungen der somatischen Probleme nun auch massiv im Bereich des privaten Alltagslebens relevant, nicht mehr nur innerhalb des beruflichen Arrangements. (b) Nach insgesamt drei Jahren Teilzeitarbeit erfolgt nun Christa Renards Invalidisierung. Letztlich hat das von ihr entworfene und realisierte Handlungsschema der beruflichen Reintegration nicht funktioniert: Ihr beruflicher Wiedereinstieg war insgesamt eine enttäuschende Erfahrung für die Biographieträgerin, die Beruflichkeit konnte ihre früheren Funktionen innerhalb des Lebensarrangements und als ein Kernbereich der biographischen Identität nicht mehr erfüllen.

Mit der Intensivierung der Verlaufskurvendynamik geht somit insgesamt eine starke Einschränkung der Gestaltungs- und Handlungsmöglichkeiten Christa Renards innerhalb ihres gesamten Lebensarrangements einher – das bisherige labile Gleichgewicht der Alltagsorganisation entstabilisiert sich, die bisherige alltägliche Lebensorganisation und auch die biographische Planung der Biographieträgerin sind in weiten Bereichen obsolet geworden.

Christa Renard hat in der Lebensphase nach der Invalidisierung aufgrund ihrer somatischen Disposition Schwierigkeiten, zentrale Bereiche ihrer Alltagsorganisation zu bewältigen – die gesundheitlichen Probleme und die daraus resultierenden Einschränkungen der körperlichen Leistungsfähigkeit engen ihre Möglichkeiten zur geordneten Aufrechterhaltung des Lebensalltages stark ein. In dieser Situation – angesichts der Schwierigkeiten – entwickelt die Biographieträgerin eine individuelle Bearbeitungsstrategie mit dem Ziel, angepasst an ihre krankheitsbedingt eingeschränkten körperlichen Möglichkeiten eine neue und stabile Alltagsorganisation aufzubauen: Sie plant und realisiert den Umzug in eine angemessene Wohnung, die im Vergleich zur bisherigen Wohnung zentrale Vorteile hat: Die neue Wohnung ist erheblich kleiner – Christa Renards Sohn ist infolge der Realisierung eines Handlungsschemas der Familiengründung bereits verzogen und muss bei der Wohnungswahl nicht mehr berücksichtigt werden – und damit mit weniger Aufwand in der Aufrechterhaltung von Ordnung und Sauberkeit verbunden, durch die Parterrelage sind keine Treppen mehr zu bewältigen und die Ausstattung mit einer Fernheizung erübrigt die bisher notwendigen körperlichen Anstrengungen des Heizens mit Kohlen.

Christa Renards Bearbeitungsstrategie des Wohnungswechsel erweist sich als erfolgreich – sie merkt, dass sie nun ihren Alltag unter sensibler Anpassung an ihre somatische Disposition stabil ausbalancieren kann; sie erwartet im Moment auch keine Verschlimmerung ihrer körperlichen Funktionsstörungen.

In dieser Situation leistet Christa Renard biographische Arbeit: Sie sucht nach einem Ersatz für die spätestens mit der Invalidisierung versiegten beruflichen Sinnquellen. Anders fokussiert: Sie denkt über weitere Strategien zur Kontrolle und Bearbeitung von Auswirkungen der Verlaufskurvendynamik – die Zerstörung der beruflichen Handlungsmöglichkeiten und den Verlust der damit verbundenen Sinnquellen für ihr Lebensarrangement – nach. Aus ihrer Suche nach neuen adäquaten Sinnquellen heraus entwickelt Christa Renard einen neuen biographischen Entwurf und initiiert ein entsprechendes Handlungsschema zur Erschließung neuer Sinnquellen: Die Biographieträgerin realisiert einen biographischen Entwurf zur Neugestaltung des Lebensarrangements, der auf zwei Handlungskernen basiert: (a) Christa Renard gelingt der Rückgriff auf eine alte und tief biographisch verwurzelte Basisorientierung: ihren Wunsch, anderen Menschen Hilfe und Unterstützung zukommen zu lassen. Diese grundlegende biographische Orientierung hatte früher schon mit zur Ausformung ihrer berufsbiographischen Planung und dann auch zu deren, mit Schwierigkeiten behafteten, konkreten Umsetzung beigetragen. Da diese biographische Basisorientierung jedoch noch fester als der konkrete berufsbiographische Entwurf in den Haltungen der Biographieträgerin zu sich selbst und zur Welt verwurzelt ist und somit gewissermaßen in ihrer orientierenden Wirkung über die Ebene der Berufsbiographie hinausreicht, kann Christa Renard sie auch losgelöst von der Beruflichkeit in ihr neues Lebensarrangement transformieren bzw. reaktivieren. Die Biographieträgerin findet eine neue sinnstiftende Ausgestaltungsform für ihre grundlegende biographische Orientierung – sie wird gerichtlich eingesetzte Betreuerin von drei Menschen mit Behinderungen. Innerhalb des Konstitutionsprozesses der Betreuungsverhältnisse kann sie kompetent die vorhandenen Gestaltungsspielräume nutzen und unter sensibler Beachtung ihrer somatischen Beeinträchtigungen einen angemessenen organisatorischen Rahmen für ihre neue Aktivität etablieren, der ihrer körperlichen Leistungsfähigkeit entspricht. Innerhalb ihres neuen Tätigkeitsbereiches wird sie nun in ihrer vertrauten Rolle als Helferin aktiv, damit ist es ihr möglich, auch im Leben mit der Krankheit nach dem Ausscheiden aus dem Berufsleben eine weitgehende biographische Kontinuität zu wahren. Sie kann relevante Kernbereiche ihrer biographischen Identität retten. (b) Christa Renard gelingt darüber hinaus die Aktivierung eines weiteren biographisch tief verankerten (und möglicherweise auch niemals vollständig abgerissenen) Lebensbezuges – sie wird in vielfältiger Weise im Rahmen der sozialen Welt der Kirche aktiv, bietet etwa

Führungen in einer bekannten Kirche in ihrem Wohnort an. Auch hier kann sie biographische Kontinuität wahren, kann in einem Rahmen aktiv sein, mit dem sie von Kindheit an vertraut ist.

Insgesamt betrachtet, hat Christa Renard potentielle Gestaltungsspielräume für neues und lohnendes Engagement kompetent identifiziert und aktiv genutzt. Sie hat dabei ihre eigenen Handlungspotentiale in Beziehung zu den aus der chronischen Krankheit resultierenden somatischen Funktionsbeeinträchtigungen und Gesundheitsrisiken sensibel einschätzen können. Das initiierte Handlungsschema der Etablierung neuer biographischer Sinnquellen wurde erfolgreich umgesetzt, Christa Renard hat ihren biographischen Entwurf realisiert.

In Christa Renards aktuellem Lebensarrangement zum Zeitpunkt des Interviews sind – neben der ausgeprägten Relevanz der oben dargestellten neu erschlossenen Betätigungsfelder – weitere Aspekte bedeutsam: (1) Christa Renard muss sich mit den permanenten Einschränkungen auseinandersetzen, die aus der somatischen Funktionsstörung resultieren, und hat eine bestimmte Form des Umgangs damit entwickelt: (a) Sie hat eine Haltung der Akzeptanz und Anpassung in Bezug auf krankheitsbedingte Einschränkungen und ein darauf basierendes Handlungskonzept entwickelt, um mit auftretenden Problemen in ihrer Lebenssituation umzugehen. Sieht sich Christa Renard medizinisch nicht bearbeitbaren krankheitsbedingten Beeinträchtigungen und unumkehrbaren Auswirkungen krankheitsbedingter Entwicklungen ausgesetzt, so akzeptiert sie die neuen Gegebenheiten und versucht, sich aktiv an die neuen Bedingungen des Lebens anzupassen und ihr Leben damit bestmöglich auszugestalten. Sie trauert nicht resignierend um das Verlorene, sondern versucht vielmehr, vorhandene Gestaltungspotentiale aktiv zu nutzen, um ihr Leben mit den Beeinträchtigungen optimal einzurichten und zu gestalten. Sie ergreift handlungsschematisch Bearbeitungsstrategien mit dem Ziel, die Alltagsorganisation so anzupassen, dass die größtmöglichen Handlungspotentiale bewahrt werden können. (b) Christa Renard sieht sich mit einer enormen Einschränkung ihrer Mobilität konfrontiert, sie muss – zusätzlich zum Verzicht auf die Nutzung eines eigenen Autos aufgrund der ihr attestierten Fahruntauglichkeit – auch auf Fernreisen in jeder Form verzichten. Sie hat eine Art des Umgangs damit entwickelt, welche die Schmerzhaftigkeit des Mobilitätsverlustes für sie in Grenzen hält: Christa Renard akzeptiert die Einschränkungen und hat das Thema des Verreisen für sich weitgehend abgeschlossen, sie hat sich mit dem Verzicht abgefunden. Sie fokussiert innerhalb ihres Lebensarrangement auf die weiterhin möglichen Handlungspotentiale und greift in diesem Sinne auf "alternative" Betätigungsmöglichkeiten zu Hause zur Kompensation zurück. (c) Christa Renard verfügt nur noch über beeinträchtigte körperliche Möglichkeiten zur Bewältigung ihres Lebensalltages – sie kann den körperlich stark beanspruchenden Teil ihrer Alltagsaufgaben, z.B. bestimmte Aktivitäten zur Aufrechterhaltung der Sauberkeit der Wohnung oder schwere Einkäufe, aufgrund ihrer eingeschränkten körperlichen Leistungsfähigkeit nicht mehr allein absichern. Zur Kontrolle dieser Auswirkungen der Verlaufskurvendynamik hat die Biographieträgerin ein Bearbeitungshandlungsschema initiiert: Sie hat sich eine von ihr selbst finanzierte familienexterne Unterstützung für die Alltagsbewältigung organisiert – eine einmal wöchentlich die körperlich schweren Aufgaben des Lebensalltages übernehmende Haushaltshilfe. Es ist ihr darüber hinaus gelungen, das Bearbeitungshandlungsschema zur Absicherung der Alltagsbewältigung auch hinsichtlich möglicher Risiken für die Alltagsorganisation in der Zukunft auszudehnen: Christa Renard hat mit ihrer Haushaltshilfe Absprachen für Hilfeleistungen bei möglichen künftigen schweren gesundheitlichen Notlagen getroffen. (d) Christa Renard muss sich mit einer spezifischen somatischen Anfälligkeitsdisposition in Bezug auf lebensweltliche Einflussgrößen auseinandersetzen: Bestimmte Situationen mit spezifischen Sinnesreizen, wie etwa schnelle Bildfolgen im Fernsehen oder auch bestimmte akustische Signalfolgen, führen zu akuten somatischen Funktionsstörungen im Bereich des Herzrhythmus´. Es macht eine wichtige Kompetenz Christa Renards im Umgang mit ihrer Krankheit aus, dass sie solche Zusammenhänge zwischen somatischen Prozessen und lebensweltlichen Bezügen erkennen und verstehen kann. Die Biographieträgerin ist in der Lage, sich in ihrer Alltagsorganisation darauf einzustellen – so kann sie entsprechende lebensweltliche Ereigniskonstellationen vermeiden und sich stattdessen kompensatorisch auf alternative Handlungsfelder konzentrieren. Sie passt ihre Alltagsorganisation an ihre somatische Symptomatik an und kann so ein Lebensarrangement unter der Aufrechterhaltung von weitgehenden Handlungsmöglichkeiten und Sinnquellen bewahren. (2) Für Christa Renard sind mehrere Aktivitätsbereiche von Bedeutung: (a) Sie liest regelmäßig und häufig Romane und Zeitungen. Sie nutzt hier eine Möglichkeit, einem Interesse nachzugehen, das sich ohne jegliche gesundheitliche Beschwerden realisieren lässt. (b) Regelmäßige und häufige soziale Kontakte fungieren weiterhin als eine Sinnquelle von hoher Relevanz auch für das aktuelle Lebensarrangement der Biographieträgerin. Christa Renard kann in ihrer Lebenssituation auf ein umfangreiches und stabiles soziales Netzwerk zurückgreifen, das einerseits in ihrer kirchlichen Eingebundenheit gründet, andererseits aber nicht auf diese spezielle soziale Welt begrenzt ist. So pflegt sie soziale Beziehungen zu langjährigen und mittlerweile zum Teil in großer räumlicher Distanz lebenden Freundinnen und Freunden. Hier liegen jedoch auch Gefährdungspotentiale für Christa Renards aktuelles Lebensarrangement: Da ihre Kontaktpersonen überwie-

gend derselben Generation wie die Biographieträgerin angehören, besteht die
Gefahr, dass die sozialen Kontakte perspektivisch altersbedingt „ausdünnen"
könnten. Auch könnten mögliche weitere Einschränkungen der körperlichen
Fähigkeiten Christa Renards die Kontaktpflege zunehmend erschweren.

Insgesamt betrachtet, ist es Christa Renard bis zum Zeitpunkt des Interviews
gelungen, erfolgreich eine neue Lebensführung mit ihren somatischen Beeinträchtigungen zu entwerfen und zu realisieren: Sie lebt innerhalb eines stabilen und erfüllenden Lebensarrangements unter weitgehender Wahrung einer
biographischen Kontinuität, mit relevanten Sinnquellen basierend auf zwei
großen Tätigkeitsbereichen, unter sensibler und kompetenter Anpassung an
ihre somatische Symptomatik und innerhalb eines weitausgebauten sozialen
Netzwerkes. Christa Renard kann aufgrund ihrer aktiven Bearbeitungsstrategien die Verlaufskurvendynamik unter Kontrolle halten.

4.3 Biographische Gesamtformung Gerda Müller –
Gefangen in einer biographischen Endposition

Gerda Müller wird zu Beginn der vierziger Jahre in einem kleinen Dorf im
weiteren Umkreis von Berlin geboren. Sie realisiert das zur damaligen Zeit
übliche institutionelle Ablaufmuster der Schulausbildung bis zur achten Klasse und beginnt dann mit der Arbeit in der Landwirtschaft. Die Berufseinmündungsphase Gerda Müllers basiert dabei nicht auf der Umsetzung eines berufsbiographischen Handlungsschemas der Biographieträgerin. Die Wahl
einer Tätigkeit in der Landwirtschaft vollzieht sich nicht auf der Grundlage
eines eigenen biographischen Entwurfes der Biographieträgerin, sondern
wird von Gerda Müller als alternativlose, situationsbedingte Entwicklung
erlebt – die Biographieträgerin sieht sich aufgrund nicht selbst von ihr ver-
antworteter Rahmenbedingungen gewissermaßen in die landwirtschaftliche
Berufslaufbahn eingesogen: Ihre ländliche Wohngegend bietet aus der Perspektive Gerda Müllers in den fünfziger Jahren in der DDR keine alternativen Ausbildungs- und Arbeitsmöglichkeiten. Gerda Müller geht ohne große
Identifikation mit dem ausgeführten Beruf und ohne ausgeprägtes Interesse
an den Arbeitsvollzügen in der Landwirtschaft in die erste Phase ihrer Beruflichkeit. Sie erledigt die Arbeit in der Landwirtschaft und dann in der sich
gründenden LPG als fraglose Notwendigkeit, als Teil der Alltagsnormalität.
    Ende der fünfziger Jahre initiiert Gerda Müller ein Handlungsschema der
Familiengründung: Sie heiratet und bekommt dann im Verlaufe der folgenden Jahre insgesamt drei Kinder, zwei Töchter und einen Sohn.

In den sechziger Jahren entwickelt sich – auf der Basis der von ihr negativ bewerteten Arbeit in der LPG – bei Gerda Müller der Wunsch nach einer erfüllenderen beruflichen Tätigkeit. Im Sinne der Umsetzung eines auf biographischer Planung beruhenden berufsbiographischen Handlungsschemas wechselt sie das Berufsfeld und nimmt eine Arbeit bei der Post im Außendienst in ihrem Wohnort und in dessen Umkreis auf.

Mitte der siebziger Jahre erkrankt der Ehemann Gerda Müllers. Der Eintritt der Erkrankung des Mannes ist mit relevanten Erfahrungen für die Biographieträgerin verknüpft: Die Krankheit des Mannes tritt überraschend, ohne vorherige Anzeichen ins Leben und löst dann sofort massive medizinisch-professionelle Bearbeitungsstrategien aus – Gerda Müller bemerkt eines Tages Auffälligkeiten der Körperhaltung und der Körperbewegung bei ihrem Mann, als dieser von der Arbeit nach Hause kommt. Aufgrund ihrer großen Beunruhigung ruft sie sofort ärztliche Hilfe an. Ihr Mann wird unverzüglich in das zuständige Krankenhaus eingewiesen, in dem medizinisch-diagnostische Verfahren initiiert werden. Nach einer ersten Diagnose auf einen Schlaganfall, die von Gerda Müller nicht ratifiziert wird, wird nach der Überweisung in ein weiteres Krankenhaus ein Gehirntumor diagnostiziert. Gerda Müller wird mit einer Diagnose mit einschneidender biographischer Relevanz konfrontiert – ihr Mann hat eine schwere Erkrankung mit großem Bedrohungspotential. Der Beginn der Krankheitsverlaufskurve des Mannes ist für die Biographieträgerin darüber hinaus mit zentralen Erfahrungen in der Begegnung mit der sozialen Welt der Medizin verknüpft: Gerda Müller ist vom Verhalten der Ärzte im ersten Krankenhaus enttäuscht – die dortigen Ärzte haben sich aus ihrer Sicht als inkompetent in der Diagnose und in der Bearbeitung der gesundheitlichen Probleme ihres Mannes gezeigt, haben es an diagnostischer Sorgfalt fehlen lassen und Fehler gemacht: Die handelnden Ärzte waren aus Gerda Müllers Perspektive nicht in der Lage, die Krankheitsanzeichen bei ihrem Mann – die für Gerda Müller selbst keinen Schlaganfall nahe legten – richtig zu deuten.

Nach der Diagnosestellung werden von den Ärzten invasive Bearbeitungsstrategien in Gang gesetzt: Gerda Müllers Mann wird mehrfach am Kopf operiert. Die Biographieträgerin muss erleben, dass die medizinisch-professionellen Bearbeitungsstrategien keinen grundlegenden Erfolg haben, es gelingt nur, das Wachstum des erkrankten Gewebes etwas einzudämmen. Gerda Müller macht die Erfahrung, dass die Handlungsmöglichkeiten der Ärzte in der medizinischen Bearbeitung der Krankheit ihres Mannes Grenzen haben. Für die Biographieträgerin bleibt dabei das ärztliche Handeln immer in weiten Bereichen undurchschaubar, sie kann das Handeln der medizinischen Professionellen nur in groben Zügen verstehend nachvollziehen.

Insgesamt betrachtet, stellt der Ausbruch der Erkrankung ihres Mannes einen einschneidenden biographischen Bruch für die Biographieträgerin dar, ihre bisherige Alltagsorganisation und ihre biographische Planung sind mit dessen Erkrankung obsolet geworden. Der Ausbruch der Krankheit des Mannes trennt in der Erfahrungsaufschichtung der Biographieträgerin ihr Leben in die Phase vor der Krankheit des Mannes und in die vor allem durch Erleidenserfahrungen dominierte Lebensphase mit der Erkrankung des Mannes. Die Krankheit des Mannes setzt für Gerda Müller eine Verlaufskurvendynamik in Gang, die in mehreren Bereichen ihres Lebens Wirkungen entfaltet: (a) Gerda Müller muss ihr berufsbiographisches Handlungsschema der Arbeit bei der Post aufgeben, sie sieht sich durch die Krankheit des Mannes gezwungen, ein neues – durch die Umstände erzwungenes – berufsbiographisches Handlungsschema zu entwickeln: Die chronische Erkrankung ihres Mannes hat zur Folge, dass dieser jede Berufstätigkeit unwiderruflich aufgeben, zumindest partiell beaufsichtigt werden und auch – in zunehmendem Maße im Laufe der Zeit – gepflegt werden muss. Die organisatorischen Rahmenbedingungen der bisherigen Arbeit Gerda Müllers bei der Post – die tägliche lange Abwesenheit von zuhause und die vergleichsweise begrenzte finanzielle Absicherung ohne das Arbeitseinkommen des Mannes – sind jedoch nicht vereinbar mit den Anforderungen, die sich aus der Erwerbsunfähigkeit des Mannes und aus dessen zu leistender Betreuung ergeben. Gerda Müller sieht sich daher zur Rückkehr zur LPG gezwungen, da sie in der Landwirtschaft ein arbeitsorganisatorisches Arrangement etablieren kann, das ihr neben der finanziellen Absicherung der Familie auch die Absicherung der täglichen Pflege ihres Mannes erlaubt: Gerda Müllers tägliche Arbeitszeit ist in zwei Blöcke aufgeteilt, zwischen den Arbeitseinheiten betreut sie zuhause ihren Mann. (b) Die körperlichen Anstrengungen, die sich aus der sorgfältigen pflegerischen Betreuung ihres Mannes über Jahre hinweg ergeben, werden von Gerda Müller als belastend erlebt. (c) Im Verlaufe der Zeit der Pflege ihres erkrankten Mannes bemerkt die Biographieträgerin Entfremdungserfahrungen bei sich – Empfindungen des Sich-selbst-fremd-Werdens und der Entfremdung von der sozialen Umwelt. Gerda Müller registriert, wie sich im jahrelangen Umgang mit der Krankheit des Mannes und mit den daraus resultierenden Belastungen ihre Haltung zur sozialen Umwelt und zu sich selbst verändert: Sie entwickelt eine Perspektive des grundsätzlichen Misstrauens in sozialen Kontakten, verliert das Vertrauen in andere Menschen. Diese Entfremdung von der sozialen Umwelt – die Veränderung der eigenen Haltung anderen Menschen gegenüber – wird von Gerda Müller selbst bemerkt und als negativ erlebt. Die Biographieträgerin erlebt ihre veränderte Perspektive in sozialen Kontakten als – ungewünschte – Veränderung ihrer biographischen Identität, als Entfremdung von sich selbst. (d) Gerda Müller kann die Krankheit ihres

Mannes und deren medizinisch-professionelle Bearbeitung nicht voll durchschauen. Sie versteht das ärztliche Handeln in weiten Bereichen nicht wirklich, fühlt sich von den Ärzten nicht richtig aufgeklärt. Die Biographieträgerin erlebt die Kommunikation mit den behandelnden Ärzten zum Teil als schwierig, hat das Gefühl, die Sprache der Ärzte nicht zu verstehen.

Erst der Tod des Mannes nach fünfzehnjähriger Krankheit beendet diese vor allem durch Belastungen gekennzeichnete verlaufskurvenförmige Lebensphase Gerda Müllers. Die Verlaufskurvendynamik – basierend auf der Erkrankung des Mannes – kommt damit zum Erliegen. Der Tod ihres Mannes stellt für Gerda Müller eine einschneidende Erfahrung, ein Ereignis mit herausgehobener Dramatik dar: Gerda Müller bemerkt bei ihrem Mann – der zu diesem Zeitpunkt bereits stark pflegebedürftig ist – einen sie alarmierenden auffälligen Blick. Der sofort zu Hilfe gerufene Hausarzt gibt jedoch eine entwarnende Einschätzung ab – er formuliert eine alltagsweltliche Erklärung für die körperlichen Auffälligkeiten des Mannes unter Verweis auf das aktuelle Wetter – und leitet keine medizinischen Bearbeitungsstrategien ein. Gerda Müller kann die Einschätzung des Hausarztes nicht ratifizieren, stellt die Kompetenz des Arztes in Frage und fühlt sich von diesem im Stich gelassen. Wenige Stunden später stirbt ihr Mann während der Durchführung von Pflegearbeiten in ihren Armen. Trotz der zuvor beobachteten Körpersignale trifft Gerda Müller der Tod ihres Mannes unvorbereitet, sie ist überrascht von der unerwarteten schnellen, dramatischen Entwicklung, es ist eine sehr schmerzhafte Erfahrung für die Biographieträgerin. Der benachrichtigte Hausarzt kann nur noch seine Überraschung zum Ausdruck bringen – Gerda Müller hat erneut die Erfahrung gemacht, dass sich die Einschätzung eines Arztes als falsch herausgestellt und sich ein Arzt als wenig hilfreich in der Bearbeitung einer aktuellen Krisenphase gezeigt hat.

In den neunziger Jahren geht Gerda Müller in Rente. In den folgenden Jahren bemerkt Gerda Müller erste Anzeichen für mögliche gesundheitliche Probleme, sie registriert dunkle Verfärbungen am rechten Fuß, die immer wieder auftreten. Obwohl die Biographieträgerin die Verfärbungen als Hinweise auf ein gesundheitliches Problem für möglich hält, reagiert sie mit aktiver Ausblendung: Sie setzt keine Bearbeitungsstrategien in Gang, versucht vielmehr, die Symptomatik anderen Menschen gegenüber zu verheimlichen, und baut sich – trotz ihrer Zweifel – eine aktive Selbsttäuschungskulisse auf: Sie unterstellt den Charakter der Harmlosigkeit ihrer Körpersignale. Die Symptomatik verstärkt sich jedoch: Neben den immer wieder auftretenden Verfärbungen entwickeln sich zunehmende Schmerzbeschwerden im rechten Bein, die Einschränkungen in der körperlichen Mobilität Gerda Müllers mit sich bringen – Gerda Müller muss bei Verrichtungen des Lebensalltages häufiger einmal Stehen bleiben. Ihre somatischen Beschwerden erschweren der Biographieträgerin zunehmend die Sicherstellung der Alltagsorganisation – die Einschränkung der körperlichen Leistungsfähigkeit führt dazu, dass Gerda Müller gewohnheitsmäßige alltägliche Verrichtungen nicht mehr so leichtgängig wie zuvor bewältigen kann. Die Biographieträgerin hält sich selbst und sozialen Bezugspartnern gegenüber die Ausblendungskulisse aufrecht – sie setzt keine aktiven Bearbeitungsstrategien in Gang, ruft keine medizinisch-professionelle Hilfe an. Gerda Müllers systematische Ausblendungshaltung – den Bedrohlichkeitscharakter der permanenten körperlichen Warnsignale verleugnend und die Harmlosigkeit der Symptome unterstellend – bildet zusammen mit den zugrunde liegenden somatischen Veränderungsprozessen den Bedingungsrahmen für die sich weiterentwickelnde schwere Erkrankung. Oder biographieanalytisch fokussiert: Die Entwicklung innerhalb der somatischen Dimension – die Entwicklung einer arteriellen Verschlusskrankheit – einerseits und die Reaktion der Biographieträgerin darauf – die Etablierung einer Haltung der systematischen Ausblendung der Krankheitsanzeichen und der Verzicht auf aktive Bearbeitungsstrategien – andererseits bilden ein wirksames Verlaufskurvenpotential für die Entstehung einer Krankheitsverlaufkurve.

Die Grenzüberschreitung des Wirksamwerdens des aufgeschichteten Verlaufskurvenpotentials manifestiert sich dann in Form einer sich schnell fortentwickelnden Höhepunktsituation mit ausgeprägter Dramatik für die Biographieträgerin: Nachdem bisher trotz der partiellen Einschränkung der Handlungsfähigkeit Gerda Müllers durch die körperliche Symptomatik die Alltagsorganisation im Wesentlichen aufrecht erhalten werden konnte, kommt es nun zu einer massiven Verschlimmerung der somatischen Problematik – Gerda Müller kann nicht mehr aufstehen, nicht mehr laufen und weist ausgeprägte Verfärbungen am rechten Fuß auf. Es hat sich eine bedrohliche Krisenphase etabliert, die für die Biographieträgerin mit der Erfahrung eines völligen Kontrollverlustes in Bezug auf den eigenen Körper verbunden ist – Gerda Müller hat vollkommen die Beherrschung zentraler, die direkte Mobilität betreffender Bereiche des eigenen Körpers verloren. Angesichts der massiven Symptomatik kann Gerda Müller ihre bisherige Ausblendungshaltung nur noch begrenzt aufrecht erhalten: Ihr stark beeinträchtigter Gesundheitszustand und der völlige Verlust der Handlungsfähigkeit machen professionelle Hilfe notwendig – der hinzu gerufene Hausarzt setzt sofort intensive medizinisch-professionelle Bearbeitungsstrategien in Gang: Gerda Müller wird – trotz ihres Widerstandes auf der Grundlage der immer noch aktiven Reste ihrer antrainierten Ausblendungshaltung – sofort von einem Krankenwagen abgeholt und in ein Krankenhaus eingeliefert. Die Grenzüberschreitung des Verlaufskurvenpotentials zeigt sich so als schnelle Entfaltung einer massiven Veränderungsdynamik: Die Biographieträgerin verliert jegliche Kontrolle über ihre Alltagsorganisation und muss sich ohne eigene Handlungsanteile der vollständigen medizinisch-professionellen Prozessierung ergeben. Die verlaufskurvenförmige Entwicklung im Rahmen der Grenzüberschreitung des Wirksamwerdens des Verlaufskurvenpotentials entwickelt sich im Folgenden dann sehr schnell weiter und ist mit gravierenden Veränderungen der grundlegenden Bedingungen des Lebens der Biographieträgerin verbunden: Noch am Abend des Einlieferungstages werden massive medizinische Behandlungsstrategin initiiert – Gerda Müller werden beide Beine unterhalb der Knien amputiert.

Die Zeit im Krankenhaus im Anschluss an die Amputationsbehandlung ist mit problematischen Erfahrungen für Gerda Müller verknüpft: Sie fühlt sich von der Dramatik, Schnelligkeit und Intensität der Ereignisse überrollt, sieht sich hilflos dem Ereignisablauf ausgeliefert. Der Biographieträgerin gelingt es nicht, das Erlebte sinnhaft einzuordnen. Das somatische Geschehen und dessen medizinisch-professionelle Bearbeitung sind als etwas Unerklärliches, Undurchschaubares in ihr Leben getreten. Gerda Müller entwickelt kein Bild von der eigenen Basiskrankheit, sie findet auch keine schlüssige Erklärung zu den Bedingungen der Entstehung dieser der Amputationsbehandlung zugrunde liegenden somatischen Funktionsstörung. Die Krankheit ist von der Biographieträgerin in ihren Grundlagen und Entstehungszusammenhängen unverstanden und wird als etwas erlebt, dass sich quasi heimtückisch-unbemerkt hinter dem eigenen Rücken entwickelt und dann plötzlich massivste professionelle Behandlungsprozeduren ausgelöst hat. Darüber hinaus sind für Gerda Müller auch die Grundlagen des ärztlichen Handelns zur Bearbeitung ihrer gesundheitlichen Krisenphase nicht nachvollziehbar. Der medizinische Bedingungsrahmen für die Amputationsbehandlung kann von ihr nicht durchschaut werden. Sowohl für die Frage, wie es überhaupt zur Amputation kommen konnte, als auch für die Frage, was die Amputation des linken Beines – das aus Gerda Müllers Perspektive augenscheinlich gar nicht von den gesundheitlichen Beschwerden betroffen war – notwendig machte, kann die Biographieträgerin keine erklärungswirksame Antwort finden. Den medizinischen Professionellen gelingt es nicht, die eigentheoretische Verarbeitung des Krankheits- und Behandlungsgeschehens durch die Biographieträgerin durch für diese nachvollziehbare Erklärungen zu unterstützen. Gerda Müller fühlt sich im Krankenhaus bei der Suche nach Deutungen für das Erlebte von den Ärzten im Stich gelassen. Mehr noch: Sie entwickelt die Überzeugung, dass auch die Ärzte keine wirkliche Erklärung für das Krankheitsgeschehen haben. Ohne Verständnis für die Entwicklungsbedingungen der der Amputation zugrunde liegenden Krankheit kann die Biographieträgerin auch das Verlaufskurvenpotential ihrer Krankheitsverlaufskurve nicht erfassen: Die somatische Dimension der arteriellen Verschlusskrankheit wird von ihr nicht verstanden, die Frage nach möglichen eigenen Schuldanteilen in der Entstehungsphase der Krankheit konsequent ausgeblendet. Gerda Müller stellt sich nicht der Frage, ob ihre systematische Ausblendungshaltung in der Lebensphase vor der Amputation – und damit der Verzicht auf frühzeitige medizinisch-professionelle Hilfe – die folgende schnelle, dramatische gesundheitliche Krisensituation mitbedingt haben könnte. Abgesehen von dem intensiven Schockerleben Gerda Müllers, unerwartet beide Beine verloren zu haben, realisiert sie im Krankenhaus auch die für sie unangenehme und als stigmatisierend erlebte Erfahrung, zeitweise ihr eigenes symbolvermitteltes Wirken in die soziale Welt nicht mehr kontrollieren zu können: Das Schmerzempfinden nach der Amputation übersteigt Gerda Müllers Fähigkeiten zur Selbstbeherrschung – sie schreit vor Schmerzen. Insgesamt betrachtet, wird die der Amputation zugrunde liegende somatische Funktionsstörung und deren medizinisch-professionelle Bearbeitung von der Biographieträgerin als ein Sinnzusammenhang wahrgenommen. Das – in diesem Sinne die somatische Ebene und die Behandlungsebene integrierende – Krankheitsgeschehen ist in der Perspektive der Biographieträgerin als plötzlich massivste Wirkungen entfaltende unerwartete Ereignismasse aufgetreten, der sie ohne eigene Kontrollmöglichkeiten gegenübersteht, und die mit intensivem Fremdheitserleben verbunden ist.

Nach der Phase der Betreuung im Amputationskrankenhaus, die mit der ersten Stabilisierung der Somatik einhergeht, wird Gerda Müller drei Monate in einer Rehabilitationsklinik behandelt. Hier soll ihr gesundheitlicher Zustand weiter stabilisiert werden. Die Phasen der Behandlung und Betreuung im Amputationskrankenhaus und in der Rehabilitationsklinik werden von Gerda Müller als eine zusammenhängende Lebensphase empfunden, die durch bestimmte und in beiden Krankenhäusern ähnliche oder im Zusammenhang stehende Erfahrungsqualitäten charakterisiert ist: a) Im Krankenhaus stellen die medizinischen Professionellen bereits relativ kurz nach der Amputationsbehandlung Anforderungen an Gerda Müller. Sie muss zum einen körperliche Bewegungsübungen als Teil des Rehabilitationsprozesses realisieren. Die Biographieträgerin macht hierbei die Erfahrung, dass ihre aktive Mitarbeit und Kooperation zum Behandlungsarrangement dazu gehört und in diesem Sinne wichtig für den Behandlungserfolg ist. Sie befolgt die professionellen Handlungsanweisungen und bekommt positive Rückmeldungen von den medizinischen Professionellen für ihre Mitarbeit. Gerda Müller muss zum anderen bereits relativ kurze Zeit nach der Operation selbst Verantwortung für bestimmte Bereiche der Alltagsorganisation in der Rehabilitationsklinik übernehmen: Ihr werden bestimmte Aufgaben – insbesondere im Bereich der Sicherstellung der täglichen körperlichen Hygiene – selbst überlassen, was faktisch als Handlungsanreiz wirkt. Gerda Müller zeigt darüber hinaus auch selbst Interesse an der geordneten Bewältigung des Lebensalltages – sie legt z.b. Wert auf ordentlich gemachte Betten an den Sonntagen und stellt dies selbst sicher. Die Biographieträgerin hält während der Klinikaufenthalte ihre Ansprüche an die geordnete Abwicklung des Lebensalltages in den Bereichen Ordnung und Hygiene aufrecht. Insgesamt betrachtet, befolgt Gerda Müller in den Krankenhäusern die professionellen Handlungsanweisungen ohne Einschränkungen und versucht aktiv, den von professioneller Seite an sie gestellten Erwartungen nachzukommen. Sie entfaltet in der Alltagsbewältigung einige kleinere Aktivitäten, bleibt dabei aber immer im institutionell von den medizinischen Professionellen vorgegebenen Rahmen, auch bei Handlungsvollzügen, die nicht unmittelbar von den Ärztinnen und Pflegern initiiert sind. Die Biographieträgerin befindet sich in den Krankenhäusern in einer Lebensphase umfassender Prozessierung durch medizinische Behandlungs- und Rehabilitationsabläufe. Die Krankheitsbearbeitung realisiert sich in dieser Zeit als Prozess mit Aktivitätsanteilen der Biographieträgerin in Kontrolle und unter der Entscheidungs- und Handlungshoheit des medizinischen Personals. Während des Aufenthaltes Gerda Müllers in der Rehabilitationsklinik gelingt es den Ärzten und Pflegerinnen, den gesundheitlichen Zustand der Biographieträgerin weiter zu stabilisieren. Der positiv verlaufende medizinische Behandlungsprozess führt so zur Kontrolle der Verlaufskurvendynamik in der somatischen Dimension – die lebensbedrohliche gesundheitliche Krise der Biographieträgerin kann erfolgreich medizinisch-professionell bearbeitet werden. b) Im Übergang vom Amputationskrankenhaus zur Rehabilitationsklinik muss Gerda Müller eine zusätzliche für sie prekäre Erfahrung realisieren: Die Beinprothesen, die während ihres ersten Krankenhausaufenthaltes für sie gefertigt wurden, weisen eine schlechte handwerkliche Qualität und eine schlechte Funktionalität auf. Die Biographieträgerin muss bereits im gewissermaßen geschützten sozialen Rahmen des Rehabilitationszusammenhangs die Erfahrung machen, dass sie aufgrund ihrer Krankheit – bzw. der Krankheitsfolge des Verlustes beider Beine, was, wie oben bereits dargestellt, von ihr als ein Krankheitszusammenhang gesehen wird, in dem der Verlust der bzw. das Leben ohne Beine das zentrale Krankheitsmerkmal darstellt – stigmatisiert werden kann. Gerda Müller fühlt sich in der Rehabilitationsklinik aufgrund der schlechten Prothesen ausgelacht (– wobei die zugrunde liegende Reaktion des Personals sicher nicht bösartig gemeint war.) Sie macht die degradierende Erfahrung, dass es nun Bereiche in ihrem Leben gibt – die mit der krankheitsbedingt eingeschränkten Körperlichkeit in unmittelbarer Beziehung stehen –, die ohne eigene Schuld zum Anlass von Stigmatisierungserfahrungen werden können. Eine behandelnde Ärztin löst dann – nach mehreren erfolglosen Nachbesserungsversuchen des Herstellers – das Stigmatisierungspotential auf, in dem sie die Fertigung modernerer und gut funktionierender Prothesen bei einem anderen Anbieter initiiert. c) Gerda Müller sieht während der Rehabilitation dem Ende des Klinikaufenthaltes mit einer ambivalenten Haltung entgegen: Einerseits erlebt sie die Zeit der Rehabilitation als eine lang andauernde belastende Lebensphase, die auch durch die Unbestimmtheit des Entlassungstermin gekennzeichnet ist. Andererseits hat Gerda Müller zumindest teilweise und vor allem in der letzten Phase der Rehabilitationszeit den Wunsch, noch länger in der Klinik zu bleiben. Die Biographieträgerin muss dann den geschützten Rahmen der Rehabilitationsklinik verlassen, ohne sich vollständig bereit dazu zu fühlen. Sie sieht sich auch am Ende des Aufenthaltes in der Rehabilitationsklinik ohne eigene Handlungsanteile den Entscheidungen der Ärzte anergeben. Mit der weitgehenden somatischen Stabilisierung Gerda Müllers ist die intensive Bearbeitung der somatischen Dimension der Krankheitsverlaufskurve durch die medizinischen Professionellen abgeschlossen. d) Gerda Müller wird nicht direkt aus der Rehabilitationsklinik nach Hause entlassen. Ihre aufgrund des Verlustes beider Beine nun eingeschränkte körperliche Mobilität und Leistungsfähigkeit machen Umbaumaßnahmen in ihrem Wohnhaus notwendig. Die baulichen Maßnahmen zur Anpassung der Eigenschaften des Wohnhauses an die veränderte Körperlichkeit Gerda Müllers – vor allem der Umbau einer Treppe und der Einbau einer Dusche anstatt der vorhandenen Badewanne zur Erleichterung der Bewegung der Biographieträgerin im Haus mit dem Rollstuhl oder mit Prothesen – dauern zum Zeitpunkt ihrer Entlassung aus der Klinik noch an. Die Biographieträgerin wird daher zunächst für etwas mehr als eine Woche in eine andere, wesentlich kleinere medizinische Einrichtung eines privaten Trägers in einer Stadt in der Nähe ihres Wohnortes verlegt. Dieser Aufenthalt wird ohne einen gezielten therapeutischen Fokus initiiert. Es gilt vielmehr, die Wartezeit bis zur Fertigstellung des Umbaus des Wohnhauses zu überbrücken. Darüber hinaus verfügt die Einrichtung nicht über differenzierte Erfahrungen und Ablaufroutinen in der Betreuung Beinamputierter. Gerda Müller macht in dieser Einrichtung die Erfahrung, dass das Pflegepersonal ihr als einer besonderen Patientin eine besondere Aufmerksamkeit entgegenbringt. Gerda Müller wird intensiv betreut, sie sieht sich auffallend intensiven Überwachungs- und Kontrollstrategien des Personals ausgesetzt – wenn auch auf der Basis freundlicher Interaktionsmodalitäten der Schwestern. Die Biographieträgerin bekommt von den medizinischen Professionellen den herausgehobenen Status einer Patientin mit einer besonderen, schweren gesundheitlichen Schädigung zugeschrieben, einer schweren Krankheit mit besonderen Charakteristika. In der Wahrnehmung Gerda Müllers stellt sie als Patientin mit ihrer spezifischen Symptomatik des Verlustes beider Beine das Pflegepersonal vor neue, herausragende, nicht-alltägliche und nicht-routinisierte Betreuungsanforderungen. Sie spürt eine gewisse Verunsicherung bei den Pflegekräften, fühlt sich jedoch sehr sorgfältig betreut. Obwohl die Biographieträgerin zwar zumindest partiell die engmaschigen Überwachungsstrategien der Schwestern als etwas übertrieben ansieht, symbolisieren die von den Pflegekräften gespiegelte Außergewöhnlichkeit und Intensität ihrer gesundheitlichen Beeinträchtigung doch für Gerda Müller die Schwere der eigenen Erkrankung. Die Spiegelungen der Schwestern gehen in das Selbstbild der Biographieträgerin ein. Die Interaktionsstrategien des Personals – die außergewöhnliche und permanente Intensität der Aufmerksamkeit und Kontrolle sowie eine zumindest anfangs gezeigte Unsicherheit angesichts der ungewohnten Betreuungsaufgaben – symbolisieren in der Wahrnehmung der Biographieträgerin eine besondere „Zerbrechlichkeit" bzw. Anfälligkeit ihrer Existenz nach der Amputation. Die symbolischen Kundgaben und die faktischen Handlungen des medizinischen Personals haben die Funktion von signifikanten Symbolen und spiegelnden Rückmeldungen in der Auseinandersetzung der Biographieträgerin mit dem Aufbau eines neuen Selbstbildes mit ihrer gesundheitlichen Beeinträchtigung. Gerda Müller bekommt so von den Pflegekräften den Eindruck vermittelt, dass sie eine besonders schwerwiegende Erkrankung hat, die einen besonderen, einen herausragenden Betreuungsaufwand erforderlich macht. e) Gerda Müllers Erleben seit der Amputation ist von großer Resignation bestimmt. Die Biographieträgerin hat die Amputation als einen enorm einschneidenden biographischen Bruch empfunden, ihre bisherige Lebensführung ist aus ihrer Sicht nun nicht mehr aufrecht zu erhalten. Sie stellt die Sinnhaftigkeit eines Lebens mit der Krankheit – also ohne Beine – grundsätzlich in Frage. Gerda Müller kann sich biographisch nicht positiv in die Zukunft entwerfen – kann sich kein sinnerfülltes Leben ohne Beine vorstellen. Die Vorstellungswelt der Biographieträgerin ist dominiert von dem Gedanken, dass mit der Amputation wesentliche, essentielle Grundlagen eines erfüllenden Lebens unwiederbringlich weggebrochen sind. Sie antizipiert – biographieanalytisch formuliert – in Bezug auf ihr weiteres Leben eine sich aus der Amputation ergebende zwangsläufige Degression des eigenen biographischen Handlungshorizontes und definiert sich selbst in einer biographischen Endposition. Sie kommt zu der grundsätzlichen Einschätzung, nicht mehr viel vom Leben erwarten zu können.

Insgesamt die Zeit von der Amputation bis zur Entlassung nach Hause betrachtet und biographieanalytisch fokussiert, lässt sich festhalten, dass durch das medizinisch-professionelle Handeln der Ärzte und Pflegekräfte eine Stabilisierung innerhalb der somatischen Dimension der Krankheitsverlaufskurve der Biographieträgerin erreicht wird. Gerda Müllers Gesundheitszustand ist nicht mehr akut bedroht – der somatische Teil der Verlaufskurvendynamik ist unter Kontrolle gebracht. Demgegenüber entfaltet die Verlaufskurvendynamik innerhalb der biographischen Dimension der Krankheitsverlaufskurve – insbesondere auf der Basis der fehlenden erfolgreichen theoretischen Verarbeitung des Erlebten mit dem Ziel des Finden und Etablierens einer Haltung zum bisherigen Leben, einer Haltung zur Krankheit sowie einer Haltung zum künftigen Leben mit der Krankheit auf der Basis einer biographischen Neuausrichtung – eine enorme Wirkung. Die nach der Amputation von Gerda Müller entwickelte Perspektive auf ihre körperliche Beeinträchtigung sowie auf sich selbst als Betroffene – auf der Grundlage der fehlenden erklärungswirksamen Vorstellung von der Basiserkrankung und von den Grundlagen des medizinischen Handelns der Professionellen, der verinnerlichten Vorstellung von der Schwere der eigenen Beeinträchtigung sowie der Überzeugung von der Unwiederbringlichkeit sinnerfüllten Lebens ohne Beine – stellt eine schwere biographische Hypothek für ihr weiteres Leben dar: Die Biographieträgerin verspürt einen großen Leidensdruck – sie sieht sich in einer krankheitsbedingt ausweglosen biographischen Situation extrem verengter Handlungsmöglichkeiten gefangen, die aus ihrer Sicht nicht zu bearbeiten ist. Die Verlaufskurvendynamik bleibt so auch nach der Stabilisierung der Körperlichkeit dominant.

In der Zeit im Anschluss an die Entlassung Gerda Müllers aus der stationären Betreuung lassen sich zwei Phasen unterscheiden: In ihrem Leben unmittelbar nach der Rückkehr in das eigene Wohnhaus hat die Biographieträgerin große Probleme, sich unter den neuen körperlichen Bedingungen und unter dem Eindruck des Erlebten zur Entwicklung und zum Erlernen neuer Routinen der Alltagsbewältigung auf der Basis der nun krankheitsbedingt eingeschränkten körperlichen Kompetenzen zu motivieren. Aus dem Empfinden tiefer Resignation in Bezug auf das antizipierte Leben mit der chronischen Gesundheitsbeeinträchtigung – dem Leben ohne Beine – heraus hat Gerda Müller Schwierigkeiten in der Etablierung einer neuen Alltagorganisation mit der Krankheit: Es fällt ihr schwer, sich auf die geordnete Verrichtung der basalen Aufgaben des Lebensalltages auf einem gewissen Niveau hin auszurichten. Gerda Müller entwickelt dann aber doch wieder den Wunsch nach einer gewissen Organisation und Qualität des Lebensalltages – bezogen auf wenige zentrale Bereiche der Alltagsbewältigung, wie z.B. die Essenszubereitung und die häusliche Ordnung. Dieser Wunsch wirkt faktisch als Handlungsanreiz und setzt eine gewisse Dynamik in Gang: Der Wunsch der Biographieträgerin nach einer zumindest partiellen Geordnetheit des Lebensalltages auf einem gewissen Niveau – in eng begrenzten Bereichen der Alltagsbewältigung – zwingt sie dazu, sich teilweise – jedoch nur bezogen auf wenige konkrete Aktivitäten der Bewältigung des unmittelbaren Lebensalltages – mit der neuen eigenen Lage der beeinträchtigten Körperlichkeit abzufinden. Die Biographieträgerin arrangiert sich partiell mit den krankheitsbedingt veränderten somatischen Rahmenbedingungen des Lebens in wenigen spezifischen Bereichen der Alltagsbewältigung – und nur hier. Sie akzeptiert die Notwendigkeit, sich im Bereich des Kerns der Alltagsorganisation auf diese neuen Lebensbedingungen einzustellen. Gerda Müller wird in spezifischen Kernbereichen der Bewältigung des zentralen Lebensalltages – wie z.B. in den Bereichen der Essenszubereitung oder der häuslichen Ordnung – wieder aktiver.

Im Laufe der Jahre nach der Amputation entwickelt und etabliert sich in Gerda Müllers Leben dann eine Form der Lebensgestaltung, die durch folgende Charakteristika gekennzeichnet ist:

a) Im Bereich der Bewältigung der alltäglichen Aufgaben der Lebensabsicherung gibt die tägliche, institutionell geregelte professionelle Betreuung Gerda Müllers durch die Pflegekräfte eine Pflegedienstleisters den Takt ihrer Alltagsorganisation vor. Gerda Müller wird zu Hause jeden Tag jeweils am Morgen und am Abend einer Pflegeroutine unterzogen, die Aktivitäten der körperlichen und häuslichen Hygienearbeit beinhaltet. Dabei schwanken die täglichen Ankunftzeiten der jeweiligen Schwester (arbeitsbedingt) stark, was dazu führt, dass die Biographieträgerin sich mit ihren eigenen Alltagsaktivitäten und Tagesroutinen flexibel dem institutionellen Pflegeablauf unterordnen und anpassen muss. In diesem Sinne bilden die institutionellen Pflegeabläufe einen organisatorischen Rahmen für Gerda Müllers eigene, autonome tägliche Handlungsroutinen. Die Pflegeaktivitäten der Schwestern mit ihren zeitlichen Schwankungen geben den Rhythmus für Gerda Müllers eigene Aktivitäten in der Alltagsorganisation vor. Die Biographieträgerin muss sich – ohne nennenswerte eigene ablauforganisatorische Entscheidungsanteile dabei – dem institutionellen Ablaufrhythmus einpassen.

Um die professionellen Pflegemaßnahmen herum sind einige wenige eigene, autonome Ablaufroutinen der Biographieträgerin organisiert. Die Zwischenräume der professionellen Betreuung werden mit – ebenfalls streng geregelten – täglichen Routineaktivitäten gefüllt, die auf eine geringe Anzahl von Aktivitätsbereichen – wie etwa Fernsehen, Essenszubereitung und -aufnahme sowie Ordnung-Halten – begrenzt sind. Gerda Müller etabliert eine starr geregelte Alltagsroutine, die aus wenigen, sich täglich wiederholenden Kernaktivitäten besteht. Im Mittelpunkt der Alltagsbewältigung steht eine genau geregelte tägliche Ablaufstruktur, die neben den professionellen Pflegemaßnahmen wenige Kernaktivitäten der Biographieträgerin in geringen Variationsspannweiten beinhaltet.

Gerda Müller hält in einigen zentralen Bereichen der Alltagsorganisation an bestimmten Standards fest. Die Biographieträgerin will im „Schrumpfbereich" der unmittelbaren Alltagsbewältigung nicht auf ein gewisses Niveau verzichten, so werden etwa Standards der Ordnung, der körperlichen Hygiene und der finanziellen Solidität strikt aufrecht erhalten. Auf der Grundlage dieser Haltung nimmt die Biographieträgerin dann auch partiell einen begrenzten Einfluss auf die konkrete Ausgestaltung der Ablaufroutinen der professionellen Pflege – sie besteht z.b. auf die in ihrer Sicht notwendige Sicherstellung der Körperhygiene durch tägliches Duschen am Morgen (anstatt nur gewaschen zu werden). Gerda Müller fühlt sich – vor dem Hintergrund der von ihr so gesehenen finanziellen Entlohnung des Pflegeunternehmens für dessen Arbeitsdienste und auf der Basis ihrer eigenen Ansprüche an körperliche Hygiene – berechtigt, gewisse Erwartungen an die Quantität und die Qualität der Pflegedienstleistungen der Schwestern zu stellen. Die grundsätzliche Fremdbestimmung im institutionell geregelten Bereich der Alltagsorganisation bleibt jedoch erhalten. Durch die kleinen Handlungsanteile – in institutionell vorgegebenen Alternativen – in Bezug auf die Ausgestaltung des professionellen Pflegehandelns wird die partielle Prozessierung der Alltagsorganisation nicht wirklich aufgebrochen.[44]

b) Die Biographieträgerin etabliert einige zentrale Strategien in ihrer Lebensführung mit der Krankheit: Im Zentrum steht dabei eine extrem ausgeprägte Rückzugshaltung – eine Haltung der strengen Aktivitätsbegrenzung –, die als stabiles, fest verankertes Verhaltensmuster zu einem relevanten Lebensmerkmal wird. Zum einen werden aktive Rückzugsstrategien initiiert: Gerda Müller versucht, Orte sozialer Rahmungen mit tatsächlichen oder auch mit nur potentiellen sozialen Kontakten zu meiden. Sie beschränkt ihren sozialinteraktiven Umgang auf wenige Menschen, sie zieht sich aus weiten Bereichen des sozialen Lebens im Wohnumfeld – wie etwa dem Einkauf im Dorf oder auch der Teilnahme an öffentlichen geselligen Zusammenkünften – weitgehend zurück. Darüber hinaus lässt die Biographieträgerin signifikante soziale Beziehungen zu anderen Menschen im Wohnumfeld versiegen. Sie vermeidet emotional tiefgängige, mit reziproken Erwartungen verknüpfte stabile soziale Kontakte, da sie – so ihr Empfinden – wenig oder keinen emo-

---

44 Es erscheint notwendig, in diesem Zusammenhang darauf hinzuweisen, dass die Betreuung durch die Pflegekräfte in ihrer unterstützenden Wirkung in der Bewältigung der Aufgaben des Lebensalltages durchaus von der Biographieträgerin – und auch vom Autor – gesehen werden. Die im Text formulierten Auswirkungen und Funktionen in der Lebensgestaltung der Biographieträgerin bleiben davon jedoch unberührt.

tionalen Gewinn mehr aus solchen Kontakten ziehen kann. Soziale Kontakte werden von Gerda Müller in der Regel als wenig erfüllend erlebt. Sie pflegt die noch vorhandenen Kontakte nicht aktiv, was letztlich dazu führt, dass sie über keine tatsächlich signifikanten sozialen Bezugspersonen – denen sie emotionale Nähe und Anteilnahme entgegenbrächte – im Dorf mehr verfügt. Die Biographieträgerin hat sich auf der Basis ihrer aktiven Rückzugsstrategien ein großes Maß an Zurückgezogenheit geschaffen, sie lebt im Hinblick auf die Quantität und die Qualität sozialer Beziehungen in ihrem Wohnumfeld relativ isoliert.

Zum anderen initiiert Gerda Müller Strategien des Verzichtes auf Aktivitätsbereiche. Diese Strategien der Begrenzung von Handlungsbereichen haben die extreme Beschränkung des eigenen Aktivitätsradius´, der eigenen Mobilitätsreichweite der Biographieträgerin zur Folge. Gerda Müllers Handlungshorizont ist auf die elementaren Aktivitäten zur Bewältigung des Lebensalltages begrenzt. Sie gibt weitgehend Handlungsmöglichkeiten jenseits der unmittelbaren Alltagsorganisation auf, verzichtet überwiegend auf Aktivitätsbereiche, die an Mobilität gekoppelt sind – etwa Reisen oder Besuche bei zweien ihrer drei Kinder. Die selbstgewählte Verengung des eigenen Aktivitätsradius´ bedeutet faktisch die Aufgabe vieler früherer Lebensbezüge der Biographieträgerin.

Obwohl Gerda Müller den Grad ihrer Isolation – im Sinne fehlender häufiger intensiver und emotional grundgelegter Sozialkontakte – aktiv ausblendet und sich – auf eine diffuse Art – selbst zumindest partiell gut sozial integriert sieht, leidet sie unter ihrem systematischen Rückzugsverhalten, unter der sozialen Zurückgezogenheit. Trotzdem hält sie konsequent am Reaktionsmuster des Meidens von sozialen Kontexten fest und entwickelt keine Strategien zur Bearbeitung ihrer sozialen Isolation – die Biographieträgerin bleibt im für sie überschaubaren geschützten Rahmen der etablierten, eng fokussierten Alltagsbewältigung.

Dem Rückzugs- und Vermeidungsverhalten der Biographieträgerin liegen zwei systematische Bedingungen zugrunde: Einerseits hat Gerda Müller eine spezifische Haltung entwickelt, die eine Fallendynamik initiiert und in Gang hält. Der selbstinitiierte Rückzug aus sozialen Kontexten und das Aufgeben von Aktivitätsbereichen erscheinen Gerda Müller als zwingende, unvermeidbare Krankheitsfolgen bzw. Auswirkungen der eigenen somatischen Beeinträchtigung. Die Tatsache, dass es andere Menschen mit ähnlichen Gesundheitsproblemen gibt, die andere Formen der Lebensführung entwickeln, bearbeitet die Biographieträgerin eigentheoretisch, indem sie die von ihr so gesehene Unmöglichkeit eines anderen Umgangs mit ihrer Gesundheitsbeeinträchtigung auf unabänderliche Merkmale ihrer eigenen Persönlichkeitsstruktur zurückführt. Für Gerda Müller sind Aktivitäten jenseits ihrer etablierten Handlungsroutinen undenkbar. Sie sieht die von ihr selbst initiierten Rückzugsstrategien – auch ihren Wunsch nach Rückzug – in direkter Verursachung durch die Amputation der Beine. Auf der Grundlage der festen Überzeugung der Biographieträgerin, dass sich die weitgehende Einschränkung des eigenen Handlungsradius´ systematisch und kausal aus der Krankheit – dem Verlust beider Beine – ergibt, sieht sie ihre Lebenssituation nach der Amputation als nicht abänderbar an. – Dementsprechend werden von ihr auch keine Strategien zur Bearbeitung der Zurückgezogenheit entwickelt. Gerda Müller sieht keine andere Möglichkeit, als sich in die als alternativlos verstandene Lebenssituation der Einschränkung und des Verzichts zu ergeben. Das zugrunde liegende Dilemma wird von ihr nicht durchschaut: Ihre Eigentheorie, nach der ihre Krankheit eine besonders schwerwiegende gesundheitliche Beeinträchtigung mit großer Verhinderungsmacht ist, die zwangsläufig ausgeprägte Einschränkungen im Leben entfaltet und den eigenen Handlungshorizont extrem verkürzt, führt dazu, dass die Biographieträgerin in ihrer Erleidensperspektive verharrt und keine Bearbeitung in Gang setzt oder auch nur erwägt. Die Krankheit erscheint ihr als etwas, das man in ihren dann damit verbundenen Auswirkungen schlicht hinnehmen muss. Andererseits wird der Rückzug Gerda Müllers aus sozialen Kontexten von der Angst vor Stigmatisierung angetrieben. Die Furcht davor, von anderen Menschen aufgrund der Krankheit – der amputierten Beine und der Fortbewegung im Rollstuhl – diskreditiert zu werden, bildet einen Teil des Bedingungsrahmens für die Rückzugs- und Verzichtsstrategien der Biographieträgerin. In Gerda Müllers Sicht auf sich selbst und auf die Welt stellt ihre versehrte Körperlichkeit ein persönliches Merkmal mit hohem Stigmatisierungspotential dar, wobei der Rollstuhl auch die Funktion eines Stigma-Symbols hat. Die Biographieträgerin hat keine die eigene körperliche Beeinträchtigung akzeptierende Haltung entwickeln können – die Krankheit ist nicht zu einem von ihr akzeptierten Teil des eigenen Lebens geworden und kann so weiterhin die Angst vor krankheitsbedingt sozialer Diskreditierung wirksam halten. Die Angstdynamik hat sich als permanentes Lebensmerkmal etabliert und bleibt ein Antriebsmotor für den aktiven Rückzug der Biographieträgerin aus sozialen Kontexten.

c) Gerda Müller greift in ihrer alltäglichen Lebensorganisation auf eine weitere grundlegende Strategie zurück: Sie überträgt dauerhaft Aufgaben der Alltagsbewältigung an andere. Dies geschieht auf der Grundlage ihrer Haltung zur eigenen Krankheit und zum Leben mit der Krankheit. Die Biographieträgerin sieht sich aufgrund ihrer somatischen Beeinträchtigung – dem Verlust beider Beine – grundsätzlich auf die Hilfe anderer Menschen angewiesen. Die Krankheit hat in Gerda Müllers Perspektive – im Sinne eines permanenten Lebensmerkmals – zwangsläufig die Folge, in der Bewältigung des Lebensalltages fremde Unterstützung notwendig zu machen. Gerda Müller delegiert auf der Basis des von ihr so empfundenen großen Ausmaßes der eigenen gesundheitlichen Beeinträchtigung Teile der Alltagsbewältigung: Sie überträgt zum einen zwei wichtige Bereiche der Sicherstellung des Lebensalltages zum Teil bzw. vollständig an eine Tochter, die auf diese Art als unterstützendes Element in zentralen Bereichen der Alltagsorganisation wirkt. Die Tochter – die nicht im selben Ort wohnt – bekommt die alleinige Zuständigkeit für die Abwicklung der Bankgeschäfte Gerda Müllers zugeschrieben. Sie verwaltet das Geld für ihre Mutter, erledigt alle Aktivitäten, die den Kontakt mit der Bank erfordern, und versorgt Gerda Müller mit Bargeld. Obwohl die Biographieträgerin die praktische Verfügungsgewalt und den organisatorischen Zugriff im Bereich der eigenen Finanzen an ihre Tochter delegiert, behält sie jedoch die letzte Entscheidungsgewalt über die Verwendung ihrer eigenen finanziellen Mittel. Darüber hinaus hat die Tochter weitgehend von Gerda Müller die Zuständigkeit für die Versorgung ihrer Mutter mit Lebensmitteln und Verbrauchsgütern erhalten. Zum anderen versucht die Biographieträgerin, auch bei Aktivitäten der Alltagsbewältigung, die nicht zu den vereinbarten Pflegedienstleistungen gehören, auf professionelle Hilfe zurückzugreifen. Gerda Müller hat gelernt, sich Hilfe in der Alltagsorganisation über das institutionell vorgesehene Maß zu organisieren – es gelingt ihr, von einer Pflegekraft auch Aufgaben erledigen zu lassen, die nicht zum vereinbarten Leistungskatalog der Pflege gehören: Die Gerda Müller am häufigsten betreuende Pflegeschwester geht für sie an einem mobilen Verkaufswagen in unmittelbarer Nähe des Wohnhauses einkaufen, wenn sich Pflege und Anwesenheit der Verkaufsstelle überschneiden. Die systematischen Hilfeleistungen der Tochter und der Pflegeschwester haben einerseits eine unterstützende Wirkung in Gerda Müllers Arrangement der Alltagbewältigung. Sie haben jedoch andererseits die paradoxe – und von den Akteuren nicht durchschaute – faktische Wirkung, die Rückzugs- und Vermeidungsstrategien der Biographieträgerin abzusichern. Die Hilfestellungen wirken als Untermauerung von Gerda Müllers Strategien der Aufgabe von Lebensbezügen, des Rückzuges aus Aktivitätsbereichen und dienen damit letztlich der Zementierung ihrer Zurückgezogenheit.

d) Gerda Müller befindet sich in einem eigentheoretischen Verarbeitungsdilemma: Sie kann keine wirksame – im Sinne von: erklärungsmächtige – Eigentheorie zu den Bedingungszusammenhängen der der Amputation zugrunde liegenden somatischen Erkrankung und zu deren medizinisch-professioneller Bearbeitung entwickeln. Die somatischen und die medizinisch-professionellen Entstehungszusammenhänge ihrer aktuellen gesundheitlichen Beeinträchtigung – der Körperlichkeit ohne Beine – bleiben von der Biographieträgerin nach wie vor undurchschaut. Für Gerda Müller stellt der Verlust beider Beine den auswirkungsreichen Kern der eigenen Krankheit dar. Der Entstehungsprozess des Lebens ohne Beine ist dabei für die Biographieträgerin ein integrierter Erfahrungszusammenhang, für dessen zentrale Dimensionen – die Ursachen der Entstehung der Basiserkrankung, die genaue Art der Basiserkrankung, eine mögliche eigene Schuld bei der Entstehung dieser Erkrankung sowie die Grundlagen des medizinisch-professionellen Handelns, in dessen Verlauf sie beide Beine verliert – sie keine befriedigenden Erklärungen im Sinne von Eigentheorien entwickeln kann. Gerda Müller kann keine akzeptierende Haltung zum damaligen Krankheitsgeschehen vor und im Zusammenhang mit der Amputation und damit auch nicht zum auswirkungsmächtigen lebensrelevanten Ausdruck der damaligen Gesundheitskrise in ihrer aktuellen Lebenssituation – der Existenz ohne Beine – finden. Die Umstände der Entstehung ihrer als unabwendbar mit der beeinträchtigten Körperlichkeit verbunden erlebten eingeschränkten und belastenden aktuellen Lebenssituation bleiben virulente offene, quälende Fragen für die Biographieträgerin.

e) Gerda Müller definiert sich selbst in einer vollkommenen und fest zementierten biographischen Endposition. Ihr biographisches Anspruchsniveau ist extrem niedrig ausgeprägt: Sie erwartet nichts Positives mehr vom Leben, entwickelt keine biographischen Entwürfe. Die Biographieträgerin hat sich in einer – aus ihrer Sicht zwangsläufig durch ihre Krankheit verursachten – Lebenssituation eingerichtet, in der das Ausbalancieren des unmittelbaren Lebensalltags auf der Basis weniger regelmäßiger und routinisierter Abläufe der Alltagsbewältigung im Mittelpunkt steht und kaum über den Sinnhorizont der Alltagsorganisation hinausreichende Aktivitäten realisiert werden. Gerda Müllers Haltung ihrem aktuellen Leben und dem von ihr antizipierten weiteren Leben gegenüber ist von großer Resignation gekennzeichnet: Sie hat keine Hoffnung auf eine mögliche positiv zu bewertende Änderung ihres Lebens; es gibt keine die Lebensorientierung tragenden stabilen Sinnquellen, die ihre Existenz mit fragloser Relevanz und mit Lebenszielen erfüllen könnten; die Biographieträgerin empfindet ihr Leben als nicht mehr erfüllend. Da – wie oben bereits ausgeführt – die aktuelle Lebenssituation Gerda Müller als direkt und kausal mit der Krankheit verknüpft erscheint, werden von ihr keine Bearbeitungsstrategien zur Rückgewinnung bzw. Erweiterung von Handlungsspielräumen initiiert. Gerda Müller stellt den Sinn eines Lebens ohne Beine grundsätzlich in Frage. Ihre Lebensperspektive stellt für die Biographieträgerin eine grundlegende „chronische" Problemkonstellation dar, für die der Tod die einzige „Lösung" ist. Sie hat (zum Teil differenzierte) Überlegungen zur Thematik eines möglichen Freitodes angestellt. Die „freiwillige" Beendigung der eigenen Existenz ist zu einem relevanten Thema für Gerda Müller geworden. Die Angst vor möglichen Auswirkungen eines missglückten Freitodversuches hält die Biographieträgerin jedoch von konkreten Planungen zu einem selbstinitiierten Existenzende ab. Die Vorstellung, dass ein misslungener Versuch eine noch belastendere Lebenssituation zur Folge haben könnte – etwa mit einem noch schlechteren Gesundheitszustand und der dann daraus möglicherweise folgenden Belastung der eigenen Kinder aus der Angewiesenheit auf permanente Pflege heraus oder mit der Einweisung in die Psychiatrie – verhindert, dass der Freitod zu einer realen Option für Gerda Müller wird. Die Biographieträgerin sieht dementsprechend das Warten auf das natürliche Existenzende als die einzige Möglichkeit in ihrer als belastend empfundenen Lebenssituation an.

Biographieanalytisch fokussiert, war mit dem Beginn der Krankheitsverlaufskurve – der sich dramatisch schnell fortentwickelnden bedrohlichen somatischen Krisenphase im Zuge der arteriellen Verschlusskrankheit und der sich sofort anschließenden Amputation beider Beine – ein einschneidender biographischer Bruch für die Biographieträgerin verbunden. Seit der Grenzüberschreitung des Wirksamwerdens des Verlaufskurvenpotentials ist die Verlaufskurvendynamik immer dominant im Leben Gerda Müllers geblieben. Für die Biographieträgerin stellt ihre Lebenszeit seit der Amputation eine zusammenhängende Lebensphase mit einem dominanten Erleidensgefühl und dem Empfinden des ausweglos Gefangenseins in einem durch die Krankheit – dem Leben ohne Beine – verursachten Leben mit extrem eingeschränkten Aktivitätsspannweiten dar. Die fehlende wirksame eigentheoretische Verarbeitung des Krankheits- und Behandlungsgeschehens und die damit verbundene fehlende biographische Verarbeitung des Erlebten hin zu einer akzeptierenden Haltung den eigenen Beeinträchtigungen gegenüber verhindern die Fokussierung und die aktive Bearbeitung der Verlaufskurve durch die Biographieträgerin, wirken als Antriebsmotor, der die Verlaufskurvendynamik in Gang hält.

4.4 Biographische Gesamtformung Rita Segert – Krankheit als Wandlungsprozess

Rita Segert wird Anfang der vierziger Jahre in einer Kleinstadt westlich von Berlin geboren. Sie absolviert zunächst für vier Jahre das institutionelle Ablaufmuster der allgemeinbildenden Schule, bevor sie ab der fünften Klasse auf eine allgemeinbildende Schule mit spezieller Sportförderung in einer Stadt in der Nähe ihres Wohnortes wechselt. Rita Segert beendet am Ende der achten Klasse das institutionelle Ablaufmuster der Schulausbildung, ohne die Spezialisierung der eigenen Schullaufbahn für ihre weitere berufsbiographische Planung zu nutzen. Die Biographieträgerin entwickelt das berufbiographische Handlungsschema der Aufnahme und Absolvierung einer Lehrausbildung zur Friseurin. Rita Segert realisiert die Lehre und die sich anschließende Berufseinmündungsphase als Friseurin erfolgreich. Im Alter von zweiundzwanzig Jahren sieht die Biographieträgerin ihr berufsbiographisches Handlungsschema der Friseurinnentätigkeit durch eine somatische Anfälligkeitsdisposition in Frage gestellt: Bei Rita Segert wird eine – wenn auch nur geringfügige – chronische Gesundheitsbeeinträchtigung im Herzbereich diagnostiziert – eine Herzerweiterung. Aufgrund dieser Herzproblematik bekommt die Biographieträgerin von den medizinischen Professionellen eine besondere Disposition zugeschrieben: Sie wird als körperlich nur begrenzt dauerhaft belastbar eingeschätzt. Auf Anraten von Ärzten muss Rita Segert ihren bisherigen berufsbiographischen Entwurf der Arbeit als Friseurin aufgeben, da – nach Ansicht der Ärzte – mit der beruflichen Tätigkeit als Friseurin Anforderungen – wie langes Stehen – verbunden sind, die mit der somatischen Anfälligkeitsdisposition aufgrund der Herzerweiterung nicht vereinbar sind. Rita Segert entwickelt dann einen neuen berufsbiographischen Entwurf: Sie besucht – während sie weiterhin noch als Friseurin arbeitet – die Volkshochschule und erlangt in drei Ausbildungsjahren ihren zweiten berufsqualifizierenden Abschluss als Industriekauffrau. Parallel zur Realisierung der neuen berufsbiographischen Planung initiiert die Biographieträgerin ein Handlungsschema der Familiengründung – sie heiratet und bekommt einen Sohn. Auch die zweite Berufseinmündungsphase Rita Segerts verläuft erfolgreich: Sie beginnt mit der Arbeit in der Verwaltung eines Betriebes in ihrem Wohnort. Nach einigen Jahren verlässt Rita Segert Mitte der siebziger Jahre den Betrieb und nimmt eine Arbeit in der betriebswirtschaftlichen Abteilung eines großen Handelsunternehmens auf.

In der zweiten Hälfte der siebziger Jahre initiiert die Biographieträgerin nach der Scheidung von ihrem ersten Mann ein neues Handlungsschema der Familiengründung – sie heiratet erneut und bekommt ihren zweiten Sohn. Rita Segerts jüngerer Sohn erkrankt dann im Alter von sechs Jahren an Diabetes mellitus. Die Krankheit des Sohnes hat einen partiellen, einen begrenzten biographischen Bruch für die Biographieträgerin zur Folge: zentrale Bereiche des familiären Lebens ändern sich. Während der Einstellung des Sohnes auf Insulin in einer Klinik wird Rita Segert – die während des gesamten Klinikaufenthaltes des Sohnes anwesend ist – systematisch von den medizinischen Professionellen in die notwendigen Ablaufroutinen und Techniken der unmittelbaren krankheitsbezogenen Arbeit bei Diabetes mellitus – wie etwa das Spritzen – eingewiesen. Sie erlernt in der Klinik die alltägliche Arbeit an der Krankheit des Sohnes als Grundlage für die Entwicklung eines angemessenen Arrangements der direkten somatischen Krankheitsbearbeitung dann im Lebensalltag zu Hause. Rita Segert macht dabei in der Klinik die Erfahrung, dass eine chronische Krankheit wie Diabetes mellitus etwas ist, das systematisch bearbeitet werden muss – auch vom Patienten bzw. dessen Angehörigen selbst –, und das Disziplin und Engagement in der Organisation und insgesamt in der Bewältigung der Krankheitsbearbeitung erfordert. Rita Segert begleitet ihren Sohn zunächst während aller Diagnosen und Behandlungen. Der Beginn der Krankheitsverlaufskurve des Sohnes ist mit großen Belastungen und Sorgen für Rita Segert verbunden. Die Ärzte bemerken ihren zunehmenden Erschöpfungszustand und schränken daraufhin die ganztägige Begleitung des Sohnes durch seine Mutter ein. Rita Segert soll fortan auch etwas Zeit für sich verbringen, um sich zu entspannen, und bekommt Beruhigungstabletten. Die Biographieträgerin erlebt die behandelnden Ärzte in der Klinik als kompetent und umsichtig in der medizinischen Behandlung ihres Sohnes, während ihrer Unterweisung in die Praktiken der krankheitsbezogenen Arbeit und im Bemerken ihres Erschöpfungsprozesses.

Auch nach dem gemeinsamen Krankenhausaufenthalt stellt die Diabetes-Erkrankung ihres Sohnes hohe Anforderungen an Rita Segert: Sie muss weiter zentrale Lernprozesse in Bezug auf die direkte krankheitsbezogene Arbeit realisieren, um eine adäquate unmittelbare Krankheitsbearbeitung für die Erkrankung des Sohnes im Lebensalltag sicherstellen zu können – etwa das regelmäßige Messen des Blutzuckerspiegels des Sohnes mittels (damals noch) komplizierter technischer Verfahren, das Spritzen oder die flexible Abstimmung von Essen und Insulingaben aufeinander vor dem Hintergrund der Labilität des Blutzuckerspiegels des Sohnes. Rita Segert ist sehr motiviert und zeigt großes Engagement dabei, den Sohn optimal zu betreuen. Sie realisiert Lernprozesse sowohl während der gemeinsamen Klinikaufenthalte als auch in Schulungen und verschafft sich darüber hinaus auch zusätzliches verfahrenstechnisches Wissen durch Konsultationen in einem Labor in der Nähe des Wohnhauses. Rita Segert wird in gewissem Sinne zu einer Expertin für die unmittelbare alltägliche Krankheitsbearbeitung der Diabetes-Erkrankung ihres Sohnes.

Die Erkrankung des Sohnes hat zur Folge, dass sich die gesamte Alltagsorganisation der Familie grundlegend verändert. Die Familienmitglieder stehen angesichts der Anforderungen, die sich aus der Krankheit des Sohnes ergeben, vor der Aufgabe, eine neue Form der Alltagsbewältigung mit neuen Ablaufroutinen zu entwickeln und zu etablieren. Für die Biographieträgerin ist die Betreuung ihres Sohnes mit zusätzlichen neuen, täglichen Aufgaben verbunden: Sie muss das in der Klinik und in anderen sozialen Rahmen gelernte krankheitsbezogene Wissen zu Hause im Lebensalltag umsetzen und etwa sicherstellen, dass ihr Sohn täglich zu festen Zeiten angemessene Mahlzeiten und die entsprechenden Insulingaben bekommt. Das starre Therapieschema strukturiert den Lebensalltag der Familie nun entscheidend mit. Die täglichen Aufgaben der unmittelbaren krankheitsbezogenen Arbeit werden fest in die Ablaufroutinen des familiären Lebensalltages integriert. Zu den Veränderungen in der alltäglichen Lebensorganisation gehört auch die Umstellung der bisherigen familiären Ernährungsweise auf eine für einen Diabetiker geeignete Ernährungsweise – an der dann alle Familienmitglieder teilhaben. Rita Segert entwickelt mit Engagement verschiedene, zum Teil kreative Handlungsschemata, um dem erkrankten Sohn eine möglichst abwechslungsreiche und genussvolle Ernährung bieten zu können: So etikettiert sie etwa diätische Süssigkeiten aus der DDR um – sie wickelt solche Genussmittel in ästhetisch ansprechendere Verpackungen aus der Bundesrepublik –, oder sie stellt für den Sohn geeignete Lebensmittel – z.B. Apfelsaft – selbst her. Die Umstellung der Ernährungsweise der Familie auf eine Diabetes-gerechte Ernährung geht für die nicht erkrankten Familienmitglieder mit Einschränkungen einher – so müssen für den kranken Sohn verbotene Lebens- und Genussmittel von den anderen Familienmitgliedern heimlich – hinter dem Rücken des jüngsten Sohnes – gegessen werden. Rita Segert sieht sich mit der schwierig zu handhabenden Anforderung konfrontiert, trotz der besonderen Sorgfalt und Aufmerksamkeit für den jüngeren Sohn auch die Perspektive des älteren Sohnes zu berücksichtigen und dessen Ansprüche nicht zu vernachlässigen.

Rita Segert übernimmt (zunächst) die Hauptverantwortung in der Bearbeitung der Krankheit des Sohnes. Sie sieht sich als diejenige, die am intensivsten in die Handhabung der notwendigen Techniken der unmittelbaren Bearbeitung der Diabetes-Erkrankung des Sohnes einsozialisiert ist, obwohl ihr Mann ebenfalls die zentralen Techniken und Ablaufroutinen eingeübt hat. Die Betreuung ihres Sohnes über Jahre hinweg ist ein Lebensmerkmal mit großer Relevanz für die Biographieträgerin in dieser Lebensphase. Die Biographieträgerin widmet ihrem Sohn in dessen Kindheit und Jugend sehr viel Aufmerksamkeit und versucht engagiert, ihm ein möglichst einschränkungsfreies Leben zu ermöglichen und ihn optimal gegen gesundheitliche Krisenphasen abzusichern. Rita Segert hat die Haltung entwickelt, dass ihrem Sohn permanent – also auch beim Besuch des Kindergartens oder später der Schule – aufgrund seiner krankheitsbedingten Anfälligkeitsdisposition für somatische Krisenzustände eine besondere Aufmerksamkeit und Sorgfalt durch die jeweiligen pädagogischen Betreuer zukommen muss. Sie sieht diese informierte Aufmerksamkeit sowohl während des Kindergartenbesuches als auch während der Grundschulzeit ihres Sohnes gegeben. Die tägliche Sicherstellung der bestmöglichen Betreuung ihres Sohnes ist jedoch mit großen Anstrengungen und Belastungen für die Biographieträgerin verbunden. Rita Segert trägt in den ersten beiden Krankheitsjahren des Sohnes die Hauptlast der krankheitsbezogenen Arbeit und fühlt sich dann den täglichen Anforderungen allein nicht mehr gewachsen. Die Familie entwickelt ein neues Arrangement der Arbeitsteilung: Ihr Mann wird stärker in die Alltagsroutinen der Krankheitsbearbeitung miteinbezogen, um Rita Segert zu entlasten. Akute Schockzustände ihres Sohnes durch Unterzuckerung stellen für Rita Segert besonders schmerzhafte und belastende Erfahrungen dar. Die mit einem Schock einher gehende verzerrte Physiognomie, der ungewöhnliche Blick sowie das Zucken des Körpers lösen schmerzhafte Entfremdungs- und Erleidensgefühle bei Rita Segert aus, der Schockzustand des Sohnes symbolisiert der Biographieträgerin besonders deutlich die eingeschränkte Gesundheit ihres Kindes, dessen permanente somatische Anfälligkeitsdisposition.

Insgesamt betrachtet entfaltet der Eintritt der Krankheit des Sohnes in Rita Segerts Leben Auswirkungen – wie dargestellt – vor allem im Bereich der familiären Alltagsorganisation. Mit der Erkrankung des Sohnes ist keine allumfassende biographische Brucherfahrung für die Biographieträgerin verbunden. Die berufsbiographischen Orientierungen Rita Segerts bleiben erhalten: Die Biographieträgerin etabliert unter Rückgriff auf den Kindergarten ein Arrangement, dass es ihr erlaubt, einerseits die sorgfältige Betreuung des Sohnes abzusichern und andererseits die eigene Berufstätigkeit nicht einschränken zu müssen. Sie bleibt in der Bearbeitung der Krankheit ihres Sohnes immer handlungsschematisch aktiv, auch wenn die Bearbeitungsstrategien mit großen Anstrengungen und Belastungen für sie verbunden sind. Der Krankheitsprozess des Sohnes ist für Rita Segert mit der Erfahrung verbunden, dass eine chronische Diabetes-Erkrankung einerseits mit großen Sorgen, Einschränkungen und Belastungen verbunden ist, anderseits jedoch auf der Basis permanenter Umsicht, Sorgfalt und Engagement durch tägliche Bearbeitung stabil ausbalanciert und damit grundsätzlich erfolgreich bearbeitet werden kann.

Mit der Wende in der DDR ändern sich die arbeitsorganisatorischen Rahmenbedingungen von Rita Segerts beruflicher Tätigkeit grundlegend. Bisherige Arbeitsbereiche Rita Segerts fallen weg, sie bekommt von ihrem Unternehmen ein Angebot für eine neue Arbeitsstelle – im Kundenservice eines Reisebüros, dass dem selben Unternehmen angegliedert ist. Die Biographieträgerin, die auf der Basis ihrer bisherigen Tätigkeit keine berufliche Zukunft mehr für sich sieht, ergreift handlungsschematisch im Sinne eines neuen berufsbiographischen Entwurfes die sich ihr bietende Chance und geht ohne zu Zögern auf das Angebot des Unternehmens ein. Die Berufseinstiegsphase in die neue Tätigkeit ist mit einigen Anstrengungen und Belastungen für Rita Segert verknüpft: Sie muss sich in ein für sie vollkommen neues Berufsfeld einarbeiten und sich dabei die Wissensgrundlagen für die neuen Arbeitsprozesse nahezu vollständig neu erarbeiten – sie kann dabei nicht auf hilfreiche berufliche Vorerfahrungen zurückgreifen. Rita Segert wird in einer Reihe von zum Teil mehrwöchigen Schulungen außerhalb ihres Wohnortes und im Rahmen von Arbeitsphasen in anderen, eingespielten Reisebüros für ihre neue Arbeit geschult. Darüber hinaus nutzt sie auch Zeit außerhalb ihrer Arbeitszeit, um sich mit den Grundlagen der Arbeit im Reisebüro vertraut zu machen. Rita Segert empfindet die Belastungen ihrer Einarbeitsphase, akzeptiert sie jedoch als unumgehbar und geht mit großer Energie das Erlernen der Arbeitsprozeduren ihrer neuen beruflichen Tätigkeit an. Mit dem Handlungsschema des beruflichen Wechsel ist die Haltung der Biographieträgerin verbunden, die neue Arbeit optimal beherrschen und die Berufseinmündungsphase möglichst erfolgreich realisieren zu wollen. Rita Segert stellt sehr hohe Anforderungen an sich selbst, in diesem Sinne sind die Belastungen dieser Zeit zumindest auch – abgesehen von den vom Unternehmen gesetzten Zugzwängen – von der Biographieträgerin im Sinne ihrer Haltung zu sich selbst und zu den Ansprüchen ihrer sozialen Umwelt selbstinitiiert. Das Handlungsschema der beruflichen Neuorientierung ist mit großem Ehrgeiz und darauf basierendem Engagement Rita Segerts verbunden.

Mitte der neunziger Jahre bemerkt Rita Segert während der Arbeitszeit akute Schmerzen im Brustbereich. Trotz der Intensität der Beschwerden lehnt sie das Ansinnen einer Kollegin, medizinisch-professionelle Hilfe anzurufen, ab und will zunächst mit dem eigenen Auto nach Hause fahren. Die Biographieträgerin verliert dann jedoch partiell die Kontrolle über ihre direkte körperliche Mobilität – sie muss sich in ihrer Arbeitstelle hinlegen und auf ihren herbeigerufenen Mann warten. Im Auto auf dem Weg stellen sich weitere Symptome ein: Rita Segert verspürt Beschwerden im linken Arm und muss sich erbrechen. Die Biographieträgerin entwickelt die Vorstellung, einen Herzinfarkt zu haben. Diese Einschätzung gründet sich auf Erfahrungen Rita Segerts in ihrer Herkunftsfamilie – beide Eltern hatten mehrere Herzinfarkte erlitten und im Familienkreis auch davon erzählt, so dass die Biographieträgerin eine Vorstellung von möglichen Symptome eines Herzinfarkts hat. Trotz ihrer Einschätzung, es könne sich um einen Herzinfarkt handeln, lehnt Rita Segert die von ihrem Mann vorgeschlagene direkte Fahrt zum Krankenhaus ab und kann sich ihm gegenüber auch durchsetzen. Ihre akute Symptomatik zwingt sie zwar, professionelle Hilfe anzurufen, sie besteht jedoch darauf, zu einem niedergelassenen Hausarzt gefahren zu werden. Ihrer Einschätzung, möglicherweise an einem akuten Herzinfarkt zu leiden, steht andererseits die Tendenz zur Verharmlosung der erlebten Symptome gegenüber.

Rita Segert wird bei dem aufgesuchten niedergelassenen Hausarzt vom Personal zunächst nicht als akut bedrohte Patientin wahrgenommen – sie muss auf die Behandlung warten. Ihre bis an die Grenze des Erträglichen gehenden Schmerzen bringen sie jedoch dazu, darauf zu drängen, umgehend dem Arzt vorgestellt zu werden. Während der Diagnosestellung bringt die Biographieträgerin dem Arzt gegenüber die aus ihrer Sicht auf einen Herzinfarkt hinweisenden körperlichen Anzeichen zum Ausdruck und verweist auch auf die Krankheitsgeschichte ihrer Eltern. Der Arzt kommt mittels der Apparatemedizin nicht zur Einschätzung, dass es sich um eine bedrohliche akute Gesundheitsbeeinträchtigung handelt und setzt keine intensiven medizinischen Bearbeitungsstrategien in Gang. Trotz ihrer ursprünglichen Vorstellung, an einem Herzinfarkt zu leiden, akzeptiert Rita Segert die Diagnose des Arztes und legt sich zu Hause zur Ruhe. Ihre Schmerzbeschwerden intensivieren sich jedoch weiter – Rita Segert meldet sich telephonisch ein weiteres Mal bei dem niedergelassenen Arzt und fragt nach medikamentöser Hilfe. Der Arzt nimmt die Symptomatik Rita Segerts weiterhin nicht als Hinweis auf eine schwere Erkrankung im Herzbereich wahr und schlägt die Einnahme eines schmerzbekämpfenden Medikamentes vor, das Rita Segert vorrätig hat. Die Biographieträgerin fügt sich trotz ihrer Beschwerden zunächst weiter dem Urteil des Arztes. Biographieanalytisch fokussiert, geht die Grenzüberschreitung des Wirksamwerdens des Verlaufskurvenpotentials mit einem lebensbedrohlichen Gesundheitszustand der Biographieträgerin einher, der zunächst nicht adäquat medizinisch behandelt wird.

Da sich ihre Schmerzen weiter steigern, initiiert die Biographieträgerin dann selbst weitergehende professionelle Bearbeitungsstrategien: Sie bittet ihre Familienangehörigen, einen Krankenwagen und den Notarzt zu rufen. Die Biographieträgerin bleibt damit in dieser gesundheitlichen Krisenphase weiter handlungsschematisch aktiv und nimmt relevanten Einfluss auf die Akutbearbeitung ihrer somatischen Problematik. Auch gegenüber den herbei gerufenen medizinischen Professionellen setzt Rita Segert noch eigene Handlungsakzente – sie läuft selbst von der Wohnung zum Fahrstuhl und die Treppen vom Wohnhaus zum Krankenwagen, anstatt – wie vom Notarzt gefordert – die Trage zu benutzen. Im Krankenwagen wird Rita Segert sofort akutmedizinisch behandelt. Ab diesem Zeitpunkt – der mit der Diagnose eines akuten Herzinfarktes einhergeht – laufen intensive medizinisch-professionelle Bearbeitungsstrategien an und haben zur Folge, dass die Biographieträgerin in eine Phase vollständiger Prozessierung durch das medizinisch-professionelle System gerät. Rita Segert wird dann fünf Tage lang auf der Intensivstation des städtischen Krankenhauses behandelt. Eine relevante Erfahrung für die Biographieträgerin besteht in der mehrfach von einem behandelnden Arzt ihr gegenüber formulierten Einschätzung, die intensivmedizinische Behandlung ihres Herzinfarktes hätte früher initiiert werden müssen. Rita Segert versucht sich mit dem Hinweis auf den Besuch des niedergelassenen Allgemeinmediziners zu rechtfertigen und blendet eigentheoretisch – sowohl in der Situation auf der Intensivstation als auch in der späteren Verarbeitung ihrer Krankheitserfahrungen – die Frage möglicher eigener Schuldanteile am späten Beginn der medizinischen Behandlung durch ihre eigene Entscheidung, beim Auftreten der Beschwerden nicht gleich ins Krankenhaus eingeliefert werden zu wollen, aus. Die Biographieträgerin hat die Erfahrung gemacht, dass die adäquate medizinische Bearbeitung ihrer gesundheitlichen Krise durch eine schuldhafte – inkompetente bzw. fahrlässige – Fehldiagnose des niedergelassenen Arztes hervorgerufen wurde, der – von ihr im Angesicht der späteren Diagnose eines akuten Herzinfarktes betrachtet – den gravierenden Fehler gemacht hat, nicht sofort die intensivmedizinische Behandlung im Krankenhaus einzuleiten. Diese Erklärungstheorie wird durch den Verweis der Krankenhausärzte auf die Inkompetenz des niedergelassenen Arztes beim Interpretieren des EKG-Befundes gestützt. Im Gegensatz zu der Erfahrung mit dem niedergelassenen Arzt schätzt Rita Segert das Handeln der Ärzte im Krankenhaus als kompetent ein.

Die Biographieträgerin befindet sich mehrere Tage in lebensbedrohlichem Zustand – die Verlaufskurvendynamik kann nach der Grenzüberschreitung des Wirksamwerdens des Verlaufskurvenpotentials in Form einer dramatischen Gesundheitskrise eine enorme Wirkung entfalten: die Alltagsorganisation Rita Segerts ist in dieser Lebensphase vollständig zusammengebrochen, sie wird umfassend durch das medizinisch-professionelle System prozessiert. Darüber hinaus ist sich die Biographieträgerin der Dramatik ihrer Lage bewusst – sie weiß, dass ihr Leben bedroht ist und hat Todesangst. Rita Segert hat den starken Wunsch, die gesundheitliche Krise zu überleben.

Nach den Tagen auf der Intensivstation wird Rita Segert auf eine andere Station verlegt. Es ist den medizinischen Professionellen gelungen, die akute Lebensbedrohung durch den Herzinfarkt abzuwenden. Innerhalb der somatischen Dimension der Krankheitsverlaufskurve konnte eine erste Stabilisierung des Zustandes der Biographieträgerin erreicht werden. Rita Segert geht sofort nach der Intensivbehandlung so aktiv, wie es ihr möglich ist, die Krankheitsbearbeitung an, mit dem Ziel, Handlungspotentiale – ihre unmittelbare körperliche Mobilität – zurück zu gewinnen: Sie resigniert nicht, lässt sich sofort und bereitwillig auf therapeutische und rehabilitative Maßnahmen ein und wird insgesamt im Rahmen der institutionellen Betreuung aktiv. Die

Biographieträgerin arbeitet aus eigenem Antrieb heraus an der Zurückgewinnung von Aktivitätsspielräumen, bezogen auf die unmittelbare Körperlichkeit – sie bleibt nicht abwartend im Bett liegen, sondern versucht sich viel zu bewegen, viel zu laufen, Treppen zu bewältigen. Rita Segert übernimmt so gleich zu Beginn der Krankheitsverlaufskurve selbst auch Verantwortung für die Bearbeitung ihrer Krankheit – vor allem im Bereich der Rückgewinnung von körperlichen Aktivitätspotentialen. Rita Segert sieht die Bearbeitung ihrer Krankheit auch als eigene Aufgabe an, nicht als Problem, das ausschließlich der Zuständigkeit der medizinischen Professionellen zufällt. Dabei bleibt die Biographieträgerin in ihren Aktivitäten im institutionell vorgegebenen Rahmen und entfaltet keine Handlungsschemata gegen den Willen der Ärzte.

Rita Segert kommt im Anschluss an die Behandlung im Krankenhaus zur Anschlussheilbehandlung bzw. Rehabilitation. Der Kuraufenthalt wird zu einer sehr relevanten Erfahrung in der Krankheitsverarbeitung der Biographieträgerin – zum Auslöser eines Prozesses, in dem sich grundlegende Haltungen der Biographieträgerin zu sich selbst und zu ihrer sozialen Umwelt ändern. Den Aufenthalt in der Rehabilitationsklinik empfindet Rita Segert als eine sehr positive Erfahrung. Die professionellen therapeutischen Angebote während der Anschlussheilbehandlung werden für die Biographieträgerin zum Anlass, sich vor dem Hintergrund des Herzinfarktes mit ihrem bisherigen Leben und insbesondere mit ihrer Art der bisherigen Lebensführung auseinander zu setzen und davon ausgehend über die Neuausrichtung ihres Lebens mit der Krankheit nachzudenken – biographische Arbeit zu leisten. Im Zentrum der Aufarbeitung ihres bisherigen Lebensverlaufes liegt die Identifizierung von systematischen Fehlern der bisherigen Lebensführung. Rita Segert sucht – als Kernbereich der eigentheoretischen Bearbeitung des Krankheitsgeschehens – nach Ursachen für ihre chronische Herzkrankheit und entwickelt davon ausgehend Eigentheorien zu angemessenen, weitere Gesundheitskrisen vorbeugenden Formen von Lebensführung mit der Krankheit. Dabei empfindet sie die Gesprächsangebote von Professionellen während der Kur im Sinne von Reflexionsmöglichkeiten als sehr anregend und hilfreich. Auch die professionell angeleitete Anwendung von Entspannungstechniken gehören zu den angenehmen und die Verarbeitung des Krankheitsgeschehens unterstützenden Erfahrungen für Rita Segert. Auf der Grundlage der Ausprägung einer für die Biographieträgerin schlüssigen, wirksamen – erklärungsmächtigen – Eigentheorie zu den Verursachungsbedingungen der chronischen Herzkrankheit entwickelt sie im Vollzuge biographischer Arbeit neue Perspektiven auf sich selbst und auf die sie umgebende Welt: Rita Segert sieht sich als Mensch, der sich in seinem Leben systematisch immer wieder in chronische Überforderungssituationen gebracht hat. Abgesehen von äußeren Zwängen – wie etwa organisatorisch die tägliche Betreuung der Kinder im Kindergarten trotz der eigenen Arbeit sicherzustellen oder den Anforderungen der Krankheitsbearbeitung der Diabetes-Erkrankung ihres jüngeren Sohnes nachzukommen – liegt für die Biographieträgerin ein wesentlicher Bedingungsrahmen für die eigene permanente Selbstüberforderung in der eigenen starken Motivation, dem eigenen Antrieb zu ständigen Aktivitäten, sowohl im beruflichen als auch im privaten Bereich. Die Biographieträgerin identifiziert sich selbst als ein Mensch, zu dessen zentralen Persönlichkeitsmerkmalen gehört, ständig aktiv zu sein, immer einer Vielzahl von – oft selbstgestellten – Anforderungen auf einem hohen qualitativen Niveau gerecht zu werden – z.B. Erwartungen im beruflichen Bereich optimal zu erfüllen, berufliche Zusatzqualifikationen neben der Arbeit zu erwerben, eine Vielzahl hauswirtschaftlicher Aktivitäten zu bewältigen oder Verbesserungen am Wohnraum zu realisieren. Diese Persönlichkeitsstruktur hatte aus Rita Segerts Sicht zu einer Lebensführung chronischer Überforderung geführt – was letztlich, aus der Perspektive der Biographieträgerin, als Verursachungsrahmen einer koronaren Herzkrankheit bis hin zum Herzinfarkt wirksam geworden ist. Auf der Basis dieser Eigentheorie zu den Entstehungsbedingungen der Krankheit entwickelt die Biographieträgerin eine neue Haltung sich selbst gegenüber und bezogen auf Anforderungen aus der sozialen Umwelt – wobei diese neue Perspektive natürlich zunächst unter dem Vorbehalt der noch zu realisierenden Bewährung im Alltag steht: Rita Segert erlernt eine Haltung, sich selbst stärker in den Mittelpunkt ihrer Weltwahrnehmung zu stellen, die eigenen Bedürfnisse und auch die Grenzen der eigenen Leistungsfähigkeit und Leistungsbereitschaft stärker zu fokussieren.

Nach der Entlassung aus der Rehabilitation geht Rita Segert daran, die Entwicklungsimpulse in der Veränderung ihrer Haltung zu sich selbst und zur sozialen Umwelt in die praktische Lebensführung umzusetzen. Auf der Grundlage der Impulse zur Änderung der Lebensführung während der Kur – der eigentheoretischen Aufarbeitung der bisherigen Art des Lebens und der zentralen Lebenshaltungen und dem Nachdenken über die biographische und die alltagspraktische Neuausrichtung des Lebens – entwickelt und etabliert die Biographieträgerin eine neue Form der Lebensführung. Sie geht aktiv an die Bearbeitung ihrer Krankheit und gestaltet ihr Leben in einigen relevanten Bereichen um – und findet darüber zu einer von ihr positiv bewerteten neuen Lebensführung. Die Transformation der Perspektiven der Biographieträgerin auf sich selbst und auf die Welt bildet die stabilisierende Grundlage der Entstehung des neuen Lebensarrangements. Rita Segert stellt ihre eigenen Bedürfnisse deutlicher in den Mittelpunkt der alltäglichen und biographischen Ausrichtung ihres Lebens und richtet ihren Lebensalltag stärker auf die eigenen Bedürfnisse und Leistungsmöglichkeiten aus. Sie lernt, die Erwartungen anderer – auch signifikanter Bezugspersonen – nicht permanent über die eigenen zu stellen, geht eigenen Interessen nach, auch wenn diese Interessen nicht den Interessen anderer entsprechen. Rita Segert entwickelt eine größere Aufmerksamkeit und Sensibilität in der Wahrnehmung der eigenen situativen und perspektivischen Belastbarkeit. Die Biographieträgerin lernt, sich stärker auf sich selbst zu besinnen, sich Zeitphasen allein für sich selbst zu gönnen und sich dabei zu entspannen. Das auf Dauer angelegte biographische Handlungsschema, über eine größere Aufmerksamkeit sich selbst gegenüber und dem Einräumen einer größeren Relevanz für die eigenen Bedürfnisse eine größere innere Ruhe, Ausgeglichenheit und auch Zufriedenheit zu erlangen, ist erfolgreich und entfaltet auch die Wirkung einer Sinnquelle in der Lebensphase seit dem Herzinfarkt. Die Biographieträgerin versucht, akute Belastungssituationen und Lebensphasen mit andauernder Überlastung zu vermeiden. Rita Segerts Krankheitsbearbeitung schließt Veränderungen in der alltäglichen Lebensführung im privaten und im beruflichen Bereich ein: Nach siebenmonatiger Schonung gelingt ihr der berufliche Wiedereinstieg im Reisebüro. Die Biographieträgerin empfindet ihre Arbeit nach wie vor als erfüllend – die Berufstätigkeit behält die Funktion einer relevanten Sinnquelle im Lebensarrangement. Einerseits hält Rita Segert in ihrer beruflichen Tätigkeit an gewissen Ansprüchen an sich selbst fest: Sie will weiterhin beruflich auf einem hohen Qualitäts- und Kompetenzniveau tätig sein und sehr gute Leistungen erbringen. Andererseits setzt die Biographieträgerin nun den beruflichen Anforderungen aber Grenzen, lehnt etwa auch die Teilnahme an Weiterbildungen und Schulungen ab – im Gegensatz zu ihrer Handlungspraxis vor dem Herzinfarkt. Sie versucht vielmehr, den Wissensvorsprung von kontinuierlich geschulten Kollegen durch engagiertes Selbstaneignen und durch Erfahrung auszugleichen. Es gelingt der Biographieträgerin, ein praktikables beruflich-organisatorisches Arrangement zu etablieren, in dem sie sowohl aus ihrer Sicht unnötige Belastungen vermeiden als auch zumindest bis zu einem gewissen Grade an den eigenen Ansprüchen an die Qualität der eigenen Arbeitsleistung festhalten kann. Im Bereich der privaten Alltagsorganisation hat sie mit ihrem Mann eine Arbeitsteilung etabliert, bei der die Belastungen für sie in Grenzen gehalten werden können. Ihr Mann, der altersbedingt bereits aus dem Erwerbsleben ausgeschieden ist, bewältigt neben ihr relevante Aufgaben des alltäglichen Lebens im Haushalt, wie etwa bei Verrichtungen, die mit größerer körperlicher Belastung einhergehen, oder bei der Essenszubereitung.

Ein zentrales Merkmal der Krankheitsbearbeitung Rita Segerts ist ihr Bedürfnis, ihre krankheitsbezogenen Ängste und Sorgen thematisieren zu können. Die Biographieträgerin ist sich – unter anderem auf der Basis ärztlicher Rückmeldungen – bewusst, dass sie aufgrund ihrer koronaren Herzkrankheit eine spezifische Anfälligkeitsdisposition für einen bzw. mehrere weitere Herzinfarkte hat und der nächste Infarkt unter Umständen auch mit ihrem Tod einher gehen könnte. Das Nachdenken über die chronische Bedrohtheit bzw. Fragilität der eigenen Existenz – die Angst vor einem frühen Tod – gehört als permanentes, belastendes Lebensmerkmal seit dem Herzinfarkt zum Leben der Biographieträgerin. Sie leidet unter den Ängsten. Das Sprechen über ihre Ängste mit medizinischen Professionellen – im Rahmen einer Kur wenige Jahre nach dem Herzinfarkt oder auch mit dem sie betreuenden niedergelassenen Kardiologen – hat eine wichtige Funktion für Rita Segert in der Bearbeitung ihrer Lebenssituation mit der somatischen Anfälligkeitsdisposition für eine weitere gesundheitliche und potentiell lebensbedrohliche Gesundheitskrise.

Insgesamt betrachtet, ist es der Biographieträgerin nach der Grenzüberschreitung des Verlaufskurvenpotentials in Form eines Herzinfarktes gelungen, eine aktive Bearbeitung des Krankheitsgeschehens zu initiieren und weitgehend erfolgreich – im Sinne der Rückgewinnung von Handlungsmöglichkeiten, dem Empfinden von Lebensfreude auf der Grundlage erfüllender Sinnquellen und der stabilen Bewältigung des Lebensalltages – der Verlaufskurvendynamik entgegenzuwirken. Über die theoretische Auseinandersetzung mit den von ihr so gesehenen Entstehungsbedingungen des Herzinfarktes hat die Biographieträgerin eine neue Haltung sich selbst und ihrer sozialen Umwelt gegenüber entwickelt und ihren Lebensführungsstil – den Lebensalltag im privaten und im beruflichen Bereich und ihre biographische Perspektive – handlungsschematisch transformiert und im Sinne ihrer Eigentheorien zur Krankheit angepasst. Die Verlaufskurvendynamik der Krankheitsverlaufskurve kann durch die aktive Bearbeitung durch die Biographieträgerin kontrolliert und in ihren Auswirkungen im Leben begrenzt werden – bestehen bleiben ein permanentes somatisches Verlaufskurvenpotential in Form einer besonderen Anfälligkeit für einen weiteren Herzinfarkt und ein darauf gründendes Angsterleben als ein dauerhaftes Merkmal der Lebensphase nach dem Herzinfarkt. Rita Segert hat nach dem Herzinfarkt insgesamt eine stabile und für sie erfüllende Lebensführung etabliert – und eine Haltung sich selbst und dem Leben gegenüber gefunden, die sie als angenehmer empfindet als ihre entsprechenden Haltungen und Selbstwahrnehmungen vor dem Herzinfarkt.

5. Theoretisches Modell

Vorbemerkung zur Darstellungsweise des Theoretischen Modells

Jede Kategorie des Theoretischen Modells wurde in der Analyse des erhobenen Datenmaterials geschöpft und hat sich in kontrastiven Vergleichen bewährt. Um die Lesbarkeit des Theoretischen Modells nicht zu beeinträchtigen – um den Darstellungszusammenhang der aufeinander bezogenen Kategorien nicht zu fragmentieren –, wird nicht jede einzelne Kategorie im Theoretischen Modell anhand empirischer Belegstellen aufgezeigt. Einige Datenbeispiele werden mehrfach genutzt, weil sie eine hohe Anschaulichkeit in Bezug auf mehrere Kategorien aufweisen. An einigen Stellen werden empirische Datenausschnitte aus den Porträtfällen vorgestellt, die in besonders anschaulicher Weise die entsprechenden Kategorien illustrieren. Es handelt sich dabei – das soll ausdrücklich betont werden – nicht um Besonderheiten des einzelnen Falles; die entsprechenden Kategorien haben ihre Aussagekraft in kontrastiven Vergleichen bewiesen. Einige wenige Kategorien werden mehrfach, in verschiedenen Kapiteln des Theoretischen Modells aufgegriffen, weil die jeweiligen thematischen Darstellungsgänge den Bezug auf die entsprechenden Kategorien (erneut) erfordern. Jedes Kapitel des Theoretischen Modells soll aus sich selbst heraus verständlich sein.

Empirische Belegstellen, sowohl die Transkriptionsausschnitte selbst (Schriftgröße 8,5) als auch deren analytische Würdigung (Schriftgröße 9), sind in kleinerer Schriftgröße dargestellt, um eine optische Abgrenzung zu den (empirisch geschöpften) theoretischen Aussagen (Schriftgröße 10) zu schaffen. In der Erläuterung der Interviewausschnitte sind die Nummern der Zeilen der Transkriptionsausschnitte, auf die sich die jeweiligen Aussagen der analytischen Würdigung des empirischen Beispiels beziehen, ohne „Z." in Klammern angefügt.

5.1 Dimensionen von Krankheitsverlaufskurven

Eine chronische Krankheit – im folgenden wird dieser Terminus immer in Bezug auf eine Erkrankung des Herzens bzw. auf den Verlust eines oder beider Beine benutzt – ist das biotische Substrat eines komplexen somatischen und soziobiographischen Prozesses. In diesem Sinne sollen zur „Krankheit" zum einen die somatische Funktionsstörung an sich und zum anderen die unmittelbar körperbezogenen Funktionsbeeinträchtigungen, wie z.B. eine verminderte Leistungsfähigkeit des Herzen aufgrund einer Herzinsuffizienz oder der Verlust eines Beines aufgrund einer arteriellen Verschlusskrankheit oder aufgrund eines Unfalls, gezählt werden. Die Krankheit ist das, was dem Erkrankten an somatischen Veränderungen entgegentritt.[45]

Durch eine chronische Krankheit kann eine Krankheitsverlaufskurve (Schütze 1981, 1983, 1995; Perleber/Schütze/Heine 2006; Corbin/Strauss 2004; Strauss 1991: 149-174; Corbin/Strauss 1987) ausgelöst werden – ein Erleidensprozess, der vom Biographieträger als äußerlich-schicksalhaft hereinbrechende Ereignisverkettung und als ihm die Möglichkeit intentionalen Handelns nehmend wahrgenommen wird. Der Erkrankte sieht sich übermächtigen Bedingungen ausgesetzt, auf die er allenfalls noch *re*agieren kann. Der mit einer chronischen Krankheit verbundene Erleidensprozess kann Auswirkungen in verschiedenen Bereichen des Lebens des Patienten entfalten, die Wirkungen der somatischen Beeinträchtigung sind nicht allein auf den Bereich der Somatik begrenzt.[46] Zu den Dimensionen der Verlaufskurvendynamik in Krankheitsprozessen gehören: (a) der körperliche Erleidensprozess aufgrund der somatischen Funktionsstörung, z.B. der Phantomschmerz nach Amputationen oder Herzschmerzen, und aufgrund schmerzhafter bzw. unangenehmer medizinisch-professioneller Diagnose- und Behandlungsstrategien, etwa bei invasiven Diagnoseverfahren im Bereich des Herzens oder in Form des Wundschmerzes nach der Amputation eines Beines; (b) die Einschränkung von Handlungsmöglichkeiten und Kompetenzen des Betroffenen in der Bewältigung seines Lebensalltages – z.B. in der selbständigen Bewältigung der Aufgaben im Haushalt, der Erfüllung der beruflichen Anforderungen oder im Bereich der persönlichen Mobilität –, resultierend aus der verminderten körperlichen Leistungsfähigkeit im Rahmen etwa einer Herzinsuffizienz oder des Fehlens beider Beine; (c) der biographische Erleidensprozess: (1) Z.B. können wichtige bisherige Sinnquellen des Lebens – etwa geliebte Freizeitbeschäftigungen oder regelmäßige gemeinsame Aktivitäten mit Familienmitgliedern oder Freunden, die mit der Erkrankung nicht mehr zu realisieren sind – durch die aus der Herzkrankheit oder aus dem Verlust eines Beines resultierende verminderte körperliche Leistungsfähigkeit oder auch durch eine spezifische somatische Anfälligkeitsdisposition des Betroffenen im Zuge seiner Erkrankung, z.B. die Abstoßungsgefahr nach

---

45 Als *chronische* Gesundheitsbeeinträchtigung wird in der vorliegenden Arbeit eine Gesundheitsbeeinträchtigung verstanden, die ab ihrem Eintritt lebenslang andauert. Zu anderen Definitionen chronischer Krankheiten siehe z.B. Buddeberg 2004: 543.

46 Eine kürzere Darstellung der möglichen Auswirkungen chronischer Krankheiten in verschiedenen Dimensionen des Lebens wurde vom Autor bereits als „graue Literatur" (Detka 2007b: 2-3) veröffentlicht.

Herztransplantationen, versiegen. (2) Auch können in Umsetzung befindliche oder zumindest geplante intentionale biographische Handlungsschemata (Schütze 1981) – z.B. berufliche Karrierepläne – im Zuge der Erkrankung obsolet werden. (d) In engem Zusammenhang mit dem biographischen Erleidensprozess können durch die chronische Erkrankung Prozesse der Veränderung der biographischen Identität des Betroffenen ausgelöst werden. Die erzwungene Aufgabe von Aktivitätsbereichen, der erzwungene Verzicht auf geplante oder initiierte biographische und berufsbiographische Handlungsschemata sowie die erlebte Einschränkung der eigenen Kompetenzen in der Bewältigung des Lebensalltages und insgesamt die verminderte Leistungsfähigkeit können dazu führen, dass der Biographieträger zentrale Bereiche seines biographisch gewachsenen Selbstbildes – etwa als bisher uneingeschränkt „funktionierender", erfolgreicher Manager oder als bisher stets uneingeschränkt „einsatzbereiter" helfender Familienvater – in Frage gestellt sieht (vgl. auch Charmaz 2002, 1997). (e) Durch die Krankheit kann die Pflege bisher stabiler und erfüllender signifikanter sozialer Beziehungen erschwert werden – etwa wenn regelmäßige gemeinsame Aktivitäten aufgrund der eingeschränkten körperlichen Mobilität des Betroffenen erschwert oder verunmöglicht werden oder auch wenn durch den resignativen Rückzug des Biographieträgers aus sozialen Kontexten Kontakte nach und nach versiegen. (f) Im Rahmen der medizinisch-professionellen Bearbeitung der somatischen Funktionsstörung kann der Patient in Prozesse der Prozessierung und Fremdbestimmung durch das professionelle Handeln geraten. Hierzu zählen neben Phasen der intensivmedizinischen Behandlung von bedrohlichen Akutphasen der Krankheit, die mit dem vollständigen Verlust jeglicher Handlungsanteile des Patienten einher gehen, auch längerfristig angelegte Prozesse der Fremdbestimmung, etwa in Form von aus medizinischer Sicht angezeigten Strategien der Schonung in Form beruflicher Rückstufungen auf Tätigkeiten geringerer Belastung oder in Form vollständiger Invalidisierung.

Den gerade skizzierten Auswirkungsdimensionen chronischer Krankheiten in den untersuchten Krankheitsfeldern stehen entsprechende Bearbeitungsdimensionen gegenüber, in denen den verschiedenartigen Auswirkungen der Verlaufskurvendynamik entgegengewirkt werden kann – mit dem Ziel, die Auswirkungen der Krankheit im Leben des Patienten zu begrenzen.[47] Je nach Bearbeitungsdimension sind verschiedene zentrale Bearbeitungsprotagonisten zuständig: (a) Den medizinischen Professionellen obliegt

---

47 Damit soll selbstverständlich nicht behauptet werden, dass bei jedem Patienten und in jedem Krankheitsprozess tatsächlich immer eine fokussierte Bearbeitung der Auswirkungen der Verlaufskurvendynamik in (allen) diesen Bearbeitungsdimensionen realisiert oder auch nur versucht wird, wie auch z.B. die Porträtkapitel Gerda Müller und Klaus Rebenstock aufzeigen.

die Stabilisierung der Somatik des Patienten durch entsprechende Diagnose- und Behandlungsverfahren, also die unmittelbare Arbeit an der „Krankheit", wie sie oben definiert worden ist. Darüber hinaus trägt auch der Patient in Form direkter krankheitsbezogener Arbeit (Corbin/Strauss 2004) einen Teil der Verantwortung für die Bearbeitung der somatischen Dimension der Krankheitsverlaufskurve, z.B. bei der regelmäßigen Wundpflege nach einer Beinamputation oder durch die regelmäßige Einnahme der verordneten Medikamente nach einem Herzinfarkt. (b) Dem Patienten obliegt die Aufgabe, nach dem Eintritt einer schweren chronischen Erkrankung eine neue Alltagsorganisation mit der Krankheit zu entwerfen und zu etablieren, und dies sowohl im privaten als auch – soweit noch möglich – im beruflichen Lebensalltag. Hierbei können unter Umständen institutionelle Unterstützungspotentiale in Anspruch genommen werden, z.B. ambulante Pflegekräfte, die – etwa bei einem beidseitig beinamputierten Patienten – bestimmte Aufgaben der Alltagsbewältigung übernehmen. (c) und (d) Der Eintritt der Erkrankung stellt den Biographieträger unter anderem vor die Aufgabe, sich damit auseinander zusetzen, was die Krankheit für seine weitere biographische Entwicklung bedeutet bzw. wie sie in die weitere biographische Entwicklung integriert werden kann – sich z.B. zu fragen, wie angemessene biographische Entwürfe unter Berücksichtigung der unmittelbaren Auswirkungen der Krankheit aussehen könnten. In sehr ähnlicher Weise muss sich der Biographieträger mit den durch die Krankheit angestoßenen Prozesse der Veränderung seiner biographischen Identität – die Integration der Krankheit in das eigene, biographisch gewachsene Selbstbild – auseinander setzen. Bei beiden Aufgabenfeldern können biographische Berater – aus dem sozialen Beziehungsnetzwerk des Biographieträgers oder auch im psychologisch-professionellen Rahmen – dem Biographieträger hilfreiche Reflexionsmöglichkeiten bieten. (e) Die Ausgestaltung bisheriger signifikanter sozialer Beziehungen unter den neuen, von der Krankheit gesetzten Rahmenbedingungen des Lebens ist vor allem vom Biographieträger selbst zu leisten – wobei natürlich den reziproken Handlungsanteilen der sozialen Bezugspartner, wie z.B. der Ehepartner, Familienmitglieder oder Freunde, eine durchaus große Bedeutung zukommen kann. (f) Der Patient muss eine eigene, individuelle Form des Umgangs mit den medizinisch-professionellen Bearbeitungsstrategien finden. Während Patienten in dramatischen Akutphasen der Krankheit, die mit intensivmedizinischer Behandlung einher gehen, in der Regel keine eigenen Handlungsanteile realisieren können, können Patienten außerhalb solcher akuten Krisenphasen verschiedene Haltungen den medizinisch-professionellen Strategien gegenüber entwickeln, die dann jeweils mit verschiedenen Formen der Prozessierung bzw. Fremdbestimmung verbunden sind. So steht dem fraglosen Vertrauen und Befolgen der ärztlichen Anweisungen einerseits die Entwicklung eigener Beurteilungsmaßstäbe durch den Patienten selbst – als „mündiger Patient", der sich mit verschiedenen Behandlungsalternativen auseinandersetzt und eine eigene Verantwortung auch gegenüber dem medizinischen Behandlungsprozess im engeren Sinne fühlt (vgl. etwa Schmacke 2002) – andererseits gegenüber.

Die aufgeführten Bearbeitungsdimensionen bedingen sich zum Teil untereinander, sind wechselseitig aufeinander bezogen – dies in positiver aber auch in negativer Hinsicht: (a) Es gibt Passungen von Bearbeitungsdimensionen, die aufeinander aufbauen und in diesem Sinne eine verstärkende, stabilisierende Wirkung haben: (1) So ist die somatische Stabilisierung des Patienten durch medizinische Behandlungsverfahren – die erfolgreiche Bearbeitung von entstabilisierten Akutphasen der Krankheit – natürlich eine wesentliche Voraussetzung für den Aufbau eines neuen stabilen Systems der privaten und beruflichen Alltagsbewältigung durch den Patienten, für die biographische Neuausrichtung des Biographieträgers mit der Krankheit sowie für die Arbeit des Patienten an der Beziehungsgestaltung zu signifikanten Bezugspersonen. (2) Eine funktionierende Alltagsorganisation unter den Einschränkungen aus der Krankheit kann eine förderliche Bedingung für den Prozess der biographischen Neuausrichtung des Biographieträgers mit der Krankheit sein. Auf der Basis stabiler Alltagsroutinen können neue biographische Entwürfe geplant und gegebenenfalls realisiert werden. (3) Stabile signifikante soziale Beziehungen auch im Leben mit der Krankheit können eine unterstützende Wirkung haben für den Aufbau einer neuen Alltagsorganisation mit der Krankheit, für die biographische Neuausrichtung, für die Arbeit an der biographischen Identität und auch für die Entwicklung eines Stils des Patienten, in der sozialen Welt der Medizin zu agieren. Entsprechend spiegelbildlich kann das Ausbleiben der gerade aufgeführten Stabilisierungserfolge in den genannten drei Bearbeitungsdimensionen eine zusätzlich destabilisierende Wirkung im Leben des Patienten haben. (b) Es gibt auch sich hemmende Passungen von Bearbeitungsdimensionen, bei denen eine zu intensive oder auch eine spezifische Ausprägung der Bearbeitung in einer Dimension die Stabilisierung in einer anderen Dimension behindern kann: (1) So können Handlungsstrategien der medizinischen Professionellen mit dem Ziel der dauerhaften Stabilisierung der Somatik des Patienten in anderen Erleidensdimensionen blockierend wirken, etwa wenn von den behandelnden Ärzten angedachte Strategien der Schonung – z.B. das Zurückgehen des Patienten auf eine weniger belastende berufliche Arbeitsebene oder gar eine vollständige Invalidisierung – in Konflikt treten mit den Bemühungen des Biographieträgers, bisherige berufliche Handlungsschemata weiter zu verfolgen, die von großer Bedeutung für die eigene biographische Identität sind – und deren Aufgabe eine problematische biographische Hypothek für die weitere Entwicklung des Biographieträgers darstellen würde, weil dadurch zentrale Bereiche des Selbstbildes aufgegeben werden müssten.[48] (2) Spiegelbildlich kann natürlich eine zu starre Fixierung des Patienten auf die Fortsetzung oder die Initiierung belastender biographischer bzw. berufsbiographischer Handlungsschemata – z.b. der beruflichen Karriere – und die Ausblendung der eigenen krankheitsbedingt eingeschränkten Leistungsfähigkeit – z.B. das Festhalten am Selbstbild als uneingeschränkt leistungsfähiger und leistungsbereiter Manager oder Berufspolitiker – die dauerhafte Stabilisierung der Somatik in Frage stellen und zu neuen bedrohlichen Akutphasen der Krankheit führen. (3) Schließlich kann eine ausgeprägt distanzierte Haltung des Patienten den Strategien der medizinischen Professionellen gegenüber – z.B. die Haltung, sich Prozessierungen weitestgehend zu widersetzen – die Vertrauensgrundlagen zwischen Arzt und Patient erschüttern und die gemeinsame Behandlungsarbeit erschweren und letztlich so die Arbeit an der Stabilisierung des körperlichen Zustandes des Patienten behindern.

*[49]Angesichts der mehrdimensionalen Auswirkungen chronischer Krankheiten[50] stellt sich für den erkrankten Menschen zwangsläufig die Aufgabe, ein neues Lebensarrangement mit der chronischen Krankheit zu entwerfen, zu realisieren und aufrecht zu erhalten. Die Krankheit setzt einen neuen Bedingungsrahmen des Lebens, der vom Patienten individuell ausgestaltet werden muss. Es muss betont werden, dass mit dem Begriff des „Lebensarrangements" kein Zustand gemeint ist, der sich einmal herstellt und dann immer unverändert bleibt, sondern dass ein solches Lebensarrangement vielmehr immer als Prozess – als eine immer wieder neu herzustellende Balancierung – zu denken ist. Es handelt sich um eine permanente Aufgabe des erkrankten Menschen, um die Art des Umgangs eines Betroffenen mit seiner Krankheit – bezogen auf alle Dimensionen der Krankheitsverlaufskurve. Ein Lebensar-

---

48 Hier soll keine Bewertung ärztlichen Handelns vorgenommen werden, es geht nur darum, Konfliktpotentiale aufzuzeigen. Darüber hinaus stellt sich das als Beispiel angeführte Problem selbstverständlich nur, wenn z.B. eine Invalidisierung nicht schon allein angesichts der Schwere der Erkrankung allen Beteiligten selbstevident erscheint.

49 Wenige Abschnitte des folgenden Textes wurden vom Autor bereits als „graue Literatur" (Detka 2007b: 3-4), u.a. auf der Basis seiner Magisterarbeit (Detka 2001) veröffentlicht. Für das vorliegende Kapitel wurde der ursprüngliche Text noch einmal überarbeitet und ergänzt. Die übernommenen Passagen sind jeweils mit „*" am Beginn und am Ende der Textübernahme gekennzeichnet.

50 Der Begriff der „chronischen Krankheiten" wird im Folgenden immer bezogen auf die beiden untersuchten Krankheitsbilder verwendet. Dabei wird der Begriff der „Krankheit" im vorliegenden Text in der Regel unabhängig vom jeweils spezifischen Verursachungshintergrund einer notwendig gewordenen Amputationsbehandlung genutzt. Die ätiologische Dimension von Amputationsbehandlungen wird dann fokussiert, wenn sie für eine Kategorie von Bedeutung ist.

rangement mit einer chronischen Krankheit ist die jeweils individuelle Ausgestaltung des Krankseins (vgl. auch Hanses 1996: 14, 28-41, 495-496; Gerhard 1991: 19-21; Morris 2000: 39-42) eines Biographieträgers. Im folgenden soll auch der Begriff der „Lebensführung" für die individuelle Form der konkreten Gestaltung des Krankseins eines Biographieträgers Verwendung finden. Um es noch einmal klar zu definieren: Unter der Lebensführung eines Patienten soll verstanden werden, wie der Patient bezogen auf alle Erleidens- und Bearbeitungsdimensionen sein Kranksein ausgestaltet.

Als empirischer Befund lässt sich zunächst festhalten, dass solche Lebensarrangements mit chronischer Krankheit – in den untersuchten Krankheitsfeldern – sehr unterschiedlich ausgestaltet sein können. Menschen können sehr verschieden mit ihrer chronischen Erkrankung umgehen und hierbei sehr unterschiedliche Handlungsmöglichkeiten entwickeln – und dies auch bei vergleichbarer Art und Intensität der Erkrankung. Unterschiedliche Handlungsmöglichkeiten eines Betroffenen in der Ausgestaltung seines Krankseins lassen sich dabei nicht allein auf die Spezifika des jeweiligen Krankheitsbildes zurückführen. Die Ausgestaltung einer Lebensführung mit der chronischen Krankheit wird natürlich nicht allein durch den medizinisch „objektivierbaren" Krankheitswert determiniert (vgl. auch Gerhardt 1999; 1991: 88-133).*

Um Redundanzen zu vermeiden, soll an dieser Stelle nicht im einzelnen auf Ausprägungen der verschiedenen Teilaspekte von Lebensarrangements mit chronischer Krankheit eingegangen werden. Die Charakteristika der Lebensführung mit einer chronischen Krankheit in den untersuchten Krankheitsfeldern werden im Fortgang des theoretischen Modells in die Darstellung ihrer Bedingungsgefüge und Entstehungsmechanismen eingeflochten. Im folgenden soll aber zur Illustration kurz auf die beiden Eckpole der theoretische Varianz im Bereich der Ausgestaltung des individuellen Krankseins von Betroffenen eingegangen werden.

*Es gibt Lebensarrangements – die man als *krankheitszentrierte Lebensarrangements* bezeichnen könnte –, die dadurch gekennzeichnet sind, dass die Krankheit den Status des zentralen, grundlegenden Orientierungsmusters für die gesamte Lebensführung und Lebensperspektive inne hat. Die Krankheit wirkt als dominantes Lebensmerkmal und Orientierungszentrum. Im Krankheitsgeschehen liegt – in der Sicht der Betroffenen – die entscheidende Relevanzstruktur für die eigene Definition und Bewertung der Lebenssituation bzw. Lebensphase und ebenso für das eigene Selbstbild. Das heißt auch, dass der jeweilige somatische Zustand und der Grad der damit verbundenen Einschränkungen der Handlungsmöglichkeiten in der Alltagsorganisation das Erleben und Erleiden des erkrankten Menschen in seinen zentralen Aspekten bestimmen. Das Krankheitsgeschehen und die medizinisch-professionellen Bearbeitungsstrategien dominieren das Leben, geben den Lebenstakt vor. Alle anderen Lebensbereiche treten dahinter zurück. Das Leben wird um die Krankheit als Lebensmittelpunkt herum organisiert. Das eigene biographische Anspruchsniveau des Betroffenen – hinsichtlich biographischer Pläne bzw. neuer biographischer Entwürfe – ist stark zurückgenommen. Die Menschen definieren sich selbst in einer biographischen Endposition. Es geht vor allem um das Organisieren des Lebensalltages mit der chronischen Krankheit, um das Organisieren des alltäglichen Überlebens. Im zentralen Fokus steht die Somatik, die körperliche Funktionsstörung. Basisstrategien im Umgang mit der Krankheit sind somatisch definiert – das allein bestimmende Kriterium für die Bewertung von Aktivitäten liegt in der Frage, ob eine spezifische Handlung dem Zustand der Somatik erwartbar angemessen bzw. förderlich oder eben abträglich ist. Basisstrategien sind z.B. das Befolgen der verordneten professionellen Bearbeitungsstrategien als Kernbereich der eigenen Aktivitäten zur Krankheitsbearbeitung, das genaue Beobachten der professionellen Bearbeitungsstrategien, das genaue Beobachten der Krankheit und deren Weiterentwicklung.

Es gibt Lebensarrangements – die man als *biographieorientierte Lebensarrangements* bezeichnen könnte –, in denen der Krankheit lediglich der Status eines Teilaspektes des Lebens neben weiteren relevanten Lebensbezügen zukommt. Die Betroffenen definieren sich selbst als Mensch mit krankheitsbedingten Einschränkungen, die Krankheit wird jedoch nicht zum Lebensmittelpunkt. Ein solches Lebensarrangement ist durch eine aktive Auseinandersetzung des Erkrankten mit der Krankheit und den daraus resultierenden Beeinträchtigungen charakterisiert, dabei steht aber das aktive Gestalten des Lebens mit der chronischen Erkrankung durch den Biographieträger im Zentrum – mit dem Ziel, die Auswirkungen der Krankheit auf den Lebensalltag zu begrenzen. Hierbei kommt der biographischen Identität weiterhin eine wichtige Rolle als organisierende, planende und sich in die Zukunft entwerfende Instanz zu. Die Menschen widmen sich biographischer Planungsarbeit, entwickeln und realisieren individuelle Bearbeitungsstrategien in Bezug auf die Auswirkungen der Krankheitsverlaufskurve und orientieren sich auf die permanente Anpassung ihrer Alltagsorganisation an die somatische Problematik hin. – Ziel ist die Ausgestaltung des Krankseins unter möglichst offenen Handlungshorizonten. In einem solchen Lebensarrangement können wesentliche biographische Sinnquellen trotz der Erkrankung bewahrt, reaktiviert oder transformiert werden – können relevante Lebensbezüge aufrechterhalten werden. Die biographische Entwicklung erfährt keinen unwiderruflichen und in seinen Auswirkungen irreparablen allumfassenden Bruch. Der Betroffene kann die Empfindung einer (zumindest partiellen) biographischen Kontinuität wahren.*

Für die Art und Weise, wie sich ein Lebensarrangement mit der chronischen Krankheit ausbilden kann, gibt es systematische Bedingungen, die im Folgenden ausdifferenziert werden sollen. Die Analyse des empirischen Materials hat gezeigt, dass sich die oben skizzierten Erleidens- und Bearbeitungsdimensionen von Krankheitsverlaufskurven in fünf zentralen Bearbeitungsebenen für den Patienten in der Auseinandersetzung mit seiner chronischen Gesundheitsbeeinträchtigung bündeln, die natürlich auf komplexe Weise miteinander verflochten sind:[51]

(a) *die biographische Verarbeitung des Krankheitsgeschehens* (unter Einbeziehung von Prozessen der Veränderung der biographischen Identität des Patienten),

(b) *die Arbeit am biographischen Körperkonzept* (in welche die Erfahrungen des Patienten mit den somatischen Krankheitsentwicklungen und mit den medizinischen Behandlungsverfahren, die direkte krankheitsbezogene Arbeit des Patienten sowie Identitätsveränderungen im Zusammenhang mit der Veränderung der Haltung des Patienten dem eigenen Körper gegenüber eingehen),

(c) *die Arbeit an der Etablierung und Aufrechterhaltung einer Alltagsorganisation mit der Krankheit* (wozu neben der direkten krankheitsbezogenen Arbeit des Patienten auch die Ausgestaltung signifikanter sozialer Beziehungen – z.B. zur Organisation von Hilfe in der Absicherung des Systems der Alltagsbewältigung des Patienten – gehören kann),

(d) *die eigentheoretische Verarbeitung des Krankheitsgeschehens* (im Zusammenhang mit der biographischen Verarbeitung des Krankheitsgeschehens und vor dem Hintergrund der Erfahrungen des Patienten mit der somatischen Krankheitsentwicklung und mit den medizinischen Behandlungsprozessen) sowie

(e) *das Agieren in der sozialen Welt der Medizin* (im Zuge der Erfahrungen mit den medizinisch-professionellen Bearbeitungsstrategien).

Im Fortgang des theoretischen Modells sollen die grundlegenden Prozessalternativen der Ausgestaltung des Umgangs von Patienten mit den in der vorliegenden Arbeit fokussierten Krankheitsbildern in den verschiedenen Bearbeitungsebenen dargestellt und dabei Bedingungen und Prozessmechanismen aufgezeigt werden, die den verschiedenen Prozessvarianten der Etablierung eines individuellen Umgangs von Patienten mit der chronischen Krankheit in den einzelnen Bearbeitungsebenen unterliegen.

---

51 Der Begriff der „Arbeit" wird in enger Anlehnung an den Arbeitsbegriff genutzt, wie er von Anselm Straus, in Zusammenarbeit mit anderen, für die Analyse von Arbeitsbögen entwickelt worden ist (Corbin/Strauss 2004, Strauss 1993: 107-126; Strauss 1991: 71-145).

5.2 Die biographische Verarbeitung des Krankheitsgeschehens

Der Eintritt und die Weiterentwicklung einer gesundheitlichen Beeinträchtigung in den in der vorliegenden Arbeit betrachteten Krankheitsfeldern chronische Herzkrankheiten (ab einer gewissen Intensität der Erkrankung) und Amputationen im Bereich der unteren Gliedmaßen[52] entfalten in aller Regel Auswirkungen in der biographischen Entwicklung der Betroffenen und im Bereich der biographischen Identität der Erkrankten. Auswirkungen innerhalb der biographischen Dimension von Krankheitsverlaufskurven können etwa darin bestehen, dass vom Biographieträger geplante biographische Entwürfe mit der Krankheit nun nicht mehr realisierbar sind, dass in Umsetzung befindliche biographische Handlungsschemata obsolet werden und aufgegeben werden müssen, dass bisherige Sinnquellen des Lebens versiegen und dass Bereiche der im Verlaufe der biographischen Entwicklung aufgeschichteten Selbstidentität des Biographieträgers durch die Krankheit bzw. durch die mit der Krankheit verbundenen Einschränkungen von Handlungsmöglichkeiten des Betroffenen infrage gestellt werden[53]. Die chronische Krankheit setzt einen neuen Bedingungsrahmen für das Leben insgesamt und damit auch für die weitere biographische Entwicklung des Patienten. Schwere chronische Gesundheitsbeeinträchtigungen berühren dabei stets auch die Selbst- und die Weltsicht der Betroffenen – die Perspektiven der Erkrankten auf sich selbst und auf ihre soziale Umwelt. Die Auseinandersetzung des Biographieträgers mit seiner Krankheit wird so zu einem Prozess, in dem sich – in mehr oder weniger starkem Maße – die Sichtweisen des Biographieträgers auf sich selbst und auf die Welt im Sinne eines *Bildungsprozesses*

---

52 Es sei noch einmal deutlich darauf hingewiesen, dass ausschließlich aus dem Wunsch heraus, die Lesbarkeit des Textes nicht zu gefährden, im Darstellungszusammenhang beider betrachteter Felder gesundheitlicher bzw. körperlicher Beeinträchtigungen auch bei Amputationen im Bereich der unteren Gliedmaßen der Begriff „chronische Krankheit" benutzt wird, obwohl eine Amputation selbstverständlich eine medizinische Behandlungsprozedur darstellt – und keine Krankheit an sich. Dabei wird bewusst auch die ätiologische Dimension der Amputationsbehandlung an den Stellen des Theoretischen Modells nicht extra benannt, an denen es sich um übergreifend – also unabhängig von der der Amputation zugrundeliegenden Ursache – generalisierbare Kategorien handelt. Diese Kategorien beziehen sich dann auch auf traumatische Amputationen. Bei allen Kategorien, bei denen der Verursachungszusammenhang einer Amputationsbehandlung bzw. die Unterscheidung zwischen Amputationen und Herzkrankheiten relevant ist, wird natürlich genau zwischen den verschiedenen Gesundheitsbeeinträchtigungen differenziert.

53 Auf Beispiele soll an dieser Stelle verzichtet werden, da die biographischen Auswirkungen einer Krankheitsverlaufskurve im Fortgang des Kapitels noch mehrfach an empirischen Belegstellen aufgezeigt werden.

(Marotzki 1990, 1997; siehe auch Kapitel 3 der vorliegenden Arbeit) und damit auch die biographische Identität (Corbin/Strauss 2004; Strauss 1991: 313-338; Charmaz 1987, 1991, 1997a,b, 2002) des Betroffenen ändern.[54] Es soll betont werden, dass in der vorliegenden Arbeit der Bildungsbegriff – in bewusster Abgrenzung zum Konzept der biographischen Wandlung von Fritz Schütze (Schütze 2001b, 1991) – strikt wertneutral bzw. ergebnisoffen benutzt wird. Das heißt, die Auseinandersetzung des Patienten mit seiner Krankheit muss nicht zu krankheitsangemessenen und den Patienten positiv erfüllenden bzw. schlüssig-komplikationsfreien neuen Sichtweisen auf sich selbst und auf die soziale Mitwelt führen, um ein Bildungsprozess zu sein. In diesem Sinne soll auch eine Form der Auseinandersetzung mit dem Krankheitsgeschehen als Bildungsprozess verstanden werden, die den Betroffenen auf einen Schlag oder sukzessive in seiner biographischen Identität auf eine Selbstdefinition und eine Außendarstellung als „chronisch Kranker" reduziert (siehe Prozessvariante A). Als Kriterium für einen Bildungsprozess wird in der vorliegenden Arbeit allein die Veränderung der Selbst- und Weltreferenz des Biographieträgers gesehen. Ein *Wandlungsprozess* der Selbstidentität im Zuge der Auseinandersetzung des Biographieträgers mit seiner Krankheit wird demgegenüber als eine spezifische Ausgestaltungsform eines Bildungsprozesses verstanden, die sich dadurch auszeichnet, dass der Erkrankte durch seine biographisch-reflexive und eigentheoretische Beschäftigung mit dem Krankheitsgeschehen zu neuen Lebenshaltungen und Perspektiven gelangt, die von ihm als erfüllender, angemessener, produktiver bzw. insgesamt positiver erlebt werden als seine früheren Sichtweisen und Orientierungen vor der Erkrankung (siehe Prozessvariante C).

Im Zuge der Analyse der erhobenen empirischen Daten konnten drei grundsätzliche Prozessalternativen der biographischen Verarbeitung des Krankheitsgeschehens in den betrachteten Krankheitsfeldern herausgearbeitet werden: Die Verlaufskurve der biographischen Degression in eine biographische Endposition (A), die Integration der Krankheit als Teilbereich des Lebens im Zuge permanenter Anpassungsleistungen (B) und die Initiierung eines produktiven Wandlungsprozesses der Selbstidentität durch die Krankheit (C). Diese grundsätzlichen Prozessausprägungen sind als Eckpole der theoretischen Varianz im thematischen Bereich der biographischen Verarbeitung des Krankheitsgeschehens in Krankheitsprozessen der untersuchten Krankheiten zu verstehen, sie spannen die theoretische Varianz auf, innerhalb der dann viele andere konkrete Fallausprägungen liegen – jeweils spezifisch näher oder ferner dem einen bzw. dem anderen Eckpol. Mehrere Kategorien

---

54 Zu Aspekten des Lernens und der Bildung in Krankheitsprozessen siehe auch die Arbeit von Astrid Seltrecht (2006), in der Lern- bzw. Bildungsprozesse von an Brustkrebs erkrankten Frauen untersucht werden, sowie Frommer/Marotzki 2006.

– die in kontrastiver Analyse des erhobenen Datenmaterials erarbeitet wurden
– dienen zur Charakterisierung der einzelnen Prozessvarianten. Darüber hinaus stellen weitere Kategorien Bedingungen, Bedingungsgefüge bzw. Prozessmechanismen dar, die jeweils die Ausformung einer bestimmten Prozessvariante begünstigen. Die Realisierung bzw. auch das Ausbleiben von spezifischen Lern- bzw. Bildungsteilprozessen werden in diesem Sinne auch als systematische Bedingungen für die Ausformung einer spezifischen Art der biographischen Verarbeitung des Krankheitsgeschehens verstanden, denen wiederum förderliche bzw. hemmende Bedingungen zugrunde liegen können.

Folgende Oberkategorien, die jeweils mehrere Kategorien bündeln, dienen zur Charakterisierung der grundsätzlichen Prozessvarianten biographischer Verarbeitung in Krankheitsprozessen:

- Die Ausformung eines biographischen Anspruchsniveaus des Biographieträgers im Leben mit der Krankheit
- Die Ausprägung einer Haltung des Erkrankten zur Krankheit
- Die Etablierung einer Stellung der Krankheit im Leben und in der Lebensorientierung des Patienten
- Die Veränderung der biographischen Identität des Betroffenen
- Die Ausformung biographisch relevanter Basisstrategien des Patienten im Umgang mit seiner Krankheit
- Die Wirksamkeit verschiedener Dimensionen der Verlaufskurvendynamik

Folgende Oberkategorien stellen Bündelungen von Bedingungen und von Prozessmechanismen für die Ausprägung der jeweiligen Prozessalternativen dar:

- Das Erleben des Krankheitseintritts als biographische Brucherfahrung bzw. die Bewahrung oder die Wiederherstellung einer (gewissen) biographischen Kontinuität mit der Krankheit
- Sinnquellen im Leben mit der Krankheit
- Biographische Arbeit
- Bedingungen im Krankheitsverlauf
- Biographische Bedingungen

Um die Nachvollziehbarkeit der Darstellung nicht unnötig zu erschweren, werden im folgenden zunächst die einzelnen grundlegenden Prozessvarianten nacheinander anhand der aufgeführten Kategorien entwickelt[55] – und nicht

---

55 Wobei die obige Auflistung der Kategorien nicht eine Reihenfolge der thematischen Darstellungen zu den einzelnen Prozessvarianten impliziert. Zu jeder Prozessalternative werden

jeweils an den einzelnen Kategorien deren verschiedene Merkmalsauspragungen in den einzelnen Prozessalternativen aufgezeigt. Danach werden die jeweiligen Herstellungsbedingungen der einzelnen grundlegenden Prozessvarianten in thematischer Ordnung entwickelt und in der Ausdifferenzierung der Kategorien dann jeweils ihre Wirkung in Richtung der einzelnen Prozessalternativen aufgezeigt.

5.2.1 Grundsätzliche Prozessvarianten der biographischen Verarbeitung des Krankheitsgeschehens[56]

Prozessvariante A): Die Verlaufskurve der biographischen Degression in eine biographische Endposition

In Krankheitsprozessen der betrachteten Krankheitsfelder können sich biographische Erleidensverlaufskurven manifestieren, die dadurch gekennzeichnet sind, dass sich mit dem Eintritt und mit der Weiterentwicklung der Krankheit das biographische Anspruchsniveau des Betroffenen bis hin zu einem extremen Punkt absenkt, an dem sich die „biographische" Entwicklung auf das (mögliche) Auftreten weiterer somatischer Funktionsstörungen bzw. weiterer Krankheitsphasen mit den jeweils darauf bezogenen medizinisch-professionellen Behandlungs- und Überwachungsaktivitäten reduziert. Der Biographieträger definiert sich mit der Krankheit selbst in einer biographischen Endposition, in der – so die Überzeugung des Patienten – keine grundsätzlichen, längerfristigen biographisch gestaltungswirksamen Pläne und Entwürfe mehr realisierbar sind. Es werden dementsprechend vom Patienten keine oder nur sehr wenige über den Sinnhorizont der unmittelbaren Alltagsbewältigung hinausreichende Handlungsschemata mehr realisiert – im Mittelpunkt der Lebensorientierung des Biographieträgers steht die unmittelbare

---

alle Kategorien aufgegriffen, jedoch z.T. in abweichender Reihenfolge bzw. Kombination in der Darstellung.

56 Die drei grundlegenden Prozessalternativen werden im folgenden nicht anhand empirischer Beispiele illustriert. Es handelt sich um Prozessgestalten, die auf einer Reihe verschiedener Kategorien beruhen. Alle Kategorien sind in empirischer Analyse geschöpft und haben sich in kontrastiven Vergleichen bewährt. Die Illustration einzelner Kategorien anhand empirischer Beispiele würde dem geschlossenen Gestaltcharakter der Prozessvarianten widersprechen und eben nicht die grundlegende Prozessgestalt verdeutlichen. Die empirische Illustration aller Kategorien würde auf drei weitere Porträtkapitel hinauslaufen. Zur Verdeutlichung der drei grundlegenden Prozessvarianten sei deshalb auf die vorhandenen Porträtkapitel im 4. Kapitel der vorliegenden Arbeit verwiesen. Die Porträtkapitel Rebenstock und Müller können zur Veranschaulichung der Prozessvariante A, das Kapitel Renard zur Veranschaulichung der Prozessvariante B und das Kapitel Segert zur Veranschaulichung der Prozessvariante C dienen.

Ausbalancierung des Lebensalltages unter eng begrenzten Aktivitätsspannweiten. Das Auftreten bzw. die Chronifizierung der somatischen Funktionsstörung markiert für den Betroffenen den Beginn einer bis in die Gegenwart andauernden, zusammenhängenden Lebensphase, die durch die massive Verengung des eigenen biographischen Handlungshorizontes und einen (zumindest auch) dadurch bedingten Erleidensdruck gekennzeichnet ist.

Der Betroffene entwickelt das Gefühl, ausweglos in einem unmittelbar durch die Krankheit verursachten (vgl. auch Kap. 5.4) Leben mit extrem eingeschränkten Aktivitätsspannweiten und einem extrem begrenzten biographischen Sinnhorizont gefangen zu sein. Er nimmt eine resignierte Haltung ein: Er kommt zu der Einschätzung, dass mit der gesundheitlichen Beeinträchtigung nicht mehr viel vom Leben zu erwarten sei, und hat keine Hoffnung auf eine positive Veränderung seiner aktuellen Lebensrahmungen.

Eine solche resignierte Haltung der Krankheit und dem Leben mit der Krankheit insgesamt gegenüber kann mit einem Bilanzierungsdilemma für den Patienten verbunden sein. Der Patient stellt angesichts seines Erleidensdruckes die Sinnhaftigkeit der bisher realisierten medizinischen Behandlungsstrategien – die in vielen Fällen die einzige Möglichkeit des Überlebens für die betroffenen Patienten darstellen – grundsätzlich in Frage. Er kann keine befriedigende Antwort auf die Frage finden, was die professionelle Bearbeitung der somatischen Funktionsstörung an positiven Wirkungen für ihn gebracht hat.

Im Verlaufe der Krankheitsverlaufskurve kann es zu zeitlich begrenzten Phasen des Zusammenbruches der biographischen und der alltagsbezogenen Orientierung des Patienten kommen – zu Krisenphasen, in denen der Biographieträger seinen Lebensmut verliert und mit dem Leben abschließt. In einer extremen Ausprägung kann die Resignation des Biographieträgers, der sich in einer biographischen Endposition sieht und mit einem unter dem Erleidensdruck extrem verengten Blick auf das eigene künftige Leben blickt, bis hin zu Überlegungen hinsichtlich eines möglichen Freitodes führen. Der Betroffene zweifelt den Sinn seines Lebens mit der Krankheit grundsätzlich an, das Leben erscheint ihm nicht mehr lebenswert, eine erfüllende oder zumindest akzeptable Lebensperspektive scheint ihm mit der Krankheit unwiederbringlich verbaut zu sein. Wenn der Freitod als reale Handlungsoption ausscheidet – etwa, weil der Betroffene Angst davor hat, nach einem gescheiterten Versuch, das eigene Leben zu beenden, sich in einer noch schwierigeren Lage zu befinden –, bleibt dem Betroffenen nur das Warten auf das natürliche Lebensende.

Eine Krankheitsverlaufskurve der biographischen Degression ist auch dadurch gekennzeichnet, dass die Krankheit für den Patienten zum alles andere dominierenden Lebens- und Orientierungsmittelpunkt wird. Die gesundheitliche Beeinträchtigung erscheint dem Patienten als sein zentrales Lebensproblem, dem eine enorme Einschränkungs- und Verhinderungsmacht inne wohnt, und bekommt vom Betroffenen die dominierende Relevanz im Lebenshorizont zugesprochen. Die von dem Betroffenen als unmittelbar aus der Krankheit erwachsend erlebten Einschränkungen – oder anders formuliert: die vom Patienten so gesehenen unmittelbaren Auswirkungen der somatischen Funktionsbeeinträchtigung – werden zum Kernbereich der Perspektiven des Biographieträgers auf sich selbst – zum Kern seiner aktuellen biographischen Identität als „chronisch Kranker" – und auf seine Stellung in der und sein Verhältnis zur sozialen Umwelt – zur Grundlage seiner Selbstpräsentation in sozialen Interaktionen. Das Selbstbild des Biographieträgers „schrumpft" zu einer Selbstdefinition als gesundheitlich stark beeinträchtigter Mensch mit geringen Handlungsmöglichkeiten. Bei Krankheitsphänomenen, die über längere Zeit hinweg medizinisch-professionelle Kontrollstrategien erfordern – z.B. nach einer Herztransplantation aber auch bei einer weit entwickelten koronaren Herzkrankheit oder bei einer fortgeschrittenen arteriellen Verschlusskrankheit – können die medizinisch-professionellen Bearbeitungsstrategien in der Wahrnehmung des Patienten eine Erfahrungseinheit mit der Krankheit bilden, sie sind in der Wahrnehmung des Patienten dann untrennbar als weitere Auswirkungen der somatischen Funktionsstörung mit dieser verknüpft und bilden zusammen mit der Krankheit das zentrale Lebensmerkmal. In ähnlicher Weise können Folgeerkrankungen aus der ursprünglichen Gesundheitsschädigung, iatrogene Effekte oder auch nur vom Patienten als iatrogene Effekte bewertete gesundheitliche Probleme und neue Gesundheitskrisen vom Betroffenen als dem eigenen ursprünglichen Krankheitsleiden unmittelbar zugeordnete Erfahrungszusammenhänge wahrgenommen werden und so die Einschätzung des Biographieträgers weiter untermauern, ohne Ausweg in einer krankheitsbedingt extrem beeinträchtigten Lebenssituation gefangen zu sein.

Ein essentieller Bestandteil einer Krankheitsverlaufskurve der schnellen oder sukzessiven Degression der biographischen Ansprüche des Biographieträgers sind Basisstrategien des Patienten im Umgang mit seiner Krankheit, die zentral auf das Aufgeben von Aktivitätsbereichen und auf den Rückzug aus Lebensbereichen gerichtet sind. Strategien des Betroffenen hinsichtlich der biographisch relevanten Bearbeitung seiner somatischen Funktionsstörung beschränken sich auf den Verzicht auf mit der Krankheit (zumindest potentiell) problematisch oder auch unmöglich gewordene Aktivitätsbereiche und auf den Rückzug aus Bereichen sozialer Interaktion. Es werden keine Bearbeitungsstrategien zur Rückgewinnung bzw. zur Erweiterung von im Zuge des Krankheitseinbruches verengten Handlungsspielräumen initiiert. Aktive Rückzugs- und Vermeidungsstrategien des Biographieträgers können dabei unterschiedlich ausgestaltet sein: Der Patient kann Orte bzw. soziale Rahmen meiden, die erwartbar mit sozialen Kontakten und den daraus erwachsenen Reziprozitätserwartungen zwischen den sich begegnenden Interaktionspartnern hinsichtlich bestimmter Mindestanforderungen verbaler Kommunikation und sozialer Anteilnahme verbunden sind, weil ihm solche Interaktionen in seiner als bedrückend empfundenen Lebenssituation unangenehm sind. Der vom Patienten selbst initiierte Rückzug aus Bereichen des sozialen Lebens kann soweit gehen, dass intensivere soziale Kontakte von ihm nur noch zu wenigen Menschen aufrechterhalten werden. Auch kann es dazu kommen, dass generell emotional tiefgängige, intensiv reziproke soziale Kontakte vom Betroffenen als nur noch wenig erfüllend empfunden und daher kaum gepflegt werden. Strategien der Begrenzung von Handlungsbereichen können den Biographieträger bis in eine Lebenssituation der extrem ausgeprägten Beschränkung des eigenen Aktivitätsradius´ führen, in der eigene Aktivitäten des Patienten nur noch auf wenige routinisierte Kernaktivitäten der unmittelbaren Alltagsbewältigung reduziert sind und auf Handlungsbereiche außerhalb der Alltagsorganisation (weitgehend) verzichtet wird. Die selbstinitiierte Verengung des eigenen Aktivitätsradius´ bedeutet faktisch die ersatzlose Aufgabe vieler früherer Lebensbezüge. Der Patient beschränkt sich auf den als überschaubar und tendenziell als geschützt empfundenen Rahmen der in ihren Aktivitäten eng begrenzten Alltagsorganisation. Damit einher geht in aller Regel die Begrenzung auch der eigenen Mobilitätsreichweite, auf Aktivitäten außerhalb des unmittelbaren Wohnumfeldes wird weitgehend verzichtet.

Auch wenn der somatische Zustand des Patienten durch entsprechende medizinisch-professionelle Bearbeitungsstrategien stabilisiert und dadurch die somatische Dimension der Krankheitsverlaufskurve erfolgreich bearbeitet worden ist, halten andere Dimensionen der Verlaufskurvendynamik das Erleidensgefühl im Leben des Biographieträgers dominant. Die Auswirkungen der Verlaufskurvendynamik innerhalb der biographischen Dimension der Krankheitsverlaufskurve – die vom Patienten so erlebte dramatische Schrumpfung der eigenen biographischen Handlungsmöglichkeiten im Zuge des Krankheitsgeschehens – sind, wie bereits dargestellt, mit der Einschätzung des Biographieträgers verbunden, in einer unmittelbar krankheitsbedingten ausweglosen Situation extrem verkürzter Handlungsmöglichkeiten gefangen zu sein, die nicht mehr zu bearbeiten ist. Es wird keine wirksame Bearbeitung der Krankheitsverlaufskurve insgesamt initiiert: Im Mittelpunkt der Krankheitsbearbeitung durch den Patienten steht das Ausbalancieren des unmittelbaren Lebensalltages unter der Maxime der Stabilisierung der Somatik. Andere Dimensionen der Lebensführung bzw. der Verlaufskurvendynamik – wie etwa die Verarbeitung des Krankheitsgeschehens in erklärungsmächtigen Eigentheorien oder die Ausgestaltung eines erfüllenden Lebensalltages und einer Lebensperspektive mit biographischen Entwicklungsansprüchen – werden nicht zum Gegenstand einer aktiven Bearbeitung durch den Patienten. Die ausbleibende Fokussierung und Bearbeitung weiterer Verlaufskurvendimensionen neben der somatischen stellt eine schwere biographische Hypothek für das weitere Leben mit der Krankheit dar. Der Erleidensdruck kann auf Dauer dominant bleiben.

Prozessvariante B): Die Integration der Krankheit als Teilbereich des Lebens im Zuge permanenter Anpassungsleistungen

In Krankheitsprozessen der betrachteten Krankheitsfeldern können sich Ausgestaltungsprozesse des Umganges des Biographieträgers mit der Krankheit und mit Einschränkungen aus der Krankheit manifestieren, in denen das Leben vom Biographieträger so auf die gesundheitliche Beeinträchtigung hin ausgerichtet wird, dass sich eine vom Erkrankten als erfüllend empfundene Lebensführung mit einem ausgeprägtem biographischen Anspruchsniveau – mit biographischen Handlungsschemata und biographischen Entwürfen für das weitere Leben, mit denen Hoffnungen und Lebensziele des Biographieträgers verknüpft sind – etabliert. Damit verbunden ist ein Erwartungshorizont des Biographieträgers, innerhalb dessen ein multiaspektuelles Leben mit krankheitsbedingten Beeinträchtigungen fokussiert wird. Die Krankheit wird vom Patienten als eine partielle Behinderung erlebt, die einen eingegrenzten Status und einen begrenzten Einfluss in seinem Leben hat – als ein integrierter Teilaspekt der aktuellen Lebenssituation und des Lebens insgesamt. Vom Biographieträger kann auch mit der Krankheit eine gewisse Ganzheitlichkeit der Lebensorientierung etabliert und aufrechterhalten werden: Neben der Gesundheitsbeeinträchtigung werden weitere relevante Lebensbezüge und Aktivitätsbereiche gepflegt und stellen Sinnquellen mit signifikanter alltagsbezogener und biographischer Relevanz für den Patienten bereit.

Es gelingt dem Patienten in seiner Auseinandersetzung mit der Krankheit und mit den daraus erwachsenden Einschränkungen, die Krankheit als einen Teilbereich in das eigene Selbstbild zu integrieren, seine biographische Identität reduziert sich nicht auf eine Selbstdefinition als „chronisch Kranker". Im Selbstbild des Biographieträgers bleibt auch mit der gesundheitlichen Funktionsstörung eine gewisse Breite der Identitätsfacetten, eine multiaspektuelle Ganzheitlichkeit der Identitätskonzeption bestehen (oder hat sich im Zuge der Krankheitsverlaufs wieder rekonstruieren lassen). Dem Kranksein wird vom Betroffenen der Status eines Identitätsaspektes neben anderen zugeschrieben, der Biographieträger definiert sich selbst als Mensch mit krankheitsbedingten Einschränkungen.

Der Patient begreift das Einrichten des Lebensalltages und der Lebensführung insgesamt mit der Krankheit als Gestaltungsaufgabe – zu der auch die biographische Neuausrichtung auf der Grundlage der krankheitsbedingten Einschränkungen gehört: Zum dominanten Orientierungsprinzip für den Biographieträger wird dabei die selbstgestellte Aufgabe, das eigene Leben trotz und mit der chronischen Gesundheitsbeeinträchtigung so zu gestalten, dass sich eine stabile und insgesamt erfüllende Lebensführung mit der Krankheit etabliert. Es wird vom Biographieträger die „andere Normalität", die Normalität eines Lebens mit einer krankheitsbedingten Handlungs- und Gestaltungsbehinderung angestrebt. Die Gesundheitsbeeinträchtigung wird für den Patienten zu einer Handlungshemmung, zu einer einschränkenden neuen Lebensrahmung – und dabei zu einem permanenten Anlass für aktive Ausgestaltungs- und Anpassungsarbeit. Im Mittelpunkt der in der Auseinandersetzung mit seiner somatischen Funktionsstörung ausgebildeten Haltung des Biographieträgers zu seiner Krankheit steht die Überzeugung, dass die konkrete Ausgestaltung des Lebens mit der chronischen Krankheit und damit auch die Begrenzung des faktischen Ausmaßes der Wirkungen der Gesundheitsbeeinträchtigung im Lebensalltag und in der biographischen Entwicklung aktiv anzugehende Aufgaben darstellen, für deren Bewältigung man als Erkrankter selbst zuständig ist. Der Patient sieht bei sich selbst die zentrale Verantwortung für wesentliche Bereiche der Krankheitsbearbeitung. Die aktive Ausgestaltung des Lebens unter der Integration der Krankheit – die handlungsschematische permanente Anpassung der Lebensführung an die Krankheit und dabei auch an weitere Krankheitsentwicklungen – werden vom Erkrankten als eigene zentrale Bearbeitungsaufgaben definiert.

Dabei kann die aktive, handlungsschematische Krankheitsbearbeitung durch den Patienten bereits unmittelbar nach der intensiv-medizinischen somatischen Stabilisierung nach Eintritt einer akuten Gesundheitskrise – z.B. eines Herzinfarktes oder eines Verkehrsunfalls, der die Amputation eines Beines notwendig gemacht hatte – beginnen. Vom Patienten können noch während des Klinikaufenthaltes im Rahmen seiner Gestaltungsmöglichkeiten z.B. Strategien zur Rückgewinnung von Handlungsmöglichkeiten – etwa im Bereich der unmittelbaren körperlichen Stabilität und Mobilität Bewegungsübungen oder Übungen zum Muskelaufbau – initiiert werden. Der Patient übernimmt hierbei im Rahmen seiner Möglichkeiten von Beginn an eigene Verantwortung für die Bearbeitung der Krankheit, er sieht die aktive Bearbeitung seiner Gesundheitsproblematik – neben der von ihm den Ärzten zugeschriebenen Zuständigkeit für die medizinische Bearbeitung der Somatik und gegebenenfalls auch für Prozesse der Vermittlung krankheitsbezogenen Wissens – von Beginn an auch als eigene Aufgabe an. Die eigene Krankheit wird vom Patienten schnell als etwas eingeschätzt, dass nicht nur in die Zuständigkeit der medizinischen Professionen fällt. Dabei kann auch die besonders aktive Mitarbeit und Kooperation bei therapeutischen Maßnahmen eine intentionale Strategie des Patienten zur Rückgewinnung von Handlungsmöglichkeiten darstellen.[57] Die aktive, handlungsschematische Krankheitsbearbeitung durch den Patienten kann auch im Anschluss an die Entlassung aus der Klinik, in der die somatische Stabilisierung nach einer akuten Gesundheitskrise realisiert wurde, im unmittelbaren Lebensumfeld des Patienten beginnen und dann die Entwicklung und die Etablierung einer neuen Form der Lebensführung (im oben dargestellten Sinne) zum Ziel haben.[58]

Ein wesentliches Merkmal des eigenen Gestaltungsanspruches des Patienten in der Ausformung seiner Lebensführung mit der chronischen Gesundheitsbeeinträchtigung liegt – analytisch formuliert – in der Fokussierung und Bearbeitung der Auswirkungen der Verlaufskurvendynamik in mehreren oder in allen Wirkungsdimensionen der Krankheitsverlaufskurve. Die aktive, handlungsschematische Bearbeitung der Krankheit durch den Biographieträger beschränkt sich nicht auf Anteile des Patienten an der Stabilisierung der Somatik, sondern soll insgesamt die aktuellen oder drohenden Einschränkungen aus der Krankheit begrenzen – etwa in Bezug auf alltagspraktische, auf beziehungsstrukturelle, auf biographische und dabei auch auf berufsbiographische Lebensbezüge. Das Ziel der mehrdimensionalen Gesamtbearbeitung der Verlaufskurvendynamik durch den Biographieträger liegt in der Bewahrung bzw. in der Rückgewinnung möglichst offener Handlungshorizonte im Lebensalltag und in der biographischen Entwicklung mit der Krankheit – im Einrichten eines Lebens mit der chronischen Gesundheitsbeeinträchtigung unter dauerhafter Aufrechterhaltung möglichst vieler oder doch zumindest einiger zentral signifikanter bisheriger oder auch der Etablierung neuer, alternativer Lebenslinien und Aktivitätsbereiche. Die Auswirkungen der Krankheit im Leben des Biographieträgers insgesamt können so kontrolliert und begrenzt werden. Es kann sich ein für den Patienten grundsätzlich erfüllendes Lebensarrangement mit stabilen signifikanten Sinnquellen auch mit der Krankheit etablieren.

Die Basisstrategien des Umgangs des Patienten mit seiner Krankheit werden dementsprechend als permanente aktive Anpassungsprozesse des Lebensalltages und des biographischen Planungshorizontes an die chronische

---

57 Im erhobenen Datenmaterial findet sich kein Fall, in dem die eigenen Strategien der Patienten signifikant gegen die von den Ärzten gesetzten Rahmendefinitionen verstießen und in diesem Sinne gegen den Willen der Ärzte realisiert wurden. Auszuschließen sind solche besonders intensiven und besonders eigenständigen Aktivitäten von Patienten, die aus Sicht der zuständigen Ärzte dann nicht mehr gesundheitsförderlich oder sogar gesundheitsgefährdend sind, natürlich nicht.

58 Natürlich kann die Übernahme der Gestaltungsverantwortung für das Leben mit der Krankheit durch den Patienten auch noch in späteren Phasen des Krankheitsgeschehen erfolgen.

Krankheit und an deren Weiterentwicklung ausgerichtet – mit dem Ziel, durch die Anpassungsleistungen die Einschränkungen aus der Krankheit zu minimieren und dadurch die größtmögliche Lebensqualität in der Lebensphase mit der Krankheit zu erreichen und aufrechtzuerhalten. Die Strategien des Patienten sind auf die Bewahrung bisheriger und auch auf die Schaffung neuer Handlungsmöglichkeiten und Aktivitätsbereiche ausgerichtet, um so einen Ausgleich für krankheitsbedingte Einschränkungen der Handlungsmöglichkeiten und den damit verbundenen Verlust früherer Lebensbezüge schaffen zu können. Solche Anpassungsstrategien können sich z.B. auf die Neuorientierung bzw. Transformation der Alltagsorganisation, auf die möglichst lange Aufrechterhaltung des berufsbiographischen Entwurfes oder auch auf die Realisierung von Aktivitäten zur eigenen Bedürfnisbefriedigung und damit auf Sinnsetzungsprozesse für das eigene Leben beziehen.[59]

Prozessvariante C): Die Initiierung eines produktiven Wandlungsprozesses der Selbstidentität durch die Krankheit

In Krankheitsprozessen der betrachteten Krankheitsfelder können sich Ausgestaltungsformen des Umgangs des Biographieträgers mit seiner chronischen Erkrankung manifestieren, in denen die Krankheit zum Anlass und zum Fundament für einen tiefgreifenden Wandlungsprozess der Selbstidentität und der Haltungen des Biographieträgers zur sozialen Umwelt wird. Der Eintritt der gesundheitlichen Krise stellt die bisherige Lebensführung des Betroffenen – etwa die private sowie die berufliche Alltagsorganisation, die biographische Planung oder die Ausgestaltung sozialer Beziehungen – grundsätzlich in Frage. Die damit verbundene große Irritation – die tiefgehende Verunsicherung, die aus der erfahrenen Erschütterung der bisherigen Lebensorientierungen im Zuge des Krankheitseintritts resultiert – löst beim Biographieträger einen intensiven selbstreflexiven Prozess der Auseinandersetzung mit seinem bisherigen und mit seinem antizipierten weiteren Leben aus. Im Vollzug seiner biographischen Selbstreflexion entwickelt der Biographieträger neue Haltungen zu sich selbst und zur sozialen Mitwelt und etabliert auf dieser Grundlage die Neuausrichtung seines Lebensalltages sowie seiner biographischen Entwicklung mit der Krankheit.

Aufgerüttelt und verunsichert durch den Krankheitseintritt entwickelt der Biographieträger hierbei zunächst Zweifel an der Tragfähigkeit seiner bisherigen grundlegenden biographischen und alltagsbezogenen Orientierungen als Fundament der Ausgestaltung seiner Art der Lebensführung vor der Erkran-

---

59 Konkrete Anpassungsstrategien werden in ihren Herstellungsmechanismen dann in der Darstellung zu den Bedingungen für die Realisierung der grundsätzlichen Prozessvarianten vorgestellt.

kung. Der Patient denkt über seine eigenen grundlegenden Perspektiven auf sich selbst und auf die Welt nach, er versucht, seine im Verlaufe des Lebens aufgeschichteten biographischen und alltagsbezogenen Orientierungen und Haltungen zu identifizieren, sie sich bewusst zu machen. Der Biographieträger entwickelt konsistente und für sich selbst erklärungsmächtige Bilder davon bzw. Eigentheorien dazu, wie seine bisherigen grundlegenden Lebensorientierungen und die darauf aufbauenden Charakteristika seines Lebensführungsstils ausgestaltet gewesen sind, und er stellt die von ihm so gesehenen Charakteristika und Grundlagen seiner bisherigen Lebensführung zur Disposition. Dies wird im thematischen Kontext des Krankheitsgeschehens realisiert – das heißt, die Auseinandersetzung des Biographieträgers mit den Grundlagen seiner bisherigen Lebensführung und mit seiner bisherigen biographischen Entwicklung wird mit einem unmittelbaren Blick auf mögliche Verursachungsgründe für die Entwicklung der chronischen Gesundheitsbeeinträchtigung realisiert. Der Betroffene sucht nach eigenen Anteilen bei der Entstehung der chronischen Gesundheitsbeeinträchtigung, nach Zusammenhängen zwischen der bisherigen Art seiner Lebensführung und der Krankheitsentstehung. Solche vom Biographieträger im Zuge selbstreflexiver eigentheoretischer Auseinandersetzung entwickelten Theorien zu in der eigenen biographischen Entwicklung liegenden und *selbst mitgestalteten*[60] Entstehungsbedingungen für die Erkrankung[61] stellen – bildlich gesprochen – den unabdingbaren Motor für die weiteren Phasen eines Wandlungsprozesses im Zusammenhang mit den untersuchten Krankheitsbildern dar.[62]

---

60 Die Identifizierung von im Hinblick auf die Entstehung einer Gesundheitsstörung ungünstigen Faktoren in der eigenen biographischen Entwicklung allein – also von Faktoren, bei denen der Biographieträger sich keine Einflussmöglichkeit zuschreibt – kann in sehr verschiedene Richtungen wirken. So kann die Einschätzung eines Patienten, seine Krankheit sei Schicksal, da aus unabwendbaren Ereignissen im eigenen Leben resultierend, die Bearbeitungskräfte des Biographieträgers auch stark lähmen und in diesem Sinne die Entstehung einer Verlaufskurve der biographischen Degression begünstigen.

61 Der komplexe Zusammenhang zwischen der Verarbeitung des Krankheitsgeschehens und dessen Entstehungsgrundlagen in Eigentheorien des Patienten und biographischer Arbeit wird sowohl im Abschnitt zur biographischen Arbeit im vorliegenden Kapitel als auch im Kapitel zur eigentheoretischen Verarbeitung weiter ausdifferenziert.

62 Kann der Patient keine Zusammenhänge zwischen der Form seiner bisherigen Lebensführung bzw. seiner biographischen Grundausrichtung einerseits und den Entstehungsgrundlagen seiner Krankheit andererseits identifizieren, fehlt der Anstoß für eine tiefgreifende Wandlung der Selbst- und Weltreferenz. Davon unberührt bleiben natürlich Prozesse der Entwicklung und der Etablierung eines krankheitsangemessenen Lebensführungsstils mit der Krankheit – initiiert z.B. im Rahmen von Patientenschulungen – möglich. Die im vorliegenden Abschnitt vorgestellte Wandlung geht über die Anpassung der Alltagsorganisation an die Krankheit, z.B. im Sinne der Vermeidung von Risikofaktoren für einen Herzinfarkt, wie etwa Übergewicht, mangelnde Bewegung oder falsche Ernährungsgewohnheiten, hinaus – sie berührt zentrale Bereiche der biographisch aufgeschichteten Basisorientierungen, Basispositionen und -dispositionen des Biographieträgers.

Eine wesentliche Ausgestaltungsform solcher eigentheoretisch-biographischen Reflexionen von Patienten liegt in der Etablierung einer Eigentheorie, in der die Krankheitsentstehung (zumindest anteilig) als Folge einer Lebensführung eigener chronischer Selbstüberforderung angesehen wird.[63] Der Biographieträger identifiziert sich als ein Mensch, der sich im Verlaufe seiner biographischen Entwicklung immer wieder in langandauernde Belastungssituationen gebracht hat. Er identifiziert eine Form permanenter Selbstüberforderung als ein zentrales Merkmal seines Lebensführungsstils vor dem Krankheitseintritt und schreibt der chronischen Selbstüberforderung den Status einer zentralen Ursache für die Entstehung der Gesundheitsbeeinträchtigung zu. Zur selbstreflexiven Auseinandersetzung des Biographieträgers mit eigenen Anteilen in der Krankheitsgenese gehören auch Überlegungen zu Entstehungskontexten für die Lebensführungsform chronischer Überforderung vor dem Krankheitseintritt. Solche Einflussfaktoren können vom Patienten dann z.B. in einer dauerhaft übersteigerten eigenen Motivation zu anstrengenden Aktivitäten im alltäglichen und im beruflichen Bereich oder auch in dem an sich selbst gestellten Anspruch, Erwartungen anderer im privaten und im beruflichen Arrangement immer bestmöglich zu erfüllen, gesehen werden. Hierbei kann vom Biographieträger durchaus auch die Existenz von äußeren Zwängen – etwa vom Arbeitgeber gesetzt – anerkannt und in einen Bedingungszusammenhang mit so empfundenen eigenen Persönlichkeitsmerkmalen, wie den dargestellten, gebracht werden.

Auf der Grundlage der biographisch-selbstreflexiven Überlegungen des Biographieträgers zu den signifikanten Merkmalen seiner Selbst- und Weltorientierung[64] und zu der entsprechenden Ausgestaltung seiner Lebensführung vor der Erkrankung formen sich dann in der Auseinandersetzung mit dem angeeigneten Wissen über die eigene Krankheit – z.B. über deren Spezifika, über aus der Erkrankung möglicherweise resultierende Beeinträchtigungen der körperlichen Leistungsfähigkeit, über Behandlungsmöglichkeiten, über erwartbare somatische Weiterentwicklungen oder über Chancen der Prävention weiterer somatischer Krisenphasen durch eine Lebensstiländerung[65] – neue Sichtweisen des Patienten auf sich selbst sowie auf die soziale Mitwelt und neue biographische und alltagsbezogene Orientierungen aus.

---

63 Diese spezifische Erklärungstheorie ist natürlich nicht nach traumatischen Amputationen denkbar. Der grundsätzliche Zusammenhang lässt sich jedoch auch hier – etwa bei einer Amputation nach einem Unfall, der vom Betroffenen im Zusammenhang mit einem insgesamt körperlich risikoreichen Lebensführungsstil gesehen wird – etablieren.

64 Der Kategorie der biographischen Arbeit ist ein eigener Abschnitt im vorliegenden Kapitel gewidmet, der die dargestellten Aspekte noch weiter ausdifferenziert.

65 Wobei nur die ersten drei der aufgelisteten Aspekte bei traumatischen Amputationen von Bedeutung sind.

Der Eintritt der Krankheit in das Leben bietet also den Anstoß für einen biographischen Wandlungsprozess – setzt einen reflexiven Prozess der Auseinandersetzung des Biographieträgers mit sich selbst, mit seinen grundlegenden biographisch gewachsenen Orientierungen, mit seinen Haltungen zur Welt, mit seiner biographischen Identität in Gang. Dabei bildet die Krankheit – das soll noch einmal betont werden – den thematischen Rahmen für den Biographieträger, ohne den ein Wandlungsprozess dieser Art nicht denkbar ist – auch wenn der Veränderungsprozess dann in seinen Auswirkungen im Leben des Biographieträgers letztendlich weit über den Bereich krankheitsangemessenen Verhaltens hinausreicht, sich nicht auf die Bearbeitung der Krankheit im engeren Sinne beschränkt, sondern generell die grundlegenden Perspektiven des Biographieträgers auf sich selbst und auf die Welt und dann auch dessen Lebensführungsstil verändert.

Eine mögliche Richtung der Veränderung – um als Beispiel die oben bereits genutzte konkrete Prozessvariante der vom Biographieträger so gesehenen permanenten Selbstüberforderung in seinem Leben als Verursachungskontext der Erkrankung wieder aufzugreifen – kann dahin weisen, dass der Biographieträger in Abgrenzung zu seiner früheren Lebensorientierung sich nun selbst wesentlich stärker in den Mittelpunkt seiner alltäglichen und seiner biographischen Wahrnehmung stellen, seine eigenen Bedürfnisse und die Grenzen seiner Leistungsfähigkeit deutlicher identifizieren und berücksichtigen, den durch andere an ihn gestellten Anforderungen Grenzen setzen und insgesamt so eine Lebensführung etablieren will, die eben auch zum Ziel hat, weiteren gesundheitlichen Krisenphasen wie der erlebten vorzubeugen.[66]

Zunächst sind solcherart biographische Reflexionsprozesse Formen der Auseinandersetzung auf theoretischer Ebene – wobei natürlich die biographische Selbstreflexion durch signifikante private oder auch professionelle Bezugspersonen angeregt und unterstützt werden kann. Die im Zuge der Auseinandersetzung mit dem Krankheitseintritt initiierte Weiterentwicklung der biographisch aufgeschichteten Orientierungen des Patienten steht unter dem Vorbehalt der noch ausstehenden Bewährung im Lebensalltag und in der weiteren biographischen Entwicklung des Biographieträgers. Die neu entwickelten Perspektiven auf sich selbst und auf die künftige Art des Agierens in sozialen Zusammenhängen müssen ihre tatsächliche Tragfähigkeit in der Lebenswelt des Patienten erst noch beweisen.

Die Umsetzung der vom Patienten entwickelten Impulse der grundlegenden Transformationen der eigenen Selbst- und Weltreferenz in der alltägli-

---

66 Zu einer Lebensorientierung, die dadurch gekennzeichnet ist, dass die eigenen Bedürfnisse in Abwägung mit den Bedürfnissen anderer stärker berücksichtigt werden, siehe auch Eckensberger/Kreibich-Fischer/Gaul 1998 und Bengel/Broda/Haag/Härter/Lucius-Hoene/Mtthny/Potreck-Rose/Stegie/Weis 2003: 85.

chen Lebenswelt und in der weiteren biographischen Entwicklung kann zeitlich der Phase der biographisch-selbstreflexiven Auseinandersetzung des Biographieträgers mit den Orientierungsgrundlagen seines bisherigen Lebens im Kontext der Krankheit nachfolgen – z.B. wenn wesentliche Prozesse der identitäts- und sozialweltbezogenen Veränderung bereits in dem gewissermaßen geschützten sozialen Rahmen der stationären Rehabilitation nach einem operativen Eingriff in Gang gesetzt worden sind. Der Transformationsprozess der grundlegenden Lebensorientierungen und die darauf basierende tatsächliche Änderung auch der Lebensführung können sich aber auch parallel, in wechselseitiger Verschränkung und Anregung in der Lebenswelt des Biographieträgers realisieren.

Die Transformation der eigenen Selbst- und Weltsicht – und damit der biographischen Identität – des Biographieträgers ist die Basis und zugleich auch der Antriebsmotor für die Entwicklung und für die Etablierung einer neuen Art der Lebensführung. Die produktive, aktive, handlungsschematische Auseinandersetzung des Patienten mit den Einschränkungen aus der Krankheit und mit den durch die somatische Funktionsstörung gesetzten Lebensrahmungen insgesamt – aufbauend auf dem Prozess der Veränderung der Perspektiven auf sich selbst und auf die soziale Mitwelt – führt zu einer neuen Ausrichtung der Lebensführung in der alltagsbezogenen und in der biographischen Dimension des Lebens. Die Krankheitsbearbeitung des Patienten schließt also neben der auch fokussierten Bearbeitung der Somatik im engeren Sinne die Bearbeitung weiterer Verlaufskurvendimensionen und darüber hinaus bzw. dabei auch die aktive Bearbeitung dessen, was vom Biographieträger als das Verlaufskurvenpotential identifiziert wurde – die eigenen früheren Haltungen zum Leben – mit ein. Die erfolgreiche Neuausrichtung der Lebensführung im Zuge des biographischen Wandlungsprozesses kann z.B. folgende Aspekte beinhalten: die krankheitsangemessene Neuorganisation der Alltagsbewältigung, die Aufrechterhaltung des berufsbiographischen Entwurfes auch mit der Krankheit, die Realisierung von Aktivitäten zur eigenen Bedürfnisbefriedigung im Sinne des Verfolgens eigener Interessen, die Aufrechterhaltung von Handlungsschemata der Familiengründung oder die Intensivierung von Handlungsschemata der Pflege familiärer Beziehungen. So gelingt es dem Biographieträger, die Auswirkungen der chronischen Gesundheitsbeeinträchtigung in seinem Leben zu begrenzen und eine Lebensführung mit weitgehend offenen Handlungshorizonten zu realisieren.[67]

---

67 Selbstverständlich kann die Umsetzung der Impulse aus der biographisch-selbstreflexiven Bearbeitung des Krankheitsgeschehens durch den Biographieträger in eine veränderte Lebensführung mit der Krankheit auch scheitern.

Der zentrale Unterschied – neben vielen Übereinstimmungen und Ähnlichkeiten – zwischen einem kreativen und produktiven Wandlungsprozess der Selbstidentität im Umgang mit der Krankheit im Vergleich zum Prozessverlauf der Integration der Krankheit als Teilbereich des Lebens (Prozessvariante B) besteht darin, dass bei einem Wandlungsprozess die aktive Auseinandersetzung des Patienten mit sich selbst, mit seinem bisherigen Leben und mit der Krankheit sowie die Umsetzung der aus dieser Auseinandersetzung entstehenden neuen Haltungen und Orientierungen sich selbst und der Welt gegenüber zu einer Art der Lebensgestaltung insgesamt führen, die vom Biographieträger als *besser* – als erfüllender, angenehmer, sinnvoller, ausgewogener, auch weiteren gesundheitlichen Krisen bestmöglich vorbeugend – erlebt und bewertet werden, als die Art seiner Lebensführung vor dem Eintritt der somatischen Funktionsstörung. In der aktiven Auseinandersetzung mit der chronischen Krankheit wird vom Biographieträger nicht nur (wie in der Prozessvariante B) eine Ausformung des Krankseins etabliert, bei der durch Anpassungsleistungen signifikante biographische und alltagsbezogene Lebensbereiche auf Dauer aufrechterhalten werden können, sondern die selbstreflexive Beschäftigung mit der eigenen Krankheit führt zu einem neuen Selbst- und Weltverständnis, das für den Biographieträger neue Handlungsmöglichkeiten mit sich bringt, die über seine Handlungsmöglichkeiten vor der Erkrankung hinausgehen. Das Leben mit der Krankheit bietet für den Patienten – natürlich werden die Einschränkungen, Beschwerden und auch Bedrohungen durch die Krankheit vom Patienten durchaus gesehen – zentrale positiv bewertete Charakteristika, die im Leben vor der Erkrankung nicht vorhanden waren. Z.B. kann eine neue Lebenshaltung, die stärker als zuvor und ganz intendiert die Wahrnehmung eigener Wünsche und Bedürfnisse forciert, deren Erfüllung bzw. Befriedigung einen weitaus höheren Stellenwert als zuvor im Leben vor der Erkrankung einräumt und die auch die bewusste Ablehnung von als unangenehm oder zu anstrengend empfundenen Anforderungen anderer ermöglicht, sogar die Funktion einer Sinnquelle im Leben einnehmen und das Ausleben dieser neuen Lebenshaltung vom Biographieträger als bereichernd und erfüllend erlebt werden.

5.2.2 *Prozessmechanismen und Herstellungsbedingungen in Prozessen biographischer Verarbeitung des Krankheitsgeschehens*

Im Folgenden werden die zu Beginn des Kapitels aufgeführten Kategorien zu Bedingungen und zu Prozessmechanismen der Ausformung der grundlegenden Prozessalternativen biographischer Verarbeitung in Krankheitsprozessen der in der vorliegenden Arbeit fokussierten Krankheitsfelder entwickelt. Zunächst wird in zwei Darstellungszusammenhängen auf Prozesse des Abreißens der biographischen Kontinuität des Erkrankten und des Versiegens von Sinnquellen mit dem Eintritt der Krankheit (1a) und auf Prozesse der Bewahrung einer biographischen Kontinuität des Biographieträgers und der Aufrechterhaltung relevanter Sinnquellen auch mit der Krankheitsmanifestation (1b) eingegangen. Dann folgen Ausführungen zu mangelnder und zu erfolgreicher biographischer Arbeit des Patienten (2). Danach werden Bedingungen und Mechanismen im Verlaufe des Krankheits- und des Behandlungsprozesses (3) und biographische Bedingungen (4) für die Ausformung der oben dargestellten grundsätzlichen Prozessvarianten biographischer Verarbeitung in Krankheitsprozessen vorgestellt.[68]

1a Der Krankheitseintritt als biographischer Bruch für den Patienten, das Versiegen biographischer Sinnquellen mit der Krankheit

Der Eintritt einer schweren Erkrankung der untersuchten Krankheitsfelder – oder biographieanalytisch fokussiert: die Grenzüberschreitung des Wirksamwerdens des Verlaufskurvenpotentials einer Krankheitsverlaufskurve – kann vom Biographieträger als das Abreißen der biographischen Kontinuität im Leben, als einschneidender, umfassender biographischer Bruch erfahren werden.[69] Dem Patienten tritt die Krankheit als etwas entgegen, das seine bisherige Form der Lebensführung auf einen Schlag obsolet werden lässt. – Aus der Sicht des Biographieträgers lässt sich die bisherige Form seiner alltäglichen Lebensorganisation und seines biographischen Planungshorizontes nicht mehr aufrechterhalten, weil mit der Krankheit und mit den vom Patienten so gesehenen krankheitsbedingten Einschränkungen der eigenen Handlungsmöglichkeiten wesentliche Grundlagen der bisherigen Lebensführung – etwa im Bereich der körperlichen Leistungsfähigkeit – verloren gegangen sind. Die Lebensgestaltungsform vor der Manifestation der Krankheit kann aus der Perspektive des Patienten in mehreren zentralen Dimensionen durch die Krankheit zerstört worden sein: z.B. in der Alltagsorganisation, im Bereich aktuell realisierter oder geplanter biographischer bzw. berufsbiographi-

---

68 Dabei werden die einzelnen Kategorien bei thematischen Überschneidungen in der Regel nach ihrer ersten Zuordnungsmöglichkeit aufgegriffen, z.B. wird eine Kategorie, die sowohl eine biographische Bedingung als auch eine Bedingung für das Erleben eines biographischen Bruches darstellt, in den Abschnitt eingeordnet, der sich der Erfahrung eines biographischen Bruches im Zuge des Krankheitseintritts widmet. Von dieser Darstellungslogik wird immer dann abgegangen, wenn die thematische Relevanz der Kategorie deutlich die Zuordnung zu einer späteren Darstellungseinheit nahe legt.
69 Zur immer noch geführten Diskussion des Zusammenhangs von Krankheit und biographischer Brucherfahrung siehe auch Charmaz 1991: 11-40; Bury 1982 und Williams 2000.

scher Handlungsschemata oder im Bereich der Ausgestaltung intensiver sozialer Kontakte. Dem Biographieträger erscheinen signifikante Lebensbezüge der Lebensphase vor der Erkrankung mit dem Krankheitseintritt dauerhaft und irreparabel abgerissen. Das Auftreten der Krankheit markiert für den Biographieträger einen Punkt in seinem Lebensverlauf mit einer signifikant herausgehobenen biographischen Relevanz: In seiner Wahrnehmung und in seiner Erfahrungsaufschichtung trennt der Eintritt der somatischen Beeinträchtigung den eigenen biographischen Verlauf klar in einen – abgeschlossenen – Lebensabschnitt vor der Erkrankung und in die Lebensphase seit und mit der Erkrankung.[70] Es gelingt dem Patienten im Umgang mit der Krankheit nicht, das Gefühl einer zumindest partiellen biographischen Kontinuität im Übergang vom Leben vor der Erkrankung in das Leben mit der chronischen Gesundheitsbeeinträchtigung – etwa in der Haltung zum eigenen Köper, in der Sicht auf sich selbst oder in der grundlegenden Perspektive auf die eigenen biographischen Entwicklungschancen – zu wahren. Die Wahrnehmung des Krankheitseintritts als einschneidenden und umfassenden biographischen Riss im Leben begünstigt die Entwicklung einer Verlaufskurve der Degression der eigenen biographischen Ansprüche des Biographieträgers bis hin in eine biographische Endposition. Die eigene Krankheit erscheint dem Patienten als außerordentlich einflussmächtige Ereignisverkettung, die enorme Auswirkungen in seinem Leben entfaltet – deren Wirkungsmacht dadurch symbolisiert wird, dass sie sogar die fest etablierte Form seiner bisherigen Lebensführung in zentralen Bereichen schnell obsolet werden lassen und die bisherige Lebensaufordnung zerstören kann. Die Krankheit kann so schnell zum zentralen Lebens- und Orientierungsmittelpunkt für den Betroffenen heranwachsen – zum alles andere dominierenden Lebensproblem. Die Krankheit wird vom Biographieträger als mächtiger Verhinderungsmechanismus gesehen, dem nur wenig entgegenzusetzen ist – auf die Entwicklung und auf die Realisierung aktiver Bearbeitungsstrategien zur Rückgewinnung von Lebensbezügen wird vom Biographieträger verzichtet. Im Sinne der oben dargestellten Prozessvariante A wird so begünstigt, dass die Verlaufskurvendynamik auch nach der Stabilisierung der Somatik infolge der biographischen Auswirkungen der Krankheitsverlaufkurve einen andauernden Erleidensdruck beim Patienten hervorrufen kann.

---

70 Neben der ersten sichtbaren Manifestation einer Erkrankung können auch spätere Krankheitsphasen – z.B. wenn nach einer Phase leichter gesundheitlicher Beschwerden die Erkrankung dann in eine schwere Akutphase eintritt oder wenn sich zunächst gelegentlich auftretende Symptome zu einer chronifizierten Krankheitsgestalt verdichten – einen biographischen Bruch im Leben des Biographieträgers auslösen.

Wie tiefgreifend und wie andauernd sich der Riss in der biographischen Kontinuität des Biographieträgers manifestieren kann, ist nicht durch die spezifische Art der Gesundheitsbeeinträchtigung determiniert. Es gibt systematische Bedingungen dafür:

Ob der Eintritt der Erkrankung in das Leben als einschneidender biographischer Bruch erfahren wird oder nicht, hängt zentral davon ab, ob es dem Patienten gelingt, im Leben mit der Krankheit eine Lebensführung zu etablieren, die signifikante Sinnquellen mit biographischer Relevanz für den Biographieträger beinhaltet. Unter Sinnquellen sollen Aktivitätsbereiche bzw. Lebensbezüge verstanden werden, die für den Patienten die Sinnhaftigkeit der eigenen Existenz belegen – die Antworten liefern auf die Frage, warum denn das eigene Leben lebenswert ist. Sinnquellen haben eine biographische Relevanz, wenn sie eine Orientierungswirkung im Leben des Biographieträgers entfalten – wenn der Biographieträger in der Abarbeitung bzw. der Aufrechterhaltung solcher Lebensbezüge sein Leben als grundsätzlich lebenswert und als mit Sinn erfüllt erlebt. Sinnquellen in der Lebensführung können sehr vielgestaltig und auf verschiedene Lebensbereiche ausgerichtet sein. Der Biographieträger kann z.B. in seinem berufsbiographischen Handlungsschema, in Freizeitbeschäftigungen oder auch in der Pflege signifikanter sozialer Beziehungen Erfüllung finden und so der eigenen Existenz eine fraglosselbstverständliche Relevanz verleihen. Der Eintritt einer chronischen Krankheit der untersuchten Krankheitsfelder kann zur Folge haben, dass wesentliche Sinnquellen des Biographieträgers aus dem Leben vor der Erkrankung versiegen – etwa wenn die krankheitsbedingt eingeschränkte körperliche Leistungsfähigkeit ein bisher verfolgtes berufliches Aufstiegshandlungsschema obsolet werden lässt oder die weitere Ausübung geliebter Freizeitbeschäftigungen unmöglich macht – und ihre die Lebensführung tragende Funktion nicht mehr erfüllen können. Ohne entsprechende Anpassungsleistungen des Patienten (siehe 1b) – ohne die gelingende Kompensation der entfallenen Lebensbezüge – wird mit dem Krankheitseintritt das bisherige Lebensmuster des Biographieträgers in zentralen Bereichen obsolet, und der Betroffene kann schnell die Einschätzung entwickeln, mit dem Eintritt der Erkrankung in sein Leben sei die biographische Kontinuität abgerissen. Der Verlust relevanter Sinnbezüge seines Lebens durch die chronische Gesundheitsbeeinträchtigung symbolisiert dem Betroffenen das enorme Ausmaß des krankheitsbedingten biographischen Bruches. Das Versiegen relevanter biographischer Sinnquellen kann eine wesentliche Grundlage für die beginnende Ausformung einer biographischen Endposition des Biographieträgers ohne orientierende biographische Ansprüche und Ziele im Leben mit der Krankheit darstellen. Das Leben ohne stabile sinnstiftende Lebensbezüge wird vom Betroffenen als nur noch wenig erfüllend empfunden.

Eine Bedingung dafür, in welchem Maße Sinnquellen mit dem Eintritt einer chronischen Gesundheitsbeeinträchtigung versiegen, liegt natürlich in den jeweiligen Spezifika der individuellen Sinnquellen der Patienten. Die Charakteristika eines Aktivitätsbereiches, der die Funktion einer Sinnquelle hat, haben einen Einfluss darauf, ob er auch unter den von der somatischen Funktionsstörung gesetzten neuen Rahmenbedingungen des Lebens aufrechterhalten oder transformiert werden kann.

Frank Bode hat vor dem Beginn seiner Herzkrankheit in seiner Freizeit eine große Erfüllung und Befriedigung in der intensiven Beschäftigung mit Tieren gefunden:

1   E: denn hat ich immer noch -eh- zu damals /eheh/ so ´ne Vogelzucht
2   hier mit so Sittiche und sowas ja, das war eben mein großes Hobby,
3   überhaupt och mit Hühner oder so eben -eh- jetzt mit Küken selber
4   brüten sowas ja? (.) und -eh- das war eben so meine Welt.

Nach seiner Herztransplantation kann er sein langjähriges Interesse an Tieren nicht mehr ausleben, die erhöhte Infektionsgefahr durch immunsuppressive Medikamente zur Unterdrückung einer Abstoßungsreaktion des Körpers auf das implantierte fremde Organ (Strian 1998: 92-94; Hopf/Kaltenbach 1996: 195-196) zwingt ihn zur Aufgabe seiner geliebten Freizeitbeschäftigung:

1   E: ja zu Hause eben wie jesacht die erste Zeit war schon schwer. weil ich nu och –
2   eh- so´n ausgefallenes Hobby oder -eh- ne ausgefallene Umjebung oder Umwelt
3   habe. wenn man´s <u>so</u> sieht ja, wie jesacht och eben mit dem Viehzeug und so -eh- und
4   die Vögel damals und so, (.) das ham wir ja denn schon alles abgeschafft nach
5   und nach. (.) vorher schon wo ich dann nich mehr konnte, ich saß ja nur noch auf de
6   Couch, konnte mich überhaupt nich mehr um de (.) Tiere kümmern, (.) da hats der
7   Schwager denn mal jemacht, (.) oder die Frau denn und wie jesacht wenn das/ du
8   musst aber (.) och anders dahinter stehen sonst sonst brauch man das nich/ is
9   Quatsch. (.)
10   I: mhm
11   E: und denn de Hühner abjeschafft und (.) naja Hund kam wa noch (.) und Katze ham
12   wa och noch, dürfen wa eijentlich nich, aber ich fasse se eben nich an jetz ja? (.)
13   I: ja
14   E: muß ´n bißchen Abstand immer halten; die laufen zwar rum so aber (.) es jeht
15   och. (2) naja (.) dis is mich die erste Zeit <u>sehr schwer jefallen</u>. du hast dich denn
16   widder einijermaßen jefühlt so und denn saßt de eben zu Hause und -eh- (.) ja (.) ich
17   weeß nich (.) du bist so´n bißchen wie <u>abjeschottet</u> oder <u>abjeschieden</u> oder so

Frank Bode sieht selbst einen Zusammenhang zwischen der Art seiner Erkrankung und den Charakteristika seines früheren Hobbys, die ihn zum Verzicht auf einen wichtigen Lebensbereich zwingen (1-2 des folgenden Datenausschnittes). Frank Bode leidet sehr unter dem Verlust eines seiner zentralen Aktivitätsbereiche aus der Zeit vor seiner Erkrankung. Im Interview kommt deutlich zum Ausdruck, wie stark der Verlust seiner geliebten Freizeitbeschäftigung auch als Symbol für den Bruch zwischen seinem Leben vor der Krankheit und dem Leben mit der Erkrankung steht:

1   E: ich sag och immer (.) hätt ich damals -eheh- (.) Briefmarken gesammelt oder
2   oder wees ich hier -eh- Münzen oder sonstewas, (.) dann wer mich das vielleicht och
3   nich so schwerjefallen oder so bewusst jewesen ja? (.) aber so hat ich eben
4   immer mit den mit den (.) Tieren zu tun,
5   I: mhm
6   E: und dis is mich denn /eh/ wo ich denn habe jesacht/ die Operation alles
7   jut überstanden hatte, is mich des doch schwerjefallen wenn de so jesehen
8   hast alles <u>weg</u>
9   I: mh
10   E: alles <u>leer</u> alles (.) wegjerissen wieder; (.) de Ställe und de Käfige und so,
11   des war schon ´n bißchen bedrückend alles ja,

Ein Risikopotential für die Manifestation eines biographischen Bruches mit dem Krankheitseintritt liegt in einer Lebensgestaltung des Biographieträgers vor dem Krankheitsausbruch, die nur auf sehr wenigen relevanten Sinnquellen ruht. Dadurch erhöht sich die Gefahr, dass der Biographieträger mit dem Eintritt der Erkrankung die Erfahrung des Abreißens der biographischen Kontinuität realisiert.

Obwohl in der vorliegenden Arbeit sowohl den krankheitsbezogenen Eigentheorien von Patienten als auch der körperbezogenen Verarbeitung des Krankheitsgeschehens eigene Kapitel gewidmet sind (Kapitel 5.4 und Kapitel 5.3), soll ein spezifischer Zusammenhang zwischen der Ausformung einer Haltung des Patienten zum eigenen Körper, zur Krankheit und zum Verhältnis von Krankheit und Gesundheit generell einerseits und dem Empfinden eines biographischen Bruches mit dem Krankheitseintritt andererseits bereits an dieser Stelle thematisiert werden: Es gibt Patienten, deren Bild vom eigenen Körper durch somatisch-technizistische Vorstellungen dominiert ist. Die Patienten haben durch die Erfahrungen mit ihrem Körper im Verlaufe ihrer biographischen Entwicklung ein Konzept vom eigenen Körper ausgebildet, dass dadurch charakterisiert ist, dass dem Körper der Status bzw. die Funktion einer Quasi-Maschinerie zugeschrieben wird – einer „Maschine", die „funktionieren" muss (vgl. auch Buddeberg 2004: 309). Aus diesem Blickwinkel heraus wird Krankheit vom Betroffenen dann als das „Nichtfunktionieren" des eigenen Körpers verstanden. Die Vorstellung des Betroffenen vom Verhältnis von Krankheit und Gesundheit zueinander ist zudem durch eine binäre Schematisierung charakterisiert: Gesundheit und Krankheit werden als sich einander ausschließende Gegensatzpaare verstanden – aus dieser Sicht kann man entweder krank *oder* gesund sein, der eigene Körper ist funktionsfähig oder er ist in seinen Funktionsabläufen gestört (vgl. Faltermaier u.a. 1998: 83-85; Jacob 1995: 60-62; Brähler 2003: 11; Buddeberg 2004: 309). Aus einer starken technizistischen Fokussierung der Somatik, der organischen Funktionsbeeinträchtigungen, in Verbindung mit der Definition von Gesundheit als Abwesenheit von Krankheit können sich Schwierigkeiten hinsichtlich der Akzeptanz krankheitsbedingter Beeinträchtigungen für den Patienten ergeben. Weil ein vollständiges Ausheilen der somatischen Funktionsbeeinträchtigung bei den betrachteten Krankheitsbildern nicht möglich ist, kann die Wiederherstellung der Gesundheit im Sinne des Zustandes vor der Erkrankung nicht mehr erwartet werden. In der Wahrnehmung des Betroffenen ist so mit dem Eintritt der Erkrankung ein signifikantes bisheriges Lebensmerkmal unwiederbringlich verloren gegangen: die eigene Gesundheit. Ein wesentlicher, als selbstverständlich angenommener Teilbereich der eigenen Existenz hat sich – so die Einschätzung des Betroffenen – grundlegend verändert. Dadurch wird auch die Ausformung einer Perspektive begünstigt, aus der dem Patienten die chronische Krankheit als das zentrale – und nicht mehr grundsätzlich lösbare – Problem des Lebens erscheint. Die gesundheitliche Beeinträchtigung wird vom Biographieträger überproportional hoch bewertet. Ansätze von Handlungsimpulsen des Betroffenen, die krankheitsbedingten Beeinträchtigungen in den Lebensalltag und in die weitere biographische Entwicklung zu integrieren, werden durch die Einschätzung des Biographieträgers, dass die Wiederherstellung eines Zustandes der Gesundheit unmöglich sei, gelähmt. Die Krankheit kann schnell zum dominanten Lebens- und Orientierungskern werden.

1b Die Aufrechterhaltung einer biographischen Kontinuität mit der Krankheit, die Bewahrung relevanter biographischer Sinnquellen

Der Eintritt einer chronischen Erkrankung der fokussierten Krankheitsfelder muss nicht zwangsläufig mit der Erfahrung eines biographischen Bruches für den Biographieträger verbunden sein. Es gibt Prozessverläufe, die für den Biographieträger nicht mit dem Gefühl und mit der Einschätzung einher gehen, dass mit dem Krankheitsausbruch (oder auch mit der Chronifizierung bzw. der Intensivierung der somatischen Beeinträchtigung) nun signifikante bisherige Lebensbezüge vollständig abgerissen und die bisherigen grundlegenden Lebensorientierungen und Lebensrahmungen obsolet geworden seien. Auch mit dem Ausbruch der Krankheit und im weiteren Leben mit der chronischen Gesundheitsbeeinträchtigung kann eine (zumindest partielle) biographische Kontinuität gewahrt werden. Dadurch wird die Ausformung einer Lebensführung mit der Erkrankung begünstigt, in welcher der Krankheit – im Sinne der oben dargestellten Prozessvariante B – nur der Status und die Einflussmächtigkeit eines integrierten Teilbereiches des Lebens zukommt. Die Krankheit wird nicht als alles verändernder, enorm einflussmächtiger Verhinderungsmechanismus gesehen, sondern stellt für den Patienten eine einschränkende Lebensrahmung dar, mit der die Bewahrung und Aufrechterhaltung signifikanter bisheriger Lebensperspektiven und Lebensbezüge und auch die Ausgestaltung eines vom Biographieträger weiterhin als lebenswert empfundenen Daseins vereinbar ist. Die Krankheit kann vom Biographieträger leichter als Teilaspekt des Lebens wahrgenommen und in seinen Lebensalltag sowie in seine weitere biographische Entwicklung integriert werden. Der Patient macht die Erfahrung, dass durch die Erkrankung nicht alles im Leben verändert wird, dass die somatische Funktionsstörung nur einen – wenn auch bedeutsamen – Lebensaspekt neben anderen Lebensaspekten darstellt und ein vielschichtiges Leben mit signifikanten Anknüpfungsmöglichkeiten an die biographische Entwicklung vor dem Krankheitseintritt auch mit der gesundheitlichen Beeinträchtigung möglich ist. Zentrale bisherige lebensweltliche und biographische Perspektiven behalten auch mit und nach dem Krankheitseintritt ihre Relevanz.

Wie auch mit dem Ausbruch einer schwereren gesundheitlichen Beeinträchtigung der betrachteten Krankheitsfelder eine biographische Kontinuität im Übergang vom Leben vor dem Krankheitseintritt in das Leben mit der chronischen Krankheit gewahrt werden kann, wird von Bedingungen und Prozessmechanismen beeinflusst:

In der Regel ergeben sich Bezüge biographischer Kontinuität nicht von allein. Der Eintritt und die Weiterentwicklung einer schweren chronischen Erkrankung stellen zwangsläufig zentrale bisherige Lebensbezüge und Lebensorientierungen des Patienten in Frage. Ob vom Biographieträger im Leben mit seiner Krankheit an signifikante frühere Lebensperspektiven und Lebensbereiche aus der Zeit vor der Erkrankung angeknüpft werden kann – etwa in der Wahrung einer gewissen multiaspektuellen Ganzheitlichkeit der eigenen Identitätskonzeption oder in der Aufrechterhaltung und Pflege bisheriger Handlungsbereiche – hängt sehr von gezielten Aktivitäten des Biographieträgers selbst ab. Die Wahrung einer biographischen Kontinuität nach dem Eintritt einer chronischen Krankheit ist eine Gestaltungsaufgabe für den Biographieträger. Eine Kernaktivität des Patienten ist dabei die Arbeit an der Aufrechterhaltung, der Transformation, der Reaktivierung oder auch der Neuentwicklung relevanter Sinnquellen des Lebens. Durch aktive Anpassungsleistungen kann der Biographieträger versuchen, frühere Lebensbezüge – etwa biographische oder berufsbiographische Handlungsschemata und Entwürfe, Aktivitätsbereiche der Freizeitgestaltung oder die Pflege intensiver sozialer Kontakte – und damit auch grundlegende Merkmale der eigenen biographischen Identität zu bewahren oder unter den Bedingungen der aus der somatischen Funktionsstörung resultierenden Einschränkungen neu auszurichten, und sie dadurch in ihrer Relevanz für die eigene Existenz zu retten. Wirksame Sinnquellen biographischer oder auch alltagsbezogener Relevanz können eine stabilisierende Stützpfeilerfunktion in der Ausgestaltung einer vom Patienten als erfüllend und als lebenswert erfahrenen Lebensführung mit der Krankheit inne haben. Sinnquellen biographischer Relevanz können, wie bereits angesprochen, sehr vielgestaltig ausgeformt sein und sich auf sehr verschiedene Lebensbereiche beziehen. An einigen Beispielen soll die Arbeit an der Bewahrung biographischer Kontinuität auch mit der chronischen Krankheit – mit den Basisarbeitsaktivitäten der Transformation bisheriger Lebensbezüge und der Kompensation von mit dem Krankheitsausbruch entfallenen Lebensbezügen – aufgezeigt werden:

Mit der aus der somatischen Funktionsstörung resultierenden eingeschränkten körperlichen Leistungsfähigkeit kann das bisher vom Biographieträger verfolgte berufsbiographische Handlungsschema gefährdet sein. Wenn durch eine sehr schwerwiegende Gesundheitsstörung nicht schon von vornherein berufliche Arbeit insgesamt undenkbar geworden ist, können Strategien der Anpassung des beruflich-organisatorischen Arrangements an die Leistungsfähigkeit mit der somatischen Funktionsstörung oder eine berufsbiographische Neuausrichtung des Patienten unter Rückgriff auf spezifische Interessen bzw. Lebensbezüge vor der Erkrankung dazu führen, die Beruflichkeit in ihrer tragenden und sinngebenden Funktion für die Lebensführung zu retten.

Ulrich Linz nutzt nach der erfolgreichen Absolvierung einer Lehrausbildung, nach der Ableistung seines Armeedienstes und nach einer Arbeitsphase als Bauarbeiter die sich ihm bietende Chance eines beruflichen Aufstieges:

```
1    E: Hab dann eine bessere Arbeit gefunden in einem anderen Betrieb in Longenwalde
2    als Werkzeugdreher und da hatte man dann gemerkt, oh den brauchen wir ja für
3    was anderes. (.) Da war eine Erwachsenenqualifizierung und da hab ich/ wurde ich
4    eingesetzt als (.) Ausbilder war das noch nicht so aber ein bisschen um die
5    Erwachsenen anzuleiten. (.)
6    I: mhm
7    E: Es waren alles Frauen und die mussten angeleitet werden und dann kam der
8    Kaderleiter zu mir, nebenbei bemerkt ein Freund von mir. Du, wir brauchen einen
9    Lehrmeister. (.) Und schwupp war ich in der Berufsausbildung drin. Da wo ich
10   angefangen habe zu lernen, da hab ich nachher Jugendliche ausgebildet.
```

Im Alter von 36 Jahren verliert Ulrich Linz bei einem Unfall ein Bein ab dem Oberschenkel. Nach der Phase der körperlichen Stabilisierung nimmt er seine Berufstätigkeit wieder auf. Dafür wird das arbeitsorganisatorische Arrangement so verändert, dass Ulrich Linz trotz seiner nun eingeschränkten körperlichen Leistungsfähigkeit weiter an seinem bisherigen grundsätzlichen berufsbiographischen Handlungsschema festhalten kann:

```
1    E: Aber der Betrieb hat gesagt du brauchst nicht mehr an Werkzeug, ich war
2    Lehrmeister an Werkzeugmaschinen (.) naja da gibts Öl, (.) Öl, Dreck und so weiter
3    an Maschinen und da brauchte ich nicht mehr. (.) Ich hab dann Büroarbeit gemacht.
4    Ich war dann stellvertretender Ausbildungsleiter.
```

Während sich ihm diese Möglichkeit des Wiedereinstiegs in die Berufstätigkeit nach der Amputation in erster Linie durch ein Angebot des Unternehmens bietet („Aber der Betrieb hat gesagt du brauchst nicht mehr an Werkzeug", 1; „brauchte ich nicht mehr", 3), beginnt Ulrich Linz bereits nach kurzer Zeit, selbst aktiv nach einem neuen beruflichen Betätigungsfeld zu suchen. Die Arbeit in der Lehrausbildung kann für ihn vor allem wegen Beschwerlichkeiten, die aus seiner amputationsbedingt einge-schränkten Mobilität resultieren – Ulrich Linz muss jeden Tag mit öffentlichen Ver-kehrsmitteln von seinem Wohnort zu dem Betrieb fahren, der sich in einer anderen Stadt befindet –, auf Dauer nicht mehr ihre Funktion als eine zentrale Sinnquelle des Lebens wie vor dem Unfall erfüllen:

1   E. Naja gut jedenfalls –eh- hab ich nun nach andere Arbeit doch ein bisschen
2   Ausschau gehalten, denn bis Longenwalde fahren (.) war schwierig. (.)
3   I: mhm
4   E: Ich hatte noch kein umgebautes Fahrzeug. (.) Der Winter war sehr schlecht in
5   diesem Jahr und -eh- dann musste ich bis zur Tankstelle hier oben um zum Bus zu
6   kommen und dann in Longenwalde so bei Glätte (.) also es war es war ein ganz
7   furchtbares Arbeiten, furchtbare Winter. Da hab ich gesagt du musst hier weg.

Ulrich Linz entwickelt einen neuen berufsbiographischen Entwurf – er wird Parteisek-retär bei einer der kleineren Blockparteien im DDR-Parteiensystem. In der Planung und in der Realisierung seines berufsbiographischen Handlungsschemas greift er auf ein bereits vor der Amputation des Beines entwickeltes Aktivitätsfeld zurück: Auf der Grundlage privater Freundschaften zu Menschen, die bereits in der Partei waren, und um der Erwartung zuvorzukommen, in die SED eintreten zu sollen, ist er Mitglied der LDPD geworden und hat im Laufe der Zeit auch eine gewisse Identifikation mit der Partei entwickelt (z.B.: *„meine* Partei", 1 im folgenden Transkriptionsausschnitt). In seiner Suche nach einem neuen Arbeitsfeld nach der Amputation kann er dann auf sich ihm aus seinem bisherigen politischen Engagement heraus bietende Möglich-keitsstrukturen zurückgreifen:

1   E: Und meine Partei kam ins Krankenhaus und hat gesagt: wenn du nicht mehr dann
2   normal arbeiten kannst du kannst/ du kriegst ne Arbeit über die Partei. (.) Das fand
3   ich, ich fand das toll. (.)
4   I: mhm
5   E: und ich hab es dann angenommen ich hab noch den ganzen Sommer denn in
6   Longenwalde gearbeitet bis zum Herbst 77 (.) und dann hatte ich in der Zeit aber
7   geklärt mit Potsdam mit meiner Partei und ich wurde hier in Lüttau Kreissekretär. (2)
8   Und ich habe trotz Beinverlust und Vorfuß trotzdem hab ich noch voll gearbeitet.
9   I: mhm
10   E: Ich habe nicht Rente in Anspruch genommen oder irgendwas ich hab voll
11   gearbeitet.

Noch während seines Krankenhausaufenthaltes im Zuge der Beinamputation offeriert ihm die LDPD das grundsätzliche Angebot einer Berufstätigkeit im politischen Be-reich. Ulrich Linz kommt dann später darauf zurück, als ihn der berufliche Wiederein-stieg in sein Unternehmen nicht zufrieden stellt. Die große Bedeutung und die Au-thentizität des neuen berufbiographischen Entwurfes wird u.a. dadurch deutlich, dass Ulrich Linz nicht versucht, auf der Grundlage seiner eingeschränkten körperlichen

Leistungsfähigkeit verkürzt arbeiten zu können, sondern an einer vollen Berufstätigkeit interessiert ist („Ich hab nicht Rente in Anspruch genommen oder irgendwas ich hab voll gearbeitet.", 10-11). Es gelingt Ulrich Linz durch aktive Transformationsleistungen auf der Basis von Möglichkeitsstrukturen, auch im Leben mit seiner körperlichen Beeinträchtigung die Beruflichkeit in ihrer Funktion als eine wesentliche biographische Sinnquelle zu erhalten. Biographische Kontinuität wird dabei zum einen dadurch gewahrt, dass insgesamt der Wiedereinstieg in die Berufstätigkeit gelingt, und zum anderen dadurch sichergestellt, dass die inhaltliche Ausrichtung der neuen beruflichen Arbeit mit Interessen aus der Zeit vor der Amputation korrespondiert – Ulrich Linz macht aus einer früheren Freizeitbeschäftigung seinen neuen Beruf.

Die Erfahrung, auch als körperlich beeinträchtigter Mensch weiterhin in emotional tiefgängige soziale Kontakte eingebunden zu sein und auf die Tragfähigkeit sozialer Beziehungen aus der Zeit vor der Erkrankung bauen zu können, kann eine befriedigende und sinnstiftende Erfahrung für den erkrankten Biographieträger darstellen.

Ulrich Linz gelingt es, auch nach seinem Unfall und der darauf folgenden Amputation eines Beines die intensive soziale Beziehung zu einem langjährigen Freund aufrechtzuerhalten:

1   E: also es ist schon was, wenn du mit jemandem über 60 Jahre befreundet bist,
2   jeden Wunsch was so zu machen ist ja, ich fahre Auto für ihn dahin und dahin und er
3   macht es umgekehrt genauso. (.)
4   I: mhm
5   E: Er ist Tischler und arbeitet jeden Tag in seiner kleinen Werkstatt. Er ist auch
6   Rentner, aber er hat so eine private Werkstatt und macht für die Söhne und für
7   Bekannte und dann macht er dies und jenes (.) und brauchst du mal was, Günther hilft
8   ja, das ist doch auch toll, wenn man so, (.) wenn die Freunde nach so einem Unfall
9   nicht weggehen. Ich kenne andere, ich kenne andere Dinge, wo man sich dann
10 getrennt hat. Der ist nicht mehr gesund, (.) der kann nicht mehr mitmachen, brauchen
11 wir nicht mehr.
12 I: mhm
13 E: Ne, aber wir sind nach dem Unfall dann auch noch, haben wir Urlaub gemacht

Langjährige stabile Kontakte können sich sogar unmittelbar aus dem Krankheits- bzw. Behandlungsgeschehen ergeben, etwa wenn der erkrankte Biographieträger während eines Krankenhausaufenthaltes oder auch im Rahmen einer Selbsthilfegruppe „Leidensgenossen" kennen lernt und sich daraus eine Routine regelmäßiger Interaktionskontakte entwickelt.

Klaus-Peter Riedeberg lernt im Krankenhaus zwei Patienten kennen, bei denen wie bei ihm selbst eine arterielle Verschlusskrankheit zur Amputation eines bzw. beider Beine geführt hatte:

1   E: Wir sind so´n Drei-Mann-Club, wir haben (.) längste Zeit auf einem Zimmer
2   gelegen und (2) -eh- der eine, der Willy Behmer, (.) der/ dem wurden auch beide

3   Beine amputiert. (.) Der ist schon mit einem Bein Amputation und dem anderen noch
4   mal/ Bein noch (.) nach Beelitz gegangen zur Rehabilitation und kam dann aus Beelitz
5   wieder zurück und dann mussten sie ihm das zweite Bein auch abnehmen. (2) So.
6   (2) Der andere (.) der hat noch ein Bein. (2) Drum sind wir die Dreier-Bande, so (.)
7   sagen sie zu uns oben im Krankenhaus, wir sind die Dreier-Bande, (.) mit einem
8   Bein. (.) Denn der eine der hat noch eins, ((amüsiert)) die anderen haben keins mehr.
9   (.) Und dem Willy Böhmer (.) -eh- da bin ich dann schon (2) nachdem ich beide
10 Prothesen dann wieder hatte (.) und zur Rehabilitation nach Beelitz gegangen bin, da
11 lag der Willy Böhmer (2) mit mir immer noch im Zimmer, (.) da haben sie dem dann
12 noch nachträglich (2) -eh- (2) das linke Knie operiert/eh/ amputieren müssen. (2)
13 I: mh
14 E: Jetzt hat der eine Oberschenkelprothese, (.) mit der wird er nicht fertig, (.) er kann
15 damit keine Treppen steigen (.) und Ähnliches mehr,

Die gemeinsam geteilten Erfahrungen der drei Patienten mit ihrer Erkrankung und mit
deren medizinischer Behandlung schweißen sie im Krankenhaus zu einer Art
„Schicksalsgemeinschaft" zusammen, die auch nach der Entlassung aus dem Krankenhaus weiterhin Bestand hat. Die regelmäßigen gemeinsamen Treffen bieten ihnen
die Möglichkeit, sich über ihre Erfahrungen im Leben mit den gesundheitlichen Beeinträchtigungen auszutauschen. Der vorliegende Interviewausschnitt lässt deutlich
erkennen, dass der Informant ein differenziertes Wissen über die Krankheitsentwicklungen bei den beiden anderen Patienten bis in die Gegenwart des Interviews hat
(z.B.: „jetzt hat der eine Oberschenkelprothese, (.) mit der wird er nicht fertig", 13).

Das Gefühl, anderen Menschen, etwa den eigenen Kindern oder Enkelkindern, etwas zu bedeuten und sie unterstützen zu können – sei es finanziell
oder sei es durch emotionale Anteilnahme und Zuwendung – kann ebenfalls
zu einer Sinnquelle werden und die Existenz mit der chronischen Gesundheitsbeeinträchtigung mit Relevanz erfüllen.

Dieser Zusammenhang lässt sich ebenfalls am Beispiel des Interviews mit Klaus-Peter
Riedeberg aufzeigen: Klaus-Peter Riedeberg verfällt nach der Amputation seines
zweiten Beines in eine resignative Haltung. Er kann sich ein Leben ohne beide Beine
nicht vorstellen. Der emotionale Zuspruch seines Enkelkindes in dieser Situation
verhilft ihm dazu, sich aus der Resignation befreien und neuen Lebensmut schöpfen
zu können:

1   E: Und die entscheidende Wende kam eigentlich durch mein jüngstes Enkelkind. (.)
2   den kleinen Peter, und meine Tochter kam, (.) -eh- das Schlimme war ja immer, (.)
3   wenn meine Enkel, die beiden Töchter/Enkeltöchter kamen, die haben geweint beide
4   und haben mit Opa Mitleid gehabt und aach Gott. (.) Und der Kleine stand neben mir
5   am Bett, (.) hat dann unter die Bettdecke gefasst und sagt: Opa Auaweh ja? (2) (   )
6   wenn ich ihm dann gesagt hab, ja Opa hat da (.) (   ) auaweh, da hat er gesagt: Musste
7   wieder gesund werden, (.) ich will noch mit dir spielen. (2) Der kleine Knopp. (2) So
8   und da kommt man dann plötzlich so auf die Idee (.) eigentlich (.) irgendeiner brauch
9   dich noch und wenn das der Kleine ist, der mit dir noch spielen will. (.) Also biste
10 noch zu irgendwas nütze. (.) musste mal drüber nachdenken.

Die Erwartung des Enkelkindes, weiterhin Zuwendung von seinem Großvater zu bekommen, zeigt Klaus-Peter Riedeberg eine mögliche Quelle für Lebenssinnschöpfungen auch im Leben ohne Beine auf – den emotional tiefgängigen Kontakt mit Mitgliedern seiner Familie.

Natürlich können auch Freizeitbeschäftigungen eine große Bedeutung im Leben erlangen und die Existenz des Biographieträgers mit Sinn erfüllen. Lassen sich spezifische Hobbys mit der Krankheit nicht mehr ausüben, dann kann der Patient versuchen, neue, auch mit der Erkrankung realisierbare Aktivitäten zu entwickeln und zu etablieren und so die mit der Gesundheitsbeeinträchtigung entfallenen Lebensbezüge zu kompensieren.

Jens Fischer entwickelt nach der unfallbedingten Amputation eines Beines ab dem Hüftgelenk einen neuen biographischen Entwurf – auf der Grundlage seines bereits seit langem bestehenden Interesses an Musik beginnt er damit, selbst ein Instrument zu erlernen und eine Band zu gründen:

1   E: Dann (.) habe ich, ((schnell)) also hab ick dann angefangen, mit 'n paar Kumpels
2   eben Musik zu machen (.) so als Hobby (.) und so um im Prinzip meine Freizeit zu
3   gestalten
((Auslassung))
1   weil det is´n schönes Hobby, und weil ick im Prinzip jerne Musik höre und so und
2   fahre ja zu Konzerten allet

Jens Fischer spielt in den folgenden Jahren in mehreren Bands. Die Musik bietet ihm zum einen die Möglichkeit, in einem Bereich aktiv zu sein, der ihn interessiert. Zum anderen sind mit seinem Hobby zahlreiche regelmäßige soziale Kontakte verknüpft, was er sehr schätzt. Darüber hinaus kann Jens Fischer mit der Musik eine familiäre Traditionslinie aufgreifen – bereits sein Vater betätigte sich als Freizeitmusiker.

Ebenfalls am Beispiel des Interviews mit Jens Fischer lässt sich aufzeigen, dass eine fremdinitiierte bzw. aufgezwungene Rückgewinnung beruflicher Handlungsräume nicht zwingend förderlich im Hinblick auf die Etablierung stabiler Sinnquellen des Lebensarrangements mit der gesundheitlichen Beeinträchtigung sein muss. Jens Fischer sieht sich Jahre nach der Beinamputation zur Wiederaufnahme einer Berufstätigkeit gedrängt:

1   E: und denn musste ick aber immer zuuum (.) zum ärztlichen Gutachten oder zur
2   Ärztekommission nach Frankfurt (.) Krankenhaus, und da (.) ham se mir dann im
3   Prinzip (.) gedroht, wenn ick nicht arbeiten gehe, streichen se mir die Rente (.) und da
4   bin ick denn, weil ick jarnicht (.) weiter wusste, dat hätten se nicht machen dürfen (.)
5   I: mh
6   E: dadurch hab ick denn in Langheide in `ne Möbelbude (.) Möbelwerkstätten
7   gearbeitet -eh- im Prinzip ein Jahr, und da ist ja denn, und da hab ick denn im Prinzip
8   zweihundert Mark verdient (.) für (.) volle Arbeitszeit, die ick gemacht habe, und dat
9   hab ick mir (.) nur ein Jahr gefallen lassen.

Die neue Berufstätigkeit wird für Jens Fischer nie zu einem authentischen eigenen biographischen Handlungsschema. Die fremdinitiierte Rückkehr in die Beruflichkeit scheitert letztendlich:

1   E: also ick habe denn in Langheide aufjehört, hab`ick denn <u>gekündigt</u> (.)
2   I: mh
3   E: weil -eh eh- ick et nich eingesehen habe, dass ick da volle Arbeitsleistung gemacht
4   habe, und aber nur das gleiche Geld verdient habe wie meine Lohnausgleichszahlung
5   war. Ja, und da habe ick dann da gekündigt, und habe aber den Lohnausgleich nich
6   mehr gehabt.
7   I: mh
8   E: der is ja denn, ist ja weggefallen.

Trotz der finanziellen Einbußen beendet Jens Fischer seine Berufstätigkeit. Die berufliche Arbeit wurde nie zu einem sinnstiftenden Aktivitätsbereich. Jens Fischer übt bis zum Zeitpunkt des Interviews dann keine Berufstätigkeit mehr aus, er bezieht eine Unfallrente und später eine Erwerbsunfähigkeitsrente.

Am Beispiel des Interviews mit Ulrich Linz lässt sich aufzeigen, wie eine Mischung aus Aktivitäten zur Bewahrung bisheriger Sinnquellen und Aktivitäten zur Neuentwicklung von Sinnquellen auch im Leben mit der Gesundheitsbeeinträchtigung eine Lebensführung mit vielfältigen und erfüllenden Lebensbezügen unter Wahrung einer biographischen Kontinuität sicherstellen kann:

Ulrich Linz war vor seinem Unfall als Freizeitsportler sehr aktiv – nahm z.B. regelmäßig an landesweiten Wettkämpfen teil. Nach seinem Unfall und der dadurch bedingten Beinamputation lässt sich die bisherige Form dieser Freizeitbeschäftigung jedoch nicht mehr aufrechterhalten. Ulrich Linz greift auf die Möglichkeit zurück, Behindertensport zu betreiben, und kann so noch viele Jahre seinem Interesse an sportlicher Betätigung nachkommen.

1   E: es gibt ja einen Behindertensport, das hab ich dann erfahren, dass es in
2   Longenwalde eine Behindertensportgruppe gibt, naja (.) dann hab ich mal mich
3   erkundigt, wer macht das, wo ist das und bin hin, (.) hab mir das angeguckt und hab
4   gesagt, ja hier passt du rein,

Darüber hinaus erschließt er sich im Laufe der Jahre weitere Bereiche regelmäßiger Freizeitaktivitäten, die nicht auf Lebensbezüge aus der Zeit vor der Amputation zurückgreifen und die gemeinsam mit dem Behindertensport den mit der Amputation obsolet gewordenen früheren Lebensbezug sehr intensiver sportlicher Betätigung kompensieren. Er initiiert im Rahmen einer kurzen beruflichen Tätigkeit im Kulturbereich die Gründung eines Chores – und wird nach anfänglicher Skepsis dann selbst zu einem engagierten und mit Freude teilhabenden Sänger des Chores:

1   E: Und der Kulturbund hatte Aufgaben wir haben hier n´ Verein gegründet diesen
2   Mühlenverein und so weiter und unter anderem den Chor. (.)
3   I: mh
4   E: Den Artikel für die Zeitung hab ich geschrieben -eh- sangesfreudige Stettiner
5   oder aus der Umgebung könnten und so weiter und so fort haben sich gemeldet (.) und
6   es kamen viele an dem Tag und so ist der Chor entstanden. (.) und ich war von der

7   ersten Minute an/ da ich hab das beruflich gemacht wollte gar nicht mitsingen; (.) und
8   da war ein Musiklehrer und wir waren uns alle fremd und der sagte: na jetzt singen
9   wir mal ein Lied: „Der Mai ist gekommen". (.) Gut alles klar (.) wir wir haben
10   gesungen und ich hab aus voller Kehle mitgesungen, ich habe kräftig/ kräftige Stimme
11   (.) hab ich, also ob sie nun gut ist oder nicht ist auch eine Frage, aber kräftig. Und der
12   kam nachher zu mir und sagt: Wollen Sie denn mitsingen im Chor? (.) Ich sag, dass
13   hab ich nicht vor. Ich bin beruflich hier. (.) Nee sagt er: Sie haben einen guten Bass.
14   Singen Sie mal mit. Und seit dem bin ich also (.) von 91 im Chor.
15   I: mhm
16   E: Wir haben uns einen Namen gegeben „Stadtchor". Den gab es früher schon
17   einmal in Stettin und -eh- bis zum heutigen Tag noch drin inner/ 8 Jahre im
18   Vorstand gewesen.

Neben dem Chor bietet die Mitarbeit in einer Theatergruppe Ulrich Linz einen seine Existenz mit Sinn erfüllenden Aktivitätsbereich:

1   E: Im Jahr 2002 kam mein Nachbar der unter uns wohnt, der hat viel zu tun mit der
2   Volkssolidarität. Da hat er gesagt: (.) Ulrich, willst du Theater spielen. (.) Theater
3   was? Ja ja. Von der Volkssolidarität die wollen so ein Rentnertheater machen, na ich
4   komm mal mit, angehört, (.) also hier ist in Gründung ein Seniorentheater, 8 Leute,
5   würdest du wollen? Aber auf alle Fälle. (.)
6   I: mhm
7   E: Und wir hatten von 2003 bis zum heutigen Tag ich glaube 47 Aufritte. (.) Also
8   wir stehen kurz vor dem 50. Auftritt. Unser Ziel ist es oder unsere Aufgabe die
9   Stettiner Sagen aufleben zu lassen und das als Seniorentheater zu bringen. Senioren
10   für Senioren. (.)
11   I: aha
12   E: Also wir haben ein super Publikum. (.) Alte Leute sind dankbar, egal wo wir
13   auftreten und -eh- das begeistert einfach das begeistert nicht nur das Publikum auch
14   uns, uns persönlich.

In allen drei Aktivitätsbereichen übernimmt Ulrich Linz – im Sinne eines stabilen biographischen Orientierungs- und Handlungsmusters – verantwortungsvolle Funktionen im organisatorischen oder im Leitungsbereich.

Auch die erfolgreiche – die Auswirkungen der Krankheit im Leben begrenzende und die Somatik stabilisierende – eigene Bearbeitung der chronischen Gesundheitsbeeinträchtigung kann für den Patienten zu einer Sinnquelle der Existenz mit der Erkrankung werden. Der Biographieträger erlebt sich als erfolgreich in der Kontrolle der Auswirkungen der somatischen Funktionsstörung in seinem Leben, nimmt die Krankheitsbearbeitung als permanent zu leistende Aufgabe an – und sieht den Erfolg seiner Bemühungen in der Bewahrung einer ihn erfüllenden Lebensführung mit signifikanten Lebensbezügen neben der Krankheit.

Auch den im Zuge eines produktiven Wandlungsprozesses vom Patienten entwickelten neuen Haltungen sich selbst und dem eigenen Wirken in der sozialen Welt gegenüber kann die Funktion einer Sinnquelle des Lebens zuwachsen. Z.B. kann ein vom Biographieträger in der Auseinandersetzung mit seinem bisherigen Leben vor dem Hintergrund des Krankheitsgeschehens entwickeltes Handlungsschema der stärkeren Fokussierung eigener Bedürfnisse als aus sich selbst heraus angenehm und erfüllend vom Biographieträger empfunden werden. Der Patient gewinnt über die größere eigene Aufmerksamkeit sich selbst gegenüber und durch die eingeräumte größere Relevanz der eigenen Wünsche und Bedürfnisse mehr innere Ruhe, Ausgeglichenheit und auch Zufriedenheit – und reflektiert das auch. (Zur Illustration sei an dieser Stelle auf das Porträtkapitel Rita Segert verwiesen.)

Es gibt Bedingungen, welche die Arbeit an der Bewahrung einer biographischen Kontinuität im Übergang vom Leben vor in das Leben mit der Krankheit über Aktivitäten der Aufrechterhaltung, Transformation, Reaktivierung oder Neuentwicklung biographisch relevanter Sinnquellen der Lebensführung begünstigen:

Von zentraler Bedeutung für die Anpassung der Lebensführung an die veränderten Rahmenbedingungen des Lebens, die sich aus der Krankheit ergeben, sind Lernprozesse des Patienten in Bezug auf die sensible Identifikation und die kompetente und kreative Nutzung von Gestaltungsspielräumen in bisherigen Handlungsbereichen. Lassen sich Lebensbezüge mit der somatischen Funktionsstörung nicht in der bisher gewohnten Art beibehalten, kann der Biographieträger lernen, nach Möglichkeiten zu suchen, die konkrete Ausgestaltung seiner Aktivitäten – z.B. die organisatorischen Rahmenbedingungen – so zu verändern, dass die Aktivitätsbereiche auch mit den eingeschränkten körperlichen Möglichkeiten weiter aufrechterhalten werden können. Solche Anpassungsprozesse können in Krankheitsverlaufskurven der betrachteten Krankheitsbilder – mit Ausnahme von traumatischen Amputationen – aufgrund der möglichen Weiterentwicklung der somatischen Funktionsstörung und damit verbundenen weiteren Einschränkungen der Leistungsfähigkeit des Patienten immer wieder notwendig und so zu einem permanenten Bereich der Krankheitsbearbeitung durch den Biographieträger werden. (Zur Illustration sei auf die oben aufgeführten empirischen Beispiele verwiesen, in denen mehrfach Kompetenzen der befragten Patienten in der Identifikation von Spielräumen und in der Ausgestaltung von Aktivitätsbereichen zum Ausdruck kommen.)

Weitgestreute Interessen im Leben vor der Erkrankung – vielfältige signifikante Lebensbezüge in verschiedenen Lebensbereichen, wie z.B. in den Bereichen der beruflichen Karriere, der familiären Beziehungen oder ehrenamtlichen Engagements – bieten dem Erkrankten in seinem Leben mit der chronischen Krankheit dann natürlich auch mehr Anknüpfungspunkte für seine Arbeit an der Wahrung biographischer Kontinuität als eine Lebensführung vor dem Krankheitseintritt, die im wesentlichen auf einem zentral signifikanten Lebensziel – etwa eine berufliche Karriere zu realisieren – beruhte, das dann mit der krankheitsbedingt eingeschränkten Leistungsfähigkeit nur schwer oder überhaupt nicht mehr erreicht werden kann und damit jede biographische Relevanz verliert.

Soziale Unterstützungsnetzwerke können die Arbeit des Patienten an der Transformation bisheriger und an der Kompensation entfallener Sinnquellen erleichtern, z.B. wenn soziale Bezugspartner in gemeinsamen Aktivitätsroutinen die Aufgaben übernehmen, die der Biographieträger nun aufgrund seiner Gesundheitsbeeinträchtigung nicht mehr bewältigen kann bzw. die für ihn mit gesundheitlichen Risiken behaftet sind. Kompetenzen des Biographieträgers in der Aufrechterhaltung und Ausgestaltung sozialer Beziehungen sind in diesem Sinne hilfreich für die Neugestaltung des Arrangements der Sinnquellen des Lebens.

Von zentraler Bedeutung für die Wahrung des Empfindens biographischer Kontinuität im Übergang vom Leben vor der Erkrankung in das Leben mit der chronischen Krankheit und dabei für die Transformation bzw. Kompensation von bisherigen Lebensbezügen ist, ob und in welcher Form biographische Arbeit vom Biographieträger geleistet wird. Dieser Thematik ist der folgende Abschnitt gewidmet.

2 Biographische Arbeit

Mit dem Eintritt und mit der weiteren Entwicklung einer chronischen Gesundheitsbeeinträchtigung der betrachteten Krankheitsfelder werden – wie zu Beginn des Kapitels bereits ausgeführt – in aller Regel zentrale Bereiche der bisherigen Lebensführung sowie die grundlegenden Perspektiven des Biographieträgers in Frage gestellt, unter denen er auf sich selbst und auf die Welt sieht. Das Krankheitsgeschehen kann so einen Bildungsprozess in Gang setzen, in dessen Verlauf sich nicht nur die Modalitäten der alltäglichen Lebensorganisation des Biographieträgers, sondern auch seine biographische Identität und die spezifische Ausgestaltungsform seines Wirkens in der sozialen Welt verändern. Der Lernprozess, in dessen Vollzug der Patient versucht, einen sinnhaften Bezug zwischen seinem Leben vor der Erkrankung, dem Krankheitsgeschehen selbst und seinem künftigen Leben mit der Erkrankung herzustellen und auf dieser Basis neue Haltungen zu sich selbst als nun chronisch kranker Mensch und zum eigenen Wirken in der sozialen Mitwelt zu entwickeln, ist der Kernbereich der biographischen Neuausrichtung des Patienten unter den neuen, von der somatischen Funktionsbeeinträchtigung gesetzten Lebensrahmung. Dieser Lernprozess wird vor allem durch seine Bildungsdimension charakterisiert: Es werden wesentliche Bereiche der Selbst- und Weltreferenz des Biographieträgers transformiert – und nicht nur neues Wissen im Relevanz- und Organisationsrahmen der bisher gültigen Selbst- und Weltauffordnung des Patienten erworben.[71] Die bildungsbezogene Kern- aktivität dieses Transformationsprozesses ist *biographische Arbeit* des Pati- enten – die Arbeit an der sinnhaften Kontextualisierung des Krankheitsge- schehens in die eigene bisherige und künftige biographische Entwicklung.[72] Ob und in welcher Form vom Patienten biographische Arbeit geleistet wird, hat einen wesentlichen Einfluss darauf, ob sich das Krankheitsgeschehen als Abriss der biographischen Kontinuität manifestieren kann, ob biographische Sinnquellen im Leben mit der Erkrankung versiegen oder bewahrt bzw. neu erschlossen werden können und wie sich insgesamt – im Sinne der oben vorgestellten grundlegenden Prozessvarianten – eine Form der Ausgestaltung des Krankseins etablieren kann.

Mehrere Prozessvarianten – realisierter oder ausbleibender bzw. wir- kungsarmer biographischer Arbeit –, denen wiederum systematische Herstel- lungsbedingungen zugrunde liegen, sollen im folgenden vorgestellt werden:

a.) Die Identitätsreduktion zum chronisch Kranken im Zuge biographischer Selbstreflexion

Biographische Arbeit des Erkrankten kann sich in der Fokussierung und der Reflexion von Verlusterfahrungen erschöpfen. – Die Aufmerksamkeit des Betroffenen richtet sich dabei vor allem auf bisherige Lebensbezüge, die mit der somatischen Funktionsstörung aufgegeben werden, und auf Identitätsfa- cetten, die mit der Krankheit als nicht mehr gültig angesehen werden – etwa die Selbstdefinition, ein zu jeder Zeit uneingeschränkt leistungsfähiger und leistungsbereiter „Macher" in der Berufsausübung zu sein. Der biographische Horizont des Patienten kann sich so – im Sinne der oben dargestellten Pro- zessvariante A – auf ein noch verbleibendes Leben als chronisch Kranker mit krankheitsbedingt stark eingeschränkten biographischen Handlungsspannwei- ten verengen. Die Wahrnehmung des Betroffenen wird von der somatischen Funktionsstörung, von den aus der Sicht des Patienten unmittelbar aus ihr hervor gehenden Einschränkungen im Lebensalltag und in der weiteren bio-

---

71 Zum hier verwendeten Bildungsbegriff unter Bezug auf Winfried Marotzki siehe Kapitel 3.
72 Der Begriff der biographischen Arbeit wird im vorliegenden Text in enger Anlehnung an Anselm Strauss (Strauss/Corbin 2004; Strauss 1991: 129-130, 366-368) und an Fritz Schütze (2009) genutzt. Formen und Folgen biographischer Arbeit sind in den letzten Jahr- zehnten nicht nur in Krankheitsverlaufskurven, sondern auch in der Bewältigung anderer biographischer Krisenphasen – etwa in der beruflichen Rehabilitation (Betts/Griffith/Schütze/Straus 2007) – untersucht worden. Zur biographischen Arbeit in Krankheitsprozessen siehe auch Detka 2010.

graphischen Entwicklung, von weiteren Krankheitsentwicklungen – z.B. einer weiter abnehmenden Leistungsfähigkeit des Herzens durch die Weiterentwicklung einer Herzinsuffizienz – und von den medizinisch-professionellen Bearbeitungsstrategien dominiert. Es gelingt dem Biographieträger nicht, eine biographische Neuausrichtung mit der Erkrankung zu entwerfen, die unter Anknüpfung an signifikanten Sinnquellen vor der Erkrankung erfüllende Lebensbezüge neben der Krankheit und neben deren unmittelbarer Bearbeitung bereitzustellen vermag. Im Zuge der sehr eingeschränkten und im Fokus extrem auf das Krankheitsgeschehen verengten biographischen Arbeit des Patienten wird der Eintritt der chronischen Gesundheitsbeeinträchtigung als die Manifestation eines umfassenden biographischen Bruches kontextualisiert, der das Leben in eine Lebensphase vor der Erkrankung und in eine Lebensphase mit der Krankheit trennt. Die Verlaufskurvendynamik kann innerhalb der biographischen Dimension der Krankheitsverlaufskurve dauerhaft Wirkungen in Form der Degression des biographischen Anspruchsniveaus des Betroffenen entfalten.

b.) Resignation als Folge wirkungsloser bzw. ausbleibender biographischer Selbstreflexion

Im Extremfall wirkungsloser oder ganz ausbleibender biographischer Arbeit kann der Biographieträger eine Lebenshaltung der Resignation ausbilden. Es gelingt dem Patienten nicht, eine individualisierte Theorie des eigenen Krankseins zu entwickeln, die das Krankheitsgeschehen – vor allem die Entstehungsbedingungen der somatischen Funktionsstörung, den Prozess der Chronifizierung[73], die erlebten Einschränkungen aus der Krankheit, den medizinischen Behandlungsprozess sowie noch zu erwartende Krankheitsweiterentwicklungen – sinnhaft mit der eigenen Biographie verbinden würde. Zum einen wird die somatische Funktionsstörung in ihren Entstehungsbedingungen vom Biographieträger nicht durchschaut – die Krankheit tritt vollkommen überraschend als etwas Fremdes in das Leben, dessen Entstehungsbedingungen vom Betroffenen nicht in den Kontext seines Lebens und seiner spezifischen Lebensgestaltung vor der unübersehbaren und dann alles verändernden Krankheitsmanifestation eingebettet werden kann. Wie es zur Erkrankung kommen konnte, bleibt eine ständig virulente, offene und quälende Frage für den Patienten.[74] Zum anderen tritt in der Wahrnehmung des Patien-

---

73   Bei einer traumatischen Amputation kann man die (zum Teil langandauernde) Behandlungsphase, in der von den Ärzte versucht wird, eine Amputation zu vermeiden und das Bein zu retten, im Hinblick auf den oben dargestellten Zusammenhang mit der Phase der Chronifizierung einer Krankheit vergleichen.
74   Zur Illustration sei auf das Porträtkapitel Gerda Müller verwiesen.

ten die somatische Funktionsstörung mit einer solchen Veränderungsmacht in sein Leben, dass dem Betroffenen jegliche Form biographischer Kontinuität undenkbar erscheint. Der biographische Bruch erscheint dem Patienten als so tiefgreifend und umfassend, dass er sich nicht in der Lage sieht, sich biographisch mit der Krankheit in die Zukunft zu entwerfen – sich ein zumindest in Ansätzen lebenswertes Leben auch mit der chronischen Gesundheitsbeeinträchtigung vorzustellen. Die Verlaufskurvendynamik kann extreme Wirkungen im Bereich der biographischen Dimension der Krankheitsverlaufskurve entfalten: Der Betroffene stellt die Sinnhaftigkeit des Lebens mit seiner chronischen Gesundheitsbeeinträchtigung grundsätzlich in Frage, er resigniert angesichts der von ihm als unveränderbar eingeschätzten Lebenssituation extremer biographischer und alltagsbezogener Handlungsbegrenzung. Seine Perspektive auf sein weiteres Leben wird von der Überzeugung dominiert, dass mit dem Krankheitsausbruch die essentiellen Grundlagen seines Lebens verloren gegangen seien[75].

Beide aufgeführten Prozessvarianten können den Biographieträger in ein ausgeprägtes Bilanzierungsdilemma führen: Angesichts der als enorm einschneidend und begrenzend erlebten Krankheitsauswirkungen stellen sich die betreffenden Patienten immer wieder die Frage, was denn die professionellen Bearbeitungsstrategien – etwa eine Herztransplantation oder die Amputation eines Beines – letztendlich an positiven Wirkungen gebracht haben. Die Stabilisierung der somatischen Dimension der Krankheitsverlaufskurve ist nicht mit der erfolgreichen Begrenzung auch der Auswirkungen der Krankheit im Lebensalltages und in der weiteren biographischen Entwicklung einher gegangen. Die Patienten gelangen in der Bewertung ihres Lebens mit der Krankheit immer wieder zu der Einschätzung, die Qualität des Lebens mit der Krankheit sei im Vergleich mit dem Leben vor der Erkrankung so stark herabgemindert, dass sich die intensiven medizinischen Bemühungen der Ärzte letztlich nicht gelohnt haben. Es mangelt an einer Form biographischer Arbeit, durch die auf der Grundlage der Reflexion des bisherigen biographischen Verlaufes Entwicklungschancen auch im Leben mit der somatischen Funktionsstörung erkannt und genutzt werden können. Die Enttäuschung über das als belastend und sinnlos empfundene Leben mit der Erkrankung dominiert das Lebensgefühl des Biographieträgers – auch angesichts der Tatsache, dass ohne die intensiven medizinischen Behandlungsstrategien sein Leben sehr wahrscheinlich bereits beendet gewesen wäre.

---

75 Zu länger andauernden depressiven Reaktionen als Anpassungsstörung nach einer Amputation im Bereich der unteren Gliedmaßen siehe auch Lange/Heuft 2001: 159. Zum Zusammenhang zwischen Depressionen und koronarer Herzkrankheit siehe Herrmann-Lingen/Meinertz 2010.

Klaus Rebenstock wird während eines Routineaufenthaltes im Krankenhaus zur Kontrolle möglicher Abstoßungserscheinungen seines Körpers nach der Herztransplantation von einer Krankenschwester gebeten, einem Transplantationskandidaten zur Organverpflanzung zuzureden. Klaus Rebenstock lehnt das Ansinnen der Krankenschwester zunächst ab, er kann keine positive Bilanz der Lebensphase nach der Transplantation ziehen, sein Lebensgefühl nach der Herztransplantation blieb stets von der Krankheit und deren Auswirkungen in verschiedenen Dimensionen des Lebens dominiert – von der permanenten Gefahr einer Abstoßungsreaktion seines Körpers, von den regelmäßigen medizinischen, zum Teil invasiven, Kontrolluntersuchungen, von der durch seine Herzkrankheit erzwungenen Aufgabe seines berufsbiographischen Aufstiegshandlungsschemas und von seit einigen Jahren auftretenden neuen gesundheitlichen Problemen, deren Entstehung er im Sinne iatrogener Effekte vor allem den langjährigen medizinischen Behandlungsverfahren zuschreibt.[76] Klaus Rebenstock muss dazu überredet werden, dem Transplantationskandidaten zur Operation zu raten – und fühlt sich dann unredlich und unehrlich dabei:

1 E: gerade davon zu sagen da bin ich jetzt wo ich im G-Krankenhaus war, (.) da hat ´ne
2 Schwester vor mich gesagt: hören se mal, (.) -eh- können se mir (.) mit einem (.) -eh-
3 Mann, ich weiß den Namen net mehr; ((betont bis +)) sprechen (.) und Mut
4 zusprechen, (.) ((+)) ne, -eh- wie einfach dasdas is wenn man herztransplantiert wird;
5 (.) ne (sprech/ dass/) (.) Schwester jaja ((betont und mit Nachdruck bis +)) ich
6 kann´s net machen; (.) ne (.)
7 I: ja
8 E: obwohl ich möchte. (.) ich sprech/ ich kann ihm nicht sagen, (.) dass das leicht is;
9 dass das gut is; (.) ne, (.)
10 I: ja
11 E: ((rauspert sich)) oder ich muss ihm was verschweigen. (.) ne verschweigen se; der
12 soll/ ((+)) (.) den andern Tag is er dann -eh- in (den) (   ) gekommen, (.) und is
13 untersucht worden, und die ham festgestellt hier daß /eh/ ´n Herz (.) haben muss, ne
14 (.)
15 I: ja
16 E: und der war sich nit schlüssig der hatte einfach (.) sagen wa mal Angst davor. (.)
17 ne (.)
18 I: na klar
19 E: und da/ (.) gut (.) spre/ dann lassen wa/ die letzten drei Jahre lassen wa weg. (.)
20 ((kurzes Auflachen)) ne das is ´n Betrug is das. (.) ne,

c.) Die aktive biographische Neuausrichtung mit der Krankheit auf der Basis intensiver biographischer Selbstreflexion[77]

Eine wesentliche Herstellungsbedingung für eine vom Patienten als erfüllend und befriedigend empfundene Lebensführung mit der chronischen Erkrankung liegt in der Ausprägung einer Haltung des Patienten zum Krankheitsge-

---

76 Zu den genauen Zusammenhängen des Bilanzierungsdilemmas Klaus Rebenstocks siehe auch das entsprechende Porträtkapitel.
77 Zentrale Aspekte dieses Abschnittes sind angelehnt an Detka 2010.

schehen, die dadurch gekennzeichnet ist, dass die Krankheit als integraler und integrierter Teil des eigenen Lebens verstanden und akzeptiert wird. Die chronische Gesundheitsbeeinträchtigung wird als eine – durchaus wesentliche und einflussmächtige – Lebensrahmung gesehen, die Krankheit dominiert jedoch nicht alle Lebensbereiche und wird zum Lebensmittelpunkt, sondern sie stellt für den Biographieträger – im Sinne der oben dargestellten Prozessvariante B – einen relevanten Lebensaspekt neben anderen dar, mit dem man als Betroffener umgehen kann und muss. Eine solche Haltung ergibt sich in aller Regel nicht von selbst, sie kann als Resultat intensiver biographischer Arbeit vom Patienten entwickelt werden. In einem Prozess aktiver biographischer Selbstreflexion gelingt es dem Patienten, ein individuelles Konzept des eigenen Krankseins in dessen Beziehung zur gesamten – bisherigen und antizipierten künftigen – biographischen Entwicklung zu generieren, eine individuelle (und nicht standardformelhafte), der eigenen Lebenserfahrung und Lebenssituation angemessene Theorie des eigenen Krankseins. Das Krankheitsgeschehen wird im Zuge der selbstreflexiven Auseinandersetzung mit der eigenen lebensgeschichtlichen Entwicklung als Teil der biographischen Entwicklung kontextualisiert und als akzeptierter Bestandteil der eigenen Entwicklung in die grundsätzlichen Lebensorientierungen und in die praktische alltagsbezogene und biographische Lebensgestaltung integriert. Der Biographieträger konstruiert neue lebensweltliche und biographische Bezüge mit der Erkrankung und setzt sich dabei mit Fragen auseinander wie z.B.: Was bedeutet die Krankheit in meiner aktuellen Lebenssituation und für mein zukünftiges Leben? Wie kann ich mit der Krankheit leben? Was ist mit der Krankheit noch an Aktivitätsentwürfen möglich und was nicht? Mehrere thematische Aspekte bilden den Kern der biographischen Aufarbeitung des Krankheitsgeschehens im Zuge biographischer Arbeit: Ein erster zentraler Bereich der biographischen Aufarbeitung ist die Auseinandersetzung des Biographieträgers mit seiner biographischen Entwicklung bis zum Eintritt der somatischen Funktionsstörung. Dabei geraten zum einen wesentliche biographische Orientierungen und Charakteristika seiner früheren Lebensgestaltung – etwa signifikante Sinnquellen, wie z.B. geliebte Aktivitätsbereiche, Bereiche der biographischen Identität oder auch grundlegende religiöse, politische und weltanschauliche Überzeugungen – in den Blick des Patienten. Zum anderen stellt sich für den Biographieträger die Frage nach den Entstehungsbedingungen der Krankheit und nach möglichen eigenen Anteilen dabei. Der Erkrankung wird ein Sinnbezug innerhalb der biographischen Entwicklung zuerteilt, sie wird z.B. als Warnzeichen für eine überfordernde Lebensführung, als Prüfung der eigenen Kompetenzen im Umgang mit Krisenphasen oder als Ausgangspunkt für eine kreative Suche nach dem Wesentlichen im Leben kontextualisiert. Die Krankheit wird zu einem integralen Bestandteil der eigenen Lebensgeschichte bis zur aktuellen Lebenssituation. Auf dieser Grundlage kann sich der Patient dann die Frage stellen, inwieweit die somatische Funktionsstörung seine bisherige Art der Lebensführung beeinflussen wird. Welche biographischen und alltagsbezogenen Handlungsspielräume und Handlungshorizonte sind mit der Krankheit noch möglich? Und welche potentiellen Sinnbezüge der Lebensführung können neu erschlossen werden? Es geht darum, diejenigen Bereiche der bisherigen Lebensführung zu identifizieren, die nach dem Krankheitsausbruch nicht mehr aufrechtzuerhalten sind, diejenigen Bereiche zu identifizieren, die auch mit der somatischen Funktionsstörung bewahrt bzw. transformiert und so an die krankheitsbedingt veränderten Lebensbedingungen angepasst werden können, und darüber hinaus potentielle neue Lebensbezüge zu suchen, um die mit der gesundheitlichen Beeinträchtigung entfallenen Aktivitäten zu kompensieren. Der Patient steht vor der Aufgabe, sich biographisch auf die Krankheit einzustellen, sich auf der Basis der krankheitsbedingten Einschränkungen biographisch in die Zukunft zu entwerfen – zu lernen, die somatische Funktionsbeeinträchtigung und die mit ihr unmittelbar verknüpften Einschränkungen adäquat in seine biographische Planungsarbeit einzubeziehen. Er geht mit dem Ziel an die Bearbeitung der mit dem Krankheitseintritt verbundenen biographischen Erschütterung, eine zumindest weitgehende biographische Kontinuität und damit eine multiaspektuelle Lebensführung auch mit der Erkrankung zu bewahren. Seiner biographischen Planung unterliegt der Wunsch, sich trotz der gesundheitlichen Beeinträchtigung (wieder) als Mensch mit Handlungsmöglichkeiten, mit Aktivitätspotentialen und mit Interessen zu definieren. Die Lebensführung und die biographische Identität werden so auf die Krankheit hin ausgerichtet, dass nicht die Gesamtgestalt der Lebensbezüge mit der Krankheit zerstört wird und dass grundlegende Identitätsmerkmale bewahrt werden können. Eine zentrale Aktivität dabei ist die Arbeit an den Sinnquellen des Lebens. Biographischer Arbeit kommt dabei insbesondere dann eine herausragende Bedeutung zu, wenn mit der Erkrankung mehrere zuvor signifikante Lebensbezüge nicht mehr in der bisherigen Weise aufrechtzuerhalten sind, z.B. weil die krankheitsbedingt eingeschränkte unmittelbare körperliche Mobilität das berufsbiographische Aufstiegshandlungsschema oder eine regelmäßige geliebte Freizeitaktivität obsolet werden lässt. Der Biographieträger reflektiert den Verlust an Sinnbezügen und sucht nach Möglichkeiten des Ausgleichs. Neben der Transformation bisheriger Sinnquellen, die an die krankheitsbedingt neuen Lebensrahmungen angepasst werden, steht dabei vor allem die Suche nach neuen Lebensbezügen im Vordergrund. Biographische Arbeit ermöglicht es dem Patienten, sich frühere, biographisch tief verwurzelte Orientierungen, Basispositionen und Interessen wieder zu vergegenwärtigen und daran in der Entwicklung neuer Lebensbezüge mit der Krankheit anzuknüpfen. Der Rückgriff auf frühere biographische Orientierungen und Interessen – z.b. weltanschauliche oder religiöse Bindungen oder auch Erfahrungen mit der als erfüllend erlebten sozialen Eingebundenheit in bestimmte soziale Milieus – ermöglicht dem Biographieträger den Aufbau eines sinnerfüllten Lebens auch mit der Krankheit und die Bewahrung des Gefühls einer biographischen Kontinuität, weil relevante – wenn auch zum Teil seit langem nicht beachtete und nicht mehr gepflegte – Lebenslinien aus dem Leben vor der Erkrankung nun auch im Leben mit der chronischen Gesundheitsbeeinträchtigung eine große sinngebende Relevanz bekommen. Zu den Sinnquellen der neuen Lebensführung mit der Krankheit, die unter Rückgriff auf biographisch tief verwurzelte Orientierungen und Interessen erschlossen werden, kann z.b. ein neuer biographischer Entwurf gehören, der zu einem früheren Zeitpunkt aufgegebene biographische Planungen wieder aufgreift oder an vor langer Zeit abgeschlossene biographische Handlungsschemata anschließt. Dabei kann es sich um einen neuen berufsbiographischen Entwurf oder auch um Freizeitaktivitäten handeln. Auch neu hergestellte regelmäßige soziale Kontakte, die vom Biographieträger unter Anknüpfung an frühere weltanschauliche, religiöse oder politische Sozialweltbezüge etabliert werden – etwa das ehrenamtliche Engagement in der Kommunalpolitik, in Tierschutzverbänden oder in der Kirche – können neue signifikante Sinnquellen der Lebensführung mit der Krankheit darstellen.

Am Beispiel des Interviews mit Stefanie Regenz sollen einige der genannten Aspekte illustriert werden:

Stefanie Regenz wird kurz nach dem Abschluss ihrer Berufsausbildung in einen schweren Motorbootunfall verwickelt – und verliert dabei ein Bein ab dem Oberschenkel. Für die junge Frau stellen der Unfall und die ersten Wochen im Krankenhaus nach der Amputation eine erschütternde und enorm belastende Erfahrung dar. Stefanie Regenz versucht zunächst, den psychischen Schmerz zu defokussieren und eine Auseinandersetzung mit der Frage, wie sich ihr Leben nun mit nur einem Bein verändert wird, zu vermeiden:

1   E: in den ersten Wochen habe ich auch, wahrscheinlich als Schutzmechanismus, (.) -
2   ehm- nicht (.) registriert, dass ich selbst betroffen war. also ich kann das nicht so
3   richtig gut umschreiben aber mir war so als ob ich (.) also 'ne sehr enge Freundin
4   hätte, und als ob der das passiert hätte /eh/ passiert wäre,
5   I: mhm
6   E: und ich hätte 'n sehr regen Anteil 'ne sehr enge Verbindung (.) an sich zu ihr, aber
7   (.) -eh- es war nicht ich. (.) der das passiert ist. (.) das wurde eben auch erst so nach
8   und nach klar das tatsächlich ich selbst betroffen war. (.)

In den Monaten unmittelbar nach der Amputation fällt es Stefanie Regenz schwer, sich selbstreflexiv den körperlichen Veränderungen und den aus ihnen möglicherweise erwachsenen Konsequenzen für ihr weiteres Leben zu nähern – sie versucht vielmehr, biographische Selbstreflexion zu vermeiden und „flüchtet" dankbar in sich bietende Ablenkungschancen[78]:

```
1   E: und dann war aber auch gut dass man (.) also ich hatte dann zwar so zwei drei
2   Wochen wo ich zuhause war, auch nich so richtig was mit mir anzufangen wusste,
3   (.) wie gesagt die Lehrzeit war vorbei, (.) ansonsten is auch soviel nich passiert, (.)
4   aber ich bin dann sofort in die Reha gegangen nach den drei Wochen und da war
5   man auch wieder so sehr beschäftigt mit tausend anderen Dingen, dass -eh- die/ der
6   Verarbeitungsprozess doch sehr (.) also nich so (.) sofort eingesetzt hat sondern man
7   war eben beschäftigt aktuell mit anderen Dingen sag ich mal, die gehörten zwar dazu,
8   (.) aber es war (.) aktuell so viel; also ich war zum Beispiel bis zu dem Zeitpunkt
9   eigentlich (.) noch nie (.) ernsthaft allein (.) von zuhause weg für 'ne längere Zeit
```

Dann jedoch beginnt Stefanie Regenz, sich nach und nach auf ihre neue Lebenssituation einzustellen. Zwei Kernelemente der von ihr geleisteten biographischen Arbeit in der Neuausrichtung des Lebens mit der körperlichen Beeinträchtigung sollen im Folgenden vorgestellt werden:

1) Stefanie Regenz sucht aktiv nach potentiellen Anknüpfungspunkten aus ihrem Leben vor der Amputation für einen neuen Lebensentwurf mit der körperlichen Beeinträchtigung. Sie identifiziert Lebensbezüge bzw. Aktivitätsbereiche in der Lebensphase vor dem Unfall, die von großer Relevanz für sie gewesen waren und die ihr Leben mit Sinn erfüllt hatten, und sucht aktiv nach Möglichkeiten, auch im Leben mit der eingeschränkten Körperlichkeit an diese Lebenslinien anzuknüpfen und sich auf dieser Basis biographisch in die Zukunft zu entwerfen:

Für Stefanie Regenz war die intensive sportliche Betätigung von großer Bedeutung in ihrem Leben vor dem Unfall – wie in mehreren Passagen des Interviews zum Ausdruck kommt:[79]

```
1   E: also ich hab regelmäßig Volleyball gespielt, (.) im Schulverband auch, (.) an so'ner
2   (.) AG,
```

Stefanie Regenz greift in ihrer biographisch-reflexiven Auseinandersetzung nach der Amputation auf ihr ausgeprägtes Interesse an Sport zurück – sie realisiert aktive Suchbewegungen nach sportlichen Betätigungsmöglichkeiten:

```
1   E: gleich nach meinem Unfall habe ich teilweise Badminton gespielt, zwei Stunden
2   auf einem Bein hüpfend. (.) und meine Therapeuten haben sofort gesagt: bist du
3   bekloppt? (.) also, du kannst dir überhaupt nich vorstellen, was in zwei drei Jahren
4   deine Gelenk tun werden wenn du das eben weiter (.) so betreibst, aber ich hab's
```

---

78 Zur Problematik der Verleugnung des Verlustes bzw. der Unterdrückung des Trauerprozesses unmittelbar nach einer Amputation einer Extremität siehe auch Whylie 1985: 395-397 und Lange/Heuft 2001: 158.

79 Aus Gründen des Datenschutzes wurden einige Aspekte der sportlichen Betätigung der Informantin – u.a. die Sportart selbst – grundlegend verändert. Dieser – an sich selbstverständliche – Umstand sei an dieser Stelle ausdrücklich betont, da in Bezug auf die vergleichsweise begrenzte Aktivistenzahl im Beinamputiertensport keiner Verdachtsidentifizierung möglicher Informanten durch den Leser Vorschub geleistet werden soll. Alle getroffenen analytischen Aussagen bleiben von der sorgfältigen Maskierung uneingeschränkt unberührt.

5   einfach/ ich fand´s einfach nur Klasse dass ich immer noch toll spielen kann und
6   immer noch besser als so mancher Zweibeiner halt, (.) und -eh- das hat mich
7   überhaupt nich interessiert. Aber vor ´n paar Jahren fing das halt an, (.) dass ich
8   gemerkt habe: oh du hast Schmerzen, (.) auch wenn du nicht belastest, also auch mit
9   Ruheschmerz, (.) an bestimmten Stellen, und dass ich mir gesagt habe: du solltest
10   dir eben wirklich überlegen, (.) welche Sportarten (.) machbar sind ohne großes
11   Risiko, (.) und (.) was vielleicht nicht unbedingt sein muss. Also Badminton z.B. hab
12   ich komplett abgewählt, (.) weil man sehr viele Ausfallschritte auch macht, und
13   ich schon -eh- auch (.) meine Bänder wahrscheinlich auch schon mal irgendwann
14   überdehnt hab bei einer bestimmten/ bei irgend ´ner Sache, (.) so dass ich da eben
15   relativ schnell merke (.) es is gefährlich, und das is auch das Gelenk dass mir auch am
16   meisten Sorgen machen würde eigentlich, dass da irgendwas passiert, (.) und das das
17   man/ also dann würde ich mich wirklich als behindert empfinden. (.)
18   I: mhm
19   E: sag ich mal. (.) jetzt (.) kann ich ja soviel machen, wo andere
20   Leute sich überhaupt nicht vorstellen können, das es wirklich geht, (.) und (.)
21   empfinde also nur wenig als Einschränkung.

Für Stefanie Regenz wird der Sport zu einer Möglichkeit, die neuen körperlichen Chancen und auch Grenzen nach der Amputation auszutesten und sich so nach und nach auch in ihrer biographischen Identität auf ein Leben als Beinamputierte einzustellen. Über das Medium sportlicher Betätigung setzt sie sich mit ihrer körperlichen Beeinträchtigung auseinander und arbeitet an ihrer biographischen Identität. Insbesondere eine ganz bestimmte Sportart, die ihr vor dem Unfall bereits sehr wichtig gewesen war, wird von Stefanie Regenz als eine Möglichkeit identifiziert, trotz des Verlustes des Beines an frühere Lebensbezüge anknüpfen und sich biographisch als Mensch in die Zukunft entwerfen zu können, der auch mit seiner gesundheitlichen Beeinträchtigung ein multiaspektuelles, ein sinnerfülltes Leben führen kann:

1   E: und für mich war auch immer klar, also ich war sportlich halt sehr stark (.)
2   engagiert, vor dem Unfall, (.) beim Volleyball-Spielen vor allen Dingen, dass ich auch
3   sportlich unbedingt weiter aktiv sein würde. (.)
4   I: mhm
5   E: und am Liebsten natürlich auch Volleyball, aber den Zahn hatten se mir relativ
6   schnell gezogen, ja (   ) das sieht (.) nich so günstig aus, das wird wohl nich so
7   optimal also/ kann man sich nich vorstellen dass das halt wirklich gut geht, (.)

Trotz einiger Rückschläge zu Beginn ihrer Arbeit an der biographischen Neuausrichtung mit der körperlichen Beeinträchtigung – es wird ihr von den Ärzten signalisiert, dass der normale Volleyballsport mit nur einem Bein nicht zu realisieren sei (5-7) – gibt Stefanie Regenz das biographische Handlungsschema, über die von ihr so geliebte sportliche Betätigung ihr Leben mit Sinn zu füllen, nicht auf. Sie findet eine Möglichkeit, eine Form des Volleyballs auszuüben, die ihrer sportlichen Betätigung vor der Amputation sehr ähnlich ist und die auch auf der Grundlage ihrer eingeschränkten körperlichen Handlungsfähigkeit zu realisieren ist:

1   E: und dann hab ich aber schon dort (.) -ehm- die ersten Male so -eh- aber nicht
2   ernsthaft leistungsorientiert sondern nur -eh- als Teil der Therapie Sitzvolleyball
3   gespielt. Das is eben (.) das Gleiche wie Standvolleyball nur dass man eben im Sitzen

4   rutscht auf´m Feld, (.) dass das Netz natürlich tiefer hängt, das Feld kleiner is, und so
5   weiter und so fort; also es gibt ´n paar Ausnahmeregeln aber ansonsten is es genau das
6   Gleiche wie Standvolleyball, (.)
7   I: mhm
8   E: und hab da schon mitgekriegt, das is ´ne schöne Sache, und das/ da kannste
9   eigentlich deinen Sport adäquat weiter betreiben

Stefanie Regenz entdeckt bereits während der Rehabilitationsphase nach der Amputation den Sitzvolleyball als adäquaten „Ersatz" für den von ihr vor ihrem Unfall sehr
geschätzten Standvolleyball. Zunächst gelingt es ihr jedoch nicht, auch außerhalb der
Rehabilitationseinrichtung in München, die sie noch mehrfach im Laufe der folgenden
Jahre aufsuchen muss, regelmäßig Sitzvolleyball zu spielen, da in ihrer Heimatstadt
kein entsprechender Verein existiert. Sie gibt ihr Ziel jedoch nicht auf – und einige
Jahre später ergibt sich dann eine Chance für die regelmäßige Ausübung des Sportes,
die Stefanie Regenz sofort und engagiert nutzt:

1   E: Und (.) wie ´n Wunder hatte sich ´ne halbe -eh- ´n halbes Jahr später im Mai (.)
2   ´ne Sitzvolleyballgruppe hier in Braunschweig gegründet, und ich konnte sofort (.)
3   einsteigen, und seitdem bin ich auch wirklich sportlich sehr ausgeglichen,

Für Stefanie Regenz wird Sitzvolleyball dann zu einer der wichtigsten Sinnquellen
ihres Lebens:

4   E: und muss auch sagen dass (.) diese (.) sportliche Tätigkeit auch –ehm- auf meine
5   sonstige (2) seelische Situation sich sehr gut auswirkt. Also wirklich für
6   Ausgeglichenheit auch sorgt.
7   I: mhm
8   E: das is ´n sehr wichtiger Faktor in meinem Leben. (2) ja und das betreibe ich
9   mittlerweile auch sehr intensiv, (.) also jeder der sag ich mal im Schulsport egal in
10   welcher Sportart irgendwann mal leistungstechnisch (.) doch relativ gut war, so wie
11   ich im Volleyball, träumt natürlich von größeren sportlichen Wettkämpfen an denen
12   er teilnehmen kann, (.) und es is ´n bisschen paradox dass eben durch diesen Unfall
13   mir die Möglichkeit geschenkt worden is internationale Wettkämpfe eben auch (.) in
14   meinem jetzigen Sport zu bestreiten. (.) also es is so dass die Sitzvolleyballszene in
15   Deutschland -eh- doch relativ überschaubar ist, es gibt ungefähr zehn Vereine, (.)
16   I: mhm
17   E: dass is nicht viel im Vergleich, wenn man sich eben Standvolleyball anguckt, gibt's
18   in in Braunschweig schon zwanzig (.) Volleyball(.)gruppen denk ich mal oder ach (.)
18   wahrscheinlich noch viel mehr, (.) und das heißt dass/ (.) und dann is es eben
19   vorrangig auch ´n Männersport, es gibt nur wenige Frauen und das heißt dass man
20   eben wenn man leistungstechnisch gut dabei is als Frau, (.) sofort große
21   Möglichkeiten hat eben im internationalen Bereich (.) bis hin zur Nationalmannschaft
22   eben auch spielen zu können,
    ((Auslassung))
47   E: und im Moment bin ich sehr stark auf der Suche noch nach weiteren Leuten hier in
48   Braunschweig, die eben auch (.) gehbehindert sind und die möglicherweise auch noch
49   Lust haben (.) Sitzvolleyball (.) eben zu spielen

Die regelmäßige und intensive Ausübung des Sitzvolleyballsportes wird für
Stefanie Regenz zu einem Aktivitätsbereich mit einer enormen Bedeutung in

ihrem Leben und für ihre biographische Identität. Der Sport gibt ihr die Möglichkeit, auf einen wichtigen Lebensbezug aus ihrem früheren Leben vor der Amputation zurückzugreifen und so eine biographische Kontinuität auch mit der gesundheitlichen Beeinträchtigung zu bewahren (z.B.: 9-12). Stefanie Regenz identifiziert sich sehr stark mit dem Sport – die sportliche Betätigung gibt ihr auch die Möglichkeit, sich als erfolgreich zu erleben und sich so als Mensch zu definieren (und nach außen zu präsentieren), der trotz einer körperlichen Beeinträchtigung herausragende Leistungen erbringen kann. Ihre Sicht auf sich selbst – die eigene Identitätsdefinition – entwickelt sich im Vollzuge der aktiven sportlichen Betätigung weiter: Die Selbstdefinition als aktive Sportlerin wird zu einem, wenn nicht gar *dem* (wie einige spätere Interviewpassagen nahe legen), zentralen Bereich ihrer Identitätskonzeption. Stefanie Regenz kann sich auf der Grundlage des Sportes positiv und hoffnungsvoll biographisch in die Zukunft entwerfen – der von ihr gewählte Aktivitätsbereich des Sitzvolleyballs bietet ihr aufgrund seiner besonderen Rahmenbedingungen als Behindertensportart, die darüber hinaus vorrangig von Männern ausgeübt wird (14-19), attraktive und längerfristig wirksame biographisch relevante Entwicklungschancen („dass man eben wenn man leistungstechnisch gut dabei is als Frau, (.) sofort große Möglichkeiten hat eben im internationalen Bereich () bin hin zur Nationalmannschaft eben auch spielen zu können", 19-22; auch 9-14). Sie entwickelt sich sogar zur Protagonistin des Sitzvolleyballs, die sich engagiert um die Weiterentwicklung dieser Sportart in ihrer Heimatstadt kümmert (47-49). Stefanie Regenz hat eine akzeptierende Haltung ihrer gesundheitlichen Beeinträchtigung gegenüber entwickelt – sie sieht ihre eingeschränkte Körperlichkeit auch als ein Lebensmerkmal, dass ihr *neue* biographische Entwicklungsmöglichkeiten verschafft hat („und es is ′n bisschen paradox dass eben durch diesen Unfall mir jetzt die Möglichkeit *geschenkt* worden is internationale Wettkämpfe eben auch (.) in meinem jetzigen Sport zu bestreiten", 12-14). Insgesamt betrachtet, ist es Stefanie Regenz im Vollzug biographischer Arbeit und in der aktiven Umsetzung der Entwicklungsimpulse aus der biographischen Arbeit gelungen, ihre gesundheitliche Beeinträchtigung erfolgreich biographisch zu kontextualisieren: als eine Lebensrahmung, die – wenn man sie aktiv ausgestaltet – zwar manches im Leben schwieriger macht aber vieles weiterhin möglich bleiben und sogar einiges erst möglich werden lässt.

2) Stefanie Regenz hat nach der Amputation zunächst die Tendenz, ihre körperliche Versehrtheit nach außen, in sozialen Interaktionen und in der Öffentlichkeit, zu verbergen:

1   E: es wandelt sich auch, sag ich mal, am Anfang is man noch (.) sehr stark darauf
2   bedacht immer schön mit Beinen rauszugehen, (.) und möglichst unauffällig zu
3   sein, (.) denn wenn man ′ne gute Versorgung hat als (.) Oberschenkenamputierter,

4   dann denken die meisten Leute in der Regel/ und auch gut läuft, ´ne gute Gehschule
5   hatte, dann denken eigentlich die meisten dass man gerade ´n Sportunfall oder ´ne
6   kleinere Sache hinter sich hat, wie ´n Bänderriss oder Ähnliches, und dass man noch
7   so´n bisschen rumhumpelt halt; und (.) dann wird da auch nicht groß nachgefragt; (.)
8   und deswegen war ich in den ersten Jahren auch schon sehr stark darauf bedacht, das
9   Bein möglichst oft möglichst lange zu tragen, möglichst ohne Stützen unterwegs zu
10   sein, (.) so dass es vielen auch gar nicht aufgefallen ist; die jetzt nicht näher mit mir zu
11   tun hatten.

Stefanie Regenz Selbstpräsentation in sozialen Situationen ist nach ihrem Unfall einige Jahre lang durch das Bemühen gekennzeichnet, von anderen als normal klassifiziert zu werden, sie versucht aktiv, ihre körperliche Versehrtheit zu verstecken (z.B.: „sehr stark darauf bedacht ((Auslassung)) und möglichst unauffällig zu sein", 1-3; „und deswegen war ich in den ersten Jahren auch schon sehr stark darauf bedacht ((Auslassung)) so dass es vielen auch gar nicht aufgefallen ist", 8-10).

Im Verlaufe der selbstreflexiven Auseinandersetzung mit ihrer körperlichen Beeinträchtigung entwickelt sie jedoch eine andere Haltung ihrem Körper und sich selbst als körperlich beeinträchtigtem Menschen gegenüber. Sie beginnt sich nach und nach mit ihrer anderen Körperlichkeit und mit den Reaktionen anderer Menschen auf ihre abweichende Körperlichkeit zu arrangieren. Sie arbeitet an ihrer biographischen Identität – ihre Sichtweisen auf sich selbst und auf die sie umgebende soziale Mitwelt verändern sich. Sie beginnt – auch weil ihr die eigene Mobilität zunehmend wichtiger wird als die Präsentation als unversehrte Frau –, sich immer häufiger ohne Prothese, nur mit Krücken in der Öffentlichkeit zu bewegen:

1   E: aber ich (.) hab denn irgendwann (.) hab ich auch gemerkt dass ich bei vielen
2   Dingen also auch einfach agiler und mobiler bin, wenn ich mit Stützen unterwegs bin,
3   ich schaffe halt (.) aufgrund meiner Schwierigkeiten was den Stumpf angeht, nicht/ es
4   nicht, mit Bein längere Strecken zu laufen

Im Verlaufe der Zeit entwickelt Stefanie Regenz ein neues Selbstbewusstsein – sie akzeptiert sich als Mensch, der einen im Vergleich zu den meisten anderen Menschen abweichenden Körper hat, und lernt, mit den Reaktionen anderer auf ihre abweichende Körperlichkeit umzugehen:

27   E: und es macht mir auch mittlerweile überhaupt nichts mehr aus dass die Leute eben
28   dann das natürlich sofort sehen und auch -eh- in irgend einer Art und Weise in der
29   Regel darauf reagieren. sei es eben dass sie einfach nur wegschauen, (.) oder
30   intensiver hinschauen, oder eben mich ansprechen oder was auch immer. also das (.)
31   macht mir nichts aus, (.) und ist mittlerweile für mich vollkommen normal an sich.
32   also ich hab nich mehr den Anspruch (.) -eh- dass das nich gesehen werden darf.

Die Änderung ihrer Haltung ihrer körperlichen Beeinträchtigung gegenüber und die darauf fußende neue offensive Präsentationsform in sozialen Zusammenhängen wird nicht nur – wie der kritische Leser vielleicht noch einwenden könnte – von der Informantin einfach im Interview propagiert. Die Informantin belegt im Interview anschaulich den Prozess der Veränderung ihrer Perspektive auf sich selbst und auf ihre soziale Mitwelt. Zwei Beispiele mögen zur Illustration genügen:

Wenn Stefanie Regenz nun – nach der Transformation ihrer Haltung sich selbst als körperlich Beeinträchtigte gegenüber – eine Prothese zum Laufen nutzt und sich nicht allein ihrer Krücken bedient, dann verzichtet sie auf die sonst übliche „Verkleidung" einer Prothese, die dazu dient, ein natürliches, biologisches Bein zu imitieren:

1 E: ich hab jetzt zum Beispiel ´ne Prothese die hat (.) keinen Kosmetikbezug mehr (.)
2 d.h. normalerweise ist so´n Prothesenbauer eigentlich bestrebt die natürliche Form (.)
3 von jedem individuellen Bein eben nachzuempfinden und dann -eh- ´ne Kosmetik zu
4 schleifen sagt man, dass is so´n Schaumstoff halt, dass man wirklich (.) den
5 Wadenumfang und den Oberschenkel entsprechend gestaltet, wie das andere Bein
6 eben aussieht, so dass es wirklich (.) sehr unauffällig is. wenn man gut läuft. (.) also
7 das fällt keinem auf, dass man amputiert ist.
((Auslassung))
12 E: aber ich hab mich vor ´n paar Monaten entschieden dass ich keine Kosmetik mehr
13 haben möchte; weil die auch ´n bisschen (.) die Mobilität auch noch des Kniegelenks
14 behindert. also (.) und deswegen hab ich gesagt: runter mit dem Ding; meistens (.)
15 wenn man sich hinkniet reißen die auch sofort im Knie ein, so dass (.) es nur ´ne
16 Woche lang schön is, und dann hat man den ersten Riss drin, (.)
17 I: mhm
18 E: und dann hab ich gesagt: ok, das muss ich nicht mehr haben, ich lauf jetzt wirklich
19 (.) mit dem/ mit der Technik so wie´s is, (.) und es -eh- ich hab (.) also ´ne sehr
20 privilegierte Versorgung, das ist das sogenannte (   ), und das heißt dass das Bein
21 computergesteuert is, (.) also das misst anhand von Sensoren (.) im Fussbereich (.)
22 welche Belastung vorhanden is, in welcher Phase (.) des Schrittes man sich befindet,
23 und passt dementsprechend (.) das Gangbild an. das heißt nicht dass das Ding allein
24 laufen kann (.) aber dass heißt natürlich -eh- dass das Gangbild schon allein durch
25 das Bein optimiert wird. (.) und das Laufen auch sehr viel leichter ist. (.) und das
26 sieht aber so ziemlich (.) space-hyper-mäßig aus eben dieses Unterteil wenn man das
27 nicht verkleidet mit ´ner Kosmetik. aber ich hab mich wie gesagt vor´n paar Monaten
28 entschieden, das ist vollkommen ok, (.) ich möchte lieber dass man das sieht, (.) und
29 sieht ja auch irgendwie cool aus,

Stefanie Regenz ist nicht mehr bereit, zugunsten einer verminderten Sichtbarkeit ihrer körperlichen Versehrtheit auf Praktikabilität und Bequemlichkeit bei einer Prothese zu verzichten (z.B.: „weil die auch ´n bisschen (.) die Mobilität auch noch des Kniege-lenks behindert", 13-14). Sie versteckt ihre körperliche Beeinträchtigung nicht mehr – vielmehr „lebt" sie diese offen aus (z.B.: „ich möchte lieber dass man das sieht, (.) und sieht ja auch irgendwie cool aus", 28-29). Stefanie Regenz bildet eine offensive Form der Selbstpräsentation als Beinamputierte aus:

37 E: ich hab auch kein Problem damit dann mit kurzen Hosen dann (.) entsprechend zu
38 laufen, (.) es is halt so. man kann genauso sagen ich bin froh und (.) sehr stolz auch
39 darüber dass ich (.) dieses (.) privilegierte Bein hab

Schmerzhafte Enttäuschungserlebnisse haben neben anderem als ein Antriebsmotor im Prozess der Änderung der Haltungen Stefanie Regenz´ sich selbst und dem eige-nen Wirken in sozialen Zusammenhängen gegenüber fungiert. Insbesondere eine ganz spezifische Erfahrung hat ihr die Grenzen und die Nachteile von Strategien des Ver-bergens ihrer körperlichen Beeinträchtigung deutlich aufgezeigt:

1 E: ja der empfindlichste Bereich wahrscheinlich: Behinderung und Sexualität, (.)
2 I: mhm
3 E: is schon 'n Problem gewesen am Anfang, also gerade weil man es ja versteckt hat,
4 sag ich (.) mal, also weil man die Möglichkeit hatte eben dass es nicht sofort auffällt,
5 wenn man jemanden kennen lernt, (.) war es schon (.) problematisch, wann steht denn
6 dieser Schritt an eben jemandem beizubringen: (.) bei mir is was 'n bisschen anders
7 als (.) normalerweise, (.) und -eh- im Grunde genommen (.) hatte ich in der Hinsicht
8 nur ein wirklich bitteres Erlebnis hier im Unternehmen gehabt, dass ich eben
9 jemanden über (.) fünf Instanzen irgendwie (.) dort gesehen hab, oben inner Kantine
10 glaub ich mal, den ich auch sehr nett fand, und wir fand/ also er fand mich
11 offensichtlich auch ganz nett, (.) und denn haben wir eben uns miteinander
12 unterhalten und auch (.) verabredet eben für 'ne Feier bei einem Kollegen und denn
13 war es eben doch so dass ich 'n paar Tage vorher (.) mal ohne Bein unterwegs war
14 und er das eben gesehen hat, oder er mich von Weitem gesehen hat, sich auch sofort
15 abgewendet hat, um mich nich zu sehen, (.) also um nich (.) das registrieren zu
16 müssen, und dann auch komplett (.) das eben gemieden hat, (.) mit mir irgendwas zu
17 tun zu haben. das war eigentlich (.) sag ich mal die schlimmste Erfahrung die ich in
18 der Hinsicht hatte. (.) Ansonsten (.) eigentlich nicht. (.) kann ich mich nicht erinnern
19 dass es (.) sehr problematisch gewesen wäre. (2)
20 I: mhm
21 E: wobei es schon bei jeder neuen Beziehung dann auf jeden Fall ein Thema is; (.)
22 also das einen auch beschäftigt. das is ganz klar. aber dadurch dass ich eben
23 mittlerweile hier auch ohne Bein unterwegs bin is es eben keine/ entstehen keine
24 unerwarteten Situationen mehr sondern (.) mein gegenüber hat eben die Möglichkeit
25 sich auch langfristig damit auseinander zu setzen.

Stefanie Regenz entwickelt im Zuge ihrer Auseinandersetzung mit der Frage, wie biographische Entwürfe einer intimen Partnerschaft und ihre körperliche Beeinträchtigung in Einklang zu bringen sind, die Einschätzung, dass ein offensiver Umgang mit ihrer abweichenden Körperlichkeit gleich zu Beginn der Anbahnung einer möglichen intimen Beziehung die angemessene Form des Umganges mit diesem Problem darstellt. Sie präsentiert sich – auf der Grundlage ihrer akzeptierenden Haltung sich selbst als Körperbeeinträchtigter gegenüber – in sozialen Interaktionen offensiv mit ihrem abweichenden Körpermerkmal und verzichtet auf die Möglichkeit, ihre Körperbeeinträchtigung zu verstecken (22-25).

d.) Biographische Arbeit als Motor eines kreativen Wandlungsprozesses

In der Auseinandersetzung des Biographieträgers mit dem Krankheitsgeschehen vor dem Hintergrund seiner biographischen Entwicklung insgesamt kann durch biographische Arbeit auch ein kreativer und produktiver Prozess der Identitätstransformation im Sinne eines biographischen Wandlungsprozesses in Gang gesetzt werden, in dessen Verlauf sich die zentralen Perspektiven und die grundlegenden Orientierungen des Patienten in Bezug auf sich selbst und auf die soziale Mitwelt so verändern, dass die neu entwickelten Haltungen und die darauf beruhende neue Ausgestaltung der biographischen und alltagsbezogenen Lebensführungsform vom Biographieträger als erfüllender, angenehmer und angemessener empfunden werden, als die Art der Lebensgestaltung vor dem Eintritt der Erkrankung.[80] Biographische Arbeit wird zu einem Antriebsmotor der signifikanten Weiterentwicklung der biographischen Identität des Patienten in seiner Auseinandersetzung mit der Krankheit. Der Eintritt der somatischen Funktionsstörung, die in der Regel zentrale Bereiche der bisherigen Lebensführung und die bisherige Identitätsaufordnung des Biographieträgers in Frage stellt, kann dem Patienten die Chance bieten, einen verfremdenden analytischen Blick für das Gesamttableau seines bisherigen Lebens zu entwickeln, eine neue – von den eingefahrenen alltäglichen Wahrnehmungs- und Orientierungsroutinen und den entsprechenden Blockaden zumindest teilweise befreite – Perspektive auf sich selbst und auf die eigene biographische Entwicklung zu gewinnen. So kann sich der Biographieträger – und dies kann zum entscheidenden Anlass für eine biographische Wandlung werden – offen auf die Suche nach möglichen Bedingungen für die Entstehung der somatischen Funktionsstörung begeben, die in der eigenen biographischen Entwicklung liegen, etwa nach krankheitsrelevanten eigenen Fehlern in der Ausrichtung seiner bisherigen Selbst- und Weltsichten und darin gründenden Fehlern in der konkreten Ausgestaltung der alltagspraktischen und der biographischen Lebensführung suchen. Gelingt es dem Biographieträger, solche Fehler zu identifizieren – etwa die Tendenz, sich, aufgrund der eigenen Motivation, fremdgestellten Ansprüchen stets bestmöglich entsprechen wollen, permanent in physische und psychische Überforderungssituationen zu manövrieren –, kann dies zum entscheidenden Anstoß für die Neuausrichtung des Lebens auf der Grundlage neuer, veränderter Haltungen sich selbst und dem eigenen Wirken in der sozialen Welt gegenüber werden. Die Identifizierung von Fehlern in der Lebensführung vor dem Krankheitseintritt, die darauf aufbauende Entwicklung neuer grundlegender Orientierungen sich selbst und der sozialen Mitwelt gegenüber und die sich anschließende Entwicklung und Etablierung einer neuen Form der Lebensführung, die in den neuen Haltungen gründet und aus der Sicht des Patienten so ausgerichtet sein soll, dass sie weiteren gesundheitlichen Krisenphasen vorbeugt oder diese zumindest hinauszögert, sind die Kernbereiche der biographisch-selbstreflexiven Aufarbeitung des Krankheitsgeschehens durch den Biographieträger im Zuge eines produktiven Wandlungsprozesses der Selbstidentität.

---

80   Zu den Kategorien der Bildung und der Wandlung siehe Kapitel 3.

Mehrere Bedingungskonstellationen können die Initiierung und die Ausgestaltung biographischer Arbeit des Patienten beeinflussen:

Jeder Patient geht mit den im Verlaufe seiner biographischen Entwicklung gewachsenen Kompetenzen biographischer Arbeit in die Begegnung mit der somatischen Funktionsstörung hinein.[81] Wenig entwickelte Basiskompetenzen in der Identifizierung, in der Einschätzung und in der biographischen Kontextualisierung von Krisenphasen und Umbruchsituationen erschweren es dem Patienten, mit den aus der somatischen Funktionsstörung erwachsenen Einschränkungen – z.B. im Bereich der körperlichen Mobilität und Leistungsfähigkeit – umzugehen und eine ausgewogene und stabile Haltung sich selbst als Erkranktem gegenüber zu etablieren und auf dieser Grundlage die Auswirkungen der Krankheit in den verschiedenen Lebensdimensionen zu begrenzen. Konnte der Patient hingegen im Zuge der Bearbeitung früherer Krisenphasen – z.B. im Rahmen des Zusammenbruches eines signifikanten berufsbiographischen Handlungsschemas oder in der Konfrontation mit dem Tode des geliebten Lebenspartners – bereits Kompetenzen biographischer Selbstreflexion ausbilden und erproben, dann kann er im Umgang mit seiner chronischen Erkrankung und mit der dadurch stark veränderten Lebensrahmung auf diese früheren Erfahrungen mit sich selbst in biographischen Krisen und auf das damals entwickelte Repertoire an Bearbeitungsstrategien zurückgreifen.

Biographische Sachwalter bzw. biographische Berater können die biographische Arbeit des Patienten in relevanter Weise unterstützen. Als biographische Berater oder Sachwalter können private Bezugspersonen des Patienten, z.B. Freunde oder Familienmitglieder, oder auch professionelle Ansprechpartner, z.B. der langjährige Hausarzt des Patienten, fungieren. Sie bieten dem Biographieträger Reflexionsmöglichkeiten und können ihm dabei helfen, Krankheit als etwas zu verstehen, dem gegenüber man unterschiedliche Haltungen einnehmen kann – dem man sich biographisch reflexiv stellen kann und muss. Solche biographischen Spiegelungsmöglichkeiten wirken der Gefahr entgegen, dass sich der Patient der eigenen Krankheit und den so von ihm gesehenen unausweichlichen Krankheitsfolgen alternativlos ausgeliefert fühlt.[82]

Das therapeutische Handeln der medizinischen Professionellen kann vom Patienten als anregend und unterstützend in seiner biographischen Selbstref-

---

81 Die im Verlauf der lebensgeschichtlichen Entwicklung ausgeprägten Fähigkeiten biographischer Selbstreflexion stellen natürlich auch biographische Bedingungen dar, wie sie im vierten Abschnitt des vorliegenden Kapitels behandelt werden. Wegen der größeren thematischen Relevanz erfolgt die Zuordnung im vorliegenden Abschnitt.

82 Zur Funktion und zur Relevanz autobiographischen Erzählens im Rahmen biographischer Arbeit siehe auch Betts/Griffiths/Schütze/Straus 2007, insbesondere: 16-28.

lexion erlebt werden. Die medizinisch-therapeutischen Behandlungs- und Schulungsangebote können sogar zum Anlass für den erkrankten Biographieträger werden, sich im Sinne biographischer Arbeit mit sich selbst, mit den Prämissen und Charakteristika seiner bisherigen biographischen Entwicklung und mit künftigen biographischen Entwicklungseinschränkungen und auch Entwicklungschancen mit der Krankheit auseinander zu setzen. So kann z.B. der Rehabilitationsaufenthalt nach der intensivmedizinischen Behandlung eines Herzinfarktes zum Auslöser eines Wandlungsprozesses der biographischen Identität werden. Nachdem durch die akute lebensgefährdende gesundheitliche Krisenphase des Infarktes die bisherige etablierte Lebensführungsgestaltung des Patienten in ihren Grundfesten erschüttert worden ist, kann das Behandlungs- und Schulungsprogramm in einer mehrwöchigen stationären Rehabilitation dem Patienten einen geschützten Rahmen dafür bieten, sich reflexiv seine bisherigen grundlegenden Lebensorientierungen zu vergegenwärtigen und neue Formen der Selbst- und Weltreferenz zu entwerfen. Dabei können das in ärztlichen Vorträgen und in Schulungen vermittelte Wissen und auch eine psychologische Beratung Anregungen geben in der Suche des Biographieträgers nach möglichen Fehlausrichtungen seiner Lebensführung vor dem Krankheitseintritt sowie nach Eckpfeilern einer krankheitsangemessenen und doch lebenswerten Lebensführungsgestaltung mit der somatischen Funktionsstörung. Zu betonen ist, dass es dabei – wie bei allen aufgeführten Bedingungen – keinen kausal gedachten Automatismus gibt: Der geschützte – von der alltäglichen Lebenswelt des Patienten abgetrennte und von den Aufgaben der häuslichen Alltagsbewältigung befreite – Rahmen der Rehabilitation und die Schulungs- und Beratungsangebote allein setzen nicht zwangsläufig einen Prozess intensiver biographischer Arbeit des Patienten in Gang. Sie können dem Biographieträger aber die Gelegenheit zur biographischen Aufarbeitung des Krankheitsgeschehens geben und günstige Bedingungen für diese Aufarbeitung bereit stellen.

Der intensiven Aufarbeitung der bisherigen lebensgeschichtlichen Entwicklung im Zusammenhang mit dem Krankheitseintritt und mit Überlegungen zu künftigen biographischen Entwicklungspotentialen im Zuge biographischer Arbeit des Patienten kann einerseits als ein Antriebsmotor die Einschätzung des Biographieträgers zugrunde liegen, die Bearbeitung der Krankheit in den verschiedenen Dimensionen des Lebens sei vor allem eine Aufgabe, die man als Erkrankter selbst zu bewerkstelligen habe, für die man selbst die zentrale Verantwortung zu übernehmen habe. Andererseits kann eine solche Haltung natürlich auch ein Ergebnis des Bildungsprozesses in der Realisierung biographischer Arbeit sein und in diesem Sinne einen Teilaspekt der neu entwickelten Haltungen des Biographieträgers sich selbst gegenüber darstellen.

Obgleich der Thematik der eigentheoretischen Verarbeitung des Krankheitsgeschehens durch die Patienten ein eigenes Kapitel gewidmet ist (Kapitel
5.4), sollen im folgenden einige wenige Zusammenhänge zwischen biographischer Arbeit und der Ausformung von Eigentheorien angesprochen werden:

Die Entwicklung wirksamer – also erklärungsmächtiger – und konsistenter Eigentheorien kann eine wesentliche Voraussetzung für biographische
Arbeit des Patienten darstellen. Die Suche des Biographieträgers nach in der
eigenen biographischen Entwicklung und in der Lebensführungsstilistik vor
dem Krankheitseintritt liegenden Verhaltensfehlern baut auf Laientheorien
des Patienten zu Verursachungshintergründen der eigenen Erkrankung – z.B.
denen einer koronaren Herzkrankheit, die einen Herzinfarkt zur Folge hatte,
oder denen einer arteriellen Verschlusskrankheit, die eine Amputation beider
Beine notwendig werden ließ – auf. Die Generierung eines Bildes der eigenen Erkrankung – einer Vorstellung von der eigenen somatischen Funktionsstörung, welche die Entstehungsbedingungen dieser körperlichen Beeinträchtigung mit einschließt – wird so zu einem ersten wesentlichen Schritt in der
biographischen Selbstreflexion, an den sich dann die Frage nach Zusammenhängen zwischen Merkmalen der früheren Lebensführung und der Krankheitsentstehung anschließen kann. Natürlich bringt die Auseinandersetzung
des Biographieträgers mit der eigenen biographischen Entwicklung Ansichten zu Tage, die ihrerseits wiederum Eigentheorien des Patienten darstellen.
Solche Eigentheorien des Biographieträgers zu den Prämissen, Grundlagen
und Merkmalen seiner bisherigen Selbst- und Weltsicht stellen die Basis
eines Bildungsprozesses oder gar eines biographischen Wandlungsprozesses
des Patienten dar und sind damit von großer Bedeutung im Prozess der biographischen Verarbeitung der Krankheit insgesamt und auch hinsichtlich der
Entwicklung und Etablierung einer neuen Lebensführungsform mit der chronischen Gesundheitsbeeinträchtigung. Auch diese neue Lebensführungsform
baut auf Eigentheorien des Patienten auf – der Patient versucht, seine Lebensstilistik so auszurichten, dass weitere gesundheitliche Krisenphasen bzw.
Verschlechterungen des eigenen Gesundheitszustandes vermieden oder zumindest hinausgezögert werden können.

Eigentheorien des Biographieträgers können sich auch auf vom Patienten
als solche identifizierte essentielle eigene Persönlichkeitsmerkmale – z.B. die
Motivation, begonnene Aufgaben stets bestmöglich zu bewältigen – beziehen. Zu einer Aufgabe des Patienten im Zuge biographischer Arbeit wird es
dann, sich biographisch so mit der Krankheit in die Zukunft zu entwerfen,
dass diese Persönlichkeitsmerkmale in die neue, vom Patienten als krank-
heitsangemessen eingeschätzte Lebensführungsform integriert werden und

nicht in permanenten Widerspruch zur Lebensgestaltungsstilistik des Biographieträgers geraten.

Fehlende erklärungsmächtige Eigentheorien zur Art und zu den Charakteristika der eigenen somatischen Funktionsstörung sowie zu deren Entstehungsbedingungen – erfolglose Bemühungen des Patienten, das Krankheitsgeschehen eigentheoretisch zu verarbeiten – können sich zu einer schweren Hypothek für die biographische Verarbeitung des Krankheitsgeschehens entwickeln und als ein permanentes Verlaufskurvenpotential für eine Verlaufskurve der biographischen Degression wirksam sein – wobei der zugrunde liegende Mechanismus vom Patienten dann undurchschaut bleibt. Dem Patienten gelingt es nicht, ein konsistentes Bild der eigenen Krankheit zu entwickeln, die Grundlagen und die Entstehungsbedingungen seiner aktuellen gesundheitlichen Beeinträchtigung – etwa eine weit vorangeschrittene arterielle Verschlusskrankheit, die zur Amputation eines Beines geführt hatte – werden von ihm nicht durchschaut und entsprechend auch nicht wirksam eigentheoretisch verarbeitet. Die Frage, wie die eigene gesundheitliche Krise entstehen konnte und welches die genauen Charakteristika der somatischen Funktionsstörung sind, die solch massive Auswirkungen im Leben zu entfalten vermag, bleiben offene, quälende Fragen für den Biographieträger. Dem Patienten fehlt eine individualisierte erklärungsmächtige Vorstellung von seiner eigenen Erkrankung. Es fällt dem Patienten dann enorm schwer, eine akzeptierende Haltung der eigenen Krankheit gegenüber zu entwickeln – die Krankheit erscheint ihm als etwas Undurchschaubar-Bedrohliches, dessen weitere Entwicklung und dessen mögliche noch kommende Auswirkungen im Leben vollkommen im Dunkeln liegen. Ohne eine akzeptierende Haltung des Patienten der Krankheit gegenüber auf der Grundlage konsistenter Eigentheorien zur somatischen Funktionsstörung, zu deren Entstehungsbedingungen und zu deren weiterer, von spezifischen Lebensführungsstilistiken beeinflussbarer Entwicklungsprognose ist wirkungsvolle und erfolgreiche biographische Arbeit nahezu unmöglich. Es fehlen dem Patienten dann wesentliche Grundlagen dafür, sich biographisch auf die Krankheit einstellen zu können – die Krankheit in einen neuen, sinnerfüllten biographischen Lebensentwurf zu integrieren. Die mangelnde eigentheoretische Verarbeitung des Krankheitsgeschehens, das Fehlen einer akzeptierenden Haltung der eigenen Erkrankung gegenüber und die mit beiden Aspekten in Verbindung stehende fehlende oder wirkungslose biographische Arbeit des Patienten wirken im Zusammenspiel als ein Antriebsmotor, der die Verlaufskurvendynamik im Bereich der starken Begrenzung der biographischen und der alltagsbezogenen Handlungsmöglichkeiten und Handlungsansprüche des Biographieträgers permanent in Gang halten kann.

3 Bedingungen im Krankheitsverlauf[83]

Im Verlaufe des Krankheitsprozesses können mehrere Bedingungen einen relevanten Einfluss auf die Ausformung des Umganges des Patienten mit seiner chronischen Gesundheitsbeeinträchtigung entfalten:

a.) Die Grenzüberschreitung des Wirksamwerdens des Verlaufskurvenpotentials als dramatisches Höhepunktereignis für den Patienten

Die Art und Weise, wie der Patient die Initialzündung in der Begegnung mit seiner Krankheit erlebt – wie der Eintritt der Erkrankung in das Leben erfahren wird – kann zum einen einen relevanten Einfluss darauf haben, welches Bild der Patient von seiner Gesundheitsbeeinträchtigung und von deren möglichen Auswirkungen im Leben entwickelt, und kann zum anderen beeinflussen, wie sich biographische Bezüge zwischen den Lebensphasen vor und mit der Erkrankung im Erleben des Biographieträgers ausformen. Die Grenzüberschreitung des Wirksamwerdens des Verlaufskurvenpotentials der Krankheitsverlaufskurve kann für den Patienten als eine vollkommen überraschend auftretende und extrem schnell voranschreitende Höhepunktsituation mit einer ausgeprägten Dramatik in das Leben treten – z.B. wenn sich ein Herzinfarkt manifestiert, ohne dass zuvor eine koronare Herzkrankheit diagnostiziert worden war, der dann sofort intensiv-medizinisch behandelt werden muss, oder wenn eine arterielle Verschlusskrankheit die sofortige Amputation eines oder beider Beine notwendig macht und der Betroffene zuvor alle Anzeichen für eine Erkrankung ausgeblendet hat. Der Biographieträger wird plötzlich mit einer von ihm nicht erwarteten lebensbedrohlichen Gesundheitskrise konfrontiert, die mit einer sofortigen massiven akutmedizinischen Behandlung einher geht. Im Zuge der medizinischen Bearbeitung der somatischen Funktionskrise sieht sich der Patient jeglicher eigener Handlungs- und Einflussmöglichkeiten entledigt – er muss sich ohne eigene Aktivitätsanteile dem Krankheits- und Behandlungsgeschehen ergeben. Ein solcher Beginn der Krankheitsverlaufskurve kann ein intensives und angstbesetztes Schockerlebnis für den Patienten darstellen. Die Krankheit tritt aus der Sicht des Betroffenen als etwas Nicht-Antizipiertes und Übermächtiges ins Leben, das sich enorm schnell weiterentwickelt, das sich eigener Kontrolle und Bearbeitung entzieht und das schnell massive Auswirkungen im Leben – z.B. den Verlust der körperlichen Unversehrtheit in signifikantem Ausmaß oder die

---

83 Im Folgenden werden Bedingungen im Krankheitsverlauf dargestellt, die nicht bereits aufgegriffen wurden oder – aufgrund größerer thematischer Relevanz – im Kapitel 5.6 erläutert werden.

Verminderung der körperlichen Leistungsfähigkeit und den dadurch bedingten Verlust von beruflichen Handlungsmöglichkeiten – zu entfalten vermag.
Dadurch wird begünstigt, dass der Biographieträger ein Bild von seiner
Krankheit im Sinne der zu Beginn des Kapitels dargestellten grundlegenden
Prozessvariante A entwickelt: Die Krankheit erscheint als enorm einflussmächtiger, bedrohlicher und in seinen genauen Funktions- und Entstehungszusammenhängen undurchschaubarer Verhinderungsmechanismus, der auf
einen Schlag (durch die bleibenden körperlichen Beeinträchtigungen) viele
bisherige Aktivitätsbereiche obsolet werden lässt – sich als biographischer
Bruch manifestiert – und kaum eigenen Bearbeitungsmöglichkeiten zugänglich ist. Die chronische Erkrankung kann schnell zum dominanten Lebens-
und Orientierungsmittelpunkt werden. Es wird die Ausformung einer Perspektive des Patienten auf seine Erkrankung begünstigt, aus der heraus den
Krankheitsauswirkungen scheinbar nur wenig entgegenzusetzen ist und diese
– so die Einschätzung des Patenten – als Einschränkungen im Leben akzeptiert werden müssen.[84]

Es gibt auch Bedingungen, die dem dargestellten Mechanismus entgegenwirken: Gelingt es dem Biographieträger zu Beginn der akuten Gesundheitskrise, noch einige eigene Handlungsanteile zu realisieren – etwa die Symptome
eines Herzinfarktes bei sich selbst aufgrund von Vorerfahrungen z.B. mit
früher erkrankten Verwandten zu identifizieren und dann selbst gezielt die
medizinische Behandlung zu initiieren – kann dadurch die Wirkung der Erkrankung auf den Patienten als Einbruch einer unkontrollierbar bedrohlichen
Ereignismasse abgeschwächt werden.

Es gibt bei den betrachteten Krankheitsbildern natürlich auch Krankheitsverlaufskurven, in denen sich die Grenzüberschreitung des Verlaufskurvenpotentials als eine Abfolge verschiedener Phasen mit sich (in der Regel) weiter
steigernder Krankheitsintensität, jedoch ohne dramatisches Höhepunktereignis am Beginn manifestiert, z.B. wenn bei einem Patienten eine koronare
Herzkrankheit oder eine arterielle Verschlusskrankheit diagnostiziert werden,
die sich jedoch in einem noch vergleichsweise frühen Entwicklungsstadium
befinden und bei entsprechender medizinischer Behandlung und bei einer
angemessenen Lebensführung noch lange Zeit nicht in einen Herzinfarkt oder

---

84 Dieser Mechanismus ist in dieser Form nicht bei traumatischen Amputationen zu beobachten. Dort fehlt der Entstehungszusammenhang zwischen der Amputation und einer dieser
zugrunde liegenden Erkrankung. Der Auslöser der traumatischen Amputation – z.B. ein
Verkehrsunfall – erscheint dem Patienten als isoliertes und klar zu definierendes Ereignis
und kann so nicht eine über die unmittelbare somatische Krisenphase hinausweisende Wirkung als dauerhafte Störung der eigenen Körperfunktionen entfalten.

in eine Amputationsbehandlung münden müssen. Dadurch wird ein anderer – eher diffuser, wenig spezifischer – Bedingungsrahmen als der oben dargestellte gesetzt.

b.) Das Beobachten von Krankheits- und Behandlungsprozessen bei anderen Patienten

Patienten, bei denen eine chronische Herzkrankheit diagnostiziert oder eine Amputation im Bereich der unteren Gliedmaßen realisiert worden ist, werden natürlich – und das insbesondere während eines Krankenhausaufenthaltes – mit dem Krankheitsleiden anderer Patienten konfrontiert. Die Art, wie andere Krankheits- bzw. Amputationsbetroffene mit ihrer Erkrankung umgehen, kann einen Einfluss auf den Umgang des beobachtenden Biographieträger mit seiner Erkrankung bzw. auf die Ausbildung seiner Perspektive auf seine gesundheitliche Beeinträchtigung ausüben. Dabei hängt natürlich die Richtung der (in der Regel ungewussten) Einflussnahme anderer Patienten auf den Biographieträger von den konkreten Verhaltensmustern der anderen Patienten ab – Wirkungen können sich also hinsichtlich jeder der oben erläuterten grundlegenden Prozessvarianten einstellen.

An zwei ausgewählten Beispielen soll der Einfluss des Verhaltens anderer Patienten auf den beobachtenden Biographieträger durch den Umgang mit ihrem Krankheits- bzw. Amputationsleiden illustriert werden:

Klaus-Peter Riedeberg gerät im Anschluss an die Amputation seines zweiten Beines, kurz nach der Amputation des ersten Beines, in eine Phase der Resignation – er kann für sich keine sinngebende Lebensperspektive ohne Beine entwerfen:

```
1    E: So nach dieser zweiten Amputation da wollt ich nicht mehr. Da war ich runter (.)
2    im Körpergewicht auf – fünfzig Kilo. (.) achtundvierzig war das Niedrigste, habe ich
3    gar nicht geglaubt, da hab ich immer gesagt die Waage stimmt nicht, (.) und dann
4    wollt ich nicht mehr.
((Auslassung))
18   E: ich konnte mir ein Leben ohne Beine nicht vorstellen. (.) Wie denn? (.) Immer
19   abhängig sein von anderen, dass man noch von denen gewindelt und gewickelt
20   werden muss? (.) oder sonst was, (.) wie denn? Geht ja gar nicht anders.
```

Eine Herstellungsbedingung (neben weiteren) für die Phase der Resignation Klaus-Peter Riedebergs – die im vorliegenden Beispiel mit einem ausgeprägten Orientierungszusammenbruch einher geht (z.B.: „da wollt ich nich mehr.", 1, „dann wollt ich nich mehr", 4; „ich konnt mir ein Leben ohne Beine nicht vorstellen", 18) – liegt in der Beobachtung der Leidensgeschichte eines anderen Patienten:

```
1    E: dann kommt noch eins dazu, wir hatten mal 'n alten Herrn dort in einem Zimmer,
2    (2) und der wollte unbedingt immer nach Hause. Und dem haben (sie) immer
3    Hoffnungen gemacht. (.) Also (.) wenn jetzt das und das bei ihnen passiert dann
```

4   können sie nach Hause, und immer passierte das nicht, und dann (.) mussten sie ihn
5   wieder vertrösten. Und eines Tages hat der sich ins Bett gelegt, (2) und hat überhaupt
6   nicht mehr reagiert. (2)
7   I: mhm
8   E: Der hat sich nicht mehr umgedreht dann nicht mehr mit uns geredet, (.) der wollte
9   nichts mehr essen, (.) und alles Mögliche. (2) Und dann haben sie ihn eines Tages aus
10 dem Zimmer geschoben und zwei Tage später haben sie dann zu uns gesagt er ist
11 verstorben.

Klaus-Peter Riedeberg beobachtet, wie ein anderer Patient nach einer Serie enttäuschter Hoffnungen auf eine Entlassung aus dem Krankenhaus den Lebenswillen aufgibt und stirbt. Es handelt sich um eine prekäre Erfahrung Klaus-Peter Riedebergs: Das Schicksal des von ihm beobachteten Patienten ist in zentralen Aspekten mit seiner eigenen Leidensgeschichte vergleichbar – Klaus-Peter Riedeberg hat bei seiner Einlieferung ins Krankenhaus zunächst die Information bekommen, seine beiden Beine könnten gerettet werden. Nach der Amputation eines Beines ist ihm dann mitgeteilt worden, es bestünden große Hoffnungen, dass das zweite Bein erhalten werden könne. Letztendlich verliert er auch das zweite Bein. In dieser Situation beobachtet Klaus-Peter Riedeberg nun, wie ein anderer Mensch in einer vergleichbaren Lebenslage an seinem Leiden zerbricht – und erlebt das als symbolische Vorwegnahme seines eigenen möglichen Schicksals:

1   E: Ich hätt´s nicht geglaubt, (.) der Mensch kann das in bestimmten Lagen wenn man
2   völlig runter ist, keine Reserven mehr hat. (2) Und dann geistig (.) völlig -eh- sich
3   aufgibt. (.) Nichts mehr will und nichts mehr kann eigentlich (.) und auch das Gefühl
4   nicht hat, dass man überhaupt damit noch leben kann

Die Erfahrung mit der tragisch endenden Leidensgeschichte des anderen Patienten konfrontiert Klaus-Peter Riedeberg mit der Möglichkeit, dass eine Krankheitsgeschichte wie die seine in eine Situation ohne Hoffnung führen und letztlich auch das Ende des Lebens bedeuten kann. Die Tragik der beobachteten Leidensgeschichte untergräbt seine Hoffnungen auf einen guten Ausgang seines eigenen Krankheitsprozesses und nimmt ihm einen Teil seines Lebensmutes.

Ulrich Linz beobachtet im Krankenhaus kurz nach der unfallbedingten Amputation eines Beines das Verhalten und das Leiden eines jungen Patienten:

1   E: dann wurde einer eingeliefert, der am Bahnsteig in Longenwalde unter den Zug
2   gekommen ist. Arm weg (.) bis oben hin (.) und von der anderen Hand die Finger
3   weg. (.) So der war meiner Ansicht nach das ganze Gegenteil von mir, (.) unzufrieden,
4   (.) der hat auf die Schwestern geschimpft, der hat auf den Pfleger geschimpft, der war
5   so kribbelig, der war ein bisschen jünger. Der hat mir dann erzählt, (.) so nach ein paar
6   Tagen, dass er eine Mutter hat irgendwo, nicht in Longenwalde, (.) er stammte wohl
7   oder er wohnte in Trebbin, dann habe ich für ihn einen Brief geschrieben, (.)
8   I: mhm
9   E: ich sage, sag was ich schreiben soll, er konnte nicht schreiben. (.) Ja, und dann kam
10 die Mutter, ja macht man auch. Man hilft dann, (.) man hilft dann trotzdem anderen
11 noch weiter. Aber der war so unzufrieden mit sich, der ging mir nachher auf den
12 Docht und dann hab ich gesagt, der muss hier raus. (.)

13 I: mhm
14 E: Und dann hab ich zum Arzt gesagt, ich meine, ich will ja auch geheilt werden (.)
15 und wenn du dann immer zu so was da, der hat nach dem Pfleger mit der Tasse
16 geschmissen, konnte die kaum anfassen, ja, weil Finger weg und dann hat der dann
17 so, ich hau hier ab.

Ulrich Linz definiert sich in seinem Umgang mit dem körperlichen Leiden selbst in Abgrenzung zum Verhalten des anderen Patienten. Der junge Patient symbolisiert eine Form der Ausrichtung auf das Leiden, die Ulrich Linz für sich selbst ablehnt. Die Beobachtung des anderen Patienten verhilft ihm in gewisser Weise dazu, seine eigene Ausrichtung auf die gesundheitliche Beeinträchtigung, seine eigene Haltung zur versehrten Körperlichkeit zu reflektieren („der war meiner Ansicht nach das ganze Gegenteil von mir", 3 und die folgenden Belegbeispiele). Ulrich Linz versucht, eine hoffnungsvolle Perspektive auf sein weiteres Leben auszubilden und einen angenehmen Umgang mit den Krankenschwestern zu pflegen:

1 Es waren nette junge Schwestern da, wir haben rumgealbert und das hilft ja auch
2 weiter. Mit denen hab ich dann auch ein bisschen rum gealbert, (.) so weit ich es
3 konnte. (.) Ich wollte ja auch unterhalten werden.

c.) Der vom Patienten selbstinitiierte Rückzug aus Aktivitätsbereichen

Eine wesentliche Bedingung für die Ausprägung einer Verlaufskurve der biographischen Degression (Prozessalternative A), in deren Entfaltung sich das biographische Anspruchsniveau des Biographieträgers stark absenkt und damit die Lebensbezüge und Handlungsbereiche des Betroffenen in großem Umfange schrumpfen, liegt in vom Patienten selbst in Gang gesetzten Prozessen des Rückzuges aus bisherigen Aktivitätsbereichen. Der Biographieträger verzichtet auf zentrale bisherige Lebensbezüge und nimmt dabei den Verlust von Sinnquellen des Lebens und damit auch das (zumindest partielle) Abreißen der biographischen Kontinuität im Übergang vom Leben vor der Erkrankung in das Leben mit der Krankheit in Kauf, obwohl er unter der Verengung seines biographischen und seines alltagsbezogenen Handlungshorizontes leidet. Zwei in einer solchen Entwicklung wirkende Prozessmechanismen sollen im folgenden vorgestellt werden:[85]
Dem Rückzug des Patienten aus früher als erfüllend empfundenen Lebensbereichen kann die Angst vor einer akuten gesundheitlichen Krisenphase außerhalb des als geschützt empfundenen Rahmens der eigenen Wohnung und anderer spezifischer Aufenthaltsorte unterliegen. Der Betroffene gibt frühere Aktivitätsbezüge auf und zieht sich auf wenige verbleibende Handlungsbereiche zurück. Diese Verzichtsstrategie kann in einem spezifischen

---

85 Weitere Bedingungen für vom Biographieträger selbst initiierte Verzichts- und Rückzugs-strategien wurden bereits im Abschnitt über biographische Arbeit dargestellt.

angstauslösenden Erlebnis gründen, wie anhand des folgenden empirischen Datenausschnittes beispielhaft verdeutlicht werden soll:

Marita Helmich erlebt eine Situation akuter Hilflosigkeit im Rahmen einer gesundheitlichen Schwächephase im öffentlichen Raum und erhält dabei zunächst keine Hilfe von anwesenden Mitmenschen:

1   E: und am siebzehnten September, werd ich nich vergessen, ich komm aus´m Garten,
2   (.) und ich hab ´ne Allergie gegen Mäuse und Ratten.
3   ((Auslassung: schildert ihre früheren Probleme damit))
4   E: und ick seh den Sonnabend/ (.) bin da allein im Garten, und seh da so´n kleenet
5   Viehchen laufen; (.) ick hab mich ja noch beherrscht. bin ja noch noch jekommen hier
6   bis (.) Sternstraße, an dem Kiosk, (.)
7   I: mhm
8   E: und denn war Feierabend. (.) ich hab keine Luft mehr jekriegt. ick hab am Baum
9   jehangen, ick konnt nich rufen, schreien nichts. (.) ich hab nur noch versucht ´n Auto/
10 kam noch hier der Batteriefritze da der -eh- Händler an, der hat mir freundlich
11 zurückgewinkt, (.) ich wolltn ja nur anhalten, der hat zurückjewinkt, der hat jedacht
12 ick wink´n, (.) nu war es um halb sechse, (.) Sonnabends, (.) nachmittags, ich werd
13 knallrot jewesen sein im Jesicht, (.) konnt mich kaum auf de Beine halten, da werden
14 de Leute jedacht haben: die is besoffen. (.) ja, (.) denkt man ja heutzutage. ich denke
15 jetzt anders. (.) wenn ick irgendwie einen sehe; ja, (.) nich, (.) und denn haben da ´n
16 paar Kinder jespielt und gottseidank kamen die nun an und haben sich scheinbar erst
17 amüsiert, (.) und da hab ich bloß noch jekeucht daß se sollen mal rübergehen, (.)
18 und denn kam der Türke an, mit´m Handy, (.) sagt er: was is, (.) ich sage: Notarzt. (.)
19 nich, der hat mich denn rüber/ ich hab nich mal die paar Schritte jeschafft auf de
20 Bank; da war ja ´ne Bank zum hinsetzen. (.) der hat mich denn rüberjebracht und war
21 denn och gleich der Notarzt da.

Die unmittelbare Konfrontation mit ihrer eigenen körperlichen Anfälligkeit in Verbindung mit der Enttäuschung über die Unzuverlässigkeit der basalen Reziprozitätsgrundlagen zwischen Menschen der gleichen Lebensregion führt bei Marita Helmich zu einem manifesten Gefühl der Unsicherheit außerhalb eng begrenzter Mobilitätsreichweiten. Mit dem Ziel, weitere Erlebnisse dieser Art zu vermeiden, legt sich Marita Helmich fortan selbst Einschränkungen auf – sie verengt ihre bisherigen Handlungsmöglichkeiten, verzichtet auf bisherige Aktivitäten und Sinnquellen:

6   E: ich bin sonst och so viel verreist und so, na dit trau ich mich jetzt alles nich
7   mehr; (.) ja? (.) wegen dem wegen der Herzgeschichte; und vor allem was ich nich
8   verkraftet habe war eben wie ich auf der Straße unjegippt bin, (.) und keiner geholfen
9   hat. (.) ja?
10 I: mh
11 E: und dis sagt der Dr. Thule och immer und meine Ärztin hier ja,: ich soll dis
12 überwinden ja wie wollen se´n dis überwinden? (.) dis is garnicht so einfach; da
13 kommt jedesmal so/ ich habs ´n paarmal versucht voriges Jahr im Sommer ich wollt
14 in´n Garten da wurde mir so komisch, (.) da bin ich wieder umgekehrt bin wieder
15 nach Hause; (.) ja, also weil ich mir/ weil ich dis einfach nicht <u>weiter</u> schaffe dann. (.)
16 dann kommt diese Angst denn ja? und dis sagten se och hier inner inner Klinik da
17 hier,: ja ich muß dit überwinden; aber wie? (.)

18 I: ja
19 E: dis is garnicht so einfach; (.) ja? (.) is ich seh dis immer, sobald mir irgendwie so´n
20 bißchen ulkig wird, denn se ich dis wieder vor mir wie ich da am Baum gehangen
21 habe und keiner hilft, (.) die Leute gehen vorbei, (.) und denn is/ (.) und denn is total
22 aus. (.) ja? (.) denn is aus.

Auch die Angst davor, in Interaktionssituationen aufgrund der Krankheit stigmatisiert zu werden (Goffman 1999), kann den Betroffenen zur Aufgabe von Lebensbezügen bringen. Der Patient versucht, Situationen zu meiden, in denen er aufgrund seiner Erkrankung bzw. aufgrund von Krankheitsentäußerungen – wie z.B. nur schwer zu verbergenden Schmerzen oder Einschränkungen in den Bewegungsabläufen – diskreditierbar wird. Auch der Angst vor Stigmatisierungen kann ein spezifisches Erlebnis des Biographieträgers zugrunde liegen. Dabei ist es nicht von großer Bedeutung, ob die Bezugspersonen in der sozialen Situation, in denen sich der Patient stigmatisiert fühlte, bewusst diskreditierende Interaktionsbeiträge geäußert hatten oder „nur" nicht in der Lage waren, ihre Unsicherheit angesichts der krankheitsbedingten Veränderung des Patienten normalisierend zu rahmen. Der Betroffene hatte die Entäußerungen seiner Erkrankung in der damaligen Situation – z.B. den Verlust der Selbstbeherrschung aufgrund starker Schmerzen – vor anderen als unangenehm empfunden und meidet dann seitdem vergleichbare soziale Situationen.

Frank Bode bekommt zur Überwachung seiner Herzrhythmusstörungen einen Herzschrittmacher, der sich mehrfach während geselliger Zusammenkünfte aktiviert – und Frank Bode dadurch in diskreditierende Situationen bringt:

1   E: den hat ich (2) anderthalb Monat kann man sagen den (.) Defi, (.) und dann hat´s ´s
2   erste Mal zujeschlagen. (.) und zwar waren wir bei meine Schwägerin zum Jeburtstag
3   in G-Stadt, (2) und (.) kurz vor Feierabend schon; also ´n janzen Nachmittag schon
4   jesessen so, Kaffee jetrunken und Abendbrot jejessen, wie das nachher so is, (.) und
5   nach´n Abendbrotessen, vielleicht so halb achte unjefähr oder um achte die Drehe
6   rum, (.) wollten wir denn nach Hause, (2) ((Räuspern)) und kurz vorher ha/ nu hat
7   schon immer mal paarmal den de der Schrittmacher jejangen, (.)
8   I: mh
9   E: (jetzt hier) da sagt de Frau noch: was was hast´n schon widder, fest dich fest dich
10 schon widder an´n Puls so, weil das immer denn meine Handbewegung war wenn
11 irjendwas nich jestimmt hat ja, das jing ja automatisch schon, (.) naja, (.) der
12 Schrittmacher. (.) naja der jing öfter schon mal, also (is nischt) weiter so unjefähr ja?
13 und zwar jing der Schrittmacher denn an, (.) der (.) war/ in dem Defi is ´n
14 Schrittmacher drinne, und denn (.) nachher die (.) die -eh- die (.) das (.) Gerät oder
15 wie soll ich sagen, (.) wo de nachher den Stromschlag kriegst; wenn´s der
16 Schrittmacher nich schafft, (.)
17 I: mhm
18 E: der Schrittmacher versucht´s erst, das widder inne Reihe zu kriejen, so (.) fünf
19 sechs mal, (2) und wenn der´s nich schafft, (.) dann kriegste den Stromschlag. und –

20 eh- das hat er eben nich jeschafft, und denn hab ich den Stromschlag das erste Mal
21 jekriegt. da schreiste denn och widder so uff hier, (.) und das inner Jesellschaft denn,
22 I: mh
23 E: wenn de so sitzt, da war natürlich denn der Abend jelaufen ja? bei´n Jeburtstag, (.)
24 /eh/ das war uns denn och ´n bißchen peinlich aber (.) wie jesacht -eh- die anderen
25 vielleicht noch mehr; ich weeß es nich, und -eh- die Stimmung war natürlich weg; (.)
26 naja,

1   E: und -eh- vier Wochen später hat ich ´n nächsten Schlag, (2) da waren ma widder zu
2   Jeburtstag, ((angedeutetes Lachen)) und zwar hatte da mein Schwager nebenan
3   Jeburtstag, (.) und /eh/ (.) da warn ma, (.) war och sonntags denn, ´s Wochenende, (.)
4   also, (.) der hat denn wirklich bloß noch Wochenende (.) jefeiert, (.) immer glo/
5   Wochenende war das ja;
6   I: mhm
7   E: das erste Mal schon, das (zweete Mal och); und (.) wie jesagt zu Anlässen. (2) zu
8   Jeburtstag. (.) da natürlich (.) -eh- hab ja och jemerkt, daß was nich stimmt hier, daß
9   widder de/ der Schrittmacher jeht, (.) sagt de Frau: ach los wir fahren denn nach
10 Hause hier, is ja bloß hier gleich nebenan, die haben bei uns ja mit ausjebaut, (.) sin
11 ma bloß durch´n Jarten hinten durch, (.) und wir waren noch nich hier bei uns rin, (.)
12 bis inne Veranda hier, (.) da hab ich schon ´n Schlag jekriegt denn; (.)
13 I: mh
14 E: ((sehr leise bis +)) war aus. ((+)) (.) wie jesacht wenn so jedes Mal so´n Stromstoß
15 durch´n Körper

Letztendlich versucht Frank Bode, weitere diskreditierende soziale Situationen dieser
Art zu vermeiden und zieht sich weitgehend aus geselligen Zusammenkünften zurück
– gibt damit von ihm zuvor als angenehm empfundene Lebensbezüge auf:

1   E: naja das war das zweete Mal. (2) so und dann (.) widder vier Wochen später (.) das
2   drittes Mal.
3   I: mhm
4   E: (.) (und nun) war das (.) widder zum Jeburtstag. (.) und denn hab ich jesagt: jetzt
5   jehen wa nich mehr weg. (.) dann war ich so (2) kann man sagen schockiert im
6   Prinzip, (2) wir jehen nich mehr aus Haus. ja also du warst (.) wirklich ver/
7   verängstigt und och/ hast dich nich mehr in de Öffentlichkeit jetraut. (.)
8   I: mhm
9   E: ja? o/ och -eh- unter Leute jetze; jedesmal wenn das passiert irjendwie, (.) erstmal
10 is es ´n mächtiges Aufsehen, (.) Aufstand, und ich bin eigentlich och nich so´n Typ
11 der sich so in´n Mittelpunkt stellt oder ins Rampenlicht, (.) und -eh- und dann bringst
12 de och die Stimmung durch/ jedesmal durcheinander ja, oder die is (.) dahin;

In einer ähnlichen Weise kann es vom Patienten als diskreditierend erlebt
werden, wenn signifikante soziale Bezugspersonen in der Konfrontation mit
seiner Krankheit überfordert sind und daher (zumindest in einem gewissem
Ausmaß) den sozialen Kontakt einschränken.

Frank Bode muss im Zuge seiner Herzerkrankung im Krankenhaus behandelt werden.
Dass einige nahe Verwandte in dieser Phase, in der es ihm bis dahin gesundheitlich

am schlechtesten geht, ihn nur selten oder gar nicht im Krankenhaus besuchen, enttäuscht ihn sehr und lässt ihn an der Belastbarkeit familiärer Bindungen zweifeln:

```
1  E: und es war die erste Zeit, da hat denn och (.) der eene Bruder von mir, der kam nich
2  mehr; (.) mein Vater der kam nur janz selten die erste Zeit, ins Krankenhaus jarnich
3  und denn nachher zu Hause naja denn (.) wo de denn widder aus'm Dreck warst so
4  unjefähr, denn kam er denn widder wa, (.) das hat mich doch alles schon 'n bißchen so
5  mitjenommen
6  I: mh
7  E: und och 'n bißchen sehr bedrückt. (.) so denkste immer (wenn de da richtig siehst)
8  du bist uff dich selbst jestellt und uff keen andern. (.) die können dich alle erzählen
9  sonstewas. ja,
```

Stigmatisierungserfahrungen der dargestellten Art können eine enorm verunsichernde Wirkung entfalten und dazu führen, dass der Betroffene das Vertrauen in die Tragfähigkeit sozialer Beziehungen verliert.

d.) Die Angst vor einer erneuten gesundheitlichen Krisenphase

Es gibt unter den fokussierten Krankheitsbildern somatische Funktionsstörungen, mit denen jeweils spezifische Anfälligkeitsdispositionen für eine erneute Gesundheitskrise verbunden sind, z.B. die Gefahr eines Reinfarktes nach einem Herzinfarkt oder die Gefahr des Verlustes auch des zweiten Beines nach der Amputation des ersten Beines aufgrund einer arteriellen Verschlusskrankheit. Ist dem Patienten das Risiko bewusst, kann die (mehr oder weniger stark ausgeprägte) Angst vor einer neuen Akutphase der Erkrankung zu einem permanenten Lebensmerkmal werden. Der Patient muss lernen, mit seiner Angst vor der Verschlechterung seines Gesundheitszustandes umzugehen. Zwei grundsätzliche Prozessmechanismen lassen sich dabei unterscheiden: Die zumindest latente wenn nicht gar oft präsente Sorge um die Stabilität des eigenen Gesundheitszustandes – vor dem Hintergrund der spezifischen somatischen Anfälligkeitsdisposition – vermag eine faktische Wirkung als Antriebsmotor für die Veränderung der Lebensführung zu entfalten. Dies kann einerseits zur Etablierung einer Lebensführung der permanenten situationsflexiblen Anpassung der biographischen Planung und der Organisation des Lebensalltages an die Charakteristika der somatischen Funktionsstörung im Sinne der oben dargestellten Prozessvariante B führen oder auch den Anstoß für einen kreativen biographischen Wandlungsprozess im Sinne der Prozessvariante C darstellen. In beiden Fällen erkennt der Biographieträger – auf der Basis seiner eigentheoretischen Verarbeitung des Krankheitsgeschehens (vgl. Kapitel 5.4 und auch den Abschnitt zur biographischen Arbeit im vorliegenden Kapitel) – die Notwendigkeit an, ein Handlungsschema der Neuausrichtung der Lebensführung unter der Prämisse der Vermeidung von krankheitsförderlichen Lebensführungsstilelementen zu entwickeln und zu realisieren. Dabei bleiben jedoch wesentliche Lebensbezüge neben der Krankheit erhalten. Der Patient begrenzt seinen Blick nicht allein auf die Somatik im engeren Sinne, sondern bezieht weitere Aspekte – z.B. die aus geliebten Freizeitaktivitäten und aus beruflichem Engagement gezogene Befriedigung – als Kriterien für eine gesundheitsförderliche Lebensführung mit ein. Die Angst vor einer erneuten gesundheitlichen Krise kann andererseits auch die Entwicklung einer biographischen Degression begünstigen, wenn der Patient in seiner Krankheitsbearbeitung vor allem auf Vermeidungsstrategien setzt und auf – aus seiner Sicht – den gesundheitlichen status quo gefährdende Aktivitäten ohne Kompensation verzichtet.

4 Biographische Bedingungen in Krankheitsprozessen[86]

*Wie sich der Umgang des Patienten mit seiner chronischen Erkrankung in den untersuchten Krankheitsfeldern ausformen kann, hängt auch von der biographischen Entwicklung des Betroffenen ab. Der biographische Verlauf, verinnerlichte Erfahrungen aus der lebensgeschichtlichen Entwicklung und biographisch gewachsene Haltungen und Orientierungen – *vor der chronischen Erkrankung* sowie natürlich auch *im Prozess des Erlebens des Sichtbar-Werdens und der Weiterentwicklung der Krankheit* – bilden einen relevanten Bedingungsrahmen dafür, wie sich (später) eine Lebensführung mit der chronischen Krankheit ausprägen kann (vgl. auch Detka 2007a,b; Langenbach 2006; Ackermann/Frommer 2006). In der Biographie insgesamt entwickeln sich Rahmungen dafür, wie die Betroffenen (später) ihr individuelles Kranksein ausgestalten können. Oder anders formuliert: In der biographischen Entwicklung werden Rahmenbedingungen dafür grundgelegt, über welche Potentiale an Handlungsmöglichkeiten Menschen in ihrer Lebensphase mit der chronischen Krankheit verfügen.[87]

a.) Die Krankheit und ihr Sitz im Leben

Es lässt sich ein Zusammenhang zwischen der Art und Weise der Ausgestaltung einer Lebensführung mit der chronischen Krankheit und der jeweiligen biographischen Situierung der Erkrankung etablieren: Für die Form des Um-

---

86 Ein Teil der folgenden Ausführungen wurde vom Autor bereits als Arbeitsbericht Nr.44 des Instituts für Soziologie der Otto-von-Guericke-Universität Magdeburg als „graue Literatur" veröffentlicht (Detka 2007b). Für das vorliegende Kapitel wurde der ursprüngliche Text noch einmal – zum Teil erheblich – überarbeitet. Die übernommenen Textpassagen sind am Beginn und am Ende jeweils mit „*" gekennzeichnet.

87 Im folgenden werden bis auf wenige Ausnahmen nur die Kategorien vorgestellt, die nicht an anderer Stelle des Theoretischen Modells bereits entwickelt wurden oder noch werden, weil dort der jeweilige thematische Bezug die Zuordnung nahe legte.

gangs der Betroffenen mit ihrer Krankheit kann es von einiger Relevanz sein, in welcher Lebensphase – oder anders formuliert: in welcher Position innerhalb des lebenszyklischen Ablaufmusters – sich die Betroffenen beim Sichtbarwerden der Erkrankung befinden.

Wird der Biographieträger z.b. inmitten der Abarbeitung grundlegender biographischer und berufsbiographischer Entwürfe – wie des Handlungsschemas der Familiengründung oder des Handlungsschemas der beruflichen Karriere – mit der Erkrankung konfrontiert, begünstigt das eine Entwicklung, bei der die Krankheit und die durch sie hervorgerufenen Beschwerden und Beeinträchtigungen vom Betroffenen als von „außen" übermächtig hereinbrechende, die Aufrechterhaltung des bisherigen Lebensalltages und die weitere Realisierung der biographischen Planungen verunmöglichende und damit alles verändernde, tendenziell unkontrollierbare Ereignismasse wahrgenommen wird. Die Krankheit tritt für den Betroffenen als einflussmächtiger Verhinderungsmechanismus auf und kann so – im Zusammenspiel mit anderen Bedingungen – rasch zum zentralen Lebensmittelpunkt und zum relevanten Orientierungsmittelpunkt werden[88].

Demgegenüber kann eine Erkrankung am oder nach dem Ende der Berufsbiographie – natürlich immer im Zusammenspiel mit anderen Faktoren und nie in einem kausalen Zusammenhang – einen anderen Bedingungsrahmen für die Wahrnehmung der Erkrankung und für die individuelle Ausgestaltung des Krankseins etablieren: Zentrale biographische und berufsbiographische Entwürfe sind bereits abgearbeitet (oder auch aufgegeben) worden. Aus einer solchen Ausgangsposition heraus kann die chronische Erkrankung vom Betroffenen leichter in die biographische Entwicklung und in den Lebensalltag integriert werden. Das – gemessen am Erwartungsfahrplan des Lebenszyklus – späte Auftreten der gesundheitlichen Probleme begünstigt, dass die Krankheit vom Biographieträger nicht als alles verändernde, Pläne verunmöglichende, unkontrollierbare Ereignismasse wahrgenommen wird. Die Erkrankung kann vielmehr mit dem lebenszyklischen Ablaufmuster in Einklang gebracht werden – eine Verringerung der beruflichen Aktivitäten war für den Biographieträger absehbar, von ihm geplant oder auch bereits realisiert; in Folge der somatischen Funktionsbeeinträchtigung eingeschränkte berufliche Handlungsmöglichkeiten fallen so nicht mehr in besonderem Maße ins Gewicht. Die Krankheit kann tendenziell in ihren Auswirkungen über den biologischen Alterungsprozess normalisiert werden: Die eingeschränkte körperliche Leistungsfähigkeit passt gewissermaßen mit den allgemein verbreiteten Vorstellungen vom Leben älterer Menschen – mit eben altersbedingt eingeschränkter körperlicher Leistungsfähigkeit – überein. Das

---

88 Zu Auswirkungen chronischer Krankheit vor allem im Bezug auf Prozesse der Identitätsbildung im Jugendalter siehe Ohlbrecht 2006 (siehe auch Uhlig 2005).

Alter dient neben der Krankheit als Erklärungsmuster für die abnehmende Leistungskraft. Auswirkungen der chronischen Erkrankung können in der Vorstellung der Betroffenen mit den Begleiterscheinungen des natürlichen Alterungsprozesses in Einklang gebracht, parallelisiert und damit normalisiert werden. Infolgedessen werden die Auswirkungen der chronischen Erkrankung tendenziell als eher begrenzt empfunden – der Krankheit wird leichter der Status eines Teilaspektes unter anderen innerhalb der Lebensbezüge zuerteilt.

Zwei kurze Datenbeispiele sollen zur Illustration dienen: Wilhelm Sägebrecht ist beim Erleiden seines Herzinfarktes bereits Rentner, hat also seine berufsbiographische Entwicklung abgeschlossen. In der eigentheoretischen Verarbeitung seines Lebens mit der chronischen Herzkrankheit werden krankheitsbedingte Beschwerden – nicht vollkommen, aber aspektuell – über den biologischen Alterungsprozess normalisiert:

1   E: man hat das gemerkt dass man nicht so leistungsfähig mehr denn war, (.) -eh- wie
2   man vorher war; (.) erst mal wurde man ja auch älter; (.) /eh/ (2) wenn man zu Hause
3   denn war, (.) aber trotzdem is das doch/ (.) das Leistungsgefälle is doch -eh- sehr (.)
4   sinkend gewesen

In der Vorstellung Wilhelm Sägebrechts vom Dasein als älterer Mensch und Rentner gehören nachlassende körperliche Fähigkeiten zum normalen Lebensprozess dazu. In diesem Sinne geht er mit den Auswirkungen seiner Herzkrankheit tendenziell normalisierend um – die chronische Erkrankung entfaltet aus seiner Sicht eine ähnliche Wirkung wie von ihm so gesehene normale Alterserscheinungen. Die Auswirkungen der chronischen Erkrankung stellen für ihn daher – trotz der Intensität der Beschwerden – keine Beeinträchtigungen einer vollkommen anderen und übermächtigen Qualität dar.

Für Hans-Ulrich Schliewen hat die erwartbare Einschränkung seiner beruflichen Fähigkeiten durch eine wenige Wochen vor dem Interview diagnostizierte koronare Herzkrankheit, die eine baldige Bypass-Operation notwendig macht, kaum berufsbiographische Konsequenzen:

1   E: also ich möchte/ ich hatte den Plan (.) ab September Rentner zu sein, (.) das hab ich
2   auch bei der BfA vorbereitet, alle Berechnungen sind alle klar, (.) meine Unterlagen
3   liegen dort alle vor, und ich wollte mit Abstrichen (.) -eh- eben ab -eh- September
4   dann Rentner sein. (.) werde im Juli/ werde ich dann dreiundsechzig und dann kann
5   ich das in Anspruch nehmen, (.) und das wollte ich machen. (.) wenn es mir jetzt
6   möglich ist aufgrund dieser Erscheinung -eh- auf Erwerbsunfähigkeit Rentner erst
7   mal zu werden, (.) würde ich das gerne machen. (.) weil   ich dann meine Rente bei
8   Erreichen des Rentenalters ohne Abstriche kriege.

Hans-Ulrich Schliewen steht kurz vor dem selbst initiierten Ende seiner Berufsbiographie, er hatte bereits vor dem Eintritt der chronischen Erkrankung den biographischen Plan entwickelt, in den Ruhestand zu gehen. Er kann die antizipierten Auswirkungen der Krankheit – die Notwendigkeit, beruflich weniger aktiv zu sein und sich zu schonen – über sein Alter normalisieren, das ihm im Sinne des lebenszyklischen Ablaufmusters ohnehin den Eintritt in eine Lebensphase der reduzierten Aktivität und der Schonung plausibel und angemessen erscheinen lässt. Darüber hinaus verbindet der Patient mit der Aussicht, nun möglicherweise durch die Krankheit zunächst als erwerbsunfähig anerkannt zu werden, finanzielle Vorteile.

Das Auftreten einer chronischen Herzkrankheit am Beginn der biographischen Entwicklung begünstigt ebenfalls eine Form des Umgangs mit der chronischen Erkrankung, die dadurch charakterisiert ist, dass der Krankheit nur der Status eines Teilaspektes der gesamten Lebensdefinition und des eigenen Selbstbildes zukommt. Wer von Beginn seiner biographischen Entwicklung an mit der Krankheit aufwächst, hat gute Chancen, die somatische Funktionsstörung als einen normalen Teil seines Selbst zu betrachten und sich von Anfang an in seinem Leben darauf einzustellen. In diesem Sinne kann ein angemessener Umgang mit der Krankheit bereits in der Kindheit (alternativlos) erlernt werden. Die chronische Herzkrankheit ist nicht mit einem biographischen Bruch verbunden, sie ist gewissermaßen zwangsläufig in die biographische Entwicklung integriert.

So wird bei Peter Siebert ein halbes Jahr nach seiner Geburt ein angeborener Herzfehler diagnostiziert. Trotz mehrerer Operation in Kindheit und Jugend bleibt er chronisch im Herzbereich beeinträchtigt - ein vollkommenes Ausheilen seiner Symptomatik ist nicht möglich. Für den Patienten ist die chronische Herzkrankheit ein "normaler" und selbstverständlicher Teil seines Lebens und seiner Identität. In der Schule gelingt es ihm, durch alternative Handlungsstrategien auszugleichen, was ihm in Bezug auf seine soziale Eingebundenheit durch Einschränkungen seiner Handlungs- und Partizipationsmöglichkeiten – zum Beispiel aufgrund eines absoluten Sportverbotes – erschwert wird. Nach der Schulzeit wird erneut ein operativer Eingriff vorgenommen, der noch größere Spielräume in der Gestaltung seines Lebens zur Folge hat. Peter Siebert gestaltet danach seinen Alltag und seine biographische Entwicklung im Rahmen seiner Möglichkeiten und Spielräume aus: Er vermeidet zu intensive körperliche Anstrengungen, nimmt regelmäßig Medikamente ein und arbeitet nach seiner Lehre als Bankkaufmann, weil seine beruflichen Handlungsmöglichkeiten auf sitzende Tätigkeiten begrenzt sind.

b.) Biographische Voraussetzungen

Biographische Voraussetzungen bilden einen Bedingungsrahmen für die Ausbildung einer bestimmten Wahrnehmung von Krankheit und insgesamt für die spezifische, individuelle Ausgestaltung des Umganges eines Patienten mit seiner chronischen Krankheit in den untersuchten Krankheitsfeldern. Unter biographischen Bedingungen sollen verstanden werden: verinnerlichte Erfahrungen im Verlaufe der lebensgeschichtlichen Entwicklung (biographische Erfahrungen); biographische Basisorientierungen, Basispositionen und -dispositionen (Schütze 1984: 87-88; Reim 1997; Detka 2007a); grundlegende Handlungsstrategien, Problemlösestrategien; erworbene Wissensbestände; erworbene Fähigkeiten (z.B. in Bezug auf das Agieren in sozialen Zusammenhängen – etwa kommunikative Kompetenzen); in der biographischen Entwicklung ausgebildete Eigentheorien.

a. Das Obsolet-werden beziehungsweise Sich-bewähren biographisch tief verwurzelter Orientierungen und Handlungsmuster

Der Biographieträger geht in die Situation der ersten Begegnung mit der chronischen Krankheit zunächst mit dem Orientierungs- und Verhaltensrepertoire hinein, das sich im Verlaufe seiner biographischen Entwicklung ausgeprägt und etabliert hat. Die Betroffenen begegnen ihrer chronischen Krankheit und deren professioneller Bearbeitung mit dem, was gewissermaßen biographisch "gewachsen" ist. In der Konfrontation dieser grundsätzlichen Ausformungen des Sich-Orientierens und Handelns in der Welt mit der chronischen Krankheit können sich verschiedene Prozessabläufe realisieren, die jeweils einen grundlegenden Einfluss auf die Ausformung der Haltungen des Patienten zur Krankheit und zu sich selbst als Betroffenem ausüben können:
    Die Basisorientierungen und die grundlegenden Handlungsstrategien des Patienten können sich in der Konfrontation mit der Krankheit weiter bewähren, finden auch im Umgang mit der somatischen Funktionsstörung und mit deren professioneller Bearbeitung erfolgreich Anwendung. Dadurch sind gute Voraussetzungen für das Empfinden einer biographischen Kontinuität im Leben mit der chronischen Krankheit gegeben. Auch wird die Ausbildung der Vorstellung des Patienten begünstigt, dass die eigene Krankheit zu kontrollieren, zu bearbeiten, zu bewältigen ist und bisherige Lebensbezüge nicht im Sinne eines biographischen Bruches abreißen müssen.*

Marita Helmich erleidet (lange vor ihrer späteren Herzerkrankung) einen Unfall, ein Bein wird schwer geschädigt. Im Zuge der medizinischen Behandlung dieser gesundheitlichen Beeinträchtigung, die sich als irreparabel erweist, bildet sie eine kritisch-distanzierte Haltung den medizinischen Professionellen gegenüber aus und verinnerlicht eine grundlegende Strategie im Umgang mit professionellen Bearbeitungsstrategien: Diese werden von ihr stets kritisch beobachtet und hinsichtlich ihrer Wirksamkeit und möglicher negativer Auswirkungen hinterfragt.
    Zunächst folgen einige Datenausschnitte, die aufzeigen, wie sich Marita Helmichs Handlungsmuster der kritischen Beobachtung des medizinisch-professionellen Handelns ausformt und festigt.
    Direkt im Anschluss an den Unfall ruft Marita Helmich medizinische Hilfe an:

1   E: dann bin ich zu Doktor Weiß hin, Taxe anjerufen, (.) zu Doktor Weiß, (.) da hab
2   ich denn montags Gips jekricht, (.) bis freitags, freitags wurde der Gips abjemacht, (.)
3   und denn musst ick ja wieder Montag hin und da sag ick schon zu ihm sag ick: wissen
4   se irgendwat stimmt doch mit dem Bein nich. (.)
5   I: mhm
6   E: ja, dis war -eh- , war nich mehr zu erkennen die Farben alle ja, (.) dis war an und
7   für sich ein Bruch im (   ). ja. (.) Aber durch die fünf Tage Gips hat er mir den
8   (   )Nerv einjequetscht.
9   I: mhm
10 E: der Gips war zu hoch. (.) ick musste da <u>alleine</u> liegen, (.) mein Bein halten und die
11 hat jegipst. ja, (.) wahnsinnige Schmerzen, mir sind de Tränen jelaufen, ick hab bloß
12 immer jesacht: ick kann nich mehr ick kann nich mehr; (.) ((in imitierendem Tonfall
13 bis +)) wir sind ja gleich fertig. ((+)) (.) anstatt noch ′ne Schwester zu holen, das hat
14 nachher keiner verstanden. ja? (.)
15 I: mh
16 E: nich? (.) is ja logisch das man da nich/ wenn man vor Schmerzen/ dass man da nich
17 stillhält; (.) und dadurch hat die so hoch jegipst und hat den Nervmit einkequetscht. (.)
18 so und nu hab ich (.) ′n Dauerschaden, ja, nich, (.) und er hat ′s ja nich zujegeben der
19 Arzt. dis/ ich hab immer wieder jesagt, ja, sag ich sag: is doch alles <u>taub</u> die ganze
20 Seite, waren ja dreißig Zentimeter, ja, (.) ja; sagt er: dis is normal bei so′m Bruch, (.)
21 ja und -eh- dit Bein/ hab ich schon Angst jehabt dass se mir dit abnehmen, dit war
22 richtig dunkelblau, ja? (.)
23 I: mh
24 E: und da musst ich hier zur Behandlung, und da sagt die hier drüben, sagt se: da
25 stimmt doch wat nich mit ihrem Bein, sagt se: mit dem Nerv, (.) da is doch der Nerv
26 irgendwie gequetscht, (.) und da hat die anjerufen. bei ihm. (.) und wie ich das nächste
27 Mal denn da war, (.) ja, (.) da hat er′s zugegeben. (.)
28 I: mhm
29 E: ((immitierend bis +)) ja, das kann vorkommen, und dis -eh- erholt sich wieder. (.)
30 so′n dreiviertel Jahr unjefähr, ((+)) na, da hat sich nischt erholt. (2) ja, so denn hat er
31 mich zu Doktor Frams überwiesen, er kann mir nich mehr helfen, zu Doktor Frams, (.)
32 und Doktor Frams sagt denn, ne werd ich nich vergessen, der hat nur jesacht: (.) da
33 hat er sich ja sehr elegant aus der Affäre gezogen. (.) ja?

Marita Helmich findet keine Ruhe, sie fordert weitere Untersuchungen und sieht sich
als Opfer eines ärztlichen Kunstfehlers.

Ihr Misstrauen zu ihrem behandelnden Arzt wird auch im folgenden Beleg deutlich:

1   E: ich möchte von <u>dem</u> Arzt weg, (.) von dem Doktor Weiß, denn der sagt mir nicht
2   die Wahrheit,
3   I: mh
4   E: ich möchte mal zum andern Arzt, bloß durch den Arbeitsunfall durft ich ja von mir
5   aus nich zum andern Arzt, ick musste ja bei dem bleiben, (.) weil der ein ein (   )
6   Arzt is, da können se nich zum andern, können se nur zum (   ) Arzt. (.)
7   I: mhm
8   E: bei sowas; (.) ick hab aber nich jewusst dass am (   )Berg noch einer is. (.) dit
9   lernt man/ jetzt kann ich andern beraten. ja, nich hab ich schon manchen jetzt hier
10 Tips jejeben. ja, man muss dit selber erst mitmachen. (.) und da hat denn die AOK

11   mich denn hier inne Burgstraße (.) mal zum Arzt jeschickt. (.) da hat der mich
12   untersucht ja, und der hat eben auch jesagt also, dit wird wohl ′n Dauerschaden
13   bleiben.

Marita Helmich eignet sich im Verlaufe der Auseinandersetzung mit der medizinischen Behandlung ihres Krankheitsleidens hilfreiches Wissen an, bildet Handlungsstrategien aus und erlebt sich dabei als erfolgreich.

Im folgenden Interviewausschnitt kommt zum Ausdruck, wie „analytisch" Marita Helmich das Handeln des von ihr eines Fehlverhaltens beschuldigten Arztes betrachtet:

1   E: und der Arzt hatte in seinen Unterlagen einige Fälschungen vorgenommen. (.)
2   I: oh
3   E: und dit hab ich meinem Rechtsanwalt jesagt, hatte mit dit alles hier unterstrichen,
4   und so ja, (.) und da hat der jesagt denn: ach wissen se, (2) wollen se?, (.) die hatten
5   mir da eben denn jeschrieben ick könnte ja vor Gericht; und erstensmal dauert das
6   Jahre, (.) dann muss ich das beweisen und ich hab den Fehler jemacht, (.) ich hab nach
7   dem Gips ′n (walker) jekriecht. (.) so′n (.) so′n walker wissen se? (.)
8   I: was ist das?
9   E: das is so (.) Plaste so, sieht och bald so aus, (.) so′n Plaste irgendwie, (.) so Plaste
10   ja? (.)
11   I: mhm
12   E: und -eh- da war eine Luftkammer kaputt, (.) und da sagt er: ja die muss
13   ausjewechselt werden, (.) weil da die eine Stelle da immer/ total Druckstelle war.
14   sagt er: (.) ach ja das müssen wa auswechseln; (.) denn hat er jeguckt, (.) hat keine
15   gehabt, (.) und dann hat er festjestellt dass die Luftkammer doch in Ordnung is, (.)
16   weil er kein zum Auswechseln hatte.
17   I: mh
18   E: so. (.) und wie er den (walker) denn abgemacht hat, da sagt er denn zu mir und dit
19   war/ und da war ich eben so blöde, sagt er dann: (.) ach na mit dem können sie ja
20   nichts mehr anfangen, so, (.) wollen se den hierlassen, wir sammeln dis denn immer
21   hier (.) und schicken dis denn hier armen Ländern, (.) Drittländern und so. ick sag:
22   naja wenn ick damit noch ′n gutes Werk tun kann, ich hab ja nich jeahnt, was Sache
23   is. (.) und der hat aber jewusst warum er den dabehält. (.) so nun waren meine
24   Beweismittel weg.
25   I: mh
26   E: (2) ja und da hab ich jesagt: nee. da geh ich nich vor′s Gericht, (.) das bringt nichts.

Obwohl Marita Helmich von einer gerichtlichen Bearbeitung ihrer Probleme mit dem Arzt absieht und ihr die Anerkennung des von ihr so gesehenen Kunstfehlers versagt bleibt, gelingt es ihr am Ende zumindest, als erwerbsunfähig anerkannt zu werden und sich damit ihr materielles Auskommen zu sichern.

Marita Helmich behält dann auch in der Situation des Auftretens ihrer chronischen Herzkrankheit ihr grundlegendes Handlungsmuster in der Begegnung mit dem medizinischen Apparat bei – die kritische Beobachtung und Bewertung des Handelns der Ärzte – und erlebt sich dabei ähnlich erfolgreich und kompetent wie in der Behandlungsgeschichte ihres Beines:

1 E: und dann hab ich den Herzinfarkt gekricht, (2) und dis war das Schlimmste, was es
2 überhaupt geben kann, (.) erstensmal war es auch wieder so/ ich bin scheinbar so′n
3 Typ der die Är/ Ärzte zu Kunstfehlern anregt irgendwie ((lachend bis +)) scheinbar
4 och wie ′n Versuchskanickel. ((+)) (.) Sonntag, ich hab′s/ ich bin an und für sich hart
5 im Nehmen; was Schmerzen anbelangt; ei/ ich sage so schnell nichts. (.) und Sonntag,
6 (.) ich hatte vorher schon so/ mit war immer schon so′n bißchen so auf der Straße als
7 wenn ich neben mir gehe. ja? (.)
8 I: mhm
9 E: nich so richtig da, als wenn so alsoalso ich/ da/ ich/ die läuft (.) und die andere geht
10 daneben. (.) so ungefähr.
   ((Auslassung))
23 E: denn hab/ früh um halb fünfe (.) hab ich ′n Arzt anjerufen. allerdings ′n
24 Bereitschaftsarzt; werd ich nie wieder machen. (.) nächstemal nur noch ′n Notarzt. (.)
25 I: mhm
26 E: ja ′n (.) Bereitschaftsarzt. (.) der kam den um h/ da sagt die mir noch am a/ andern
26 Apparat: na vielleicht haben se och de Grippe, ich sage: (.) wissen se de Grippe hab
27 ich nich. (.) ja. (.) ich sage: und sonst würd ich nich anrufen wenn ich de Grippe hätte
28 sag ich also mir geht es wirklich/ sag ich, ich krieg ja kaum noch Luft. ja, (.)
29 ((wörtliche Rede zitierend bis +)) naja ich schicke jemand. ((+)) (.) ja, so um halb
30 sechse kam dann ′n Arzt, der hat mich auch untersucht (.) und da sag ich ihm noch,
31 ich sag: könnte das ein Infarkt sein, (.)
32 I: mhm
33 E: weil ich dis hier von meiner Tochter dem Schwiegervater so die Symptome ja
34 kannte. sonst wär ich nie uff die Idee jekommen; ich sag: könnte dis ′n Infarkt sein, (.)
35 neenee sagt er: dis′s -eh- Nackenverspannung, gehen se mal zum Arzt. (.) ick ruf denn
36 da an, der wieder los, ich rufe an, (.) denn bei der/ ja, denn sagt die -eh- ja weil ich da
37 die Schwester kenne, ich sag: Mensch, (.) sag ich, ich habe schon ′n Bereitschaftsarzt
38 jehabt, und so ja, der sagt Nackenverspannung, naja komm mal her. (.) schnell her,
39 und ick hatte bei Doktor Renz aber noch ′n Termin um zwölf; na denn komm mal so
40 zwischen/ mir/ sch/ ick (.) och noch da hinjemacht, (.) jekeucht, (.) nich, mir tat der
41 Rücken alles weh, dit jing ja inne Arme überall rein, Nackenverspannung ja, kriegste
42 Erleichterung. (.) da nur (.) jesessen, janz kurz jeatmet, rein (.) zur Ärztin, noch
43 jeröntgt, ja, war nich besser jeworden, sagt se: sie gehn mir sofort zur Rettungsstelle
44 hoch. (.) ins Krankenhaus zur Rettungsstelle. aber sofort. (.) ick sage na ick hab
45 hier noch ′n Termin, ((wörtliche Rede bis +)) da rufen wa an.((+)) (.) die Ärztin hatte
46 Lungenembolie vermutet. ja,
47 I: mhm
48 E: (.) ick latsch dann noch so schön, (.) Straßenbahn, (.) die janzen Treppen da so
49 hoch, (.) in aller Ruhe, ja, (.) hab ja kaum Luft jekriegt, (.) ich bin da reinjekommen,
50 ich sa/ hab dit so kurz jeschildert, gleich rauf, die (.) untersuchen ja denn dis Blut, da
51 können sie′s ja och schon denn dran feststellen denn ja, ick bin jarnicht mehr zum
52 Unterschreiben jekommen, (.) mit de Papiere, gleich in′n Katheterraum denn rein, ja,
53 (.) und da hat der ′ne Ballondehnung jemacht, da war′s zwei Millimeter sonst wär ich
54 weg gewesen.

(Die Erzählerin bezieht sich auf ihre zweite Katheteruntersuchung:)

77 E: und denn wird das ja jepresst. und denn hab ich das zweite Mal denn eine Ärztin
78 jehabt und die (.) hatte ′n Schnuppen. (.) so die hat jepresst und (.) die hat es s/ nich

79 zum Stillen jekriegt. ja, mir sind de Tränen jelaufen (.) weil´s weh tat, die is de Nasen
80 jelaufen, die hat denn ((macht "Schniefen" nach)) jeschnieft, (.) denn hat se immer
81 jesacht: können se noch? ich sage: jeht´s denn bei ihnen noch? ((lacht)) also dit war
82 denn richtig/ und denn hat die eben ´ne gute dreiviertel Stunde gepresst bevor (.) so –
83 eh- die aufhören konnte.

(Marita Helmich muß sechs Monate nach ihrem ersten Krankenhausaufenthalt wegen der Herzschädigung zum Nuklearmediziner:)

101 E: und dit war dit schönste, (2) der Bereitschaftsarzt den ich hatte, dit is´n Arzt, (.) der
102 solche Untersuchungen am Herzen macht. (2)
103 I :mhm
104 E: Also er hätte stutzen müssen er hätte sollen vorsichtig sein. (.) bei sowas. (.) und
105 hätte mich sollen lieben einweisen. ja,
     ((Auslassung))
111 und der sagt durch ´n doofen Zufall, (.) weil er ´n Moment wohl Zeit hatte: wollen wa
112 mal Schilddrüse auch gleich untersuchen? (.) ick sag: ach ja, sag ich, wenn se dis
113 machen, sag ich, dit wär mir schon ganz recht. (.) zwei Tage später krieg ich ´n Anruf:
114 sofort die Medikamente absetzen. aber sofort. hat die nur anjerufen. (.) so da war dit
115 so schon jewesen das de Schilddrüse schon etwas -eh- (.) im Eimer war. ja, (.) das
116 war durch die vielen/ ´n paar Mal hintereinander/ die Kontrastmittel, (.) dadurch (.)
117 war die (.) zu hoch. ja.

Marita Helmichs während der Behandlung ihres Beines ausgeformtes und verinner-
lichtes Handlungsmuster ist auch in der Lebensphase mit der chronischen Herzkrankheit anwendbar und bewährt sich.

Es ist auch möglich, dass sich die Basisstrategien und die grundlegenden
Handlungsmuster des Biographieträgers nicht bewähren – sich als wirkungslos oder gar kontraproduktiv erweisen. Der Patient realisiert eine prekäre
Erfahrung, da es sich, im oben definierten Sinne, um biographisch fest veran-
kerte grundlegende Orientierungen handelt, die eng mit der eigenen Identitätskonzeption verknüpft sind. Eine solche Erfahrung kann zu Irritationen
und zu der Einschätzung führen, dass die biographische Kontinuität mit dem
Auftreten oder der Chronifizierung der Erkrankung vollständig oder teilweise
abgerissen ist. Die Krankheit und deren Weiterentwicklung werden als übermächtig hereinbrechende Ereignisse erlebt, denen man als Betroffener ohnmächtig gegenüber steht. Das Vertrauen in die eigenen Problemlösestrategien
schwindet.

Frank Bode konnte einen guten Teil der Auswirkungen seiner unfallbedingten Querschnittslähmung durch die Ausgestaltung sozialer Kontakte kompensieren:

1 E: ich sach mal vorher, vor 93, wenn wa da noch mal zurückkommen können,
2 I: mhm
3 E: bevor ich mich des Bein jebrochen hatte, (.) da war die Welt in Ordnung. (.) och
4 mit der Querschnittslähmung. (.) ich hatte (.) meine Umwelt (.) meinen Ort (.) meine

5   Umjebung, ach der Ort die kamen aus dem janzen Bezirk so eujefähr, aus´m janzen
6   Umkreis, mit dem Kuchen-Machen wie jesacht, und denn kam ma einer mit Vögel
7   oder (.) erzählt oder (.) wees ich, bist ma zu de Versammlungen jefahrn jetze ja,
8   erstma jeden Monat deine Versammlungen jehabt oder (.) bei de Rassejeflügel denn
9   oder so, du hattest eben deine (.) Freunde oder dein (.) dein <u>Umfeld</u>.

Frank Bodes Handlungs- und Bearbeitungsstrategie, krankheitsbedingte Einschränkungen durch die Eingebundenheit in soziale Netzwerke auszugleichen und sich so
mit relevanten Sinnquellen für das Leben mit der Querschnittslähmung zu versorgen,
erweist sich in seiner neuen Lebenssituation – es wurden Herzrhythmusstörungen
diagnostiziert und zur Stabilisierung der Herzfunktion ein Herzschrittmacher eingepflanzt – als problematisch: der Herzschrittmacher aktiviert sich mehrfach hintereinander während geselliger Zusammenkünfte und bringt Frank Bode so – er verliert
dabei kurzzeitig die Kontrolle über seinen Körper – in von ihm als sehr unangenehm
und peinlich empfundene Situationen:[89]

1   E: (2) so und dann (.) widder vier Wochen später (.) das drittes Mal. (.)
2   I: mhm
3   E: (und nun) war das (.) <u>widder</u> zum Jeburtstag. (.) und denn hab ich jesagt: jetzt jehen
4   wa nich mehr weg. (.) dann war ich so (2) kann man sagen schockiert im Prinzip, (2)
5   wir jehen nich mehr aus Haus. (.) ja also du warst (.) wirklich ver/ verängstigt und
6   och/ hast dich nich mehr in de Öffentlichkeit jetraut. (.) ja?
7   I: mh
8   E: o/ och -eh- unter Leute jetze; jedesmal wenn das passiert irjendwie, (.) erstmal is es
9   ´n mächtiges Aufsehen, (.) Aufstand, und ich bin eigentlich och nich so´n Typ der sich
10   so in´n Mittelpunkt stellt oder ins Rampenlicht, (.) und -eh- und dann bringst de och
11   die Stimmung durch/ jedesmal durcheinander ja, oder die is (.) dahin; (.)

Als Folge daraus meidet Frank Bode fortan soziale Kontakte und zieht sich weitgehend aus seinen bisherigen sozialen Beziehungen zurück. Sein Lebensradius verengt
sich stark - sein Leben zentriert sich mehr und mehr um die Krankheit und um die
professionellen Bearbeitungsstrategien.

Darüber hinaus lässt sich eine dritte Prozessform beobachten: Die individuellen Problemlösestrategien und grundlegenden Handlungsmuster des Biographieträgers bewähren sich zunächst in einer Situation im Krankheitsprozess,
wirken später jedoch kontraproduktiv. Dadurch werden ähnliche Auswirkungen für den Patienten begünstigt wie in der zweiten Prozessalternative. Eine
solche Erfahrung kann darüber hinaus in besonderem Maße prekär werden
und eine intensive biographische Krisenphase auslösen (Detka 2007a).

Bei Klaus Rebenstock wird eine terminale Herzinsuffizienz diagnostiziert. Im Krankenhaus bleibt er im Rahmen seiner Möglichkeiten aktiv, gibt sich nicht auf, kämpft

---

89 Der Datenausschnitt, der bereits oben in einem anderen Zusammenhang Verwendung
    gefunden hat, soll wegen der großen Anschaulichkeit hinsichtlich der dargestellten Katego-
    rie auch an dieser Stelle des Theoretischen Modells noch einmal genutzt werden.

um sein Überleben. Dadurch eröffnet sich ihm die Chance auf ein (zur damaligen Zeit noch) seltenes Behandlungsverfahren – eine Herztransplantation:

1   E: dann hat man nochmal ´n Katheder gesetzt, und dann (   ) den Film davon, (.)
2   weil die mich immer gesehen haben wie ich immer wieder gekämpft habe; das ich
3   immer wieder <u>raus</u> mussteaus dieser Misere raus,
4   I: mh
5   E: immer wieder nach oben kam; (.) und da war so´n Dr. Maier da in/ da auf der
6   Station; (.) und der hat dann die/ mit der Frau Dr. Degener (.) gesprochen, (.) also da
7   müssen wir was machen, der Mann der hat noch Kraft undund der möchte noch, ne
8   und /eh/ ja; (.) ((räuspert sich)) und dann ham se/ sie noch mal ´n Katheder gemacht,
9   und ´n Film gemacht, und mit diesem Film sind ma (.) nach A gefahren, nach (2)
10 ((räuspert sich)) in de A-Klinik. (.)
11 I: aha
12 E: (genauer Name der Klinik), (.) ne, (.) und da war damals der Professor Gerber da;
13 (.) ne der hat sich den Film angeguckt, (.) und hat gesacht: ja; Herr Rebenstock; (.) da
14 müssen wa was machen das is kaputt;

Dasselbe Verhaltensmuster Klaus Rebenstocks führt nur wenig später dazu, dass ihm die lebensrettende Behandlung auf unbestimmte Zeit versagt wird, was einen Zusammenbruch aller Hoffnungen Klaus Rebenstocks zur Folge hat:

1   E: der/ -eh- den hab ich dann mal gefragt wie das aussieht mit mir; (.)
2   I: ja
3   E: wo wo nichts gegangen is ne, und da hat er (vor) mich gesagt: ja, (.) -eh- sie
4   können ja schon wieder da rumlaufen, ne, da (hat ich) mich wieder hochgerappelt, (.)
5   I: ja
6   E: ja, man muß ja mal an de frische Luft gehen draußen rumlaufen, (.) wie sieht denn
7   das aus ja und -ehm- (.) da hat er gesagt: ja (.) /eh/ (.) sie können ja wieder laufen, (.)
8   ne, und ((sehr betont bis +)) wenn wirklich ein Herz da wäre, (.) ((+)) dann -eh- wäre
9   das bestimmt nicht für <u>sie</u>. (.) ne, (.) denn dann wären andere Bedürftigere da; also die (.)
10 knapp vor´m Abschieben (.) waren. (.) ne, (.) und da, ja was war das; da hat ich mich
11 ((kurzes sarkastisches Auflachen)) schön (zusammengeraumt), bin auf mein Zimmer
12 gegangen, (.) ne, hab mich dann hingelegt, und dann wollt ich net mehr.

b. Biographische Risikopotentiale und biographische Ressourcen

*Als biographische Risikopotentiale oder auch Hemmfaktoren sind biographische Voraussetzungen einzuordnen, wenn sie einen Bedingungsrahmen dafür setzen, dass sich im Dasein mit der Krankheit eigene Gestaltungsmöglichkeiten des Biographieträgers verringern und eine zentrale, dominierende Rolle der chronischen Erkrankung im Lebensarrangement begünstigt wird.

Eine Eigentheorie des Patienten, in der die Erkrankung als eine direkte Folge von langandauernden Phasen des Mangels oder der Überforderung erscheint – z.B. wenn sich der Biographieträger aufgrund äußerer Umstände dazu gezwungen sah, mehrere kraftzehrende grundlegende biographische Handlungsschemata unter großem persönlichen Einsatz parallel zu realisieren

–, begünstigt die Vorstellung, die eigene „Lebensenergie" sei unumkehrbar „vor der Zeit verbraucht". Die Betroffenen definieren sich selbst in einer biographischen Endposition. Es wird nichts mehr an grundlegenden biographischen Entwicklungen im Leben erwartet. Die Auswirkungen der somatischen Funktionsstörungen erscheinen dem Patienten als nicht grundlegend bearbeitbar, sie stellen für den Patienten eine neue Lebensrahmung dar, die – so seine Einschätzung – hingenommen werden muss.*[90]

Eine im Verlaufe der biographischen Entwicklung aufgeschichtete und stark orientierungswirksame Tendenz des Biographieträgers, sich in persönlichen Krisen- und Umbruchssituationen vor allem am bisherigen Lebensmuster, an den bisher entwickelten und etablierten biographischen Handlungsschemata und an den etablierten Routinen der Alltagsbewältigung zu orientieren und daran auch soweit und so lange wie möglich festzuhalten, kann begünstigen, dass krankheitsbedingte Einschränkungen in den biographischen Handlungs- und Entwicklungsmöglichkeiten und in den Kompetenzen zur Alltagsorganisation vom Biographieträger besonders stark fokussiert werden. Der Betroffene konzentriert seinen Blick vor allem auf den Verlust von Teilen seiner bisherigen Lebensperspektive und Lebensroutine, es fällt ihm schwer, neue biographische Entwicklungsperspektiven mit der chronischen Gesundheitsbeeinträchtigung zu entwerfen.

Durch biographische Ressourcen werden Bedingungsrahmen gesetzt, welche die Ausbildung eigener Handlungsmöglichkeiten und Gestaltungspotentiale des Biographieträgers im Umgang mit seiner chronischen Erkrankung begünstigen. Sie sind in diesem Sinne hilfreich, die Auswirkungen der Krankheit auf den Lebensalltag – in den verschiedenen Dimensionen der Krankheitsverlaufskurve – zu begrenzen.

Die im biographischen Verlauf – im Sinne einer biographischen Basisorientierung bzw. Basiskompetenz – gewachsene Fähigkeit eines Biographieträgers, sich schnell und erfolgreich auf veränderte Rahmenbedingungen des Lebens einzulassen und an die neue Lebensrahmung angepasste neue biographische Pläne zu entwerfen und zu realisieren, kann eine wesentliche biographische Ressource im Umgang mit der chronischen Erkrankung darstellen. Eine solche bereits mehrfach in der biographischen Entwicklung erprobte Haltung des Biographieträgers, neuen biographischen Herausforderungen mit Offenheit, Engagement und Flexibilität zu begegnen, begünstigt die Annahme der somatischen Funktionsstörung als Gestaltungsaufgabe, als neue Lebensrahmung, die durch aktives Handeln ausgefüllt werden muss. Es lassen sich mehrere systematische Bedingungen für die Ausbildung einer solchen

---

90 Dieser Wirkungszusammenhang ist natürlich nicht bei traumatischen Amputationen zu finden.

Haltung biographischen Umbruchssituationen gegenüber identifizieren: Erlebt sich der Biographieträger mehrfach oder auch immer wieder als erfolgreich in der handlungsschematischen Gestaltung seiner Berufsbiographie – vermag sich in Phasen seiner berufsbiographischen Entwicklung, die eine Neuorientierung nahe legen oder gar erzwingen, schnell und bereitwillig auf neue berufliche Herausforderungen bzw. neue berufliche Handlungsfelder einzulassen und eine neue berufsbiographische Planung zu entwerfen, die eine sinnerfüllende Berufstätigkeit verspricht – kann er Vertrauen zu sich aufbauen, mit biographischen Krisen- und Umbruchssituationen insgesamt kompetent umgehen zu können und über funktionierende Bearbeitungsstrategien in solchen Lebensphasen zu verfügen. Dieses Grundvertrauen begünstigt dann die handlungsschematische Ausrichtung des Biographieträgers auf seine Erkrankung. Die biographisch gewachsene Haltung einer ausgeprägten Lernbereitschaft in der Realisierung neuer berufsbiographischer Entwürfe kann eine wesentliche Grundkompetenz des Biographieträgers im Umgang mit berufsbiographischen Wendepunkten sein. Zum Kernbereich der Strategien des Biographieträgers in der handlungsschematischen Bewältigung berufsbiographischer Krisen und in der Realisierung berufsbiographischer Handlungsschemata gehört die sich selbst gestellte Aufgabe, sich jeweils ein möglichst umfangreiches Wissen über die Modalitäten des neuen beruflichen Handlungsbereiches anzueignen und die Ablauf- und Funktionsroutinen der neuen Berufstätigkeit schnell und bestmöglich zu erlernen. Eine solchermaßen ausgestaltete grundsätzliche Lernbereitschaft in der Gestaltung berufsbiographischer Entwicklungen kann dann auch im Umgang mit der chronischen Erkrankung hilfreich sein: Die rasche und gründliche Aneignung von Wissen über die Krankheit und über alltägliche Behandlungsnotwendigkeiten kann sowohl die unmittelbare krankheitsbezogene Arbeit untermauern als auch für die Begrenzung der Auswirkungen der Krankheit in der biographischen Entwicklung hilfreich sein, wenn der Biographieträger aktiv lernt und austestet, welche Aktivitätsbereiche auch mit der somatischen Funktionsstörung aufrechterhalten oder neu erschlossen werden können.

c.   Frühere Erfahrungen mit einer (schweren) Erkrankung als biographische Voraussetzungen für den (späteren) Umgang mit der chronischen Krankheit

Erfahrungen im Umgang mit einer Erkrankung innerhalb der biographischen Entwicklung des Biographieträgers vor seiner späteren chronischen Krankheit im Herzbereich bzw. vor der Amputation im Bereich der unteren Gliedmaßen können einen relevanten Bedingungsrahmen für die Art der späteren Ausformung des Krankseins des Patienten mit seiner chronischen Erkrankung bilden. Der Biographieträger realisiert im Kontakt mit der früheren gesundheitlichen Beeinträchtigung spezifische Erfahrungen, die sein Bild von Krankheit generell prägen können.[91] Der Biographieträger lernt – allgemein formuliert –, wie eine Erkrankung in das Leben treten kann, wie eine schwere Krankheit das Leben beeinträchtigen kann, wie eine Erkrankung bearbeitet oder eben nicht bearbeitet werden kann und von wem eine Krankheit bearbeitet oder eben nicht bearbeitet werden kann. In der Konfrontation mit der früheren gesundheitlichen Beeinträchtigung bilden sich zentrale Haltungen, Orientierungen, Perspektiven und auch Eigentheorien in Bezug auf das Erleben einer Krankheit und das mögliche Reagieren auf eine schwere Krankheit heraus, die dann später – im Sinne biographischer Voraussetzungen – Wirkungen im Umgang des Biographieträgers mit seiner chronischen Herzkrankheit bzw. mit dem Verlust eines oder beider Beine entfalten können. Die Analyse des empirischen Materials hat gezeigt, dass in diesem Sinne sowohl frühere Erfahrungen des Biographieträgers mit einer eigenen Erkrankung als auch Erfahrungen des Biographieträgers mit der Erkrankung einer signifikanten Bezugsperson, für deren Lebensgestaltung der Biographieträger eine relevante (Mit)Verantwortung getragen hatte, in sehr ähnlicher Weise einen biographisch aufgeschichteten Bedingungsrahmen für seinen späteren Umgang mit der eigenen chronischen Gesundheitsstörung setzen können. Dabei können die damals vom Biographieträger realisierten Lern- und Wissensaneignungsprozesse je nach deren spezifischer Ausprägung sowohl biographische Risikopotentiale bzw. Hemmfaktoren als auch biographische Ressourcen hinsichtlich der Ausbildung von Handlungsmöglichkeiten in der Ausgestaltung der Lebensführung mit der (späteren) chronischen Erkrankung darstellen.

Mehrere spezifische Erfahrungen in der Begegnung mit der früheren Erkrankung können eine biographische Hypothek für den (späteren) Umgang des Patienten mit seiner chronischen Krankheit darstellen:

Erlebt der Biographieträger im Zuge seiner früheren eigenen Erkrankung oder im Zuge des Krankheitsprozesses einer signifikanten Bezugsperson diese Krankheit als eine unkontrolliert hereinbrechende Ereignismasse, die schnell massive Auswirkungen in mehreren zentralen Lebensbereichen zu entfalten vermag, wird dadurch die Ausformung einer Wahrnehmungsperspektive des Biographieträgers begünstigt, aus der eine schwere Krankheit einen enorm einflussmächtigen Verhinderungsmechanismus darstellt, der zwangsläufig Lebensbezüge abreißen lässt und den eigenen Handlungsspielraum stark einschränkt. Die Betroffenen gehen dann auch in ihre Konfronta-

---

91 Dieser Zusammenhang setzt natürlich eine gewisse Intensität der früheren somatischen Funktionsstörung voraus.

tion mit der chronischen Herzkrankheit bzw. mit der Amputation eines oder beider Beine und in die sich anschließende Lebensphase mit der chronischen Gesundheitsbeeinträchtigung mit diesem Bild von der Einfluss- und Wirkungsmächtigkeit einer schweren somatischen Funktionsstörung hinein. Eine solchermaßen ausgestaltete Perspektive begünstigt die Ausprägung einer Verlaufskurve der biographischen Degression (Prozessalternative A), in der vom Betroffenen die Einschränkung der eigenen biographischen Handlungs- und Entwicklungsmöglichkeiten als unmittelbar mit der chronischen Erkrankung verknüpft wahrgenommen und daher nicht bzw. kaum grundlegend bearbeitet wird. Ein solcher Wirkungszusammenhang zwischen dem im Zuge eines früheren Lernprozesses beim Biographieträger entstandenen Bildes von der Mächtigkeit einer schweren Erkrankung und seinem späteren Umgang mit seiner chronischen Gesundheitsbeeinträchtigung kann sich in noch verstärktem Maße etablieren, wenn die Manifestation der früheren Erkrankung mit der Erfahrung eines biographischen Bruches für den Biographieträger verbunden war, wenn z.B. im Rahmen einer Verlaufskurventransformation die Krankheitsverlaufskurve des Lebenspartners des Biographieträgers auch massive Auswirkungen im Leben des Biographieträgers selbst entfalten konnte – ihn etwa zur Aufgabe seines bisherigen berufsbiographischen Handlungsschemas gezwungen hatte, weil der Partner dauerhaft gepflegt werden musste, und darüber hinaus eine neue Aufgabenverteilung innerhalb der Alltagsorganisation mit deutlich verstärkten Belastungen für den Biographieträger mit sich gebracht hatte.

Die unmittelbare Konfrontation mit massiven Auswirkungen einer schweren Krankheit bei einer signifikanten Bezugsperson – z.B. starken und lang andauernden Schmerzen, dem zunehmenden Verlust der Kontrolle über den eigenen Körper, einer abnehmenden körperlichen Leistungsfähigkeit oder einem langen Todeskampf – kann im Zusammenhang mit der Beobachtung einer gewissen Handlungsohnmacht oder zumindest eingeschränkten Handlungsmöglichkeiten der medizinischen Professionellen diesen Krankheitswirkungen gegenüber eine Bedingung für die Etablierung einer Ausblendungshaltung des Biographieträgers gegenüber ersten Symptomen der eigenen chronischen Erkrankung darstellen. Der Betroffene hatte im Rahmen der Krankheit seines Angehörigen ganz unmittelbar die enormen Leidenserfahrungen miterlebt, die aus einer schweren Krankheit resultieren können, und versucht dann später angesichts der ersten, in der Regel noch unterschiedlich interpretierbaren Krankheitsanzeichen seines eigenen Körpers, die mögliche Bedrohung durch eine schwerwiegende gesundheitliche Beeinträchtigung mit vielleicht ähnlichen Leidenserfahrungen wie den früher beobachteten zu defokussieren.

Andere Erfahrungen bzw. Lernprozesse des Biographieträgers im früheren Kontakt mit einer eigenen Erkrankung oder in der Konfrontation mit einer Erkrankung einer signifikanten Bezugsperson können im Sinne einer biographischen Ressource seine Handlungsmöglichkeiten im Umgang mit seiner späteren chronischen Gesundheitsbeeinträchtigung erweitern:

Eine frühere schwere Erkrankung des Biographieträgers oder auch die Erkrankung einer signifikanten Bezugsperson, für deren Lebensführung der Biographieträger zumindest mitverantwortlich gewesen war, wie z.b. eine Erkrankung des Ehepartners oder eines Kindes, kann dann den Umgang des Biographieträgers mit seiner (späteren) chronischen Gesundheitsbeeinträchtigung im Sinne einer biographischen Ressource positiv beeinflussen, wenn sich der Biographieträger in der Bearbeitung der früheren Erkrankung als erfolgreich und als handlungsmächtig erlebt hat. Er hat gelernt, dass eine Erkrankung etwas ist, mit dem man umgehen kann, das zu bearbeiten ist und das in seinen Auswirkungen im Leben begrenzt werden kann. Der Biographieträger konnte ein gewisses Vertrauen zu sich aufbauen, trotz aller Bedrohlichkeit, aller Einschränkungen und aller Erleidensgefühle, die mit einer Krankheit verbunden sein können, in der Lage zu sein, eine gesundheitliche Krisenphase erfolgreich zu bearbeiten. Auch wenn eine solche Erfahrung nicht zwangsläufig vom Biographieträger reflexiv durchgearbeitet und in ihrer möglichen Wirkung auf weitere gesundheitliche Krisenphasen eingeordnet worden sein muss, kann durch sie begünstigt werden, dass der Biographieträger in die Begegnung mit seiner (späteren) chronischen Krankheit dann mit einem entsprechenden Bild von Krankheit als einem grundsätzlich bearbeitbaren und (zumindest teilweise) kontrollierbaren Lebensproblem geht und die eigenen Handlungsmöglichkeiten in der Ausgestaltung der Lebensführung mit der Gesundheitsbeeinträchtigung fokussiert, sich nicht resignierend auf sich selbst zurück zieht und Lebensbereiche widerstandslos aufgibt.

Mehrere Erfahrungen des Biographieträgers bzw. Lernaspekte können im eben dargestellten Zusammenhang zwischen der vom Biographieträger als erfolgreich erlebten eigenen Bearbeitung einer früheren Erkrankung und der späteren Ausformung seines Umganges mit der chronischen Krankheit von Bedeutung sein:

Wenn der Biographieträger seine frühere Erkrankung bzw. die Erkrankung einer signifikanten Bezugsperson als ein die Rahmenbedingungen des Lebens doch erheblich veränderndes Ereignis erlebt, das – und darin liegt die entscheidende Relevanz – eigene aktive Anpassungsleistungen zur Bewahrung einer zumindest tendenziell weiterhin erfüllenden Lebensführung auch mit den Einschränkungen aus der somatischen Funktionsstörung erfordert, kann der Patient dann auch im Leben mit der (späteren) chronischen Erkrankung auf diese Erfahrungen mit der Bearbeitungsmöglichkeit und auch Bearbeitungsnotwendigkeit chronischer Krankheit zurück greifen. Solche Anpassungsleistungen können sich z.b. auf die Neuaushandlung des beruflich-organisatorischen Arrangements beziehen – mit dem Ziel, am bisherigen berufsbiographischen Entwurf trotz der krankheitsbedingt veränderten Rahmensbedingungen der Lebensführung und trotz der (gegebenenfalls) zu leistenden alltäglichen Arbeit an der Krankheit festhalten zu können.

Auch die Erfahrung des Biographieträgers in der Konfrontation mit einer früheren Erkrankung, dass Krankheit etwas ist, das die umsichtige Gestaltung und Abstimmung verschiedener Anforderungsbereiche aufeinander notwendig macht – z.B. die Berücksichtigung der verschiedenen Interessen eines erkrankten Kindes und seines gesunden Geschwisterkindes im Lebensalltag oder die Veränderung der familiären Alltagsorganisation insgesamt, wenn ein Familienmitglied schwer chronisch erkrankt ist –, kann in sehr ähnlicher Art und Weise eine biographische Ressource im Umgang des Biographieträgers mit seiner späteren Erkrankung darstellen. Der Biographieträger hat in der Bearbeitung der früheren Krankheit Kompetenzen zur Ausgestaltung der Lebensführung mit einer Krankheit entwickeln können.

Die Erfahrung, dass in der Begegnung mit der früheren Erkrankung weitere signifikante Lebensbezüge neben der Krankheit und deren unmittelbaren Begleiterscheinungen aufrechterhalten werden konnten, kann die Erwartung des Biographieträgers begünstigen, dass auch mit der chronischen Herzkrankheit bzw. im Leben nach der Amputation eines oder beider Beine relevante Handlungsbezüge bewahrt oder transformiert werden können. Auf der Grundlage dieser Erwartungshaltung können dann Bearbeitungsstrategien des Biographieträgers zur Wahrung einer biographischen Kontinuität auch nach dem Krankheitseintritt initiiert werden.

Christa Renard muss im Kindesalter aufgrund einer schwerwiegenden Erkrankung einen mehrmonatigen Krankenhausaufenthalt durchleben:

```
1   E: „ich war mit vier oder fünf Jahren (2) ganz schwer Diphtherie-krank. (.) früher war
2   noch keine Impfung. (2) und ich lag (.) nach Bericht meiner Mutter, (.) etwa ein
3   halbes Jahr im Krankenhaus, (2) schwerst krank, also fast (.) dem Tode nah, (2) mit
4   gleichzeitig einer (.) Herzentzündung durch die Diphtherie. (2) und (.) die
5   Medikamente waren ja früher/ also geboren bin ich ´31, (2) und das war also ´35 ´36,
6   da gab´s also/ (2) ich weiß nich ob Penizilin schon war, jedenfalls war das ganz
7   schlimm (.) für alle. (2) und (.) das Krankenhaus war also voll mit Diphtherie-
8   Kindern; (.) wir haben dann auch Freundschaften geschlossen und so, (.) aber das hat
9   sich eigentlich alles dann (.) zum Guten gewendet,"
```

Christa Renard macht als Kind die – unreflektierte – Erfahrung, selbst in einer Phase schwerster Erkrankung während der Behandlung im Krankenhaus weiter soziale Beziehungen knüpfen und damit Lebensbezüge aufrechterhalten bzw. aufbauen zu können. Im Umgang mit ihrer späteren chronischen Herzerkrankung etabliert sie dann konsequent Handlungsstrategien mit dem Ziel, bisherige Lebensbezüge auch mit der Krankheit erhalten und Aktivitätsbereiche gezielt an ihre krankheitsbedingt eingeschränkten körperlichen Handlungsmöglichkeiten anpassen zu können. Hierbei stehen die Etablierung und Aufrechterhaltung signifikanter sozialer Beziehungen und generell das Agieren in sozialen Zusammenhängen mit im Vordergrund.

Es gibt Prozessverläufe, in denen der Biographieträger im Rahmen einer früheren Erkrankung lernt, dass man als Erkrankter oder als zentrale Betreuungsperson eines erkrankten engen Angehörigen in erster Linie selbst die Verantwortung für die Bearbeitung der Krankheit und damit für das Ausmaß und die Art der Auswirkungen der Krankheit in den verschiedenen Lebensbereichen trägt. Dadurch wird begünstigt, dass der Biographieträger auch seine spätere chronische Erkrankung als Gestaltungsaufgabe in Eigenverantwortung versteht und annimmt.

Eine mögliche Entstehungsbedingung für die Einschätzung des Biographieträgers, letztlich die Hauptverantwortung für die Bearbeitung seiner chronischen Gesundheitsbeeinträchtigung insgesamt zu tragen, kann auch darin liegen, dass der Patient das Handeln der medizinischen Professionellen in der Diagnose und der Behandlung der früheren Erkrankung als fragwürdig erlebt hat.

Der Umgang mit einer früheren Erkrankung kann für den Biographieträger auch mit der Erfahrung verbunden gewesen sein, dass eine erfolgreiche Bearbeitung von Krankheit die Realisierung von Lern- bzw. Wissensaneignungsprozessen voraussetzt. Kann der Patient dann in der Bearbeitung seiner späteren chronischen Erkrankung diese grundsätzliche Orientierung an Lern- und Wissensaneignungsprozessen reaktivieren, liegt darin eine gute Voraussetzung sowohl für eine stabilisierende unmittelbare Arbeit an der somatischen Funktionsstörung als auch für die Bearbeitung des Krankheitsgeschehens in anderen Dimensionen des Lebens.

Abschließend sei für alle genannten Erfahrungs- bzw. Lernprozesse – für biographische Hemmfaktoren wie für biographische Ressourcen – noch ergänzt, dass durch sich wiederholende ähnliche Erfahrungen – etwa zunächst in der Begegnung mit einer früheren eigenen und dann später mit einer Erkrankung einer signifikanten Bezugsperson – die im Zuge der ersten Erkrankung ausgeformten Haltungen und Perspektiven hinsichtlich der Krankheit und hinsichtlich der Bearbeitungsmöglichkeiten und Bearbeitungsanforderungen von Krankheit weiter festigen können.

Auch kann die Wirkung der genannten biographischen Voraussetzungen dadurch weiter verstärkt werden, wenn sich die Erfahrungen des Biographieträgers während der früheren Erkrankung dann im ersten Kontakt mit der (späteren) chronischen Erkrankung durch sehr ähnliche Erfahrungen bestätigen, wenn z.B. der Biographieträger die Krankheit seines Ehepartners als zumindest in großen Teilen undurchschaubar rätselhaft und kaum kontrollierbar erlebt hat und dann auch die eigene Krankheit aus der Sicht des Patienten als eine heimtückisch-unbemerkt hinter dem eigenen Rücken entstandene und in ihren Entstehungs- und Wirkungszusammenhängen nicht verstehbare Ereignismasse in das Leben tritt. Das während der früheren Begegnung mit einer Gesundheitsbeeinträchtigung ausgeprägte Bild des Biographieträgers von schwerer Krankheit wird auf diese Weise beim Eintritt der späteren chronischen Erkrankung bestätigt und weiter „zementiert".

5.3 Die Arbeit am biographischen Körperkonzept

Der Körper ist das Medium, über das Menschen in der sozialen und in der materiellen Umwelt agieren, über ihren Körper vermittelt nehmen sie ihre Umwelt wahr. Der Körper ist in diesem Sinne – das Aussprechen dieser Selbstverständlichkeit sei an dieser Stelle erlaubt – das unabdingbare, essentielle Substrat der menschlichen Existenz. Die Soziologie hat sich im Verlaufe ihres Bestehens aus verschiedenen Blickwinkeln heraus mit den Funktionen des Körpers für den sozial interagierenden Menschen, mit den Mechanismen der Herausbildung einer Sichtweise des individuellen Menschen auf seinen Körper und dem Verhältnis von Körper und Identität, mit der sozialen Konstruktion von Körperlichkeit, mit dem Körper als Ausdrucksmittel in Kunst und Sport oder mit Beeinträchtigungen der Körperlichkeit beschäftigt, um nur einige wenige Beispiele zu nennen und ohne den Versuch einer systematischen Aufordnung zu unternehmen (vgl. anstatt anderer Fischer 2003; Frommer/Löw/Rabe-Kleberg 2003; Gugutzer 2006, 2004, 2002; Schroer 2005; Alheit/Dausien/Fischer-Rosenthal/Hanses/Keil 1999; auch Waldenfels 2000)[92].

Die vorliegende Arbeit lehnt sich in ihrer Perspektive auf den menschlichen Körper an die Betrachtung des Körpers in der symbolisch-interaktionistischen Tradition der Soziologie an, wie sie insbesondere von Anselm Strauss, in Zusammenarbeit mit Juliet Corbin und anderen, grundlegend herausgearbeitet worden ist (Corbin/Strauss 2004; Strauss 1991: 341-395, 1993: 107-126, 1988).

Im Laufe seines Lebens realisiert jeder Mensch spezifische Erfahrungen mit seinem Körper. In der biographischen Entwicklung schichtet sich so eine

---

92   Zum ärztlichen Blick auf den Körper siehe auch Langenbach/Koerfer 2006.

individualisierte Perspektive des Biographieträgers auf den eigenen Körper auf. Das individuelle Bild oder Konzept, das der Biographieträger von seinem Körper ausgeprägt hat – die Art, wie er selbst auf seinen Körper schaut und diesen wahrnimmt – wird einerseits in sozialen Interaktionen – z.B. in sportlichen Wettkämpfen; in interaktiven Zuschreibungsprozessen körperlicher Attraktivität im Zuge partnerschaftsbezogenen Werbens; in Rückmeldungen anderer zu herausragenden körperbasierten Leistungen, wie etwa gesanglichen oder anderen musikalischen Darbietungen; in Rückmeldungen anderer zur beruflichen Leistungsfähigkeit in körperlich anstrengenden Berufen oder in Zuordnungsprozessen zu einer bestimmten ethnischen Gruppe aufgrund äußerlich-körperlicher Merkmale, wie etwa der Hautfarbe – und andererseits im selbstbezogenen Umgang des Menschen mit seinem Körper – z.B. im Erleben von körperlichen Leistungsgrenzen bzw. Handlungsmöglichkeiten in Hochleistungs-, Erschöpfungs- oder auch Versagenszuständen in Sport, Kunst, Stresssituationen oder auch in der Bewältigung alltäglicher Aufgaben – permanent geschöpft, wobei es natürlich Situationen mit herausgehobener Signifikanz gibt, in denen ganz spezifische Erfahrungen mit der eigenen Körperlichkeit in besonderem Maße die Vorstellung des Biographieträgers von seinem Körper beeinflussen – etwa das als traumatisch erlebte Versagen in einer schulischen Prüfungssituation oder die herausragend gut gelungene erste musikalische Präsentation im Rahmen eines Konzertes der in der Freizeit besuchten Musikschule. Die im Verlaufe der lebensgeschichtlichen Entwicklung des Biographieträgers ausgeformte individualisierte Repräsentation oder Vorstellung vom eigenen Körper lässt sich als „biographisches Körperkonzept" (Corbin/Strauss 2004: 69-72) bezeichnen. Mit dem Bild des Biographieträgers von seinem Körper sind dann entsprechend bestimmte Erwartungen an die Funktions- und an die Leistungsfähigkeit des eigenen Körpers verknüpft.

In der Regel tritt dem gesunden Menschen der eigene Körper im Lebensalltag eher wenig oder nur randständig ins Bewusstsein. Solange der Körper reibungslos als Medium und Träger des Handelns und des Erlebens funktioniert, wird ihm – abgesehen von anscheinend bedeutsamer werdenden Funktionen des Körpers in der Präsentation vor anderen, für die dann der Körper zum Objekt äußerlicher Anpassungen im Sinne z.B. kosmetischer, schönheitschirurgischer, die Hautfarbe im Solarium verändernder oder die Körperform durch gezielten Muskelaufbau manipulierender Eingriffe gemacht wird – in seinen Funktionsmechanismen vom Biographieträger nur wenig Aufmerksamkeit entgegengebracht. Eine Ausnahme davon stellen Menschen dar, die in der Ausübung ihres Berufes intensiv mit ihrem Körper arbeiten und diesem als Grundlage ihres beruflichen Handelns eine entsprechend erhöhte

Aufmerksamkeit entgegen bringen müssen, z.B. Circusartisten, Balletttänzerinnen, Hochleistungssportler oder Opernsängerinnen.

Eine chronische Gesundheitsbeeinträchtigung der untersuchten Krankheitsfelder chronische Herzkrankheiten und Amputationen im Bereich der unteren Gliedmaßen kann für den Betroffenen zum Anlass werden, sich intensiver mit dem eigenen Körper und mit dessen Funktionsmechanismen auseinander zu setzen. Der mit dem Krankheitseintritt nicht mehr wie gewohnt reibungslos – abgesehen von früheren Phasen vorübergehender Erkrankungen, nach denen sich die Funktionsfähigkeit des Körpers jeweils wiederhergestellt hatte – funktionierende Körper wird zu einem ernsten Lebensproblem für den Patienten und gerät so schnell in dessen zentralen Aufmerksamkeitsfokus. Die somatische Funktionsstörung kann – muss jedoch nicht in jedem Fall – den Patienten zwingen, sich intensiver mit der körperlichen Grundlage seiner Existenz zu beschäftigen.

Dabei stellt die Amputation eines oder beider Beine in der Regel eine größere körperbezogene Veränderung für den Biographieträger dar als eine chronische Herzkrankheit. Dem Körper wird durch die Entfernung eines oder zweier wesentlicher Körperteile die bisherige Gesamtgestalt genommen und damit das bisherige biographische Körperkonzept des Betroffenen erheblich in Frage gestellt. Die durch die Amputation veränderte Körpergestalt des Patienten lässt sich dabei zumindest in signifikanten sozialen Nahbeziehungen nicht verbergen.[93] Eine vergleichbare Intensität der Veränderung kann im Bereich der chronischen Herzkrankheiten noch am ehesten mit einer Herztransplantation für den Patienten verbunden sein, in deren Vollzug ein Organ, mit dem sich viele Sinnbilder des Lebens – etwa als Sitz der Gefühle – verbinden, aus dem Körper entfernt wird und ein Organ eines anderen, fremden (und verstorbenen) Menschen eingepflanzt wird. Damit können sich dann für den Organempfänger grundlegende Fragen hinsichtlich des Ausmaßes der eigenen Veränderung stellen – z.B. die Frage nach der Möglichkeit einer veränderten Gefühlswelt durch das fremde Herz.[94] Davon abgesehen

---

93 Die Sichtbarkeit der körperlichen Beeinträchtigung in sozialen Interaktionssituationen ist auch abhängig von den Charakteristika der jeweiligen Amputation: Bei einer beidseitigen Amputation oberhalb der Knien bleibt in aller Regel der Rollstuhl die einzige Möglichkeit der unmittelbaren Fortbewegung. Eine einseitige Amputation (auch oberhalb des Knies) kann bei einer guten Prothesenversorgung im günstigen Fall lediglich mit etwas veränderten Bewegungsabläufen einher gehen.

94 Dem zweifelsohne hochinteressanten Thema des Umganges Herztransplantierter mit der sich selbst gestellten Frage nach einer Veränderung des eigenen Gefühlsempfindens mit einem fremden Herzen wird in der vorliegenden Arbeit nicht nachgegangen. Die Bearbeitung dieser Fragestellung würde eine explizit auf Transplantationspatienten und auf das entsprechende Datenmaterial ausgerichtete Untersuchung erfordern. Die Thematisierung dieses Aspektes dient an der vorliegenden Stelle nur der beispielhaften Verdeutlichung des Um-

können selbstverständlich die aus verschiedenen chronischen Herzkrankheiten – etwa aus einer Herzinsuffizienz – erwachsenen Einschränkungen, z.b. eine abnehmende körperliche Leistungsfähigkeit, ebenfalls zu einer erheblichen Erschütterung des biographischen Körperkonzeptes des Betroffenen führen.

Die Analyse der erhobenen empirischen Daten förderte drei grundsätzliche Prozessvarianten der Arbeit der von einer chronischen Gesundheitsbeeinträchtigung der fokussierten Krankheitsbilder Betroffenen an ihren biographisch aufgeschichteten elementaren Vorstellungsbildern vom eigenen Körper zutage:

A) Das Festhalten an der bisherigen grundsätzlichen Perspektive auf den eigenen Körper
B) Die Entwicklung eines interaktiv-reflexiven Verhältnisses zum eigenen Körper im Zuge eines Bildungsprozesses
C) Die Entwicklung einer Haltung der übersteigerten Beobachtung von Krankheitsanzeichen

A.) Das Festhalten an der bisherigen grundsätzlichen Perspektive auf den eigenen Körper

Es gibt Krankheitsverläufe, in denen der Biographieträger auch in der Begegnung und im Umgang mit der chronischen Gesundheitsbeeinträchtigung und mit den damit verbundenen Veränderungen der eigenen Körperlichkeit – z.B. im Zuge einer koronaren Herzkrankheit oder einer Herzinsuffizienz, nach einer Herztransplantation oder auch nach einer Beinamputation – an seiner biographisch gewachsenen bisherigen Sichtweise auf den eigenen Körper festzuhalten versucht. Die grundlegenden Modalitäten des Bezuges zwischen der biographischen Identität des Patienten und seinem Körper – die Art und Weise, wie der Betroffene seinen Körper wahrnimmt und dessen Signale interpretiert – bleiben auch im Krankheitsprozess erhalten. Der krankheitsbedingt beeinträchtigte Körper tritt nun in aller Regel wesentlich stärker in den Lebensfokus des Betroffenen, der Biographieträger realisiert Erfahrungen mit der Anfälligkeit und Zerbrechlichkeit des eigenen Körpers. Der Körper macht z.B. durch eine eingeschränkte Leistungsfähigkeit, durch Schmerzen oder auch in Form von schwer vom Betroffenen zu interpretierenden Körpersignalen, wie z.B. dem Phantomschmerz nach Beinamputationen oder Verfärbungen am Fuß aufgrund einer arteriellen Verschlusskrank-

---

standes, dass auch die mit einer Herzkrankheit verbundenen körperbezogenen Veränderungen für den Betroffenen erheblich sein können.

heit, auf sich aufmerksam. Der Patient behält jedoch als Teil seiner Selbstreferenz den bisherigen Blickwinkel auf seinen Körper bei, die Veränderungen der eigenen Körperlichkeit werden innerhalb des bisherigen, biographisch gewachsenen Orientierungsrahmens wahrgenommen und gedeutet, die krankheitsbedingten Körperveränderungen lösen keinen Bildungsprozess im Sinne der grundlegenden Veränderung des Selbst- und Weltbezuges des Biographieträgers aus.

Am Beispiel des bereits im Kapitel zur biographischen Verarbeitung des Krankheitsgeschehens kurz aufgegriffenen mechanistischen Körperbildes soll zunächst illustriert werden, wie betreffende Patienten sich auch in der Konfrontation mit der Krankheit weiterhin an ihren bisherigen grundlegenden Vorstellungen vom eigenen Körper orientieren: Aus einer stark mechanistisch geprägten Perspektive auf den eigenen Körper erscheint der Körper dem Biographieträger als eine Quasi-Maschinerie, als ein (komplizierter) Mechanismus mit bestimmten Funktionsabläufen. Der Körper wird vom Biographieträger als etwas angesehen, das „funktionieren" soll. Damit kann sich eine Vorstellung der Aufeinanderbezogenheit von Gesundheit und Krankheit verbinden, in der Gesundheit und Krankheit die zwei sich gegeneinander ausschließenden Pole einer Gegensatzanordnung darstellen. Ein solches Kippschaltermodell von Gesundheit und Krankheit (Faltermaier/Kühnlein/Burda-Viering 1998: 83-84; Brähler u.a. 2003: 11) im Zusammenspiel mit einem stark mechanistischen biographischen Körperkonzept – beides vom Biographieträger im Verlaufe seiner lebensgeschichtlichen Entwicklung auf der Basis von Erfahrungen mit seinem Körper ausgeprägt – wird dann vom Betroffenen auch in der Begegnung mit seiner somatischen Funktionsstörung und im weiteren Prozess der Ausgestaltung seines individuellen Krankseins beibehalten. Die Krankheit wird vom Patienten als das Nichtfunktionieren des Körpers bzw. einzelner Körperbereiche interpretiert, der eigene Körper erscheint als in seinen Funktionsabläufen gestört. Damit verbindet sich die Erwartung des Patienten an die behandelnden Ärzte, die gestörten Funktionsbereiche des Körpers zu „reparieren" – den Ausgangszustand wiederherzustellen. Da bei den betrachteten Krankheitsfeldern chronische Herzkrankheiten und Amputationen im Bereich der unteren Gliedmaßen per definitionem der Körperzustand vor dem Krankheitsausbruch bzw. vor der Amputation nicht rekonstruiert werden kann – sich also aus der Perspektive des Patienten im Sinne des Kippschaltermodells der Zustand der Gesundheit nicht wieder einstellen kann – wird begünstigt, dass die chronische Gesundheitsbeeinträchtigung schnell zu einem dominierenden Lebens- und Orientierungsmerkmal werden kann und sich der Patient selbst in einer krankheitsbedingt stark beeinträchtigten Lebenssituation ohne die grundsätzliche Hoffnung auf eine wesentliche Verbesserung seiner Lebenslage definiert (vgl. die entsprechenden Ausführungen zur Verlaufskurve der biographischen Degression und zu den ihr zugrunde liegenden Bedingungen und Prozessmechanismen).

Am Beispiel eines Auszuges aus dem Interview mit Klaus Rebenstock soll eine mechanistische Perspektive auf den Körper kurz illustriert werden:

```
1   E: dann hat man 'n Katheter gesetzt, (.) und ja und da hat man gesehen, (.) dass mit
2   dem Herz nichts mehr los is; (.)
3   I: aha
4   E: dass das kaputt is dass der Herzmuskel nich mehr arbeiten tut; (.) da hilft jetzt -eh-
5   (.) kein Schrittmacher mehr oder sonst irgendwie was der is einfach (.) tot. (.) ne
6   noch´n bißchen, (.) ne und der wird von Tag zu Tag wird der schlechter, (.)
7   I: aha
8   E: ne und dadurch bildet sich dann immer mehr Wasser weils nich mehr genug
9   pumpen tut, logischer Fall, ne
```

Es kommt in der Interviewpassage zum Ausdruck, wie Klaus Rebenstocks Bild vom eigenen Körper stark auf Vorstellungen von basalen einzelnen Funktionsabläufen ruht – der Körper erscheint mit der Krankheit in spezifischen Funktionsabläufen gestört (z.B.: „dass das kaputt is dass der Herzmuskel nich mehr arbeiten tut", 4). Der Informant greift in seiner Darstellung von Körperprozessen auch unmittelbar auf sprachliche Symbole zurück, die die „Mechanik" der Körperfunktionen betonen („weils nich mehr genug pumpen tut", 8-9). Klaus Rebenstock behält seine Perspektive auf den eigenen Körper – gepaart mit einer binär schematisierenden Vorstellung von Krankheit und Gesundheit – auch im Fortgang des Krankheitsgeschehens bei und gerät in ein grundlegendes Bilanzierungsdilemma: Viele Jahre nach seiner Herztransplantation soll er einem ängstlichen Transplantationskandidaten Mut zur Transplantation zusprechen. Klaus Rebenstock kann jedoch keine eindeutig positive Bewertung der Herztransplantation formulieren – obwohl er ohne die Organverpflanzung schon lange nicht mehr am Leben wäre:

```
1    E: da bin ich jetzt wo ich im G-Krankenhaus war, (.) da hat 'ne Schwester vor mich
2    gesagt: hören se mal, (.) -eh- können se mir (.) mit einem (.) -eh- Mann, ich weiß den
3    Namen net mehr; ((betont bis +)) sprechen (.) und Mut zusprechen, (.) ((+)) ne, -eh-
4    wie einfach dasdas is wenn man herztransplantiert wird; (.) ne (sprech/ dass/) (.)
5    Schwester jaja ((betont und mit Nachdruck bis +)) ich kann´s net machen; (.) ne (.)
6    I: ja
7    E. obwohl ich möchte. (.) ich sprech/ ich kann ihm nicht sagen, (.) dass das leicht is;
8    dass das gut is; (.)
9    I: ja
10   E: ne, (.) ((rauspert sich)) oder ich muss ihm was verschweigen. (.) ne verschweigen
11   se; der soll/ ((+)) (.) den andern Tag is er dann -eh- in (den) (          ) gekommen, (.)
12   und is untersucht worden, und die ham festgestellt hier dass /eh/ 'n Herz (.) haben
13   muss, ne (.)
14   I: ja
15   E: und der war sich nit schlüssig der hatte einfach (.) sagen wa mal Angst davor. (.) ne
16   (.) und da/ (.) gut (.) spre/ dann lassen wa/ die letzten drei Jahre lassen wa weg. (.)
17   ((kurzes Auflachen)) ne das is 'n Bertrug is das.
```

Für Klaus Rebenstock konnte durch die Herztransplantation – insbesondere vor dem Hintergrund mehrerer gesundheitlicher Beschwerden, die sich in den Jahren vor dem Interview einstellten, aber auch angesichts der permanenten Gefahr einer Abstoßungsreaktion des Körpers auf das implantierte Organ und der darauf bezogenen regelmäßigen medizinischen Kontrolluntersuchungen – letztlich kein befriedigender körperlicher Zustand wiederhergestellt werden. Klaus Rebenstock behält seine Perspektive auf den eigenen Körper bei – der Körper ist auch nach der Organverpflanzung in seinen Funktionsabläufen zentral gestört, sein Gesundheitszustand seit der Transplantation ist für Klaus Rebenstock enttäuschend. Durch die medizinischen Behandlungen konnte der körperliche Zustand *vor* der Herzerkrankung nicht wiederhergestellt werden – was Klaus Rebenstock letztlich grundsätzlich am Sinn der Organtransplantation zweifeln lässt (z.B.: „ich kann ihm nich <u>sagen</u> ... dass das <u>gut</u> is", 7-8).

An einem zweiten Beispiel soll aufgezeigt werden, wie Patienten im Umgang mit der Krankheit trotz der unübersehbaren körperlichen Veränderungen an Vorstellungen von der Leistungs- und Funktionsfähigkeit des eigenen Körpers festzuhalten versuchen und sich einer grundlegenden Neuausrichtung der biographischen Identität in Bezug auf die veränderte Körperlichkeit verweigern:

Jens Fischer verliert als junger Mann als Folge eines Arbeitsunfalls ein Bein ab dem Hüftgelenk. Unmittelbar nach der Amputation gerät er zunächst in eine Phase der Desorientierung und der Resignation:

1   E: und wurde eh eh im Prinzip nur künstlich ernährt, weil ick ja selber im Prinzip die
2   Nahrung (.) also jarnischt jejessen habe oder so (.)
3   I: mh
4   E: und (.) denn war et den Ärzten aber <u>zu</u> (.) im Prinzip zu kompliziert, weil ick mich
5   im Prinzip jar nicht so groß erholt habe, also mich denn oben uff 'ne Station unter
6   mehrere Leute gelegt haben. Ja, man findet et erst ma so komisch und so, ja Been ab
7   und so (.) weest du (.) wie reagieren die anderen Leute, weesst du?
8   I: ja ja
9   E: aber da war et so, kam ick in det Zimmer rin, da war'n die Leute ebent ooch sehr
10   nett und sehr uffjeschlossen (.)
11   I: mh
12   E: und so (.) und hab da (.) die ham mich denn aufgemuntert (.) und so (.) det hat mich
13   denn im Prinzip ooch dann so 'n bisschen aufgebaut

Jens Fischer entwickelt dann eine Perspektive auf seinen Körper und auf das Leben mit der eingeschränkten Körperlichkeit, in der die enorme Veränderung der körperlichen Lebensrahmung systematisch defokussiert wird. Er hat grundlegende Probleme, das Ausmaß seiner körperlichen Schädigung bzw. Beeinträchtigung zu akzeptieren. Er hat Schwierigkeiten, sich auf eine Lebensperspektive als körperlich beeinträchtigter Mensch einzulassen und hält an seinem bisherigen Selbstbild – das eines „fitten" und leistungsfähigen[95] jungen Mannes – fest. Im folgenden Interviewausschnitt kommt seine Haltung symptomatisch – im Kontext der Analyse der gesamten Interviewpassage zu seinem Leben nach der Amputation betrachtet, in die der folgende Textteil eingebettet ist, und die natürlich nicht vollständig in das vorliegende Kapitel übernommen werden konnte[96] – zum Ausdruck:

20 meine meine ganzen Kumpels und so wat -eh eh- zu denen hatte ick von Anfang an
21 gleich gesagt: „ick will von euch kein Mitleid, ihr sollt mich so nehmen, wie ick bin."
22 Und dit war ja natürlich eben dit is dit beste, wat mir eben im Prinzip passieren kann.
23 Nicht dass die ankommen und sagen: „Ah, ja (.) es tut uns so Leid, ah (.) sollen wir
24 da helfen und das helfen" und so. Also ik hab von Anfang an -eh eh- probiert alles
25 selber zu machen

Jens Fischer hat Probleme, seine biographische Identität auf seinen veränderten Körper und auf die daraus resultierenden Einschränkungen hin auszurichten, er „klammert" sich an sein bisheriges biographisches Körperkonzept. Er verweigert sich einer tiefgängigen selbstreflexiven Beschäftigung mit den veränderten körperlichen Rahmenbedingungen seiner Existenz und widersetzt sich einer authentischen eigentheoretischen Auseinandersetzung mit der Frage, was der Verlust seines Beines an Prozessen der Neuausrichtung der Perspektive auf den eigenen Körper notwendig macht.

Eine wesentliche Basis der systematischen Verleugnungs- bzw. Defokussierungshaltung Jens Fischers bilden Strategien der Selbstbestätigung als weiterhin körperlich handlungsfähiger junger Mann – er sucht gezielt körperliche gewalttätige Auseinandersetzungen mit anderen:

1 E: und nach 'm Unfall war et ooch so mit eenem Bein (.) Ick wollte mich ja selbst
2 bestätigen
3 I: mh
4 E: hab mich ooch viel jeschlagen. Sehr viel jeschlagen sojar.
5 I: mh
6 E: Weil, det kam, ah so, jetrunken und so, und denn haben dich irgendwelchen Leute
7 schief angekickt (.) und denn, ach wat sucht der Krüppel hier und so wat. Und denn (.)
8 hab ick natürlich denn ooch sehr viel geschlagen ((3 sec.))
9 I: mh
10 E: Und im Prinzip um mir Respekt zu verschaffen (.) Und so, und (.) ja, det hat sich
11 denn über'n paar Jahre hingezogen

Gewalttätige Auseinandersetzungen werden für Jens Fischer als Möglichkeiten genutzt, seine beschädigte körperliche Integrität zu defokussieren – er nutzt den körperlichen Kampf mit anderen, um sich selbst zu beweisen, auch mit nur einem Bein in

---

95 Wobei sich die Vorstellung von der eigenen Leistungsfähigkeit bei Jens Fischer nicht an beruflichen Aspekten orientiert.

96 Würde der zitierten Aussage des Informanten ein Prozess der reflektierten Auseinandersetzung des Biographieträgers mit seiner neuen Körperlichkeit nach der Amputation unterliegen, könnte der Interviewauszug natürlich auch als Ausdruck für die akzeptierende Neuausrichtung des Lebens unter den Bedingungen der veränderten Körperlichkeit gelten. Die Analyse des Gesamtinterviews zeigt jedoch, dass Jens Fischer sich nach seiner Amputation einer authentischen Reflexion seiner neuen Lebensrahmung nicht stellt.

der Auseinandersetzung mit anderen jungen Männern gleichwertig bestehen zu können[97]. Willkommene Anlässe für körperliche Gewaltausübung bieten dabei auch tatsächliche oder vermeintliche Stigmatisierungsversuche anderer (6-7). Jens Fischer kann bei seinen Selbstbestätigungsstrategien mittels aggressiver körperlicher Auseinandersetzungen auf Verhaltensroutinen und grundlegende Orientierungen zurückgreifen, die er während eines früheren Gefängnisaufenthaltes vor der Amputation im Rahmen der Selbstbehauptungs- und Hierarchiebestimmungskämpfe der jugendlichen Insassen ausgeprägt hatte.

Die systematischen Strategien Jens Fischers zur Verleugnung des Ausmaßes der Schädigung seines Körpers sind eingebettet in eine Alkoholismus-Verlaufskurve, die sich – im Sinne einer Verlaufskurventransformation auf der Grundlage der ursprünglichen, durch die Amputation ausgelösten Verlaufskurve – im Anschluss an die Entlassung aus der stationären medizinischen Betreuung nach der Amputation entwickelt. Der regelmäßige und exzessive Alkoholkonsum bildet einen Bedingungsrahmen für die schnelle, unkontrollierte Ausübung körperlicher Gewalt. Auch der ausgeprägte Alkoholkonsum selbst stellt dabei einen Aspekt der mangelnden eigentheoretischen und der mangelnden selbstreflexiv-biographischen Bearbeitung der Beschädigung der körperlichen Integrität Jens Fischers in jungen Jahren dar – einen Versuch, der reflexiven Auseinandersetzung mit der eigenen körperlichen Versehrtheit zu entfliehen.

B.) Die Entwicklung eines interaktiv-reflexiven Verhältnisses zum eigenen Körper im Zuge eines Bildungsprozesses

Der Eintritt einer schweren chronischen Gesundheitsbeeinträchtigung der fokussierten Krankheitsbilder kann auch zu einem Anlass für einen körperbezogenen Bildungsprozess werden, in dessen Realisierung sich die Haltungen des Biographieträgers dem eigenen Körper gegenüber und bezogen auf die Art und Weise, wie der Körper auf das Agieren in der sozialen und in der materiellen Welt hin ausgerichtet wird, grundlegend ändern. In der Begegnung und im andauernden Kontakt mit der somatischen Funktionsstörung bildet der Patient neue Perspektiven auf seinen Körper aus, die sich von den bisherigen – in der lebensgeschichtlichen Entwicklung ausgeformten – körperbezogenen Orientierungen wesentlich unterscheiden, die also nicht nur Veränderungen der Wahrnehmung der eigenen Körperlichkeit innerhalb des bisherigen Wahrnehmungskoordinatensystems darstellen. Kern dieses Bildungsprozesses ist das Erlernen einer quasi-ethnographischen Haltung dem eigenen Körper gegenüber – vor dem Hintergrund alltagsweltlicher und biographischer Anforderungsszenarien.[98] Der Biographieträger lernt, den eige-

---

97 Zu Strategien der Verleugnung des Ausmaßes der erlittenen Schädigung als Amputierter durch Überkompensation siehe auch Lange/Heuft 2001: 158.

98 Diese Prozessalternative ist vor allem bei Patienten mit einer chronischen Herzkrankheit und bei Patienten mit einer arteriellen Verschlusskrankheit zu beobachten. Im Falle traumatischer Beinamputationen kann sich der vorgestellte Bildungsprozess vor allem in der ers-

nen Körper als empfindenden und kommunizierenden „Interaktionspartner" zu konzipieren und zu erleben, auf dessen Kundgaben und Zeichen man schauen und hören sollte (vgl. auch Strauss 1998: 109). Der Patient bildet Wahrnehmungskompetenzen hinsichtlich der Signale seines Körpers aus – er lernt, den eigenen Körper differenziert als Organismus wahrzunehmen, der Signale aussendet, und der mit diesen Signalen eigene Bedürfnisse und auch Grenzen der Belastbarkeit und der Leistungsfähigkeit markiert. Der Biographieträger lernt auf Zeichen des Körpers zu hören, die ihm aufzeigen, was in einer bestimmten Situation an körperlichen Belastungen möglich ist und was nicht, und was eine gute oder eine schlechte Zeit zum Angehen von bestimmten Aufgaben ist, die mit körperlicher Anstrengung verbunden sind. Auf der Grundlage einer neuen Haltung dem eigenen Körper gegenüber lernt der Patient, in seinem Lebensalltag (und zum Teil auch hinsichtlich biographischer Planungen) situationsflexibel angemessen auf die Signale seines Körpers zu reagieren. Wesentlich ist dabei die Ausbildung der Fähigkeit, Zusammenhänge zwischen spezifischen somatischen Kundgaben und bestimmten lebensweltlichen Ereignissen und Handlungen differenziert identifizieren und dann flexibel und situationsantizipierend darauf reagieren zu können. Auf diese Weise kann der Patient seinen Lebensalltag (und in gewissem Umfange auch biographische Entwürfe) wirkungsvoll und unter Beibehaltung weitgehender Handlungsspielräume an seine somatische Beeinträchtigung anpassen. Dazu gehört einerseits, bestimmte Anforderungssituationen zu vermeiden, wenn es der körperliche Zustand angezeigt erscheinen lässt. Dazu gehört andererseits aber auch, Aktivitäts- und Handlungspotentiale zu nutzen, wenn die körperliche Möglichkeit dafür gegeben scheint. Die Ausbildung quasi-ethnographischer Kompetenzen darin, den eigenen Körper aufmerksam und sensibel beobachten, Anforderungsszenarien der Alltagswelt genau einschätzen und Zusammenhänge zwischen somatischen Prozessen und lebensweltlichen Ereignissen differenziert identifizieren zu können, kann so den Umgang eines Patienten mit seiner Erkrankung wesentlich beeinflussen. Der Patient kann seinen Lebensalltag besser auf seinen krankheitsbedingt beeinträchtigten Körper und auf dessen kurzfristige und langfristige Veränderungsprozesse abstimmen, er kann die eigenen Handlungsmöglichkeiten situationsflexibel und auch perspektivisch besser einschätzen (und daher auch besser ausnutzen) und so auch Überbeanspruchungen mit ihren möglichen schädigenden Auswirkungen auf den Körper vermeiden oder zumindest reduzieren.

Ein empirisches Beispiel soll den dargestellten Bildungsprozess verdeutlichen:

---

ten medizinisch-therapeutischen Behandlungsphase – bis zur dauerhaften Stabilisierung der Somatik – manifestieren.

Bei Petra Schübler entwickeln sich im Kindesalter schwere Herzrhythmusstörungen mit Vorhofflimmern. Die bis zu diesem Zeitpunkt gesundheitlich unbeschwert lebende Petra Schübler wird mit der Instabilität und Anfälligkeit ihres Körpers in Krisen- und Belastungssituationen konfrontiert. Soziale Situationen, die mit Angst, Erschrecken und anderen Belastungen einher gehen, können bei ihr akute Krankheitsschübe auslösen – sie verliert das Bewusstsein. Im Laufe des Lebens mit ihrer Herzkrankheit entwickelt sie ein neues Verhältnis zu ihrem Körper – sie lernt, die Signale ihres Körpers sensibel wahrzunehmen, zu interpretieren, und dann über die Beeinflussung ihres Körpers in Krisensituationen gegenzusteuern:

1 E: wenn ich so´n bisschen gerannt bin, denn ging mir auch gleich die Pumpe und (.)
2 das war auch manchmal so´n ganz komisches Gefühl, der Puls wurde schnell, (.) und -
3 eh- wenn ich dann (.) als wenn ich ihn ausspucke, wissen Se?
4 I: mhm
5 E: Ich weiß nich ((macht es vor)), wie auskotzen. (.) und dann wurde es ruhiger. (.) als
6 wenn ich den Puls ausspucken wollte.

Petra Schübler lernt, potentielle Belastungssituationen – z.B. Situationen im Rahmen ihrer Berufstätigkeit, die mit krisenhaften Auseinandersetzungen mit Arbeitskollegen verbunden sind – bereits im Vorfeld als solche zu erkennen und dann genau auf die Signale ihres Körpers zu achten:

1 E: Ich hab richtig gemerkt (.) ich werd ganz unruhig undundund (.)

Petra Schübler entwickelt Routinen im Umgang mit alarmierenden Körpersignalen und kann so (wenn auch nicht jedes mal, so doch zumindest in einer Vielzahl von Fällen) einen vollständigen körperlichen Zusammenbruch vermeiden:

1 E: das konnte man selber einschätzen; die haben denn immer gleich Angst gehabt dass
2 irgendwas is, aber (.) wenn ich wenn ich gemerkt hab mir wird so schwindlig oder so
3 (.) ruhig in de Ecke und nach ´ner Weile hat sich das wieder normalisiert. (2)

12 E: das merkte man. das hab ich hier manchmal so irgendwie gemerkt. (.) trockenen
13 Hals oder (.) Schweißausbrüche, denn (.) na denk ich jetzt setz dich mal ruhig hin,
14 oder (.) Fenster auf, oder (.) manchmal hat das wirklich gereicht ordentlich Durchzug
15 gemacht, (.) am am liebsten so mit freiem Oberkörper so, wissen se? So dass so
16 richtig ((durchatmen)) und dann und dann war/ (.) und denn wie ich gesagt hab wie
17 Ausspucken (.) und dann war das wieder gut.

Auch der bereits mit einem Herzfehler geborene Peter Siebert hat schon als Kind gelernt, auf die Signale seines Körpers zu achten. Er hat ein sensibles und zuverlässiges Gespür dafür ausgebildet, wenn er sich bei körperlichen Aktivitäten überanstrengt. Dann zieht er sich für einige Minuten zur Ruhe zurück und schont sich.

C.) Die Entwicklung einer Haltung der übersteigerten Beobachtung von Krankheitsanzeichen

Der Eintritt einer schweren Erkrankung ins Leben kann den Biographieträger in seinem Bezug zum eigenen Körper auch soweit verunsichern, dass der erkrankte Körper dann vor allem in seiner – vom Patienten so eingeschätzten – enorm großen Anfälligkeit für Störungen und Entstabilisierungen verschiedener Art wahrgenommen wird.[99] Das durch die Begegnung mit der somatischen Funktionsstörung transformierte biographische Körperkonzept des Betroffenen wird nun von der Vorstellung dominiert, ein Mensch mit einer schwer beeinträchtigten und sehr krisenanfälligen Körperlichkeit zu sein. In Verbindung damit beginnt der Betroffene, sich immer stärker darauf zu konzentrieren, tatsächliche, mögliche oder auch nur vermeintliche körperliche Krankheitsanzeichen und Krankheitsweiterentwicklungen permanent und akribisch zu beobachten und als Zeichen für die eigene instabile und sich weiter verschlechternde gesundheitliche Verfassung zu werten. Eine solche angstbesetzt übersteigerte permanente Selbstbeobachtung kann den alltagsbezogenen und den biographischen Orientierungshorizont des Betroffenen stark einschränken und so begünstigen, dass die chronische Erkrankung eine dominierende Stellung innerhalb der Lebensführung des Biographieträgers zugesprochen bekommt. Der Patient gibt aufgrund der von ihm selbst so eingeschätzten starken Angeschlagenheit seiner Gesundheit und der so gesehenen großen Anfälligkeit für weitere gesundheitliche Krisen Lebensbezüge auf, zieht sich aus bisherigen Aktivitätsbereichen zurück.

Frank Bode beobachtet nach der Diagnose von Funktionsbeeinträchtigungen im Herzbereich und nach einer Reihe gesundheitlicher Beschwerden seinen aktuellen Gesundheitszustand und dessen Entwicklung sehr genau:

```
1   E: und denn war ich zu Hause, (.) wie jesagt Oktober hat ich denn Geburtstag widder,
2   und da war ich denn schon ´n bißchen widder wie verkühlt. ((in verwundertem Tonfall
3   bis +)) ich denke Mensch dit kann doch jarnicht sin du hatst erst Lungenentzündung
4   jetzt ham se dich kuriert, (.) so unjefähr, (.) bist drei Wochen zu Hause jetzt hast de
5   schon widder ´n bisschen wie Schnuppen oder was? (.) kann doch jarnich sin! ((+))
6   naja hier ´n Hausarzt jehabt, och denn widder Antibiotika jekriecht und (.) na ich jing
7   widder. nach acht Tagen sounjefähr jing widder. (.) jut jing widder. (.) und dann in
8   Dezember, Weihnachten das Gleiche widder ((in verwundertem Tonfall bis +))
9   Mensch schon widder irjendwas. haut doch was nich hin? ((+)) aber nich so janz so
10  schlimm, (.) sondern es war och erkältet aber (2) nich jetzt daß ich gleich beim Doktor
11  laufen muß oder so, ach das wird schon widder wegjehen wie das eben manchmal so
12  is ja? (.) ((angedeutetes Lachen)) Und natürlich fängt dann das neue Jahr jut an,
13  das war denn `96, (3) eh ´´n zweeten Januar globe, oder ´n dritten Januar, (2) ((leicht
```

---

99   Diese Prozessalternative konnte auf der Basis des erhobenen Datenmaterials nicht in Verbindung mit einer traumatischen Amputation im Bereich der unteren Gliedmaßen beobachtet werden. Es kann letztlich jedoch nicht vollkommen ausgeschlossen werden, dass – in seltenen Fällen – auch ohne das Substrat einer Amputation als Basiserkrankung zugrunde liegenden arteriellen Verschlusskrankheit der Verlust eines so zentralen Körperteiles den Betroffenen soweit sensibilisiert und verunsichert, dass sich eine angstbesetzt übersteigerte Selbstbeobachtung als neue Haltung dem eigenen Körper gegenüber manifestieren kann.

14   lachend - selbstironisch:)) Darmverstopfung, (.) konnte nich mehr uff Toilette jehen,
15   und (.) eben Bauchschmerzen jehabt (.) und Hausarzt jehabt. (.) und Hausarzt: ja was
16   machen wa mit ihnen?, (.) Abführmittel, (.) hat nich jeholfen. naja jut. (.) denn bin ich
17   nachher ins Krankenhaus (.) nach A, (.) und da ham se denn och erst probiert nach/
18   jedacht praktisch, denn ham se denn erst mit (.) so'n Tee versucht, da so'n Abführtee,
19   und Rizinusöl, (.) Rizinusöl hab ich gleich widder/ (.) mich übergeben, das hab ich
20   nich hinterjekriecht, (.)
21   I: mh
22   E: und den Tee hab ich aber jetrunken aber hat och nich jewirkt, da ham se schon
23   immer mit'm Kopp jeschüttelt: das jibs doch nich! jibs doch nich! (.) so'n ( )-Tee,
24   oder sowas, Zeug, wes ich, also das wirkt bei jedem ham se jesacht, ja bei mir hats
25   nich jewirkt. jut. (.) und denn schon hier so'n Chirurgen och noch dajehabt wegen
26   Darmverschluß oder so jetze, ne soweit is es noch nich, können wa noch warten, (.)
27   und eh wenn's so nich wegjeht: (.) Einlauf. denn ham se Einlauf jemacht och nischt,
28   (.) widder ne Weile jewartet, paar Stunden, (.) denn widder Einlauf jemacht (.) und
29   denn kams. die Sache ((leicht lachend)) so unjefähr ja? (.) und (.) wie jesacht im
30   Nachhinein sagst de dich schon (.) der janze Körper hat schon nich mehr so richtig
31   jearbeitet. (.) es war schon/ ich war ja auch fertig. (.) ich war fertig.

Frank Bode ist bei Anzeichen für eine Erkrankung sofort alarmiert und befürchtet weitere gesundheitliche Komplikationen. Relativ kurz hintereinander auftretende gesundheitliche Beschwerden, die möglicherweise im einzelnen nicht zusammen hängen bzw. in keinem Zusammenhang mit der Herzerkrankung stehen, werden von Frank Bode als Indiz für einen insgesamt stark angegriffenen eigenen Gesundheitszustand bewertet.

Mehrere Bedingungen können einen Einfluss auf die Ausformung der vorgestellten Prozessalternativen entfalten:

Wahrnehmungskompetenzen des Biographieträgers hinsichtlich der Signale seines Körpers können bereits auf der Grundlage von Erfahrungen vor dem Eintritt der chronischen Gesundheitsbeeinträchtigung sehr unterschiedlich ausgeprägt sein und damit entsprechend die Realisierung eines körperbezogenen Bildungsprozesses erleichtern oder auch erschweren. Hat der Biographieträger z.B. bereits Erfahrungen mit der Verletzlichkeit seines Körpers realisieren müssen – etwa bei einem früheren Unfall oder bei einer früheren akuten Krankheit – und dadurch bereits Wahrnehmungssensibilitäten im Umgang mit dem körperlichen Substrat seiner Existenz ausgebildet, so kann er dann später im Umgang mit seinem chronisch beeinträchtigten Körper darauf zurückgreifen und diese Wahrnehmungskompetenzen weiter entwickeln.[100]

---

100 Inwieweit es sich dann im Umgang mit der chronischen Erkrankung um einen elementaren
     körperbezogenen Bildungsprozess im oben dargestellten Sinne oder „nur" um die weitere
     Ausdifferenzierung der bereits vor der Erkrankung ausgeformten Haltung dem eigenen
     Körper gegenüber handelt, hängt davon ab, in welchem Maße der Biographieträger im Zu-
     ge der früheren krisenhaften Erfahrung mit dem Körper bereits eine quasi-ethnographische

Auch die Beobachtung früherer – sich vor dem Ausbruch der eigenen gesundheitlichen Beeinträchtigung realisierender – Erkrankungen signifikanter Bezugspersonen können beim Biographieträger die Ausbildung von Kompetenzen im „Lesen" körperlicher Krankheitszeichen begünstigen. So kann der Biographieträger z.b. im Zuge der chronischen Erkrankung seines Lebenspartners gelernt haben, Kundgaben des Körpers seines erkrankten Partners als Signale für (mögliche) Krankheitsveränderungen zu identifizieren und diese dann jeweils als Grundlage der situativen Krankheitsbearbeitung zu nutzen – etwa im Falle einer anscheinend drohenden akuten somatischen Gesundheitskrise des Lebenspartners sofort medizinische Hilfe zu rufen. Der Biographieträger lernt so bereits vor seiner eigenen Erkrankung den Aufzeigewert körperlicher Signale als eine wichtige Grundlage für die Bearbeitung von Krankheit kennen.

Die differenzierte Beobachtung körperlicher Signale und körperlicher Veränderungen bei signifikanten Bezugspersonen muss jedoch nicht zwangsläufig zur Folge haben, dass der Biographieträger dann auch den Kundgaben seines eigenen Körpers einen Aufzeigewert hinsichtlich einer möglichen schweren Erkrankung zuerkennt und solchen Anzeichen Beachtung schenkt. Die Beobachtung des Krankheitsprozesses bei signifikanten Bezugspartnern – z.B. akuter somatischer Krisenphasen des eigenen Kindes, die für den Biographieträger mit starken Angst- und Erleidensgefühlen verbunden sind, in denen die Krankheitszeichen des Körpers des Kindes die enorme Zerbrechlichkeit der angeschlagenen kindlichen Gesundheit symbolisieren und in denen akute Krankheitsentäußerungen, z.B. ein epileptischer Anfall oder ein Schock bei Diabetes mellitus, schmerzhafte Entfremdungsgefühle beim betreuenden Vater oder bei der betreuenden Mutter auslösen – können auch die Ausbildung einer (späteren) aktiven Ausblendungshaltung des Biographieträgers möglichen Anzeichen einer eigenen gesundheitlichen Beeinträchtigung gegenüber begünstigen. Der Betroffene ist mit der enorm einschneidenden Kraft und Mächtigkeit von Krankheit konfrontiert worden und versucht nun, mögliche körperliche Hinweise auf eine eigene sich entwickelnde Erkrankung – etwa Verfärbungen am Fuß oder eine rapide nachlassende Leistungs-

---

Haltung dem eigenen Körper gegenüber verinnerlicht hatte. Ist ein interaktiv-reflexiver Körperbezug beim späteren Krankheitseintritt bereits weitestgehend ausgeprägt, kann der Patient die bisherige Perspektive auf seinen Körper beigehalten und seine Wahrnehmungskompetenzen innerhalb des bestehenden Wahrnehmungskoordinatensystems weiter schärfen. Sind hingegen die im Zuge der früheren körperlichen Krisenerfahrung ausgebildeten Kompetenzen des „Hineinhorchens" in den eigenen Körper nach dem Ende der früheren Krisenphase im Lebensalltag weitgehend ungenutzt geblieben, können sie in der Begegnung mit der (späteren) chronischen Krankheit reaktiviert werden und eine hilfreiche Grundlage für einen Bildungsprozess im oben dargestellten Sinne sein.

fähigkeit in körperlichen Beanspruchungssituationen – zu defokussieren, um sich der möglichen Bedrohtheit seiner Gesundheit nicht stellen zu müssen.

Im Hinblick auf die Veränderung des biographischen Körperkonzeptes des Patienten nach einer Amputationsbehandlung können weitere Lernprozesse und Erfahrungen von Bedeutung sein:

Die in face-to-face-Situationen deutlich sichtbare, nicht zu verbergende Beeinträchtigung des Körpers nach einer Beinamputation kann zum Anlass für Stigmatisierungserfahrungen des Betroffenen werden, wobei dem benutzten Rollstuhl, den Beinprothesen oder auch den Gehhilfen (Krücken) die Funktion von Stigmasymbolen (Goffman 1999) zuwachsen kann. Der Patient bekommt in sozialen Interaktionen die Veränderung seiner Körperlichkeit gespiegelt und wird dadurch gezwungen, sich der Tatsache zu stellen, nun von anderen als Mensch angesehen werden zu können, der sich in einem zentralen Merkmal – der (zumindest nach außen sichtbar) unversehrten Körperlichkeit – von der Mehrheit der „normalen" Menschen unterscheidet. Er realisiert z.B. die Erfahrung, dass andere Menschen Unsicherheiten im interaktiven Umgang mit ihm zeigen – dass sie nicht wissen, in welcher Form sie auf das abweichende Körpermerkmal reagieren sollen. Er spürt, dass er aufgrund seiner versehrten Körperlichkeit diskreditierbar geworden ist. Die Angst vor Stigmatisierungserfahrungen kann – wie bereits im Kapitel zur biographischen Verarbeitung des Krankheitsgeschehens dargestellt – zu einem Antriebsmotor für den selbstinitiierten Rückzug des Betroffenen aus bestimmten sozialen Rahmungen und Aktivitätsbereichen führen. Um eine besonders prekäre und dem Biographieträger die Versehrtheit des eigenen Körpers besonders deutlich symbolisierende Erfahrung handelt es sich, wenn der Patient Stigmatisierungserfahrungen im geschützten sozialen Rahmen der stationären medizinisch-therapeutischen Rehabilitation realisieren muss, wenn z.B. – wie im Porträtkapitel Gerda Müller vorgestellt – die ersten Beinprothesen der Patientin optisch und funktional minderwertig sind und dies ihr gegenüber von den Pflegekräften so zum Ausdruck gebracht wird, dass es für die Patientin zu einer diskreditierenden Erfahrung wird.

Es gibt demgegenüber auch Biographieträger, die dem Stigmatisierungspotential, das aus der Amputation im Bereich der unteren Gliedmaßen erwächst, offensiv und selbstbewusst entgegentreten und die eigene körperliche Abweichung von der Normalität eines unversehrten Körpers offen präsentieren und dabei Akzeptanz von der sozialen Umwelt einfordern. Der Biographieträger hat den eigenen Körper ohne ein oder beide Beine – als die neue Form seiner Körperlichkeit – akzeptiert. Der veränderte Körper wird nicht (mehr) versteckt, er wird vom Biographieträger fortan als das akzeptierte unabänderliche körperliche Substrat seiner Existenz in soziale Interaktionen eingebracht.

Natürlich können auch mit dem Eintritt und mit der Weiterentwicklung einer chronischen Herzkrankheit für den Betroffenen Stigmatisierungserlebnisse verbunden sein. In aller Regel bildet dabei dann die krankheitsbedingt eingeschränkte körperliche Leistungsfähigkeit – im beruflichen Bereich aber auch in der Bewältigung der Anforderungen des Lebensalltages und in der Realisierung biographischer Handlungsschemata – das Potential für die Diskreditierung des Biographieträgers in sozialen Interaktionen. So können z.b. krankheitsbedingte Schwierigkeiten des Betroffenen in der Berufsausübung oder die durch die Krankheit erzwungene Aufgabe eines mit anderen gemeinsam ausgeübten Hobbys – etwa wenn der Erkrankte ein wichtiges Mitglied einer Amateurfußballmannschaft war und der körperlich anstrengende Sport mit der beeinträchtigten Herztätigkeit nicht zu vereinbaren ist oder wenn der Erkrankte ein wichtiges Mitglied eines Haustierzuchtvereins war und nach seiner Herztransplantation der intensive Kontakt zu den Tieren im Rahmen der Immunsuppression potentielle Gesundheitsgefahren mit sich brächte – als Potential für Stigmatisierungsprozesse im interaktiven Umgang mit den Berufskollegen bzw. mit den Vereinskollegen dienen.

Ein körperbezogener Lernprozess von zentraler Bedeutung ist das Neulernen des Laufens nach einer Amputation im Bereich der unteren Gliedmaßen. Der Umfang, in dem die unmittelbare körperliche Fortbewegung vom Betroffenen wieder neu erlernt werden muss, hängt natürlich zuallererst vom Ausmaß der erfolgten Amputation ab – ob eine einseitige oder eine beidseitige Amputation vorgenommen und wie die Amputationshöhe angesetzt worden ist. Mit zunehmender Amputationshöhe reduziert sich bei einer beidseitigen Amputation die Chance des Betroffenen, sich mit Beinprothesen fortbewegen zu können und nicht auf einen Rollstuhl angewiesen zu sein. Die Aufgabe, unter den enorm veränderten Rahmenbedingungen der eingeschränkten Körperlichkeit einen bereits in früher Kindheit realisierten Lernprozess – das Laufen zu lernen – zu wiederholen, kann für den Patienten zu einer Aufgabe werden, die ohne große Motivation und Zielstrebigkeit angegangen wird. In dieser Prozessform verspürt der Patient keinen auf das Laufen bezogenen Aktivierungsanreiz. Das Laufen-Lernen wird vom Betroffenen nicht als eine zentral notwendige Aktivität angesehen – es wird nicht zu einem authentischen Ziel des Patienten. Die Ausprägung einer solchen Haltung wird begünstigt, wenn sich der Eintritt der somatischen Funktionsstörung – in diesem Falle insbesondere die Amputationsbehandlung selbst – für den Biographieträger als dramatische Krisenphase manifestiert hat, die mit einem Schock und einem umfassenden biographischen Bruch einher ging. In seiner Verzweiflung, seiner Verunsicherung, seiner Enttäuschung und seiner (zumindest zeitweiligen) Resignation fügt sich der Patient lediglich in die ihm im Zuge der stationären Rehabilitation durch die medizinischen Professionellen unmittelbar abverlangten Bewegungsübungen, entfaltet aber während der Rehabilitation und dann auch nach der Entlassung in den Lebensalltag zu Hause keine weitergehenden Bemühungen zur Einübung des Laufens, greift lieber auf den Rollstuhl zurück.

Das Neulernen des Laufens kann demgegenüber jedoch auch zu einer Aufgabe werden, der sich der Patient mit großer Intensität und Zielstrebigkeit widmet, um eine möglichst weitgehende direkte körperliche Mobilität, in der Regel auf der Basis einer oder zweier Beinprothesen, wiederzuerlangen und so hinsichtlich der selbständigen Bewältigung des Lebensalltages und hinsichtlich der Realisierung biographischer Entwürfe eine Lebensführung unter möglichst offenen Handlungshorizonten auch mit der schweren gesundheitlichen Beeinträchtigung ausgestalten zu können.

Für Jens Fischer steht bereits relativ kurz nach der traumatischen Amputation seines Beines fest, dass er schnell eine möglichst weitreichende unmittelbare körperliche Fortbewegungsmöglichkeit wiedererlangen will:

1   E: du musstest irgendwann so richtig laufen lernen. Weil -eh eh eh eh- Rollstuhl war
2   ick nie (.) war ick nie mit -eh eh- anzufreunden (.) weil ick hab gleich jesagt, Rollstuhl
3   kommt mir jarnich (.) will ick nich haben

Auch für Klaus-Peter Riedeberg wird die Rückgewinnung direkter körperlicher Mobilität nach dem Verlust beider Beine ab den Knien zu einem authentischen Bedürfnis:

1   E: Und dann (.) durft ich schon laufen üben

Klaus-Peter Riedeberg widmet sich dem Neulernen des Laufen mit Prothesen mit großem Interesse („durft", „schon") und empfindet eine tiefe Befriedigung, als er wesentliche Fortschritte in diesem Lernprozess realisiert:

1   E: Die längste Strecke die ich gelaufen bin, (.) in Mecklemburg-Vorpommern im
2   vorigen Jahr, (.) vom Grundstück meines Sohnes (.) zum See runter, (.) das sind so (.)
3   na ja (.) zehn Minuten Fußweg. Aber die hab ich gemacht, hin und zurück. (.) mit
4   Prothesen. (.)
5   I: mhm
6   E: Herrlich. (.) wenn man wieder laufen kann.

Auf einen Lernmechanismus sei noch hingewiesen: Die an den Patienten im Rahmen der stationären Therapie und Rehabilitation nach einer Beinamputation als Teil des Behandlungsarrangements gestellten Anforderungen der medizinischen Professionellen, Bewegungsübungen zunehmender Intensität zu vollziehen, kann faktisch – ohne zwangsläufig vom Patienten als solcher erkannt zu werden – zu einem Anreiz für den Patienten werden, sich der neuen Art seiner Körperlichkeit zu stellen – sich mit den neuen körperlichen

Rahmenbedingungen der eigenen Existenz vertraut zu machen. Die erzwungene Konfrontation mit seinem veränderten Körper und mit den nun eingeschränkten körperlichen Handlungsmöglichkeiten kann ein erster Schritt für den Patienten im Aufbau einer akzeptierenden Haltung seiner Körperlichkeit ohne ein oder ohne beide Beine gegenüber sein. Dadurch sind jedoch keineswegs bereits weitergehende Schritte der Ausformung einer akzeptierenden Haltung des Patienten zum eigenen Körper determiniert.

5.4 Die eigentheoretische Verarbeitung des Krankheitsgeschehens

Der Eintritt und die weitere Entwicklung einer schweren chronischen Gesundheitsbeeinträchtigung der untersuchten Krankheitsfelder chronische Herzkrankheiten und Amputationen im Bereich der unteren Gliedmaßen konfrontieren den Biographieträger mit Phänomenen, die ihm in aller Regel weitestgehend fremd erscheinen. Der Betroffene sieht sich in Vorgänge verstrickt, die (zumindest zunächst) von ihm nur schwer in ihren Herstellungsbedingungen und in ihren Ablaufmechanismen durchschaut werden können, die jedoch mit großer Mächtigkeit in sein Leben treten und eine enorme Veränderungswirkung entfalten. Der Krankheitseintritt wirft zentrale Fragen auf – Fragen, die im bisherigen Leben des Betroffenen ohne Relevanz waren, z.B.: Wodurch ist die Krankheit entstanden? Habe ich Schuld am Ausbruch der Erkrankung? Worum handelt es sich genau bei meiner Krankheit? Wie wird sich die Krankheit weiterentwickeln? Kann ich die Weiterentwicklung der Krankheit beeinflussen? Überlegungen zu solchen und ähnlichen Fragen münden in Eigentheorien des Patienten. Laientheorien der Betroffenen können einen relevanten Einfluss auf die Ausgestaltung des individuellen Krankseins des Patienten haben: Sie können z.B. eine wesentliche Voraussetzung für die Ausformung einer akzeptierenden Haltung der eigenen Krankheit gegenüber darstellen, wenn es dem Patienten gelingt, ein konsistentes Bild von den Entstehungszusammenhängen und von der genauen Art der somatischen Funktionsstörung aufzubauen. Sie können zur Grundlage der Neuausrichtung des Arrangements der Alltagsbewältigung mit der chronischen Gesundheitsbeeinträchtigung werden, wenn der Betroffene eine spezifische Vorstellung davon entwickelt, wie eine der somatischen Funktionsstörung angemessene und weiteren gesundheitlichen Krisen vorbeugende Form der alltäglichen Lebensstilistik aussehen sollte. Sie können zur wichtigen Grundlage biographischer Arbeit und damit zum Ausgangspunkt für die biographische Neuausrichtung des Patienten mit seiner Erkrankung werden, wenn der Patient in seinen bisherigen Perspektiven auf sich selbst und auf die Welt Bedingungen für Fehler in der Art seiner bisherigen Lebensführung sieht und diese Fehler als mitverantwortlich für die Entstehung der somatischen Funktionsstörung einschätzt.[101] Sie können die Art des Agierens des Patienten im Kontakt mit den medizinischen Professionellen im Behandlungsarrangement beeinflussen, je nachdem, ob die Laientheorien mit den schulmedizinischen Konzeptionen der Krankheit und deren Behandlung in Konkurrenz treten, sie adaptieren, sie abfedern, sie ausblenden, sie umdeuten oder sie subversiv unterlaufen, und sie können damit enorme Auswirkungen auf die compliance und die Behandlungsmitarbeit der Patienten (und ihrer Angehörigen) haben. Eigentheorien bedingen auf vielfältige Weise den Umgang des Patienten mit seiner Erkrankung in allen Dimensionen des Lebens. Besondere Relevanz im Hinblick auf die Ausformung eines Lebensführungsstils mit der Erkrankung durch den Betroffenen kann Eigentheorien zu folgenden Themen zukommen:

-   Zur genauen Art der somatischen Funktionsstörung bzw. Funktionsbeeinträchtigung und deren Charakteristika
-   Zu den Entstehungsbedingungen der Erkrankung
-   Zur Frage möglicher eigener (Mit)Schuld an der Entstehung der Erkrankung
-   Zu den erwartbaren und den möglichen Beeinträchtigungen durch die Krankheit in verschiedenen Dimensionen des Lebens
-   Zum möglichen Krankheitsverlauf – zur Weiterentwicklung der somatischen Funktionsstörung
-   Zur konkreten Ausformung einer alltagspraktischen und biographischen Lebensführung, die geeignet erscheint, der negativen Weiterentwicklung · der Krankheit entgegenzuwirken
-   Zur Wirksamkeit und zur Wirkweise medizinisch-professioneller Behandlungsstrategien

Ziel des vorliegenden Kapitels ist es nicht, eine umfassende und erschöpfende Darstellung zu den möglichen Ausformungen von Laientheorien von Patienten zu den genannten und zu weiteren thematischen Bereichen oder zu sozialen Repräsentationen über Gesundheit und Krankheit insgesamt zu geben. Hierzu sei auf die reichhaltige medizinsoziologische und medizinpsychologische Fachliteratur verwiesen (siehe etwa Lerch/Kramer 1994; Frank 2001; Scheibler-Meissner 2004, 2007; Kuhlmann 1996; Flick 1998; auch

---

101 Bei einer traumatischen Amputation kann ein risikobetonter Lebensführungsstil – etwa mit einem gefährlichen Hobby, z.B. einer Extremsportart – in diesem Sinne vom Biographieträger als Bedingungsrahmen für den Unfall, der zur Amputation führte, identifiziert werden.

Jacob 1995; Tockuss-Kauffeldt 1993).[102] Vielmehr werden im folgenden aus prozessanalytischer Perspektive einige ausgewählte grundlegende Zusammenhänge und Wirkmechanismen im Bereich der eigentheoretischen Verarbeitung chronischer Krankheit in den fokussierten Krankheitsfeldern vorgestellt, die in der Auswertung des erhobenen empirischen Datenmaterials herausgearbeitet wurden.

Die zentrale Lerndimension, die dem Aufbau von Eigentheorien zu den genannten thematischen Bereichen durch den Biographieträger unterliegt, ist die der Aneignung und der individuellen Verarbeitung von Wissen. Bei Lernprozessen zur Ausformung von Laientheorien der Patienten handelt es sich vor allem um Wissensgewinnungsprozesse und Prozesse der Theorieapplikation. Von Patienten werden dabei sehr verschiedene Informations- und Sensibilisierungsquellen genutzt: z.B. Patientenratgeberliteratur, Ratgeberformate in den akustischen und den visuellen Medien, medizinische Fachliteratur, Gespräche mit Angehören sowie mit anderen Betroffenen und mit medizinischen Professionellen – in Behandlungs- aber natürlich auch in spezifischen Beratungssettings – oder auch der Erfahrungsaustausch in Patientenselbsthilfegruppen.

Im folgenden werden zunächst die in empirischer Analyse gewonnenen grundsätzlichen Prozessvarianten der eigentheoretischen Verarbeitung in Krankheitsprozessen der fokussierten Krankheitsbilder entfaltet und dann einige – ebenfalls empirisch gegründete – Ausprägungen von Eigentheorien ausgewählter thematischer Bereiche sowie die mit den jeweils spezifischen Ausprägungen der Laientheorien verbundenen Implikationen für die Ausgestaltung der Lebensführung der Betroffenen vorgestellt.

5.4.1 Grundlegende Prozessalternativen der eigentheoretischen Verarbeitung in Krankheitsprozessen

Es lassen vier grundlegende Prozessalternativen der eigentheoretischen Verarbeitung in Krankheitsprozessen der untersuchten Krankheitsfelder identifizieren:

A) Die misslingende eigentheoretische Verarbeitung des Krankheitsgeschehens

---

102 Zum Zusammenhang von subjektiven Krankheitstheorien und biographischen Bewältigungsmustern von Patienten mit Tinnituserkrankungen siehe Ackermann 2006, Ackermann/Frommer 2006. Zu subjektiven Gesundheitsbildern und zur gesundheitsbezogenen Sozialisation siehe Dippelhofer-Stiem 2008.

B) Die Ausformung einer „Expertenhaltung" der eigenen Krankheit gegenüber
C) Der Aufbau wirksamer krankheitsbezogener Eigentheorien
D) Mangelndes Interesse des Patienten an der eigentheoretischen Auseinandersetzung mit der Krankheit

A.) Die misslingende eigentheoretische Verarbeitung des Krankheitsgeschehens

Es gibt Prozessverläufe der eigentheoretischen Auseinandersetzung des Biographieträgers mit dem Krankheitsgeschehen, in denen es dem Betroffenen nicht gelingt, wirksame, d.h. erklärungsmächtige, Eigentheorien zu den relevanten Fragen der Erkrankungsphänomens zu entwickeln. Die genaue Art der eigenen somatischen Funktionsstörung – z.B. eine koronare Herzkrankheit, eine Herzinsuffizienz oder eine arterielle Verschlusskrankheit als Grundlage der erfolgten Amputation –, deren Charakteristika und spezifische Wirkungszusammenhänge, die Entstehungsbedingungen der Krankheit und auch das Handeln der Ärzte in der Bearbeitung der gestörten somatischen Funktionsabläufe – z.B. die von den behandelnden Ärzten (im Falle einer weit fortgeschrittenen, sich symmetrisch in der unteren Körperhälfte entfaltenden arteriellen Verschlusskrankheit) gesehene Notwendigkeit der sofortigen Amputation beider Beine, obwohl der Patient nur in einem Bein Beschwerden verspürt hatte – bleiben vom Patienten trotz seiner Bemühungen, die Zusammenhänge und Spezifika seiner aktuellen Krisensituation zu verstehen, undurchschaut und rätselhaft für ihn. Die von dem Ärzten vermittelten Namen der somatischen Funktionsstörung bleiben für den Patienten ohne erklärenden Sinnbezug, er ist nicht in der Lage, ein differenziertes Bild von der somatischen Funktionsstörung, die in sein Leben getreten ist, zu entwickeln. Der Biographieträger kann auch keine Theorie dazu entwickeln, wie es zum Ausbruch der Erkrankung kommen konnte, die Ursachen und die Umstände der Krankheitsentwicklung bleiben für ihn im Dunkeln. Damit tritt die Krankheit als etwas Geheimnisvoll-Unerklärliches in sein Leben, dass sich – so die Sicht des Patienten – heimtückisch-unbemerkt hinter seinem Rücken entwickelt hat. Auch das Handeln der medizinischen Professionellen bleibt in seinen Grundlagen und in seinen Einzelheiten – und das trotz möglicherweise engagierter Vermittlungsbemühungen der Ärzte – vom Betroffenen undurchschaut. Der Patient kann keinen oder kaum einen sinnhaften Bezug zum medizinisch-professionellen Handeln und damit auch kein Vertrauen in das Handeln der Ärzte aufbauen. Die medizinischen Erklärungsmodelle oder auch die ärztlichen Wissensvermittlungsstrategien erweisen sich als nicht anschlussfähig im Perspektivenhorizont des Patienten. Der Biographieträger kann auf diese Weise schnell in ein eigentheoretisches Verarbeitungsdilemma geraten: Das Fehlen eines erklärungsmächtigen – und damit auch in gewisser Hinsicht beruhigenden (Balint 1996: 46-47) – Bildes von der eigenen somatischen Funktionsstörung und auch von deren medizinisch-professioneller Bearbeitung macht es dem Betroffenen enorm schwer, eine akzeptierende Haltung dem Krankheitsgeschehen gegenüber und damit auch dem künftigen Leben als chronisch Erkrankter gegenüber einzunehmen. Die Art und die Spezifika der chronischen Gesundheitsbeeinträchtigung, deren Verursachungsrahmen und die genauen Grundlagen der medizinischen Behandlung bleiben – dem Betroffenen in der Regel als ein in sich verbundener Erfahrungszusammenhang entgegentretend – offene, virulente, quälende Fragen für den Biographieträger. Die genauen Bedingungen der neuen, durch den Krankheitseintritt – so die Sicht des Patienten – hervorgerufenen und vom Patienten als stark belastend empfundenen Lebensrahmung stellen für den Betroffenen eine ständig präsentes Rätsel dar. Die quälende und ergebnislose Suche nach einer Erklärung dafür, wie sich das eigene Leben so stark habe verändern können, kann eine große Hypothek für die biographische Verarbeitung des Krankheitsgeschehens darstellen und in diesem Sinne als ein Verlaufskurvenpotential für eine Verlaufskurve der biographischen Degression in eine biographische Endposition (siehe Kapitel 5.2) wirksam werden: Ohne den Aufbau erklärungsmächtiger Eigentheorien zum Krankheitsgeschchen und ohne eine darauf gründende akzeptierende Haltung der Krankheit und sich selbst als Erkranktem gegenüber kann die Krankheit zu einem immer präsenten Lebensmerkmal werden, auf das sich ein Großteil der Aufmerksamkeit des Betroffenen richtet. Die Krankheit und die aus der Sicht des Patienten aus ihr erwachsenen Einschränkungen können zum dominierenden Kern der Orientierung und der Lebensführung insgesamt werden. Die mangelnde eigentheoretische Verarbeitung des Krankheitsgeschehens und das Fehlen einer akzeptierenden Haltung zur Krankheit behindern die biographische Verarbeitung der Krankheit und wirken so als Antriebsmotor, der die Verlaufskurvendynamik in Gang hält: Es fällt dem Patienten enorm schwer, eine biographisch orientierte, individualisierte Theorie des eigenen Krankseins zu entwickeln, die die eigene biographische Entwicklung vor dem Krankheitseintritt sinnhaft mit dem Krankheitsgeschehen – der Entstehung, dem Sichtbar-Werden, der Chronifizierung und der möglichen weiteren Krankheitsentwicklung – verbindet und es auf dieser Grundlage dem Biographieträger ermöglicht, sich auch mit der somatischen Funktionsstörung biographisch in die Zukunft zu entwerfen, biographische Handlungsschemata zu planen und zu realisieren. Die Krankheit wird vom Betroffenen nicht als Teil des Lebens akzeptiert, sie bleibt dauerhaft etwas Undurchschaubar-Fremdes, das nicht als Teil des Lebens in eine insgesamt vielschichtige Lebensführung mit vielfältigen Lebensbezügen integriert werden kann. Die Krankheit wird zum zentralen, alles andere dominierenden Lebensproblem und Lebensmerkmal – wobei der dargestellte Herstellungsmechanismus vom Biographieträger nicht durchschaut wird und dadurch auch nicht zum Gegenstand aktiver Bearbeitung durch den Betroffenen werden kann.[103] (Zur Illustration sei auf auf das Porträtkapitel Gerda Müller verwiesen.)

Es gibt Patienten, die sich der Frage, ob eigene Handlungs- oder Unterlassungsanteile möglicherweise zur Entstehung der Erkrankung bzw. zur Verletzung, die eine Amputation notwendig gemacht hatte, nicht stellen, die diese Thematik in ihrer eigentheoretischen Auseinandersetzung mit dem Krankheitsgeschehen weitgehend ausblenden. Eine solche Ausblendungshaltung einer möglichen eigenen „Schuld" an der Entwicklung der nun krankheitsbedingt veränderten, vom Betroffenen als negativ und einschränkend empfundenen Lebenssituation gegenüber – z.b. weil noch bei bereits deutlich sichtbaren und spürbaren Anzeichen für eine (zumindest möglicherweise) schwere gesundheitliche Beeinträchtigung vom Betroffenen bewusst, etwa aus Angst vor eben der Diagnose einer ernsthaften Gesundheitsstörung, keine professionelle Hilfe angerufen wurde oder von ihm sogar versucht wurde, die Beschwerden anderen Menschen gegenüber zu verheimlichen – baut zentral auf dem mangelnden Verständnis des Patienten von der eigenen somatischen Funktionsstörung auf. Die erfolgreiche systematische Durcharbeitung der möglichen Entstehungszusammenhänge sowie der Charakteristika der eigenen somatischen Funktionsbeeinträchtigung würde dem Patienten das Festhalten an einer derartigen Ausblendungskulisse enorm erschweren.

B.) Die Ausformung einer „Expertenhaltung" der eigenen Krankheit
    gegenüber

Der Eintritt der chronischen Erkrankung kann für den Biographieträger auch zum Anlass werden, sich intensiv mit der eigenen somatischen Funktionsstörung auseinander zusetzen. Im Rahmen ausgeprägter Wissensaneignungsprozesse wird gezielt nach Informationen z.B. darüber gesucht, welche Bedingungen die Entstehung und die Weiterentwicklung der Krankheit beeinflussen können, wie die Wirkmechanismen der somatischen Funktionsstörungen aussehen, welche medizinischen Behandlungsmöglichkeiten oder auch sons-

---

103 Bei traumatischen Amputationen – denen keine die Amputation erzwingende Grunderkrankung unterliegt – kann sich die erfolglose eigentheoretische Verarbeitung des Betroffenen auf die Umstände des Verletzungsereignisses, auf eine mögliche eigene Schuld dabei, auf das medizinisch-professionelle Handeln im Rahmen der Amputationsbehandlung und auf die möglichen Einschränkungen im Leben ohne ein oder ohne beide Beine richten.

tigen therapeutischen Angebote es gibt und welche Änderungen der Lebensstilistik aus medizinischer Sicht angezeigt sind, um den weiteren Krankheitsverlauf positiv zu beeinflussen. Dabei werden vom Patienten verschiedene Informationsquellen benutzt, der Patient verlässt sich nicht allein auf die Aussagen seiner behandelnden Ärzte im Behandlungsprozess, sondern er bezieht z.b. Ratgeberliteratur, Ratgeberfernsehsendungen oder auch medizinische Fachliteratur mit ein. Die Beschäftigung mit den Grundlagen und mit verschiedenen Aspekten der eigenen somatischen Funktionsstörung wird für den Biographieträgers (zumindest eine beträchtliche Zeit lang) zu einem relevanten Lebensinhalt.

Die Entwicklung des Patienten zum „Experten" seiner eigenen Krankheit kann – muss jedoch nicht zwingend – mit der Ausprägung einer distanzierten, kritischen Haltung den medizinischen Professionellen gegenüber einher gehen. Die differenzierten Laientheorien des Patienten treten dann gewissermaßen in Konkurrenz zur medizinisch-professionellen Perspektive der behandelnden Ärzte, der Patient beobachtet das medizinisch-therapeutische Handeln, dessen Wirkungen und die Erklärungen seiner Ärzte sehr genau und kann auch mit Widersprüchen zwischen seinen eigentheoretischen Erklärungsansätzen und den Ansichten der Ärzte umgehen.

Klaus Rebenstock entwickelt eigene Erklärungen für neue gesundheitliche Beeinträchtigungen, die Jahre nach seiner Herztransplantation auftreten:

```
1    E: und dann (.) ((räuspert sich)) und einmal im Jahr -eh- (.) 'ne
2    Katheteruntersuchung.
3    I: aha
4    E: (.) also 'ne große. ne, (2) und da ham se dann festgestellt: ja (.) dort muss was
5    gemacht werden, (.) und -eh- Bypässe. (2)
6    I: aha
7    E: ja, muss auch gemacht werden. (2) dann hatten se versucht, -eh- erstmal so durch
8    Ballon-Dialyse da/ des (.) Aufblasen, Weiten und so ne, (.) aber dass hat net
9    hingehauen, (.) warum? (.) weil -eh- das ja nit verstoppt gewesen is; (.) sondern man
10   muss ja Medikamente nehmen; ne, und diese Medikamente, (.) die verursachen/ (.) die
11   ziehen de Venen zusammen. (.) Herzkranzgefäße. (.) früher ham se das abgestritten;
12   (.)
13   I: mhm
14   E: heute hat man's schriftlich. ((kurzes Lachen)) ja. (.) undund das diese auch kreu/ eh
15   krebseregend sind und so weiter net das/ naja hier (.) ((zeigt auf Teile seiner
16   Gesichtshaut)) ne des war alles Krebs/ is das ne, dis 's alles durch diese Medikamente
17   gekommen. (.) ne der ganze Körper da sind (.) zig Löcher drin. (.) ((kurzes
18   Auflachen)) ne, (.) das is alles -eh- (2) ((räuspert sich)) was dann weggeschnitten
19   werden muss und so w/ (.) ne,
```

Im vorliegenden Datenausschnitt wird deutlich, dass Klaus Rebenstock im Verlaufe seiner Krankheits- und Behandlungsgeschichte eine distanzierte, skeptische Haltung dem Handeln und den Erklärungen der medizinischen Professionellen zum Krankheits- und Behandlungsgeschehen gegenüber ausgeprägt hat. Klaus Rebenstocks eigene Theorien zur Entstehung seiner neuen gesundheitlichen Beeinträchtigungen treten in Konkurrenz zu den ärztlichen Erklärungsmustern: Er hält die Diagnose der behandelnden Ärzte – einer voranschreitenden Arteriosklerose – für unzutreffend und die darauf bezogenen Behandlungsmaßnahmen – eine Weitung der betroffenen Venen durch einen Ballonkatheter – dann entsprechend für wirkungslos (7-11). Er entwickelt seine eigenen, von der ärztlichen Einschätzung abweichenden Erklärungsmuster, die auf iatrogene Effekte abzielen: Für Klaus Rebenstock sind sowohl die erneuten Probleme im Herzbereich (10-11) als auch weitere Gesundheitsbeeinträchtigungen außerhalb des Herz-Kreislaufsystems (14-17) ursächlich auf die langjährige regelmäßige Einnahme bestimmter Herzmedikamente zurückzuführen. Er sieht sich nachträglich – wahrscheinlich durch die Lektüre neuerer Forschungsergebnisse – in seiner Einschätzung bestätigt („früher ham se das abgestritten; (.) heute hat man's schriftlich", 11-14).[104]

Zum Anlass für die intensive und langfristig angelegte eigentheoretische Beschäftigung mit der eigenen Krankheit kann eine oder können auch mehrere spezifische Erfahrungen des Biographieträgers im Kontakt mit der sozialen Welt der Medizin werden – wenn z.B. der Patient die Behandlung seiner Krankheit als wenig engagiert ausgeführt, als enttäuschend oder als zweifelhaft erlebt hat und daraufhin ein eigenes, autonomes, starkes Interesse an seinem Krankheitsbild und an möglichen medizinischen Behandlungsstrategien entwickelt. Der Biographieträger sieht die Aufgabe, möglichst viel an Wissen über die somatische Funktionsstörung, über mögliche Krankheitsfolgen und auch über mögliche Behandlungsfolgen zu erwerben und neben den von den medizinischen Professionellen entfalteten theoretischen Aussagen zu diesen Themen für sich selbst in eigenen Erklärungsmustern zu etablieren, als wichtigen Teil der eigenen Krankheitsbearbeitung an.

Ein solcher Entwicklungsprozess des Patienten hin zu einem „Experten" für die eigene Krankheit – wobei das vom Patienten aufgebaute Wissen nicht allein auf den schulmedizinischen Bereich begrenzt sein muss, sondern auch alternativmedizinische oder gar gesundheitsesoterische Aspekte beinhalten kann – kann den Umgang des Biographieträgers mit seiner Erkrankung erleichtern, wenn er ihm Gestaltungsmöglichkeiten in der individuellen Ausgestaltung seines Krankseins verschafft – etwa weil die somatische Funktionsstörung nicht eine so starke Symbolik als etwas Schicksalhaft-Bedrohliches, Unverstanden-Äußerliches im Leben entfalten kann, sondern für den Patienten zu einem Phänomen wird, über das Wissen existiert, das sich kategorisieren und (zumindest teilweise) auch bearbeiten lässt, z.B. in der gemeinsamen

---

104 Die Frage, ob die Eigentheorien der Patienten einer fachlichen Überprüfung standhalten, ist für die im vorliegenden Kapitel vorgestellten Zusammenhänge ohne Belang.

Bearbeitung der Somatik zusammen mit dem Arzt oder in der Anpassung der Alltagsorganisation an die krankheitsbedingt beeinträchtigte Körperlichkeit, etwa durch eine dauerhafte Ernährungsumstellung oder durch veränderte Bewegungsroutinen.

Die Entwicklung zum „Experten" seiner Krankheit kann jedoch auch dazu beitragen, dass gerade durch die intensive Beschäftigung des Patienten mit den (möglichen) Ursachen und mit den Auswirkungen der somatischen Funktionsstörung die Erkrankung im Lebensalltag und im biographischen Entwicklungshorizont eine herausragende und dominierende Stellung zugeschrieben bekommt – dass sich der Aufmerksamkeitsfokus des Betroffenen stark auf die Krankheit hin ausrichtet und damit auch einengt. Dadurch kann begünstigt werden, dass bisher relevante Lebensbezüge, wie z.B. sinnerfüllende berufliche oder private Aktivitäten, vom Betroffenen vernachlässigt werden – und sich das biographische Anspruchsniveau des Biographieträgers immer weiter absenkt.

C.) Der Aufbau wirksamer krankheitsbezogener Eigentheorien

Es gibt Prozessverläufe, in denen es den Patienten gelingt, im Zuge von Wissensaneignungsprozessen für sich schlüssige, erklärungsmächtige und im Lebensalltag taugliche Eigentheorien zu den wesentlichen Fragen des Krankheitsgeschehens zu entwickeln. Die Patienten zeigen sich erfolgreich darin, das Krankheits- und das medizinisch-professionelle Behandlungsgeschehen sinnhaft einzuordnen und hinsichtlich der zentralen Fragen, die durch die Erkrankung aufgeworfen werden – vor allem nach den Entstehungsbedingungen der somatischen Funktionsstörung, nach deren genauer Art und deren Spezifika, nach den medizinischen und den lebensstilbezogenen Bearbeitungsmöglichkeiten der Krankheit sowie nach dem prognostizierbaren Krankheitsverlauf – Antworten zu finden, die sie selbst in ihrer theoretischen Auseinandersetzung mit dem Krankheitsgeschehen „zur Ruhe" kommen lassen. Als Quellen zur Informationsgewinnung können dabei sowohl Gespräche mit den behandelnden Ärzten und Schulungsangebote für Patienten als auch Möglichkeiten außerhalb des unmittelbaren Kontaktes mit der sozialen Welt der Medizin, wie z.B. Ratgebersendungen im Fernsehen, Sachliteratur oder Gespräche mit anderen Betroffenen, dienen. Die Intensität der Auseinandersetzung der Patienten mit den genannten Fragen des Erkrankungsphänomens kann dabei natürlich variieren, abhängig davon weisen die Laientheorien verschiedener Patienten dann unterschiedliche Grade der Differenziertheit und der Elaboriertheit auf. Eine gelingende eigentheoretische Verarbeitung des Krankheitsgeschehens – im Sinne des Aufbaus erklärungsmächtiger Eigentheorien des Patienten – stellt eine wichtige Grundlage für die Ausformung einer akzeptierenden Haltung des Patienten zur Erkrankung und zum Leben als dauerhaft gesundheitlich beeinträchtigter Mensch dar. Die somatische Funktionsstörung erscheint dem Biographieträger als etwas, dass (zumindest in weiten Teilen) kategorisiert und verstanden werden kann. Sie bekommt in seiner Vorstellung eine Gestalt, bleibt nicht etwas Unbegriffen-Rätselhaftes. Der Patient kann eine (wenigstens weitgehend) klare Haltung zu ihr entwickeln – was dann wiederum die biographische und die alltagsbezogene Bearbeitung der Erkrankung erleichtern kann.

Klaus-Peter Riedeberg gelingt es, im Verlaufe des Krankheits- und Behandlungsgeschehens wirksame, d.h. erklärungsmächtige, Eigentheorien zu zwei wesentlichen Bereichen des Krankheitsprozesses auszuformen – zu den mit der Erkrankung verbundenen körperlichen Vorgängen sowie zu den Grundlagen und den Verfahren der medizinischen Bearbeitung seiner gesundheitlichen Beschwerden. Die eigene Krankheit und deren medizinische Behandlung werden für Klaus-Peter Riedeberg im Zuge von Wissensaneignungs- und Theorieapplikationsprozessen zu erklärbaren und nachvollziehbaren Phänomenen. Klaus-Peter Riedeberg entwickelt für sich selbst schlüssige Bilder von den krankheitsbezogenen Vorgängen in seinem Körper – einer Herzkrankheit, einer Erkrankung an Diabetes mellitus und weit entwickelter Durchblutungsstörungen, die dann im Zusammenspiel (so die Einschätzung Klaus-Peter Riedebergs) die Amputation beider Beine notwendig werden lassen:[105]

1	E: Und dann stellte sich raus, (2) dass ich an beiden Beinen Nekrosen hatte. (2)
2	I: mhm
3	E: ( ) kriegen Sie gesagt, da haben sie Nekrosen. und das könnte ´ne eingetrocknete
4	Blutblase sein, ((lauter bis +)) ist es aber nicht. ((+)) (2)
5	I: ja
6	E: Ich hatte als ich – nach der Operation – in Frankfurt ´ne Herzleistungsfähigkeit von
7	fünfundvierzig Prozent. (2)
8	I: mhm
9	E: Die hab ich Gott sei Dank heute noch. (2) Und (.) diese fünfundvierzig Prozent (.)
10	ham (.) ausgereicht, dass nicht mehr die -eh- äußeren Extremitäten, dazu gehören ja
11	auch die Beine, (.) so richtig durchblutet werden können, (.) wie sonst bei voller
12	Herzlei/ Herzleistung.
13	I:
14	E: Da hat es noch gereicht (2) die Schäden, die ich durch Diabetes schon hatte, noch
15	zu überbrücken oder Ähnliches mehr, aber mit den fünfundvierzig Prozent ging das
16	nicht mehr. (2) Jetzt fing (.) das (.) unten (das) Fleisch am Fuß richtig an (.) zu
17	verfaulen. (2)
18	I: mh

---

105 Der Informant benutzt im Interview – abgesehen von seiner Erkrankung an Diabetes mellitus – nicht die medizinischen Termini zur Kennzeichnung seiner Erkrankungen – einer koronaren Herzkrankheit und einer arteriellen Verschlusskrankheit.

19 E: an den nicht durchbluteten Stellen. (.) Und das waren die beiden schwarzen Stellen
20 da unten.

Klaus-Peter Riedeberg baut sich auch von den medizinischen Behandlungsprozeduren
ein Verständnis auf, das seinen eigenen Ansprüchen genügt und das Handeln der
medizinischen Professionellen verstehbar und sinnvoll erscheinen lässt – wie eine
Reihe von Textpassagen des Interviews, von denen hier nur vier beispielhaft vorgestellt werden sollen, deutlich aufzeigt:

Zu den arbeitsorganisatorischen Abläufen auf der Herzstation im Kranken-haus (und weiteren Aspekten):

1   E: Da kommt man dann in eine Abteilung (.) wo die erste Pflege (.) so gemacht wird
2   so für die ersten vier fünf Tage.(.) Länger bleibt man da auch nicht drin. (.) Denn dann
3   kommt man schon (.) in das Entlassungsbett, also dann kommt man da schon wieder
4   raus dann. (2) Die operieren dort in Frankfurt am Tag (2) machen sie acht
5   Herzoperationen. (.)
6   I: mhm
7   E: der verschiedensten Art. (.) Die haben vier (.) Operationsräume, (.) vier OP's, (.)
8   und die werden zweimal am Tag belegt. Einmal Vormittag einmal Nachmittag. (.)
9   Und da kommt Herzklappe, (.) Bypässe, alles hintereinander weg, das wird alles
10 gemacht. Der Herr Chefarzt der das damals aufgebaut hat, der (   ) aus'm Westen, der
11 is ja wohl schon in Hannover wieder (.) da im A-Krankenhaus, der hat sich um das gar
12 nicht gekümmert, der hat da wirklich ein Stab von ganz tollen Operateuren da. (.)
13 Also (.) Hut ab vor denen, was die dort leisten (.)
14 I: mhm
15 E: das ist phantastisch. was die dort machen. (2) Also wie manipulierbar doch (2) der
16 Mensch is

Zu den Grundlagen und den Perspektiven einer Bypassoperation:

1   E: Und vom rechten Bein (.) vonner Hüfte (.) bis runter zum Knöchel (.) 'ne lange
2   Wunde, (2) da hat man 'ne Vene rausgenommen. (2) von unten nach oben. (.) Und die
3   hat man verarbeitet –eh- hier oben drin. Eine Vene die hier oben drin liegt, die man
4   eigentlich gar nicht braucht, das ist so'n Ersatzteillager, (.) was man schon von Geburt
5   an mit hat, (.) die wurde dann verwendet, (.) und die hält lange, hat mir dann der
6   Operateur hinterher gesagt, aber das was man da raus genommen hat ist eben schon
7   entsprechend des Alters nicht mehr das neueste Material,
8   I: mhm
9   E: und da kann man dann rechnen, (.) dass dann so nach vier fünf Jahren (.) die ersten
10 (.) Probleme dann schon wieder auftauchen können. (.) die dann aber über'n
11 Herzkatheter oder (.) Ballon-eh-katether und so was alles dann doch noch geregelt
12 werden können.

Und weiter zur medizinischen Behandlung:

1   E: das Ding hatten die eingebaut (.) falls mit dem Herzen nach der Operation
2   irgendwas nicht hinhaut. (.) um dann wieder zu reanimieren. (.) um reanimieren zu
3   können, da hat/ waren die Drähte oben wie so'ne/ (.) wie so'n Regenschirmgestell
4   auseinander-eh-gesetzt und diese Kontakte waren an bestimmten Stellen des Herzens.

5   (.)
6   I: mhm
7   E: Und da hätten sie von außen (.) bei nicht regelmäßigem Gang des Herzens oder bei
8   (.) Ausfall, (.) hätten sie über diese Kabel reanimieren können. (2)

Zu den Grundlagen der Nutzung einer Beinprothese:

1   E: Und (.) dann kriegt ich die erste Prothese. (2)
2   I: mhm
3   E: Kriegt man ziemlich früh, (.) damit sich der frische Stumpf auch an –
4   Prothesendruck (.) und so (.) leichter gewöhnt. (2)
5   I: mhm
6   E: Und auch die die Schwellung raus geht. (.) Da die/ dann drängt man durch diese
7   Prothese, die erste die man kriegt, 'ne sogenannte Interimsprothese, (.) da kriegt man
8   dann -eh- so wie so'n Gummistrumpf hier oben rüber (.) gezogen, (.) und an dem
9   hängt im Prinzip auch die Prothese, und dann muss man auch stehen damit, (.) damit
10   dann (.) (   ) dann hier oben so'n so'n Köcher (.) sag ich mal, die Prothesen
11   brauchen da 'n Schaft dazu, (.) ich zeigs Ihnen nachher mal wie das aussieht,

D.) Mangelndes Interesse des Patienten an der eigentheoretischen
     Auseinandersetzung mit der Krankheit

Obwohl das erhobene Datenmaterial (trotz einer gezielten Suche im Sinne des Theoretical Sampling) keine derartigen Prozessverläufe mit einer gewissen Deutlichkeit beinhaltet, sondern nur „Spuren" davon aufzeigt, kann man vor dem Hintergrund der anderen drei grundsätzlichen Prozessverläufe doch zumindest theoretisch begründet vermuten, dass es auch Patienten gibt, die im Krankheitsverlauf ein nur sehr geringes Interesse an Informationen zu ihrer Krankheit und gegebenenfalls auch zu den medizinischen Behandlungsmöglichkeiten entwickeln. Die Patienten gehen mit ihren – vor der eigenen Erkrankung mehr oder weniger differenziert entwickelten – Perspektiven auf Krankheit allgemein in die Begegnung und in die Auseinandersetzung mit der somatischen Funktionsstörung hinein und haben dann die Tendenz, an diesen eigentheoretischen Versatzstücken festzuhalten. Eine solche Haltung kann mit weit entwickelten und aktiven Ausblendungsstrategien des Betroffenen – etwa im Hinblick auf mögliche weitere Verschlimmerungen des eigenen Gesundheitszustandes – verbunden sein. Die mangelnde eigentheoretische Auseinandersetzung des Biographieträgers mit dem Krankheitsgeschehen und entsprechende Ausblendungshaltungen können einerseits zwar möglicherweise den biographischen und auch den alltäglichen Handlungshorizont (zunächst) weit offen halten, da vom Biographieträger auf die krankheitsbedingt beeinträchtigte Körperlichkeit kaum Rücksicht genommen wird, sie erschweren oder verunmöglichen jedoch andererseits Prozesse der Anpassung der alltagsbezogenen und der biographischen Lebensgestaltung an die somatische Funktionsstörung und bergen so das Risiko künftiger gesundheitlicher Krisenphasen und späterer weitaus größerer Einschränkungen im Leben durch die Verschlimmerung der Erkrankung.

5.4.2 Laientheorien ausgewählter thematischer Bereiche

Im folgenden werden grundlegende Ausprägungen von Laientheorien zu ausgewählten thematischen Bereichen sowie die mit den jeweils spezifischen Ausprägungen der Laientheorien verbundenen Implikationen für die Ausgestaltung der Lebensführung der Patienten vorgestellt:

a.) Das Bild des Patienten von der Krankheit

Welche Haltung der Patient seiner Erkrankung gegenüber einnimmt und wie er auf dieser Basis sein Kranksein individuell ausgestaltet, hängt in signifikantem Maße auch davon ab, welches Konzept, welche Vorstellung der Patient von seiner Erkrankung ausformen kann. Die Art und Weise, wie der Biographieträger auf seine Krankheit schaut – die Ausprägung eines individualisierten Bildes der eigenen Erkrankung – stellt einen relevanten Bedingungsrahmen dafür dar, welche Rolle bzw. welcher Einfluss der somatischen Funktionsstörung dann in der Ausgestaltung der Lebensführung des Patienten insgesamt zukommen kann. Insbesondere die subjektive Wahrnehmung und Einschätzung der Wirkungsmächtigkeit der eigenen Erkrankung kann den *tatsächlichen* Einfluss, die reale Mächtigkeit der Krankheit im Leben des Biographieträgers beeinflussen.

Es lassen sich – im Sinne von Eckpolen der theoretischen Varianz – zwei grundsätzliche Ausprägungen des eigentheoretischen Aufbaus eines Bildes des Biographieträgers von der eigenen Erkrankung etablieren:

1) Die Krankheit als schicksalhafte Ereignisverkettung, der man als Patient nur wenig entgegensetzen kann

Die Krankheit kann dem Betroffenen als eine schicksalhaft hereinbrechende, dramatische Ereignisverkettung entgegentreten, die überraschend, heimtückisch – ohne vorherige deutliche Anzeichen – in das Leben tritt und dann schnell eine enorme lebensverändernde Wirkung zu entfalten vermag. Sie ruft – so die Wahrnehmung des Betroffenen – (teils massive) Beeinträchtigungen in verschiedenen Dimensionen des Lebens hervor: Sie kann die Leistungsfähigkeit des Körpers einschränken, sie kann die bisherige berufsbiographische und insgesamt die biographische Planung bedrohen oder gar obsolet werden lassen, sie kann die bisherige Form der Alltagsorganisation in Frage stellen, sie erzwingt das häufige Agieren in der sozialen Welt der Medizin und sie kann Entfremdungsgefühle sich selbst und der sozialen Mitwelt gegenüber auslösen. Der Biographieträger entwickelt das Gefühl, von der Mächtigkeit des Krankheitsgeschehens überrollt zu werden. Die Wucht, mit der die Erkrankung in das Leben tritt – oder die sich bei einer immer weiter voran schreitenden Verschlechterung der gesundheitlichen Lage entwickelt, wenn die Intensität der somatischen Funktionsstörung am Beginn der Krankheitsverlaufskurve zunächst noch vergleichsweise gering gewesen war – begünstigt die Ausprägung der Einschätzung des Patienten, an einer besonders schwerwiegenden Erkrankung zu leiden. Der Betroffene sieht sich einer großen gesundheitlichen Beeinträchtigung ausgesetzt, die eine enorme Verhinderungs- und Begrenzungsmacht im Leben zu entfalten vermag. Die Krankheit erscheint dem Patienten als etwas sehr Bedrohliches und als etwas, das in seinen Herstellungs- und Funktionszusammenhängen nur sehr schwer zu verstehen und zu durchschauen ist. Sie bleibt etwas Fremdes für den Betroffenen, mit dessen Manifestation sich die Lebensführung grundlegend verändert hat. Der Biographieträger entwickelt eine Vorstellung von seiner Erkrankung, die von der Einschätzung dominiert wird, dass es sich bei seiner Krankheit um etwas handelt, das sich aufgrund seiner Mächtigkeit, seiner Bedrohlichkeit und seiner Undurchschaubarkeit eigener Kontrolle und Bearbeitung entzieht – das etwas (zumindest tendenziell) Unkontrollierbar-Heimtückisches darstellt, wobei vom Patienten allenfalls den medizinischen Professionellen eine gewisse Kompetenz in der unmittelbaren Bearbeitung der Somatik zugestanden wird. Der Betroffene kann schnell in ein eigentheoretisches Bearbeitungsdilemma mit einer Fallendynamik geraten: Die fest verinnerlichte Vorstellung des Patienten von der ausgeprägten Schwere und Mächtigkeit der eigenen Erkrankung führt zu der Überzeugung, dass mit der Krankheit wesentliche – gar essentielle – Grundlagen des eigenen Lebens verloren gegangen seien. Der Biographieträger sieht seine aktuelle eingeschränkte Lebenssituation als kausale Folge der somatischen Funktionsstörung an und entwickelt die Überzeugung, dass die Aussicht auf ein sinnerfülltes Leben mit der Krankheit unwiederbringlich verloren sei. Aus der Sicht des Betroffenen ergibt sich seine biographisch und auch alltagsbezogen stark eingeengte Lebensführung – die Entwicklung einer Degression der biographischen Ansprüche des Patienten bis hin in eine biographische Endposition (siehe Kap. 5.2) – zwangsläufig und alternativlos aus der Erkrankung. Die aktuelle und als belastend empfundene Lebenssituation mit der Krankheit wird als grundsätzlich nicht veränderbar angesehen – dementsprechend werden vom Betroffenen auch keine Bearbeitungsstrategien zur Verbesserung der Lebenssituation entwickelt und initiiert. Der Patient fügt sich in die – von ihm als alternativlos empfundene – Lebensführung stark eingeschränkter biographischer und alltagsbezogener Handlungsspannweiten, er sieht seine neue Lebensgestaltung als etwas an, das man erdulden muss, dem gegenüber man nichts oder nur sehr wenig auszurichten vermag. Der Patient verharrt in einer Erleidenshaltung und in einer Erleidensperspektive – die Bearbeitung der Auswirkungen der Erkrankung in den verschiedenen Dimensionen des Lebens erscheint ihm unmöglich. Die Krankheit kann so schnell zum zentralen, zum alles andere dominierenden Lebensproblem, zum Lebensmittelpunkt und zum Orientierungszentrum des Biographieträgers heranwachsen – sie bekommt vom Betroffenen die herausgehobene Relevanz als zentral dominanter Lebensaspekt zugeschrieben, dem sehr viel Aufmerksamkeit gewidmet wird.

2) Die Krankheit als aktiv anzugehende Gestaltungsaufgabe

Die Krankheit kann dem Biographieträger als etwas Behinderndes, als eine Handlungshemmung entgegentreten, sie wird jedoch nicht als alles verändernde und unkontrollierbare Ereignismasse wahrgenommen. Der Patient sieht sich einer Handlungs- und Gestaltungsbehinderung gegenüber, die aber – zumindest in ihren Grundcharakteristika und in ihren grundlegenden Mechanismen – als sinnvoll interpretierbar, kategorisierbar und durchschaubar erlebt wird. Die Erkrankung wird vom Biographieträger als etwas zumindest teilweise Kontrollierbares eingeschätzt. Der Biographieträger entwickelt die Vorstellung, dass seine Krankheit etwas ist, das aktiv und umsichtig von ihm selbst bearbeitet werden muss und auch erfolgreich bearbeitet werden kann – und das dadurch in seinen Auswirkungen im Lebensalltag und in der biographischen Entwicklung begrenzt werden kann. Auf der Grundlage permanenter Umsicht, Sorgfalt und andauernden Engagements wird – so die Wahrnehmung und die Haltung des Patienten – durch tägliche und langfristige aktive Krankheitsbearbeitung ein lebenswertes und sinnerfülltes Leben auch mit bzw. trotz der somatischen Funktionsstörung möglich. Die Bearbeitung der Krankheit wird als etwas gesehen, das nicht ausschließlich in die Zuständigkeit der medizinischen Professionellen fällt – obwohl diesen durchaus eine gewichtige Rolle im Bereich der Stabilisierung der Somatik zugeschrieben wird und sie als Kooperationspartner und Ratgeberinstanzen auch in anderen Bereichen der Krankheitsbearbeitung Anerkennung beim Patienten finden können –, sondern wird vom Patienten als eine eigene zentrale Aufgabe definiert und angenommen. Die Krankheit erscheint dem Biographieträger als ein Lebensproblem, für dessen Bewältigung er selbst die Hauptverantwortung trägt bzw. tragen muss. Die Bearbeitung der Krankheit wird dabei vom Patienten als ein integrierter Aufgabenkomplex verstanden, der verschiedene Dimensionen – entsprechend den Auswirkungsdimensionen der Erkrankung – beinhaltet: Es müssen – aus der Sicht des Patienten – z.B. der Bereich der

Etablierung einer stabilen Ablaufstruktur der Alltagsbewältigung im Rahmen der krankheitsbedingt eingeschränkten körperlichen Leistungsmöglichkeiten, der Bereich der unmittelbaren krankheitsbezogenen Arbeit – etwa die Wundpflege und Bewegungsübungen nach einer Amputation oder die regelmäßige Einnahme der notwendigen Medikamente nach einer Herztransplantation oder bei einer koronaren Herzkrankheit –, der Bereich der regelmäßigen Pflege signifikanter sozialer Beziehungen trotz der z.B. krankheitsbedingt eingeschränkten unmittelbaren körperlichen Mobilität oder der Bereich der weiteren berufsbiographischen Entwicklung – etwa durch die Suche nach alternativen Wegen der beruflichen Karriere, die auch mit der chronischen Erkrankung realisierbar erscheinen – fokussiert und umsichtig-nachhaltig bearbeitet werden. Die eigene Krankheit wird vom Biographieträger als eine ganzheitliche, multiaspektuelle Gestaltungsaufgabe verstanden – als etwas, das sich im Lebensalltag und im biographischen Entwicklungshorizont ausbalancieren lässt und so in seinen Auswirkungen im Leben begrenzt werden kann. Eine solchermaßen ausgeformte Perspektive auf die Erkrankung und auf die Handlungsnotwendigkeiten in der eigenen Krankheitsbearbeitung kann die Ausprägung einer Lebensführungsgestaltung des Patienten begünstigen, in der neben der Krankheit noch andere signifikante, sinnerfüllende Lebensbezüge aufrechterhalten werden können und die Erkrankung nur einen – wenn auch sehr relevanten – integrierten Teilbereich des Lebens neben anderen darstellt (siehe Kapitel 5.2).

Mehrere Bedingungen können die Entwicklung einer Vorstellung des Patienten von seiner Erkrankung im Sinne der beiden dargestellten grundsätzlichen Ausformungsvarianten beeinflussen[106]:

*Von einiger Bedeutung für die Ausprägung eines Bildes, eines Konzeptes der eigenen Krankheit durch den Betroffenen ist die Art und Weise, wie der Eintritt der Erkrankung in das Leben erfahren wird – wie also gewissermaßen die „Initialzündung" in der Auseinandersetzung mit der eigenen Krankheit ausgestaltet ist.[107]
   Werden dem Betroffenen Gesundheitsprobleme überraschend von Ärzten zugeschrieben, ohne dass er bisher selbst gesundheitliche Beschwerden verspürt hat – wird der Biographieträger also unerwartet von „außen" als

---

106 Ein Teil der folgenden Ausführungen wurde vom Autor bereits als Arbeitsbericht Nr.44 des Instituts für Soziologie der Otto-von-Guericke-Universität Magdeburg als „graue Literatur" veröffentlicht (Detka 2007b). Für das vorliegende Kapitel wurde der ursprüngliche Text noch einmal überarbeitet. Die übernommenen Textpassagen sind am Beginn und am Ende jeweils mit „*" gekennzeichnet.
107 Zur Kernkategorie der „Initialzündung in der Begegnung mit der Krankheit" siehe auch Kapitel 5.2.2.

Mensch mit somatischen Funktionsstörungen definiert –, und erfordern die somatischen Funktionsstörungen sofort somatisch-ausgerichtete, medizinisch-professionelle Bearbeitungsstrategien in Form intensiver oder auch invasiver Behandlungsprozeduren, wird begünstigt, dass das Auftreten der Krankheit vom Betroffenen als plötzlich hereinbrechende, „äußere" Ereignisverkettung erlebt wird, die sich gewissermaßen heimtückisch-unbemerkt hinter dem eigenen Rücken entwickelt habe und der man selbst machtlos gegenüber stünde – als ein Phänomen, das sich eigener Beobachtung und eigener Kontrolle entzieht und das gerade deshalb vor allem durch professionelle Handlungsstrategien kontrolliert und bearbeitet werden muss. Der Betroffene kann schnell ein Bild von der Krankheit und von deren Bearbeitung als ihm fremd gegenüberstehende und übermächtige Ereignisse entwickeln. Die Krankheit kann rasch zum – so gesehen nur medizinisch-professionell zu bekämpfenden – zentralen Lebensproblem werden.*

Klaus Rebenstock wird im Rahmen einer Blutspende aufgefordert, seinen Hausarzt aufzusuchen und sich untersuchen zu lassen. Der Hausarzt konfrontiert ihn mit dem Befund, herzkrank zu sein:

1 E: und dann -eh- (3) ja dann fing das eigentlich schon/ vorher nie krank gewesen, (.)
2 I: aha
3 E: Sport getrieben alles, (2) und (.) dann auf einmal, (.) Blut spenden gewesen hier (.)
4 ne, und dann haben se gesagt ja ich müsste mal nach'm Arzt gehen und müsst mich
5 mal untersuchen lassen (.) ne,
6 I: mhm
7 E: dann war/ da war der Seifenbach noch nicht hier; (.) ((kurzes Auflachen)) es war
8 noch der alte Arzt; (der (.)   ); und -eh- (.) ja; (.) und (.) hingegangen und so und so
9 (2) Schein von der Blutspenderzentrale da in Frankfurt (.) und (   ) gesagt, (.)
10 ich hätte nichts mit'm Herzen. (.) sagt er: ja aber sie habens doch geschrieben hier ja,
11 I: ja
12 E: und dann hat er 'n EKG gemacht das erste EKG meines Lebens, (2) ja, (.) und (.) ja
13 (.) dann hat er sich die Haare gerauft und hat mich gleich krankgeschrieben. (2) und
14 hat mich dann überwiesen, (.) Stadtkrankenhaus, (.) ja und -eh- (3) da hab ich dann/
15 (.) da ham se dann festgestellt das ich mit'm Herzen hatte, ja, (.) aber was, (.) nein. (.)
16 I: mhm
17 E: also geringfügig; Herzrhythmusstörungen und so weiter nich, dann kriegt ich dann
18 'ne Zeitlang Tabletten dafür, (.) ja und (.) jedesmal wenn ich mich aufgeregt habe,
19 dann -eh- (2) dann wurde es kritisch. (3) ((räuspert sich)) (.)
20 I: aha
21 E: und (.) Beerdigungen oder sowas, (.) ne und (.) dann hab ich dann leichtere Arbeit
22 gekriegt; also dann durft'ich dann nicht mehr auf Montage fahren, (2) und ja dann
23 Magazinverwalter gemacht und so was alles da ja, (.)

Die Diagnose der Herzerkrankung entfaltet sofort Wirkungen im Leben Klaus Rebenstocks, er wird medikameniert (17-18) und muss sein berufsbiographisches Aufstiegshandlungsschema aufgeben – gerät in eine berufsbiographische Endposition (21-23).

Ein anderer Bedingungsrahmen liegt vor, wenn der Betroffene selbst gesundheitliche Beschwerden bemerkt und sich – gewissermaßen als erste eigene Bearbeitungsstrategie – mit der Bitte um Hilfe an das medizinisch-professionelle System wendet. Die Erfahrung, selbst die Bearbeitung der eigenen Leiden initiiert zu haben, begünstigt die Erkenntnis, dass man als Betroffener die Initiative ergreifen kann und muss – dass man für die Ausgestaltung des Lebens mit der chronischen Krankheit selbst Verantwortung trägt. Der Biographieträger kann leichter eine Haltung entwickeln, die von der Vorstellung dominiert ist, dass man aktiv mit seiner Krankheit umgehen kann und muss und selbst für die Bearbeitung der Auswirkungen der somatischen Funktionsstörung in den verschiedenen Dimensionen des Lebens zuständig ist. Der medizinische Apparat und dessen Aktivitäten werden dann nicht als vollkommen übermächtig und unbeeinflussbar erlebt. Die professionellen Bearbeitungsstrategien werden – als nachgefragte Hilfe – vom Betroffenen als ein Teilbereich der Gesamtbearbeitung der Krankheit gesehen.

Es lassen sich weitere Bedingungen in der Phase der Manifestation der Erkrankung im Leben des Betroffenen identifizieren, die einen Einfluss dahingehend entwickeln können, dass die Krankheit im Erleben des Patienten zu einem Ereignis ausgeprägter Intensität, starker Bedrohlichkeit und weitgehender Unkontrollierbarkeit wird. Dadurch wird wiederum begünstigt, dass die Krankheit aufgrund der so erfahrenen Bedrohlichkeit zum Lebensmittelpunkt des Patienten wird – zum Zentrum der eigenen Orientierung und Aufmerksamkeit.

Wenn von den behandelnden Ärzten somatische Funktionsstörungen im Herzbereich festgestellt werden und der Patient mit dieser Information konfrontiert wird, jedoch trotz aufwendiger medizinischer Verfahren (zunächst) keine genaue Diagnose über die Art und über das Ausmaß der Schädigung gestellt werden kann – wenn also gewissermaßen der Name der Krankheit fehlt (Balint 1996: 46-47) –, kann das zu Gefühlen der Unsicherheit und der Angst beim Patienten führen – aus der Perspektive des Patienten wird die Funktionsstörung des eigenen Körpers zu etwas Nicht-Klassifizierbarem, zu etwas Undurchschaubarem.

Es ist möglich, dass das Verhalten der Ärzte und der Pflegekräfte im Krankenhaus oder in anderen medizinischen Einrichtungen dem Patienten gegenüber von diesem als Hinweis auf die Schwere seiner Erkrankung interpretiert wird. Dem Agieren der medizinischen Professionellen wächst dann die Funktion von symbolträchtigen Rückmeldungen und Spiegelungen für den Betroffenen im Prozess des Aufbaus einer Identität als chronisch Kranker zu. Symbolische Kundgaben wie z.B. eine extreme Sorgfalt des Pflegepersonals, die Zuteilung großer Aufmerksamkeit oder ausgeprägte Kontroll- und Überwachungsstrategien können so für den Betroffenen zu Zeichen dafür werden, dass eine besonders schwerwiegende gesundheitliche Beeinträchtigung vorliegt – dass sein Gesundheitszustand sehr „zerbrechlich" ist und eine große Anfälligkeit für Entstabilisierungen aufweist. Die Verhaltensmuster der Ärzte und der Pflegekräfte werden zu signifikanten Symbolen in der Auseinandersetzung des Patienten mit sich selbst und mit der Krankheit und gehen – und das insbesondere in der Phase nach dem Eintritt der Krankheit in das Leben – in das Selbstbild des Patienten und in dessen Bild von der Krankheit ein. Eine große Aufmerksamkeit des Klinikpersonals ihm gegenüber kann so aus der Perspektive des erkrankten Biographieträgers die große Intensität seiner gesundheitlichen Beeinträchtigung verbürgen – die Krankheit erscheint ihm als etwas sehr Bedrohliches, als etwas Mächtiges, dass nur schwer zu kontrollieren ist. Dabei ist es für die Wirkung auf den Patienten nicht von Bedeutung, ob die Symbolisierungen des Klinikpersonals intendiert oder ungewusst übermittelt werden.

Erlebt der Patient eine Akutphase der Krankheit in der Öffentlichkeit – eine Situation, in der der Körper so stark beeinträchtigt ist, dass sich der Betroffene (eine Zeit lang) ohne jegliche Handlungs- und Reaktionsmöglichkeit sieht und umgehend Hilfe anderer Menschen herbeisehnt – und muss dabei jedoch die Erfahrung realisieren, dass ihm in dieser Situation nicht von anderen geholfen wird, kann die daraus erwachsende - Enttäuschung hinsichtlich der Unzuverlässigkeit der unterstellten allgemeinen sozialen Beziehungsreziprozitäten zwischen allen Menschen und die Angst vor künftigen vergleichbaren Erlebnissen die Bedrohlichkeit der Krankheit in der Vorstellung des Betroffenen erhöhen.

Zur Illustration soll noch einmal auf das bereits im Kapitel 5.2.2 genutzte Datenbeispiel aus dem Interview mit der im Herzbereich erkrankten Marita Helmich zurückgegriffen werden:

1   E: und am siebzehnten September, werd ich nich vergessen, ich komm aus'm Garten,
2   (.) und ich hab 'ne Allergie gegen Mäuse und Ratten.
3   ((Auslassung: schildert ihre früheren Probleme damit))
4   E: und ick sehden Sonnabend/ (.) bin da allein im Garten, und seh da so'n kleenet
5   Viehchen laufen; (.) ick hab mich ja noch beherrscht. bin ja noch noch jekommen hier
6   bis (.) Sternstraße, an dem Kiosk, (.)
7   I: mhm
8   E: und denn war Feierabend. (.) ich hab keine Luft mehr jekriegt. ick hab am Baum
9   jehangen, ick konnt nich rufen, schreien nichts. (.) ich hab nur noch versucht 'n Auto/
10   kam noch hier der Batteriefritze da der -eh- Händler an, der hat mir freundlich
11   zurückgewinkt, (.) ich wolltn ja nur anhalten, der hat zurückjewinkt, der hat jedacht
12   ick wink'n, (.) nu war es um halb sechse, (.) Sonnabends, (.) nachmittags, ich werd
13   knallrot jewesen sein im Jesicht, (.) konnt mich kaum auf de Beine halten, da werden
14   de Leute jedacht haben: die is besoffen. (.) ja, (.) denkt man ja heutzutage. ich denke
15   jetzt anders. (.) wenn ick irgendwie einen sehe; ja, (.) nich, (.) und denn haben da 'n
16   paar Kinder jespielt und gottseidank kamen die nun an und haben sich scheinbar erst

17 amüsiert, (.) und da hab ich bloß noch jekeucht daß se sollen mal rübergehen, (.)
18 und denn kam der Türke an, mit'm Handy, (.) sagt er: was is, (.) ich sage: Notarzt. (.)
19 nich, der hat mich denn rüber/ ich hab nich mal die paar Schritte jeschafft auf de
20 Bank; da war ja 'ne Bank zum hinsetzen. (.) der hat mich denn rüberjebracht und war
21 denn och gleich der Notarzt da.

Für Marita Helmich war die Erfahrung, eine gesundheitliche Krise in der Öffentlichkeit zu erleben und lang auf die Hilfe anderer Menschen warten zu müssen, eine Erfahrung, die ihre Vorstellung von der Mächtigkeit und der Gefährlichkeit ihrer Erkrankung stark beeinflusst hat. Dieses Erlebnis beschäftigt sie noch lange und hat zur Folge, dass Marita Helmich ihren Aktivitätsradius einschränkt:

1 E. ich bin sonst och so viel verreist und so, na dit trau ich mich jetzt alles nich
2 mehr; (.) ja? (.) wegen dem wegen der Herzgeschichte; und vor allem was ich nich
3 verkraftet habe war eben wie ich auf der Straße unjegippt bin, (.) und keiner geholfen
4 hat. (.) ja?
5 I: mh
6 E: und dis sagt der Dr. Thule och immer und meine Ärztin hier ja,: ich soll dis
7 überwinden ja wie wollen se'n dis überwinden? (.) dis is garnicht so einfach; da
8 kommt jedesmal so/ ich habs 'n paarmal versucht voriges Jahr im Sommer ich wollt
9 in'n Garten da wurde mir so komisch, (.) da bin ich wieder umgekehrt bin wieder
10 nach Hause; (.) ja, also weil ich mir/ weil ich dis einfach nicht <u>weiter</u> schaffe dann. (.)
11 dann kommt diese Angst denn ja? und dis sagten se och hier inner inner Klinik da
12 hier,: ja ich muß dit überwinden; aber wie? (.)
13 I: ja
14 E: dis is garnicht so einfach; (.) ja? (.) is ich seh dis immer, sobald mir irgendwie so'n
15 bißchen ulkig wird, denn se ich dis wieder vor mir wie ich da am Baum gehangen
16 habe und keiner hilft, (.) die Leute gehen vorbei, (.) und denn is/ (.) und denn is total
17 aus. (.) ja? (.) denn is aus.

Auch die medizinisch-professionelle Behandlung der somatischen Funktionsstörung im Zentrum der High-Tech-Medizin – mittels höchst aufwendiger und hochtechnisierter Verfahren, wie sie z.B. Herztransplantationen darstellen – zum einen und die Anwendung spezieller Behandlungsverfahren, mit denen medizinisches Neuland betreten wird und bei denen dementsprechend noch wenig professionelle Routine ausgebildet ist, zum anderen, können dazu führen, dass der Erkrankung und deren Bearbeitung im Erleben des Betroffenen eine hohe symbolische Bedeutung zuwächst.

Demgegenüber kann eine weitgehend ambulante ärztliche Behandlung – gewissermaßen innerhalb der routinierten medizinischen „Normalversorgung" – dem Betroffenen ein anderes Bild von der Krankheit vermitteln. Die somatische Funktionsstörung und deren Auswirkungen erscheinen als etwas, das kontrollierbar ist. Dieser Zusammenhang ist z.B. dann nahezu selbstevident, wenn der Patient nur leicht medikamentiert und nur in größeren zeitlichen Abständen zu ärztlichen Kontrolluntersuchungen in die ambulante Praxis einbestellt wird. Aber auch eine stationär durchgeführte Operation kann in dem genannten Sinne wirken, wenn sie von den medizinischen Professionellen entsprechend gerahmt und von dem Patienten als Routinebehandlung verstanden und gesehen wird.

Für Hans-Ulrich Schliewen scheint seine bevorstehende Bypass-Operation eine zur fachärztlichen Berufsroutine gehörende und vielfach bewährte Behandlungsstrategie darzustellen, der er ohne größere Sorge oder gar Angst entgegensieht. Dies ergibt sich aus dem folgenden Transkriptionsauschnitt in Verbindung mit dem Kontext der Interviewdarstellung, der hier aus Platzgründen nicht auch als Datenbeleg präsentiert werden kann:

1　E: rauf auf die Waage, (.) und dann durch's Haus gefahren, (.) ja und hoch
2　(　　), die Untersuchungen unten hatten se ja alle soweit schon recht
3　gründlich gemacht, (.) oben dann auch nochmal Blut abgenommen und
4　ähnliches mehr, (.) auf jeden Fall (.) vierzehn Tage
5　Krankenhausaufenthalt, (.) mit Entwässerung des Körpers, (.) -eh-
6　Ultraschalluntersuchungen am Herzen, (.) Schlagadern (　　), (.) und alles
7　mögliche, Herzkatheter, -eh- (.) an Blutuntersuchungen und -eh-
8　Ultraschalluntersuchungen sind/ die sind so (.) daß ich jetzt zur Zeit
9　darauf warte, (.) daß meine schriftliche Einladung kommt, nach Berlin,
10　zum -eh- Dreifachbypass. (.) Dreifachkoronar(2)bypass.

Hans-Ulrich Schliewen sieht sich im Krankenhaus sorgfältig untersucht und behandelt. Er erwartet hinsichtlich seiner bevorstehenden Bypass-Operation die gleiche Qualität des medizinischen Handelns, die er im Rahmen der Voruntersuchungen – die er im vorliegenden Datenausschnitt schildert – kennen gelernt hat.

Es bleibt allgemein festzuhalten, dass der Patient auch bei intensiveren medizinischen Eingriffen die Einschätzung entwickeln kann, er bewege sich auf den Pfaden der medizinischen "Normalversorgung" und könne sich bedenkenlos auf die Hilfe der medizinischen Professionellen einlassen. Dafür müssen jedoch bestimmte Bedingungen erfüllt sein: Zum einen muss der Patient durch die Beobachtung des ärztlichen Handelns Vertrauen in die Sorgfalt und in die Zuverlässigkeit des professionellen Handelns aufgebaut haben. Zum anderen muss ihm durch das medizinische Personal (gewusst oder ungewusst) vermittelt worden sein, dass es sich bei dem medizinischen Eingriff um ein routinisiertes und auf der Grundlage großer Erfahrung realisierbares Verfahren handelt.

Es kann für Patienten, die eine Haltung der Resignation angesichts des als übermächtig empfundenen Krankheitsgeschehens entwickelt haben, einen ersten Schritt auf dem Weg der erfolgreichen Bearbeitung und Überwindung der Resignation bedeuten, wenn sie – und sei es auch zunächst nur in kurzen Phasen – die Erfahrung machen, dass auch andere Perspektiven auf das Leben mit der Krankheit, neben der resignativen, möglich sind.

Klaus-Peter Riedeberg versinkt – wie weiter oben bereits erwähnt – nach der Amputation seines zweiten Beines in tiefer Hoffnungslosigkeit und kann keine positive Haltung einem Leben ohne Beine gegenüber entwickeln. Eine Krankenschwester, die seinen mangelnden Lebenswillen beobachtet, konfrontiert ihn in dieser Situation mit einem (sicherlich etwas gewagten) Scherz:

```
1   E: Dann stand die neben meinem Bett (2) -eh- die Hände so (.) inne Hüfte gesteckt,
2   sagte sagte: Herr Riedeberg, (.) sagt sie, (.) was wollen sie denn nun eigentlich noch,
3   (.) noch mehr abnehmen? (.) geht nicht. (2) Das geht nicht. (.) Schluss damit. (.) Alles
4   haben wir für sie getan, sie haben keinen Schweißfuß mehr, keine Hornhaut mehr, sie/
5   ((leicht lachend)) und dann hab ich gesehen wie die Augen die/ (.) die hat ein richtig
6   ernstes Gesicht gemacht aber in den Augen hat man gesehen dass sie innerlich (.)
7   platzt beinahe vor Lachen. (2) Dann musst ich lachen. (.) Und von dem an Tag ging's
8   bergauf.
```

Die humoristische bzw. ironische Anspielung der Schwester wird für Klaus-Peter Riedeberg zum Anlass, zumindest zeitweise die düstere Sichtweise seinem weiteren Leben gegenüber aufzugeben und einen anderen, einen zum eigenen Leid und zur eigenen Resignation distanzierteren Blickwinkels einzunehmen. Klaus-Peter Riedeberg realisiert die Erfahrung, dass die resignierte Perspektive sich selbst und seinem weiteren Leben gegenüber nicht zwangsläufig die einzig mögliche Sichtweise darstellt, dass andere Betrachtungsweisen der eigenen Problematik – etwa eine ironisch-distanzierte – möglich sind. Ohne dass dadurch bereits der weitere Prozess der Ausformung seines Umganges mit seiner gesundheitlichen Beeinträchtigung in einer bestimmten Richtung determiniert ist, stellt diese Erfahrung für Klaus-Peter Riedeberg jedoch einen ersten Schritt auf dem Weg aus seiner Resignation dar.

Ohne unmittelbaren inhaltlichen Bezug zu den beiden oben dargestellten grundsätzlichen Ausprägungsformen eines Bildes des Patienten von seiner Erkrankung soll noch auf zwei weitere Phänomene hinsichtlich der möglichen Betrachtungsweisen einer chronischen Erkrankung durch die Betroffenen hingewiesen werden[108]:

Menschen, die aufgrund einer arteriellen Verschlusskrankheit ein Bein oder beide Beine verlieren, können auch eine Perspektive auf ihre gesundheitliche Beeinträchtigung entwickeln, aus welcher der Verlust der Beine das zentrale Krankheitsmerkmal darstellt. Das Leben ohne Beine wird als die eigentliche gesundheitliche Beeinträchtigung angesehen – als die zentrale Ausdrucksgestalt der eigenen Erkrankung. Die nach der Beinamputation ausgeformte Vorstellung des Betroffenen von seiner Erkrankung wird von

---

108 Im Kapitel zur biographischen Verarbeitung der Krankheit wurde darauf hingewiesen, dass auch ein Zusammenhang besteht zwischen der biographischen Situierung der Erkrankung – der Frage, in welcher Phase des lebenszyklischen Ablaufmusters die somatische Funktionsstörung in das Leben des Betroffenen tritt – und der Ausformung einer spezifischen Vorstellung von der eigenen Erkrankung, die dadurch jeweils begünstigt wird. Diese Thematik soll daher an der vorliegenden Stelle nicht noch einmal aufgegriffen werden.

den sichtbaren Einschränkungen der Körperlichkeit dominiert – dem Verlust der Beine – und nicht etwa von der – weiter voran schreitenden – arteriellen Verschlusskrankheit, die die Amputation notwendig werden ließ. Die genaue Art der Grunderkrankung, deren Entstehungsbedingungen und auch das Risiko weiterer aus ihr erwachsender Gesundheitsbeeinträchtigungen können dabei unter Umständen sogar vom Patienten undurchschaut bleiben.

Die Perspektive des Patienten auf das Krankheitsgeschehen kann so ausgestaltet sein, dass die somatische Funktionsstörung – die chronische Herzkrankheit oder der Verlust eines oder beider Beine – und deren medizinisch-professionelle Bearbeitung vom Biographieträger als ein untrennbarer Sinnzusammenhang wahrgenommen wird. Die Krankheit und deren medizinische Behandlung – z.B. in Form invasiver und schmerzhafter Behandlungsmaßnahmen, in Form langer Aufenthalte in der Institution Krankenhaus unter weitgehender Fremdbestimmung der alltäglichen Ablauforganisation, in Form beängstigender und belastender Diagnosen oder auch in Form der Konfrontation mit ärztlich geforderten oder zumindest ernsthaft angeratenen drastischen Änderungen der Lebensführung zur Reduzierung des Risikos einer Verschlimmerung der Erkrankung – treten dem Patienten als eine untrennbare Erlebnisgestalt gegenüber.[109]

b) Eigentheorien zur Verursachung der Krankheit

Das Nachdenken des Biographieträgers über mögliche Verursachungshintergründe seiner Erkrankung kann zu einer relevanten Grundlage für die Ausgestaltung der Lebensführung mit der Krankheit – etwa durch die Anregung einer Änderung der Lebensführungsstilistik im Sinne z.B. neuer, krankheitsangemessener Ernährung- und Bewegungsroutinen oder aber auch durch den aus der Perspektive des Betroffenen durch die Krankheit unmittelbar erzwungenen Verzicht auf viele frühere Aktivitätsbezüge – werden. Im folgenden sollen einige mögliche Eigentheorien von Patienten zum Entstehungszu-

---

109 Eng mit der Thematik der eigentheoretischen Ausformung eines individualisierten Bildes von der eigenen Krankheit verwandt ist auch der Bereich der Vorstellungen von Patienten zur Bezogenheit von Gesundheit und Krankheit aufeinander. Eine erschöpfende Darstellung zu den verschiedenen möglichen eigentheoretischen Betrachtungsweisen auf das Verhältnis von Gesundheit und Krankheit zueinander – auf die Vorstellung von Gesundheit und Krankheit im Sinne von Teilen eines sich gegeneinander ausschließenden Gegensatzpaares (im Sinne eines Kippschalter-Modells) wurde in anderem Zusammenhang bereits hingewiesen (Kapitel 5.2.2), das Gegenbild dazu besteht in der Vorstellung, Gesundheit und Krankheit seien die zwei Eckpole eines Kontinuums, mit der Möglichkeit eines allmählichen Überganges zwischen den Polen in beide Richtungen (Brähler 2003: 11) – war im Forschungsgang nicht vorgesehen und hätte auch ein anderes methodisches Setting erfordert. Zu dieser Thematik sei beispielhaft auf Faltermaier/Kühnlein/Burda-Viering 1998, Frank 2001 verwiesen.

sammenhang ihrer somatischen Funktionsbeeinträchtigung und die möglichen Implikationen spezifischer Laientheorien für die Ausformung des individuellen Krankseins vorgestellt werden:

Wertet der Biographieträger die Entstehung seiner somatischen Funktionsstörung – einer chronischen Herzkrankheit oder einer arteriellen Verschlusskrankheit – als eine direkte Folge bestimmter Ereignisverkettungen im Verlaufe seiner biographischen Entwicklung – etwa langandauernder Phasen schlechter Ernährungsbedingungen im Zusammenspiel mit permanenten physischen und psychischen Überforderungskonstellationen –, so kann sich beim Betroffenen z.B. die Vorstellung manifestieren, seine „Lebensenergie" sei durch die ungünstigen Rahmenbedingungen des Lebens „vor der Zeit" verbraucht. Im Zusammenspiel mit der Interpretationsfolie eines eigentheoretischen Konzeptes von Gesundheit, in dem Gesundheit etwas darstellt, mit dem man weitgehend voll ausgestattet am Beginn des Lebens startet und dass dann im Verlaufe des Lebens durch negative bzw. belastende Lebenseinflüsse beeinträchtigt bzw. abgebaut werden kann[110], kann eine solche Vorstellung begünstigen, dass der Betroffene sich mit seiner somatischen Funktionsstörung selbst in einer Lebensphase definiert, die durch einen sich fortschreitend verdunkelnden Erwartungshorizont hinsichtlich biographischer Ansprüche gekennzeichnet ist. Es wird nichts mehr an grundlegenden biographischen Entwicklungen erwartet – der Biographieträger richtet sich in einer biographischen Endposition ein.

Die Auseinandersetzung des Patienten mit dem Verursachungsrahmen seiner Erkrankung kann auch die Frage nach möglichen eigenen Schuldanteilen in der Krankheitsgenese einschießen. So können z.B. vom Biographieträger so gesehene eigene Persönlichkeitsmerkmale für die Entwicklung der somatischen Funktionsstörung (mit)verantwortlich gemacht werden – wenn sich der Patient etwa als ein Mensch einschätzt, der sich aus dem fest im eigenen Charakter verankerten Bestreben heraus, stets allen von außen an ihn gesetzten Erwartungen ohne Rücksicht auf die eigenen Leistungsgrenzen bestmöglich nachzukommen, im Verlaufe seiner lebensgeschichtlichen Entwicklung immer wieder in Überforderungssituationen gebracht hat, die nur durch einen außergewöhnlichen und auf Dauer die Gesundheit schädigenden Einsatz an Kraft und Energie zu bewältigen gewesen waren. Eine solche eigentheoretische Vorstellung von den Entstehungsbedingungen der Erkrankung kann einerseits ein Anstoß für eine Änderung der bisherigen Lebensstilistik des Biographieträgers hin zu einer aus seiner Sicht krankheitsangemessenen und weiteren gesundheitlichen Krisen vorbeugenden Lebensführung sein, wenn der Patient zu der Einschätzung kommt, seine grundlegenden

---

110 Faltermaier u.a. sprechen bei einer solchen Vorstellung von Gesundheit und Krankheit treffend von einem „Batterie-Modell" (Faltermaier u.a. 1998: 85).

Haltungen sich selbst und seiner sozialen Mitwelt gegenüber positiv verändern zu können. Eine solche Vorstellung kann jedoch andererseits auch eine Verlaufskurve biographischer Degression begünstigen, wenn der Biographieträger die Einschätzung entwickelt, aufgrund der Belastungen in der Vergangenheit sei seine Gesundheit unumkehrbar „verbraucht".

Die Zuschreibung eigener Schuld an der Entstehung der somatischen Funktionsstörung durch frühere Verhaltensfehler kann die Krankheit in der Vorstellung des Betroffenen auch zu etwas Schicksalhaftem werden lassen, dass eine „Bestrafung" für das frühere einmalige – z.B. bei einem Verkehrsunfall, der eine Beinamputation zur Folge hatte – oder mehrfache bzw. langandauernde Fehlverhalten – z.B. bei einer ungesunden Ernährungsweise oder bei der Anhäufung anderer Risikofaktoren – darstellt. Eine solche Einschätzung kann die Mobilisierung eigener Kräfte zur Bearbeitung der Verlaufskurvendynamik in den verschiedenen Dimensionen des Lebens blockieren, wenn die Erkrankung dem Betroffenen als unumkehrbare Folge des früheren eigenen Handelns bzw. Unterlassens erscheint.

Identifiziert der Biographieträger in der eigentheoretischen Auseinandersetzung mit seiner Erkrankung frühere eigene Handlungs- bzw. Unterlassungsanteile im Entstehungskontext seiner somatischen Funktionsbeeinträchtigung, so muss das jedoch nicht zwangsläufig einen unmittelbaren Einfluss auf die konkrete Ausgestaltung des Krankseins des Patienten entfalten. Solcherart Überlegungen zu eigener „Schuld" an der Krankheitsentstehung können z.B. auch in eine Haltung des Patienten eingebettet sein, die sehr stark auf die Identifizierung und die Ausgestaltung möglicher Sinnbezüge des Lebens trotz und mit der Erkrankung ausgerichtet ist, und bleiben dann innerhalb eines solchen, stark „nach vorne" gerichteten, hoffnungssuchenden Blickes des Biographieträgers als – vom Biographieträger so gesehene – nachrangige und im nachhinein wenig sinnvolle Fragen unterbelichtet oder werden im weiteren Leben weitgehend ausgeblendet.

Klaus-Peter Riedeberg sieht nach seinen Amputationen einen Zusammenhang zwischen seinem Umgang mit seiner langjährigen Erkrankung an Diabetes mellitus und der auf der Basis einer arteriellen Verschlusskrankheit dann vollzogenen Amputation beider Beine ab den Knien:

1 E: Und in Wandlitz fing man auch an, (.) -eh- mir Insulinspritzen zu verpassen. (.)
2 hatte ich vorher nie. (.) Ich hab/ mich hat man zwar mal als Diabetiker erwischt (.) so,
3 (2)
4 I: mhm
5 E: vorher mal irgendwann. (.) und -eh- ich hab nie Tabletten genommen, ich hab das
6 immer mit 'ner Diät hingekriegt. (2) ich ich - hab mich allerdings dann auch der
7 ärztlichen regelmäßigen Kontrolle entzogen, muss ich noch dazu sagen. dasdasdas ist

8   (.) vielleicht vielleicht na ja war bestimmt falsch. (.) also sonst (2) (nein) muss schon
9   zugeben (.) das war (   ), hätt ich lieber nicht machen sollen. (.) Aber es war nun
10   man halt so

Klaus-Peter Riedeberg hat über Jahre die möglichen Auswirkungen einer nicht adäquat behandelten Diabetes-Erkrankung systematisch ausgeblendet. Im Transkriptionsausschnitt wird sein Umgang mit der diagnostizierten Erkrankung im Sinne einer
„Flucht" vor der Krankheit deutlich symbolisiert („als Diabetiker *erwischt*", 2;
„der ärztlichen regelmäßigen Kontrolle *entzogen*", 6-7). Klaus-Peter Riedeberg
hat seine chronische Diabetes-Erkrankung defokussiert, er hat medizinische Kontrollstrategien vermieden, die ihn gezwungen hätten, sich mit der Diabetes-Erkrankung
auseinanderzusetzen, und hat sich selbst mit der (falschen) Annahme beruhigt, seine
praktizierten Ernährungsroutinen würden zur Bearbeitung der Diabetes-Erkrankung
ausreichen („ich hab das immer mit ′ner Diät hingekriegt", 5-6). Die weitgehende
Nichtbeachtung der Diabetes-Erkrankung wird von Klaus-Peter Riedeberg nach
der beidseitigen Beinimputation klar als ein Teil des Verursachungsrahmens für die
Amputationen identifiziert (6-9), er versucht jedoch, sich nicht zu intensiv auf die
Konfrontation mit der schmerzhaften Frage nach eigener Schuld an der Entwicklung
hin zu einem Leben ohne Beine einzulassen – was auf der Textebene des Interviews
symptomatisch dadurch zum Ausdruck kommt, dass die Diabetes-Erkrankung innerhalb des Interviews nur im vorgestellten Transkriptionsausschnitt und dabei
im Rahmen einer Hintergrundskonstruktion, die durch die Zugzwänge des Erzählens
ausgelöst wird und in der ursprünglichen Erzählintention des Informanten nicht
vorgesehen war, Erwähnung findet. Darüber hinaus wird das Schmerzhafte und
das Bedrückende der Frage nach einer eigenen Schuld am Verlust beider Beine durch
den Umgang mit der Diabetes-Erkrankung durch die zögerliche, mit sich selbst
gewissermaßen in innerem Dialog ringende Darstellung des Informanten zum
Ausdruck gebracht („vielleicht vielleicht na ja war bestimmt falsch. (.) also sonst (2)
(nein) muss schon zugeben (.) das war (   ), hätt ich lieber nich machen sollen.", 8-9).
Klaus-Peter Riedeberg fokussiert nach den Amputationen stark die Zukunft mit
seiner gesundheitlichen Beeinträchtigung und entwickelt eine deutlich positive
Perspektive auf das eigene Leben auch ohne Beine, wie in zahlreichen Passagen
des Interviews zum Ausdruck kommt.

Auch bei Ulrich Linz werden Überlegungen zu den Anteilen eigener Schuld am
unfallbedingten Verlust seines Beines von einer streng auf ein vielschichtiges
und erfüllendes Leben auch mit nur einem Bein gerichteten Perspektive überlagert –
wie sich an mehreren Stellen des Interviews zeigt. Ulrich Linz ist sich jedoch
des Zusammenhangs zwischen seinem eigenen Verhalten in der Unfallsituation und
dem Unfallhergang durchaus bewusst:

In der ersten Darstellung zum Unfall:

1   E: dann haben wir gefeiert, da war ne Weihnachtsfeier und -eh- angemeldet unter
2   Kollegen, ne, (.) und da haben wir auch ein bisschen was getrunken, gehört dazu zu
3   einer Feier. (.) Dann hab ich überlegt, ob ich meinen Zug noch kriege, um nach hause
4   zu fahren und es ging dann hoch (.) ein paar Treppen hoch zum Bahnsteig in

5   Longenwalde, der liegt ja höher als die Straße ist. (.)
6   I: mh
7   E: Und der Zug fuhr an und ich wollte aber unbedingt mit dem Zug mit. Es war im
8   Dezember, war eigentlich kein nasser Tag aber durch den Fahrwind (.) anzunehmen
9   war das Trittbrett vereist, auf dem bin ich ausgerutscht und zwischen Trittbrett und
10   Bahnsteigkante war eine erhöhte Bahnsteigkante, an und für sich liegt der Bahnsteig
11   tiefer als die Trittbretter vom Zug, aber das (.) war erhöht ähnlich wie bei der S-Bahn
12   in Berlin und dazwischen gekommen, und da war es passiert.

Und an anderer Stelle im Interview:

1   E: Ich kann es auch nicht mehr sagen. (.) Ist der Zug schneller angefahren als normal?
2   (.) Als junger Bursche biste auf die, das waren die alten Wagen mit den Trittbrettern.
3   Biste während der Fahrt ausgestiegen um den, um den Wagen rum und so weiter. (.)
4   I: mhm
5   E: Ein, (.) eine Tür raus, in die nächste rein. Wir haben da rumgealbert. (.) Es hätt ja
6   schon immer was passieren können. Man war ja auch leichtsinnig. Auch das (.) war
7   leichtsinnig. Gibt's keine Frage, (.) das war leichtsinnig. Ja, aber siehst ja, die anderen
8   sind dann weitergefahren. Ich bin ins Krankenhaus gekommen und wir, ich war nicht
9   alleine. Wir waren aus Stettin mindestens 4 Lehrmeister. (.) Die anderen dreie sind
10   eingestiegen und sind dann nach Hause gefahren. (2) Ich bin da geblieben.

Auch wenn der Informant in seiner Darstellung im Interview die emotionale Wirkung des Unfalls tendenziell als eher eingegrenzt verstanden haben möchte, ist doch eine gewisse Bitterkeit hinsichtlich des ihm widerfahrenen Schicksals deutlich herauszuhören – etwa wenn er seine Arbeitskollegen, die den Unfallort im Sinne alltäglicher Routinen wie geplant verlassen haben, zu sich selbst und zur einschneidenden Relevanz des Unfalls für sein Leben in scharfen Kontrast setzt: „Die anderen drei sind eingestiegen und sind dann nach Hause gefahren. (2) Ich bin da geblieben." (9-10).

Auch Darstellung der Situation, in der Ulrich Linz erfahren hat, wer der Lokführer des Zuges war, unter den er geraten war, lässt aufscheinen, dass die Frage nach dem Unfallhergang eine zwar in ihrer Wirkung auf die Ausgestaltung seiner Perspektive auf das Leben als körperlich behinderter Mensch folgenarme, jedoch durchaus belastende Frage für Ulrich Linz war und ist:

1   E: (Bis) vor 3 Jahren oder so, (.) hab ich das durch Zufall mal mitgekriegt. (.) Auch
2   ein Lockführer aus dem Chor. Wir haben in unserem Chor 3 Lockführer, ehemalige
3   Lockführer aber.(.) Die unterhielten sich so und mal von das und das. Man spricht
4   dann auch, haben sie ein Wildschwein überfahren, und so weiter und so fort. Hat der
5   gesagt, naja bei dir (.) das war ja Meiler. Ach sag ich, Meiler war das. (.) Und dieser
6   Herr Meiler, der kann ja nichts dafür, um Gottes Willen, würd ich doch nie. Dieser
7   Herr Meiler hat einen Garten hinter mir.
8   I: Der weiß das ja wahrscheinlich.
9   E: Er weiß, er weiß. Naja.

Ulrich Linz erfährt, dass ein Mitglied des Chores, in dem er selbst seit vielen Jahren engagiert mitarbeitet, den Unfallzug gefahren hat. Und er erfährt darüber hinaus, dass sein Chorkollege und Gartennachbar wusste und weiß, dass mit seinem Zug Ulrich Linz verletzt wurde – und es ihm gegenüber nie thematisiert hat. Trotz der mehrfachen Beteuerung, dem Lokführer und Sangeskollegen keine Schuld nachzutragen

(„der kann ja nichts dafür, um Gottes Willen, würd ich doch nie." 5-6), zeigt die Darstellung des Informanten symptomatisch doch, wie schmerzhafte und bittere Gedanken und Gefühle mit dem Unfall und mit der darauf bezogenen Schuldfrage für ihn verknüpft sind: Der Lokführer wird mehrfach sehr distanziert gekennzeichnet: „dieser Herr Meiler" (5-7). Der Verweis darauf, dass der Chorkollege und Gartennachbar weiß, dass er in den Unfall Ulrich Linzes verwickelt war, hat einen sehr vorwurfsvollen Unterton, der sich vermutlich darauf bezieht, dass der Lokführer den Vorgang Ulrich Linz gegenüber nie thematisiert hat: „Er weiß. er weiß. Naja." (9). Und die Darstellung des thematischen Übergangs vom Überfahren eines Wildschweines zum Hinweis, wer der Lokführer während des Unfalles von Ulrich Linz war – in der vom Informanten im Interview wiedergegebenen Unterhaltung während einer Zusammenkunft des Chores –, lässt eine gewisse Bitterkeit des Informanten hinsichtlich des Unfalles und hinsichtlich des Umganges damit durch die Lokführer, die lange darüber schweigen, wer den Zug gefahren hat, aufscheinen (3-4).

5.5 Die Arbeit an der Etablierung und Aufrechterhaltung einer Alltagsorganisation mit der Krankheit

Mit dem Eintritt und mit der Weiterentwicklung einer chronischen Gesundheitsbeeinträchtigung der untersuchten Krankheitsbilder chronische Herzkrankheiten und Amputationen im Bereich der unteren Gliedmaßen können massive Auswirkungen im Bereich der Alltagsorganisation des Patienten verbunden sein. Als Alltagsorganisation soll im folgenden die Ablaufstruktur aller Aktivitäten zur Bewältigung des Lebensalltages im privaten und im beruflichen Bereich verstanden werden, z.B. die Tagesroutinen zur Absicherung von Ordnung und Hygiene, die Absicherung finanzieller Solidität, die Routinen der Nahrungszubereitung und -aufnahme sowie die Realisierung von regelmäßigen Aktivitäten verschiedener Ausrichtung im privaten Bereich und die Routinen der Erfüllung der beruflichen Aufgaben.[111] Mit dem Eintritt einer schweren gesundheitlichen Beeinträchtigung der fokussierten Krankheitsfelder lässt sich in der Regel die bisherige Ausgestaltungsform der Alltagsorganisation nicht mehr aufrecht erhalten. Die krankheitsbedingt eingeschränkten körperlichen Möglichkeiten des Patienten zur Bewältigung des Lebensalltages – z.B. aufgrund einer ausgeprägten Herzinsuffizienz oder nach der Amputation beider Beine – lassen die bisherige Form der Alltagsbewältigung obsolet werden. Es wird für den erkrankten Biographieträger – gegebenenfalls nach dem erfolgreichen Abschluss einer akutmedizinischen

---

111 Im vorliegenden Kapitel finden sich einige thematische Überschneidungen mit dem Kapitel zur biographischen Verarbeitung in Krankheitsprozessen, die sich nicht vermeiden lassen, wenn beide Kapitel aus sich selbst heraus verständlich bleiben sollen.

Behandlungsphase – zu einer Gestaltungsaufgabe, auf der Grundlage der unmittelbaren krankheitsbedingten Einschränkungen ein neues Arrangement der alltäglichen Lebensbewältigung zu entwerfen, umzusetzen und dauerhaft zu etablieren. Die Bewältigung der alltäglichen Aufgaben der Existenzsicherung wird zu einem zentralen Bereich der Lebensführung des Erkrankten mit seiner somatischen Funktionsstörung. Der Biographieträger steht vor der Aufgabe, neue funktionierende Ablaufroutinen der Alltagsbewältigung unter den veränderten Rahmenbedingungen der Existenz mit seiner chronischen Krankheit auszuformen.

Im folgenden sollen aus prozessanalytischer Perspektive zunächst die grundsätzlichen Prozessalternativen im Bereich der Ausformung einer neuen Alltagsorganisation mit der chronischen Gesundheitsbeeinträchtigung vorgestellt werden. Dann werden zentrale, mit den grundlegenden Prozessvarianten verbundenen Basisstrategien von Patienten im alltagsbezogenen Umgang mit ihrer Krankheit erläutert und Herstellungsmechanismen und Bedingungskonstellationen dieser Basisstrategien – sowie zentrale Lernprozesse der Patienten dabei – dargestellt.

5.5.1 Grundlegende Prozessvarianten der Ausgestaltung einer Alltagsorganisation mit der Krankheit

Die Analyse des empirischen Datenmaterials hat zwei grundlegende Prozessvarianten der Ausgestaltung einer Alltagsorganisation mit einer chronischen Erkrankung im Bereich der untersuchten Krankheitsfelder aufgezeigt:[112]

---

112 Vor dem Hintergrund der beiden in empirischer Analyse gewonnenen Prozessvarianten ist grundsätzlich eine weitere grundlegende Variante theoretisch denkbar, die jedoch im erhobenen Datenmaterial nicht präsent ist und im Zuge der Datenerhebungswellen auch nicht erhoben werden konnte: Es könnte Patienten geben, denen es sehr schwer fällt, das vor dem Krankheitseintritt etablierte Arrangement der Alltagsbewältigung an die krankheitsbedingten Einschränkungen anzupassen, bisherige Lebensroutinen – etwa Ess- und Trinkgewohnheiten oder körperlich dann den erkrankten Körper überfordernde Freizeitaktivitäten oder auch berufliche Karrierehandlungsschemata – aufzugeben und neue, an der somatische Funktionsstörung ausgerichtete Alltagsroutinen zu entwickeln und einzuüben. Solche Schwierigkeiten könnten dann mit massiven Ausblendungsstrategien des Betroffenen einher gehen – mit Versuchen, die Notwendigkeit der Änderung der alltäglichen Lebensstilistik systematisch zu defokussieren – und letztendlich durch die Beförderung einer weiteren Verschlechterung der gesundheitlichen Lage im Zuge krankheitsunangemessenen Verhaltens und verbunden mit dem Zusammenbruch der Ausblendungskulisse zu einer besonders massiven Beeinträchtigung des Lebensalltages führen.

A) Die Krankheit wird zum Lebensmittelpunkt in einer stark eingegrenzten Alltagsorganisation
B) Die permanente flexible Anpassung der Alltagsorganisation an die somatische Funktionsstörung und an deren Weiterentwicklung

A) Dic Krankheit wird zum Lebensmittelpunkt in einer stark eingegrenzten Alltagstagsorganisation

Es gibt Prozessverläufe, in denen der Erkrankung innerhalb des Systems der Alltagsorganisation des Patienten eine absolut dominierende Rolle und Relevanz zuwächst. Der Betroffene etabliert eine Form der Ausgestaltung der Alltagsbewältigung, in welcher der Lebensalltag auf sehr niedrigem Anspruchsniveau ausbalanciert wird: Im Mittelpunkt der Orientierung und der praktischen Alltagsgestaltung des Patienten steht die Erkrankung. Die Krankheitsentwicklungen – z.B. Phasen besseren und schlechteren gesundheitlichen Empfindens oder auch dauerhafte Verschlechterungen des Gesundheitszustandes – und die Routinen der unmittelbaren Krankheitsbearbeitung – z.B. die Wundpflege nach einer Amputation, die regelmäßige Tabletteneinnahme, die streng in ihrem zeitlichen Ablauf und in ihrer Auswahl an Lebensmitteln geregelte Ernährung oder die ambulante Pflege durch einen Pflegedienstleister – geben den Lebenstakt vor. Es wird vom Betroffenen vor allem die somatische Funktionsbeeinträchtigung sowie deren professionelle und eigene, unmittelbar somatisch bezogene Bearbeitung fokussiert. Der Lebensalltag wird vom Biographieträger auf der Basis weniger, routinisierter Kernaktivitäten ausbalanciert, die Alltagsorganisation ist auf nur sehr wenige Ablaufroutinen zur Absicherung der Existenz – z.B. im Bereich der Hygiene, der Ordnung, der Essenszubereitung und einer geringen Anzahl von vor allem im Wohnbereich realisierbaren Freizeitaktivitäten – geschrumpft. Der Betroffene begrenzt seine Aktivitäten auf die basalen Aufgaben der unmittelbaren Absicherung des Lebensalltages. Darüber hinaus gehende Handlungsimpulse – z.B. die Pflege intensiver sozialer Beziehungen in sich regelmäßig wiederholenden sozialen Settings außerhalb des unmittelbaren Wohnumfeldes des Biographieträgers, zeitintensive Hobbys sowie Reisen zu Familienmitgliedern oder auch aus Interesse am Reiseziel – werden kaum oder überhaupt nicht mehr realisiert. Diese Form der Alltagsbewältigung kann so zum alltagsbezogenen Ausdruck einer biographischen Endposition des Betroffenen werden – einer Perspektive (sowie der entsprechenden praktischen Lebensgestaltung) des Biographieträgers auf sich selbst und auf seine weitere biographische Entwicklung, die dadurch gekennzeichnet ist, dass aus der Sicht des Patienten mit der Erkrankung wesentliche Grundlagen für ein sinnerfülltes und vielgestaltiges Leben verloren gegangen seien und daher nun vom Leben nichts mehr an grundlegenden und sinnstiftenden biographischen Entwicklungen erwartet werden könne (siehe Kapitel 5.2). Der Aktivitätsradius des Betroffenen reduziert sich im Wesentlichen auf die wenigen Kernaktivitäten der unmittelbaren Alltagsbewältigung in nur geringen Variationsspannweiten, auf biographische Planungen wird weitgehend verzichtet. Die Alltagsorganisation kann dabei die Form einer ausnahmslos starr geregelten Ablaufstruktur mit sich täglich wiederholenden Kernaktivitäten annehmen. Bei gesundheitlichen Beeinträchtigungen, die eine Unterstützung durch bezahlte ambulante Pflegedienstleistungen angezeigt erscheinen lassen – z.b. bei einem allein wohnenden Patienten, dem beide Beine amputiert worden sind –, können die institutionellen Pflegemaßnahmen zum Kern des Ablaufrhythmus´ der Alltagsorganisation werden, um den herum dann die wenigen eigenen Aktivitäten des Biographieträgers angeordnet bzw. eingepasst werden müssen.

B) Die permanente flexible Anpassung der Alltagsorganisation an die somatische Funktionsstörung und an deren Weiterentwicklung

Es gibt Prozessverläufe, in denen der Patient durch den Aufbau einer flexiblen Alltagsorganisation Spielräume für eine Lebensgestaltung gewinnt, die nicht ausschließlich durch die Krankheit bestimmt und von der Krankheit dominiert ist. Es gelingt dem Biographieträger, Handlungsroutinen im Umgang mit der somatischen Funktionsstörung im Alltag und in der Ausformung einer Alltagsorganisation mit der Krankheit zu entwickeln und zu etablieren, auf deren Grundlage die somatische Funktionsstörung in einen Lebensalltag integriert werden kann, der neben der Krankheit und deren Bearbeitung weitere signifikante Lebensbezüge bzw. Aktivitätsbereiche beinhaltet. Der alltägliche Lebenshorizont des Patienten reduziert sich nicht auf den Sinnhorizont der Krankheit – es wird auch im Leben mit der Erkrankung an sinnstiftenden Handlungsbereichen und an Ansprüchen hinsichtlich der Planung und der Realisierung biographischer Handlungsschemata festgehalten. Dies wird erreicht durch die permanente Entwicklung und Etablierung neuer, krankheitsangemessener Routinen der Alltagsbewältigung – mit dem Ziel, den Lebensalltag aktiv auszubalancieren. Der Biographieträger erlernt einen situationsflexiblen Umgang mit den krankheitsbedingten Einschränkungen im Alltag. Die Ablaufstruktur der Alltagsorganisation wird flexibel und jeweils situationsangemessen auf den aktuellen Stand der somatischen Funktionsstörung bzw. auf deren jeweilige Weiterentwicklung hin ausgerichtet – z.B. bei sich weiter einschränkenden körperlichen Möglichkeiten zu längeren Reisen zu signifikanten Bezugspersonen durch den Rückgriff auf alternative Kommunikationsmöglichkeiten, wie etwa eine regelmäßig-routinisierte Telephonkommunikation zu festen Zeiten, oder bei krankheitsbedingt unmöglich gewordenen Freizeitbeschäftigungen durch die Beschäftigung mit Hobbys, die auch mit der somatischen Funktionsstörung realisiert werden können. Den Kern der Ausbalancierung des Lebensalltages macht die aktive wechselseitige Anpassung zwischen den vom Biographieträger gewünschten und anvisierten Handlungsmöglichkeiten im Alltag einerseits und dem aktuellen Stand der somatischen Funktionsstörung und den damit unmittelbar verbundenen Einschränkungen der körperlichen Leistungsfähigkeit andererseits aus.[113] Krankheitsbearbeitung im Alltag wird von den betreffenden Patienten als ein permanenter unmittelbarer Prozess der Ausrichtung des Lebensalltages an der jeweils aktuellen gesundheitlichen Lage verstanden und vom Biographieträger als Gestaltungsaufgabe angenommen. Das Ziel ist die Bewahrung größtmöglicher Aktivitätsspannweiten und relevanter Sinnquellen auch im Leben mit der somatischen Funktionsstörung.

5.5.2 Basisstrategien im Umgang mit der Krankheit

Patienten entwickeln grundlegende Strategien des Umgangs mit ihrer chronischen gesundheitlichen Beeinträchtigung im Lebensalltag. Solche Basisstrategien liegen – in ihrer je spezifischen Ausprägung – jeder Form einer Alltagsorganisation mit einer chronischen Krankheit der untersuchten Krankheitsfelder zugrunde. Sie bilden den zentralen Antriebsmechanismus, die Dynamik der individuellen Gestaltung der Ablaufstruktur der Alltagsbewältigung. Solche Basisstrategien können sehr verschiedenartig ausgeformt sein. Im folgenden werden zunächst (a) Basisstrategien des Umgangs mit der Krankheit im Lebensalltag vorgestellt, die – im Sinne systematischer Bedingungen – die Ausprägung einer Alltagsorganisation begünstigen, in der sich die Erkrankung zum dominanten Lebensmittelpunkt innerhalb sehr eingeschränkter Aktivitätsspannweiten des Betroffenen entwickelt (im Sinne der oben dargestellten grundlegenden Prozessvariante A). Dann werden (b) Basisstrategien dargestellt, welche die Ausprägung einer Alltagsorganisation mit der chronischen Erkrankung begünstigen, in der die somatische Funktionsstörung durch permanente flexible und umsichtige Anpassungsprozesse in ihren Auswirkungen im Lebensalltag begrenzt werden kann (im Sinne der oben dargestellten grundlegenden Prozessvariante B). Schließlich kommen

---

113 Auch bei gesundheitlichen Beeinträchtigungen, denen keine somatische Funktionsbeeinträchtigung zugrunde liegt, die sich weiterentwickeln kann – bei traumatischen Amputationen – kann sich das dargestellte Prinzip der flexiblen Anpassung der Alltagsorganisation an die eingeschränkten körperlichen Möglichkeiten manifestieren: z.B. wenn der Patient neue Prothesen mit anderen Laufeigenschaften bekommt.

(c) noch Basisstrategien zur Sprache, deren jeweils spezifische Ausformung dann erst die Ausprägung der einen bzw. der anderen grundlegenden Prozessalternative im Bereich der Alltagsorganisation mit einer chronischen Gesundheitsbeeinträchtigung der untersuchten Krankheitsfelder begünstigt. Einigen der aufgeführten Basisstrategien liegen Lernprozesse – im Sinne von Herstellungsbedingungen bzw. Voraussetzungen – zugrunde, die dann jeweils erläutert werden. Auch andere Bedingungen für die Ausbildung von spezifischen Basisstrategien des Umgangs mit der chronischen Krankheit werden aufgegriffen.

(a) Basisstrategien in einer Alltagsorganisation, in der die Krankheit zum dominanten Lebensmittelpunkt bei stark eingeschränkten Aktivitätsspannweiten des Biographieträgers wird

Es gibt Patienten, die ihren Blick hinsichtlich ihrer gesundheitlichen Lage sehr stark und eng eingegrenzt auf die somatische Dimension der Krankheitsverlaufskurve – auf das somatische Geschehen – fokussieren. Im zentralen Aufmerksamkeitsfokus des Betroffenen steht die somatische Funktionsstörung. Ausbalancierungs- und Anpassungsstrategien im Bereich der alltäglichen Lebensbewältigung sind dementsprechend streng somatisch definiert: Das alleinige Kriterium für die Bewertung von Aktivitäten – ob z.B. eine Reise geplant und angetreten wird, ob gesellige Runden bei Bekannten aufgesucht werden oder ob an einem geliebten Hobby auch mit der Krankheit festgehalten wird – liegt für den Patienten in der Antwort auf die Frage, ob eine spezifische Handlung als dem angegriffenen Gesundheitszustand zuträglich bzw. förderlich oder eben abträglich bzw. gefährlich erscheint. Die alleinige Konzentration auf die körperliche Funktionsstörung lässt die Relevanz weiterer Lebensbezüge aus dem Blick des Betroffenen geraten. Die Krankheit kann schnell zum Lebensmittelpunkt heran wachsen, weitere Aktivitätsbereiche werden vernachlässigt.

Eine Herstellungsbedingung einer streng somatisch fokussierten Perspektive des Biographieträgers auf das Krankheitsgeschehen kann die Ausprägung einer sehr starken Orientierung des Patienten an der somatisch ausgerichteten medizinisch-professionellen Bearbeitung der Krankheit darstellen. Der Patient richtet sein eigenes Bearbeitungshandeln am – vor allem somatisch orientierten – Handeln der medizinischen Professionellen aus. Dazu gehören z.B. die Umsetzung der ärztlichen Verhaltensvorschriften im Lebensalltag – etwa hinsichtlich einer grundsätzlichen Änderung der Ernährungs- und Bewegungsroutinen bei einer koronaren Herzkrankheit – und die Realisierung der ärztlich verordneten regelmäßigen Arbeit an der somatischen Funktionsstörung – etwa die Wundpflege nach einer Amputation oder das regelmäßige Abmessen der Flüssigkeitsaufnahme unmittelbar nach einem Herzinfarkt. Weitere mögliche Bearbeitungsdimensionen neben der (natürlich sehr wichtigen) Stabilisierung der Somatik – z.B. hinsichtlich der Rückgewinnung einer positiven biographischen Entwicklungsperspektive, aus der die Planung und die Realisierung neuer biographischer Handlungsschemata möglich und sinnvoll erscheint – bleiben in der Perspektive des Patienten unterbelichtet.

Zu den Kernelementen der Ausformung einer Alltagsorganisation mit der Krankheit, in der die Krankheit zum dominierenden Lebens- und Orientierungsmittelpunkt wird, gehören Strategien des aktiven Rückzugs aus Lebensbereichen und des Verzichtes auf bisherige Aktivitätsbereiche im Leben mit der somatischen Funktionsbeeinträchtigung.[114] Der Betroffene meidet z.B. Orte bzw. Situationen, die einen Rahmen für intensivere soziale Kontakte bieten – etwa öffentliche gesellige Zusammenkünfte wie Volksfeste, aber auch die zentralen Einkaufsmöglichkeiten der Wohngegend oder Familienfeiern –, er zieht sich aus weiten Bereichen des sozialen Wohnumfeldes zurück und begrenzt seine soziale Kontakte auf nur wenige Bezugspersonen, z.B. aus der eigenen Familie. Es ist auch möglich, dass der Patient generell tiefgängigere reziproke soziale Beziehungen als nicht mehr erfüllend erlebt und daher nicht mehr aktiv pflegt – was letztlich den Betroffenen in eine insgesamt marginale Position in seinem sozialen Umfeld führen kann. Darüber hinaus verzichtet der Biographieträger auf frühere Handlungsbereiche – z.B. Reisen mit Freunden, den regelmäßigen Besuch von außerhalb wohnenden Familienmitgliedern oder die Ausübung eines geliebten Hobbys – und reduziert seine eigenen Aktivitäten auf wenige, routinisierte Kernaktivitäten der Alltagsbewältigung, verzichtet weitgehend auf Lebensbezüge außerhalb der unmittelbaren Alltagsorganisation und begrenzt seine eigene Mobilitätsreichweite auf den Bereich des unmittelbaren Wohnumfeldes. Die vom Biographieträger selbstinitiierte Verengung des eigenen Aktivitätsradius' im Zuge des aktiven Rückzugs- und Vermeidungsverhaltens bedeutet faktisch die „freiwillige" Aufgabe von wesentlichen Lebensbezügen aus der Zeit vor der Erkrankung und kann den Betroffen in eine Lebenssituation ausgeprägter sozialer Isolation führen. Mit dem Rückzugs- und Vermeidungsverhalten können auch aktive Versuche des Biographieträgers einher gehen, den daraus erwachsenden Grad der eigenen sozialen Isolation systematisch auszublenden. Trotz solcher Defokussierungsversuche kann aus der fehlenden bzw.

---

114 Die folgenden Kategorien sind überwiegend bereits im Kapitel zur biographischen Verarbeitung in Krankheitsprozessen entwickelt worden. Sie werden im vorliegenden Abschnitt erneut aufgegriffen, weil die Mechanismen des Rückzuges aus Lebensbezügen sowohl eine biographische als auch eine alltagsbezogene Komponente der Krankheitsbearbeitung darstellen. Auf empirische Belege wird jedoch verzichtet.

geringen Eingebundenheit in verlässliche und tiefgängige soziale Beziehungen letztlich ein starker Erleidensdruck für den Betroffenen erwachsen, der jedoch nicht dazu führt, dass vom Patienten Strategien zur Neuetablierung signifikanter Sozialbeziehungen entwickelt und initiiert werden. Der Biographieträger hält vielmehr an seinen Rückzugs- und Vermeidungsstrategien fest.

Auf der Basis des erhobenen Datenmaterials lassen sich zwei systematische Bedingungskonstellationen für die Ausprägung der dargestellten Form eines Rückzugs- und Verzichtsverhalten in der Ausgestaltung einer Lebensführung mit der chronischen gesundheitlichen Beeinträchtigung identifizieren:

Einen Antriebsmotor für den aktiven Rückzug aus früheren Lebensbereichen und den Verzicht auf bisherige Aktivitätsbereiche kann die Angst des Patienten darstellen, aufgrund seiner Krankheit von anderen diskreditiert zu werden (Goffman 1999). Für den Betroffenen stellt die eigene versehrte Körperlichkeit ein persönliches Merkmal mit einem hohen Stigmatisierungspotential dar. Nach außen deutlich sichtbare Markierer der somatischen Funktionsbeeinträchtigung – etwa der Rollstuhl oder auch die Beinprothesen nach einer Amputation – werden vom Patienten als Stigmasymbole (ebd.: 58-63) eingeschätzt, die allen Interaktionspartnern das Ausmaß der Schädigung seines Körpers anzeigen. Auch spezifische somatische Reaktionen in bestimmten, wiederkehrenden sozialen Situationen – wenn sich z.B. mehrfach während geselliger Zusammenkünfte ausgeprägte Krankheitssymptome, etwa starke Schmerzen, manifestieren, die der Betroffene anderen Teilnehmern gegenüber nicht verbergen kann – können in einem ähnlichen Sinne vom Betroffenen als Krankheitsausdrücke eingeschätzt werden, die ein Stigmatisierungspotential darstellen. Der erkrankte Biographieträger fürchtet sich davor, aufgrund seiner somatischen Funktionsstörung von anderen als ein Mensch wahrgenommen und behandelt zu werden, der anders ist als die überwiegende Mehrheit der Menschen, der eine abweichende Körperlichkeit hat und – wie es oftmals tatsächlich in Stigmatisierungsprozessen der Fall ist (ebd.) – von anderen als ein Mensch gesehen wird, der in der Gesamtheit seiner Merkmale nicht zur Gruppe der „normalen" Menschen gehört, sondern insgesamt eine abweichende Existenz darstellt. Das körperliche Merkmale der eingeschränkten Gesundheit wird in diesem Sinne – so zumindest die Befürchtung des Patienten – von den Interaktionspartnern des Betroffenen auch auf den Bereich der Identität bzw. der Persönlichkeitsmerkmale ausgedehnt. Der Erkrankte fühlt sich aus der Gruppe der „normalen Menschen" ausgesondert.

Eine wesentliche Bedingung dafür, dass sich die Angst des Patienten vor Stigmatisierungserfahrungen auf Dauer manifestieren und zur Grundlage eines ausgeprägten Rückzugs- und Verzichtsverhaltens werden kann, liegt in einer mangelnden Akzeptanz des Krankheitsgeschehens durch den Biographieträger. Ohne die Ausbildung einer akzeptierenden Haltung des Betroffenen der Krankheit und sich selbst als Erkranktem gegenüber kann die somatische Funktionsstörung kaum zu einem integrierten Teil des Lebens werden. Die Krankheit wird vom Patienten nicht als normaler Teilbereich seines Lebens angenommen und bleibt so ein ständig virulentes Lebensproblem – wodurch sich die Angst vor Stigmatisierungserfahrungen chronifizieren kann. Eine weitere Herstellungsbedingung für die Ausbildung und für die dauerhafte Etablierung systematischer Rückzugs- und Verzichtstrategien kann in einer spezifischen eigentheoretischen Verarbeitung des Krankheitsgeschehens durch den Biographieträger liegen, die diesen in eine ausgeprägt dilemmatische Fallenkonstellation geraten lässt: Die betreffenden Patienten kommen in der theoretischen Auseinandersetzung mit dem Krankheitsgeschehen zu der Überzeugung, dass die eigene somatische Funktionsstörung eine besonders schwere Gesundheitsbeeinträchtigung mit großer Verhinderungsmacht darstelle, die zwangsläufig massive einschränkende Auswirkungen im Leben entfaltet und den eigenen Handlungshorizont extrem begrenzt. Vor diesem Hintergrund wird von den Betroffenen das eigene Rückzugs- und Vermeidungsverhalten nicht als selbstinitiierte Gestaltungsalternative, sondern als zwangsläufig, als unabweisbar aus der chronischen Erkrankung hervorgehend gesehen – als in kausalem Sinne durch die somatische Funktionsstörung verursacht. Der systematische Rückzug aus Lebensbezügen und der Verzicht auf Aktivitätsbereiche wird von den betreffenden Patienten als unmittelbare Krankheitsfolge gewertet – aus der Perspektive der Betroffenen erzwingt die Krankheit alternativlos eine Lebensführung extrem begrenzter Handlungshorizonte, einen Lebensalltag in den engen Grenzen der unmittelbaren Existenzabsicherung. Darüber hinausgehende Aktivitätsbereiche werden als mit der somatischen Funktionsstörung nicht mehr realisierbar eingeschätzt. Dadurch wird ein Mechanismus in Gang gehalten, der die Rückzugs- und Verzichtsstrategien in den Lebensalltag des Betroffenen „einbetoniert": Eine Bearbeitung der vom Patienten als stark belastend erlebten Lebenssituation des Verzichtes und der Beschränkung erscheint dem Betroffenen als unmöglich, als undenkbar und wird daher gar nicht erst nicht fokussiert. Der eigene extrem begrenzte Aktivitätsradius erscheint dem Patienten als direkte Krankheitsfolge, die nicht bearbeitet werden *kann*. Da der Biographieträger seine Lebenssituation als nicht änderbar ansieht, werden vom ihm auch keine Strategien der Bearbeitung der Zurückgezogenheit, der sozialen Isolation entwickelt. Der Betroffene entwickelt eine Haltung, nach der man sich als Erkrankter in die – als alternativlos erlebte – Situation einfügen müsse. Er verharrt auf Dauer in der Erleidensperspektive, Bearbeitungsstrategien werden nicht in Gang gesetzt.

(b) Basisstrategien in einer Alltagsorganisation, in der die Krankheit durch permanente flexible und umsichtige Anpassungsprozesse in ihren Auswirkungen im Lebensalltag begrenzt werden kann

Es gibt Patienten, die versuchen, durch die permanente umsichtige Anpassung der konkreten Ausgestaltung der Alltagsorganisation an die somatische Funktionsstörung eine Form der Lebensgestaltung zu etablieren und aufrechtzuerhalten, bei der trotz der Erkrankung vielfältige Lebensbezüge bzw. Aktivitätsbereiche aufrechterhalten werden können. Solche Anpassungsstrategien zur aktiven Ausbalancierung des Lebensalltages mit der somatischen Funktionsstörung können sehr vielgestaltig sein. Sie zielen zum einen auf die Sicherung bisheriger Aktivitätsbereiche und Handlungsspielräume – z.B. die Bewahrung ausreichender und damit die Beruflichkeit insgesamt sichernder Handlungsmöglichkeiten im Berufsalltag auch mit der somatischen Funktionsstörung durch Anpassungen des beruflich-organisatorischen Arrangements, etwa durch Teilzeitarbeit bei einer eingeschränkten Leistungsfähigkeit des Herzens, oder z.B. die Bewahrung umfassender Mobilität durch den behindertengerechten Umbau des Autos nach einer Beinamputation – und zum anderen auf die Gewinnung und die dauerhafte Etablierung neuer Handlungsmöglichkeiten im Leben mit der Krankheit ab. Durch die letztgenannten Strategien der Neuerschließung von Handlungsmöglichkeiten im Lebensalltag soll ein Ausgleich geschaffen werden für Aktivitätsbereiche, die mit dem Eintritt der Erkrankung unwiederbringlich verschlossen bleiben – z.B. durch die Ausübung einer spezifischen Behindertensportart, wenn nach einer Beinamputation die Ausführung der bisher geliebten Freizeitsportart unmöglich geworden ist. Der Patient lotet neue, potentielle Bereiche der Lebenswelt aus, in denen auch mit der somatischen Funktionsstörung Handlungsmöglichkeiten bestehen – mit dem Ziel, die Lebensqualität in der Lebensphase mit der chronischen Krankheit zu erhöhen. Auch werden die konkreten alltagsbezogenen Rahmenbedingungen des Lebens vom Patienten konsequent an den aktuellen Zustand bzw. an die antizipierte Weiterentwicklung der somatischen Funktionsbeeinträchtigung angepasst, um die Handlungsmöglichkeiten im Lebensalltag weitestgehend zu bewahren – z.B. kann durch den Umzug in eine der eigenen durch eine Herzinsuffizienz abnehmenden körperlichen Leistungsfähigkeit angemessenen Wohnung im Erdgeschoss und in der unmittelbaren Nähe von Einkaufsmöglichkeiten versucht werden, auch weiterhin weitgehend ohne fremde Hilfe selbstständig zentrale Aufgaben der Alltagsbewältigung abzusichern und eine gewisse unmittelbare Mobilität im Wohnumfeld zu bewahren.

Ulrich Linz realisiert nach seiner unfallbedingten Amputation mehrere Anpassungsleistungen im Bereich der Alltagsbewältigung, er organisiert z.B. den behindertengerechten Umbau seines Autos, um sich eine nahezu uneingeschränkte Mobilität zu sichern, und er schafft es, die Genehmigung und die finanzielle Unterstützung durch die Behörden (in der ehemaligen DDR) für den Einbau einer neuen Heizung zu organisieren, wodurch fortan die große körperliche Belastung durch das Heizen mit Kohlen entfällt:

1   E: Wir hatten hier Ofenheizung. Ja, nun ist das anstrengend. Du musst ja dann die
2   Asche rausnehmen, dann musst du heizen (.) und die Kohle hoch holen uns so weiter
3   und so fort. Und wir haben beantragt, (.) Heizung. (.)
4   I: mhm
5   E: Naja in der Genossenschaft geht das schlecht, hier eine Heizung einzubauen. Jetzt
6   kam der Vorschlag, (.) Nachtspeicheröfen. (.) Das würden wir genehmigen. Sage, und
7   wer soll das bezahlen? (.) Da wurde geholfen, da hat die Stadt, da haben wir einen
8   Antrag an die Stadt gestellt, an den Bürgermeister. Und -eh-, die haben was
9   dazugegeben. Ich weiß heute nicht mehr die Summe (.) und die Genossenschaft (.)
10   und das Meiste haben natürlich wir bezahlt und wir haben dann Nachtspeicheröfen
11   gehabt. War eine super Erleichterung. (.) Und immer eine warme Bude.

Auch kann es zu den grundlegenden Strategien des Biographieträgers im Umgang mit seiner Erkrankung gehören, eine Haltung gegenüber krankheitsbedingten Einschränkungen im Lebensalltag auszuformen, die man als „akzeptierender Verzicht" bezeichnen könnte. Der Patient akzeptiert diejenigen Auswirkungen der somatischen Funktionsstörung im Leben, die sich auch durch hartnäckigen Widerstand – durch aktive Anpassungs- oder Transformationsversuche – nicht grundlegend bearbeiten lassen – z.B. bisherige Lebensgewohnheiten, die mit der Krankheit nicht aufrechtzuerhalten sind, wie etwa regelmäßige Fernreisen zu Freunden und zu Familienangehörigen bei einer chronischen Funktionsbeeinträchtigung im Herzbereich, die das Reisen in jeder Art von Verkehrsmitteln zu einer Belastung für das Herz-Kreislaufsystem werden lässt – und findet sich damit ab. Es kann dann alternativ, im oben dargestellten Sinne, vom Patienten nach Kompensationsmöglichkeiten für die entfallenen Aktivitätsbereiche gesucht werden.

Die Ausprägung der dargestellten Basisstrategien im Zuge der Etablierung einer Alltagsorganisation mit einer Gesundheitsbeeinträchtigung in den untersuchten Krankheitsfeldern, in der die Krankheit in ihren Auswirkungen im Lebensalltag begrenzt wird, kann durch mehrere Bedingungen – in Form von Lernprozessen des Patienten – begünstigt werden:
        Eine wesentliche Voraussetzung für die flexible und situationsangemessen Anpassung des Lebensalltages an die somatische Funktionsstörung und

an deren Weiterentwicklung liegt darin, dass der Biographieträger lernt, Gestaltungsspielräume in der alltäglichen Lebensbewältigung zu identifizieren und zu nutzen. Der Patient entwickelt Kompetenzen darin, Möglichkeiten der Anpassung der konkreten Form der Alltagsorganisation – z.b. im Bereich der familiären Arbeitsteilung in der privaten Alltagsbewältigung, im Bereich der Ausgestaltung des beruflich-organisatorischen Arrangements, im Bereich der Wahl der Freizeitbeschäftigungen oder im Bereich der Sicherstellung von Ordnung und Sauberkeit im Wohnbereich durch technische Hilfsmittel – zu antizipieren, zu erkennen oder selbst zu schaffen und dann gezielt zu nutzen. Der Biographieträger entwickelt einen Blick dafür, wo potentielle Spielräume für eine konkrete Umgestaltung von Verrichtungen, von Routinen oder von Strukturen der Alltagsbewältigung liegen, und nutzt diese Möglichkeiten zur Anpassung seines Lebensalltages, um sich – im oben dargestellten Sinne – weitgehend offene Handlungshorizonte auch im Leben mit der Krankheit zu bewahren.

Rita Segert versucht nach ihrem Herzinfarkt, ihr beruflich-organisatorisches Arrangement in einem Reisebüro so auszugestalten, dass sich die Belastungen für sie in Grenzen halten – sie schätzt mehrtägige berufliche Weiterbildungen, die nicht in ihrem Wohnort stattfinden, als zu anstrengend für sich ein:

1   E: mit Schulungen und so weiter habe ich dit jetzt abjelehnt, (.) weil das/ dit is mir
2   einfach zu anstrengend jetzt, (2) weil wa denn och immer wieder nach Köln müssen,
3   und denn sind Computerschulungen und so weiter

Rita Segert kommt zu der Einschätzung, dass sie zum einen die Teilnahme an solchen Schulungen ohne die Gefahr negativer beruflicher Konsequenzen ablehnen kann und dass sie sich zum anderen den potentiellen Lerngewinn aus solchen Weiterbildungen auf der Grundlage ihrer großen Berufserfahrung durch Selbststudium im Zuge der praktischen Berufsausübung selbst verschaffen kann. Sie gibt den an sich selbst gestellten hohen Anspruch an die Qualität ihrer Berufsausübung nicht auf, gestaltet aber Bereiche ihrer Berufsausübung so um, dass außergewöhnliche Belastungen, die über die berufliche Routinepraxis hinaus gehen, vermieden werden können:

4   E: aber det kann man sich auch alleine annehmen. (.) und da ick och unheimlich so,
5   wie ick sagte schon, ich bin da (.) ick muss es können; und ick will es können; und bin
6   (.) bemüht, (.) haben och 'ne schöne junge Kollegin jetzt da drin, (.) die ja det och
7   alles eher behalten ja? (.) und dadurch nimmt man sich dit alleine denn an. (.)
8   wo ick denn sage: ja; jut; OK. (.) also ick steh den andern nischt nach: obwohl ich
9   vielleicht 'ne Schulung mehr hatten; muss ick sagen.

Eine weitere Bedingung für die Ausformung einer Alltagsorganisation der flexiblen Ausbalancierung der Ablaufstruktur der Alltagsbewältigung mit der chronischen Erkrankung liegt in der Ausprägung und der Einübung einer quasi-ethnographischen Sichtweise des Patienten auf das Krankheitsgeschehen und auf dessen Einbettung in die Rahmenbedingungen der Alltagsorganisation. Der Biographieträger lernt, dass bestimmte Elemente der Alltagsorganisation zu spezifischen Krankheitssituationen passen – andere aber nicht. Der Patient beobachtet sehr genau (mögliche) Zusammenhänge zwischen bestimmten Aktivitäten im Lebensalltag – z.B. schnellen Körperbewegungen im Kreis um die eigene Achse beim Spielen mit den Enkelkindern oder Gartenarbeit bei höheren Außentemperaturen – und spezifischen Signalen seines Körpers – etwa Gleichgewichtsstörungen, ausgeprägter Mattigkeit oder einem situativ hohen Blutdruck (bei einer chronischen Herzkrankheit). Der eigene Körper mit dessen Signalen an den Identitätsträger, die auf den aktuellen Zustand des Körpers, auf aktuelle Krankheitsanzeichen und auf Krankheitsveränderungen hinweisen, einerseits und lebensweltliche Ereignisse, in die der Biographieträger situativ eingebunden ist, andererseits werden im Zuge eines Lernprozesses zu Gegenständen sensibler Aufmerksamkeit und werden vom Patienten systematisch auf ihre jeweils mögliche situative wechselseitige Beeinflussung bzw. Herstellung hin beobachtet. Im Verlaufe eines solchen Lernprozesses kommt der Patient zu einer zunehmend angemesseneren Einschätzung seiner eigenen Handlungsmöglichkeiten im von der somatischen Funktionsstörung gesetzten Rahmen und kann so nicht nur Überbelastungen seiner krankheitsbedingt beeinträchtigten Somatik vermeiden, sondern auch die Handlungsspielräume, die ihm die somatische Funktionsstörung lässt, konsequent ausnutzen.

Unmittelbar nach seiner Herztransplantation bekommt Frank Bode, der nach einem früheren Verkehrsunfall bereits seit vielen Jahren nicht mehr laufen kann, einen elektrisch angetriebenen Rollstuhl zuerkannt. Nach kurzer Zeit treten vergleichsweise häufig Herzrhythmusstörungen auf. Frank Bode ist stark beunruhigt und lässt sich wiederholt ärztlich untersuchen, jedoch ohne Befund. Kurze Zeit später fallen ihm elektrische Aufladungen durch seinen Rollstuhl auf. Er sieht einen kausalen Zusammenhang zwischen den elektrischen Aufladungsphänomenen und seinen Herzrhythmusstörungen und zieht Konsequenzen: Frank Bode verzichtet auf den elektrischen Rollstuhl, greift auf seinen alten handgetriebenen Rollsuhl zurück und lässt sich viel von seiner Frau schieben, da er nicht in der Lage ist, permanent selbst die körperliche Anstrengung zu verkraften.

(c) Weitere Basisstrategien des Umgangs mit der Krankheit

Im folgenden sollen noch einige Basisstrategien des Umgangs mit einer gesundheitlichen Beeinträchtigung der untersuchten Krankheitsfelder vorgestellt werden, die nicht von vornherein eine bestimmte Ausformung der Alltagsorganisation mit der somatischen Funktionsbeeinträchtigung im Sinne der oben dargestellten grundsätzlichen Prozessvarianten begünstigen, sondern bei denen ihre jeweils spezifische Ausformung durch den Patienten dann eine Wirkung in Richtung der einen oder der anderen Prozessalternative zu entfalten vermag:

Strategien der Schonung

Durch Strategien der Schonung wird vom Patienten die Etablierung einer Form der Alltagsbewältigung angestrebt, die das Risiko weiterer Gesundheitskrisen bzw. der Verschlechterung des gesundheitlichen Zustandes minimiert. Durch Schonung soll der somatische Zustand stabil und unter Kontrolle gehalten werden, weitere Beeinträchtigungen der Gesundheit durch Belastungsfaktoren und Überlastungssituationen sollen nach Möglichkeit verhindert werden. Es lassen sich mehrere Strategien der Schonung unterscheiden, denen allen gemeinsam ist, dass sie zum Ziel haben, belastende Einflüsse in der Lebenswelt des Biographieträgers zu minimieren bzw. vollkommen zu vermeiden: Schonung durch Vermeidung von Aufregung, Schonung durch Vermeiden körperlicher und psychischer Anstrengung sowie Schonung durch das Meiden von Situationen mit (vom Patienten so gesehenen) erhöhten Risikopotentialen. Durch drei kurze Beispielen sollen diese Strategien der Schonung illustriert werden:

1. Schonung durch Vermeiden von Aufregung

Anna Bromberg, die an einer koronaren Herzkrankheit leidet, lebt seit vielen Jahren von ihrem Mann getrennt. Dann tritt ihr Mann mit dem Wunsch, die Scheidung zu vollziehen, an sie heran. Anna Bromberg willigt ein:

```
1    E: naja; aber wie gesagt; nu ist im vorigen Jahr denn die (.) Scheidung ausgesprochen
2    worden und ich habe (.) auf Zugewinnausgleich und wat da heute alles/ ich hab auf
3    alles verzichtet;
4    I: mhm
5    E: ich hab gesagt: ich kann mich (.) keiner -eh- Aufregung aussetzen, (.) weil -eh- mir
6    is det bißchen Leben wat ich noch habe, (.) wichtiger als mich da vielleicht -eheh- (.)
7    hinzusetzen undundund mich da im Gerichtssaal uffzuregen, wat bringt'n dit? (.) ich
8    saje ich verzichte uff alles,
```

Anna Bromberg läßt sich nicht auf einen Streit vor Gericht um finanzielle Vorteile ein. In Anbetracht der Schmerzhaftigkeit der Thematik der Beziehung zu ihrem Mann verzichtet sie auf mögliche Zugewinne. Für sie stellt eine Auseinandersetzung mit ihrem Mann eine mögliche Gefahr für ihre gesundheitliche Stabilität dar – sie will jede Aufregung vermeiden, um ungefährdet an ihrem bisherigen Lebensarrangement festhalten zu können.

2. Schonung durch Vermeiden von körperlicher und psychischer Anstrengung

Am Fall von Rita Segert lässt sich beispielhaft zeigen, wie sich im Arbeits- und im Privatleben körperliche und psychische Stressfaktoren abbauen lassen. Rita Segert ist nach ihrem Herzinfarkt nicht mehr bedingungslos bereit, allen Anforderungen in ihrer beruflichen Arbeit in einem Reisebüro nachzukommen. Wenn sie spürt, dass ihre Kräfte während der Berufsausübung schwinden und sie sich überanstrengt, nimmt sie ihr Arbeitstempo zurück und widmet dem einzelnen Kunden mehr Zeit als gewöhnlich, auch wenn weitere Kunden warten. Ihre gesundheitliche Stabilität ist ihr wichtiger als finanzielle Zugewinne – sie wird auch nach ihrem "Umsatz" entlohnt. Im Privatleben hat Rita Segert gelernt, sich Arbeiten, die mit körperlichen Anstrengungen verbunden sind, einzuteilen. Bei der Renovierung ihrer familiären Wohnung etwa, bei der sie sich beteiligte, strich sie jeweils an einem Tag eine Wand - eine körperliche Aufgabe, die sie bewältigen konnte.

3. Schonung durch Meiden von Situationen mit erhöhten Risikopotentialen

Patienten mit chronischen Funktionsstörungen im Herzbereich hören in der Regel die dringende Empfehlung ihres Arztes, den Konsum von Tabakwaren einzustellen, da das Rauchen einen relevanten Risikofaktor für die Beeinträchtigung der Herzkranzgefäße darstellt. Dietrich Kleinschmidt hält sich an die Anordnung seines Arztes. Darüber hinaus versucht er, einen langen Aufenthalt in Räumen, in denen stark geraucht wird, zu vermeiden. So wählt er beispielsweise – noch zu Zeiten vor dem Rauchverbot – bei Ausflügen mit seiner Frau nach Möglichkeit ein Restaurant aus, in dem eher weniger Tabak konsumiert wird.

Die Funktion bzw. die Wirkung, die Strategien der Schonung im Hinblick auf die Ausformung einer individuellen Alltagsorganisation des Patienten mit seiner somatischen Funktionsbeeinträchtigung – im Sinne der oben dargestellten grundsätzlichen Prozessvarianten – inne haben bzw. entfalten können, hängt davon ab, ob die Strategien der Schonung vom Biographieträger im Zuge eines umfassenden Rückzugs- und Verzichtsverhaltens entwickelt und etabliert werden und somit einen spezifischen Teilbereich der selbstinitiierten Aufgabe von Lebensbezügen durch den Biographieträger selbst darstellen (siehe a) oder ob sie vielmehr vom Patienten im Rahmen seiner quasiethnographischen Suche nach mit der somatischen Funktionsstörung weiterhin möglichen Aktivitätsbereichen und eben der Identifizierung von krankheitsbedingt nicht mehr möglichen Handlungsbereichen initiiert werden, um so einen Lebensalltag unter möglichst offenen Handlungshorizonten bei gleichzeitiger sorgfältiger Stabilisierung der Gesundheit ausformen zu können (siehe b). (vgl. auch Schmacke 2005b)

Strategien der Delegierung von Aufgaben der Alltagsbewältigung

Einen möglichen Weg für den Patienten, die eigene krankheitsbedingt eingeschränkte körperliche Leistungsfähigkeit in der Bewältigung der Aufgaben des Lebensalltages zu kompensieren, stellt der Rückgriff auf Unterstützung in der Alltagsorganisation durch andere Menschen dar. Die betreffenden Patienten lernen, sich Hilfe in der Absicherung ihrer Alltagsbewältigung zu organisieren. Die Patienten lernen, andere Menschen in ihre Alltagsorganisation einzubinden und die Hilfeleistungen auf Dauer als unterstützende Elemente der alltäglichen Lebensbewältigung zu etablieren. In der Rekrutierung solcher permanenter Unterstützer in der Alltagsabsicherung können Patienten entweder auf familieninterne oder auf familienexterne Hilfe – im letzteren Fall in Form einer privat organisierten und dann auch privat bezahlten Hilfe im Haushalt oder auch in Form der Inanspruchnahme institutioneller Pflegedienstleistungen – oder aber natürlich auf eine Kombination beider Möglichkeiten zurückgreifen. Es lassen sich verschiedene Bedingungen für Aktivitäten zum Aufbau und zur Etablierung von Unterstützungsnetzwerken in der Alltagsorganisation identifizieren: Der Biographieträger muss sich selbst als Mensch mit einer gesundheitlichen Beeinträchtigung definieren, die durch ihre Intensität auf fremde Hilfe in der Bewältigung des Lebensalltages angewiesen macht. Der Patient muss die Bereitschaft entwickeln, auch tatsächlich eigene Handlungsvollzüge in den Abläufen der Alltagsorganisation abzugeben, was keineswegs selbstverständlich ist – etwa bei erkrankten älteren Frauen, die es ihr Leben lang gewohnt waren, die Routinen der Herstellung permanenter Ordnung und Sauberkeit in ihrer Wohnung eigenhändig und auf einem derart hohen Niveau zu realisieren, das von den Helfern vielleicht nicht vollständig erreicht wird. Natürlich müssen, wenn der Patient aufgrund der vergleichsweise geringen Intensität seiner somatischen Funktionsbeeinträchtigung (noch) keinen Anspruch auf institutionelle Pflegedienstleistungen hat, Helfer – z.B. Familienmitglieder, die in der Nähe wohnen, oder auch Nachbarn – zur Verfügung stehen, die einzelne Aufgaben der Alltagsbewältigung übernehmen können und dies, gegebenenfalls gegen finanzielle Entlohnung, auch wollen. Dabei können auch spezifische interessenbezogene Passungsverhältnisse hilfreich sein – etwa wenn der Unterstützer aus sich selbst heraus eine gewisse Freude an Arbeiten im Haushalt hat.

Christa Renard, die allein lebt, kompensiert ihre aufgrund einer koronaren Herzerkrankung eingeschränkten Möglichkeiten zur selbständigen Bewältigung der körperlich anstrengenden Aufgaben des Lebensalltages durch eine selbst organisierte und privat finanzierte Haushaltshilfe:

1   E: ja beeinträchtig fühl ich mich auch ((„auch" mit stark ansteigender Intonation)) (.)
2   weil ich eben (.) meinen Haushalt (.) nicht mehr vollständig allein (.) bewältigen kann.

3   (.) es geht um schwere Arbeiten; also um Fensterputzen, (.) Staubsaugen und
4   Einkaufen; (.) also (.) solche (.) großen Flaschen hier, (.) mehr als zwei kann ich
5   davon nich; (2)
6   I: mhm
7   E: und (.) ich hab einmal eine Frau, (2) die kommt dienstags und (.) macht mir (.) so
8   Fußbodenreinigung, und (.) kauft ein für mich, (.) die ich selbst bezahle, weil das -eh-
9   nich über/ das geht nich, (.) -eh- mit fünfzig Prozent kricht man keinen (.) Zuschuss
10   das is nich (   ); (2) das geht eigentlich. da hab ich eine sehr zuverlässige, (2) die
11   leider jetzt selbst ((lachend bis +)) krank geworden ist, ((+)) (.) aber sie kommt immer
12   dienstags, da bin ich eigentlich so ganz zufrieden

Bei Patienten, die in festen Partnerschaften oder in Familien mit Kindern
leben, bestehen die Aktivitäten des Erkrankten zur Delegation von Aufgaben
der Alltagsbewältigung vor allem in der Aushandlung und in der Etablierung
einer neuen Form der familiären Arbeitsteilung. Die nicht erkrankten Familienmitglieder – der Ehepartner, Kinder im Jugend- oder im frühen Erwachsenenalter oder auch mit im Haushalt wohnende Elternteile – nehmen dem
erkrankten Biographieträger Aufgaben der Bewältigung des Lebensalltages
ab, die vor der Erkrankung vom ihm realisiert worden waren.

Rita Segert etabliert nach ihrem Herzinfarkt eine neue familiäre Arbeitsteilung zwischen sich selbst und ihrem Ehemann, bei der dem Mann wesentliche Aufgaben der
Alltagsbewältigung zugeteilt werden. Dabei kommt den Ehepartnern zupass, dass der
Mann die Lebensphase seiner Berufstätigkeit bereits abgeschlossen hat und durchaus
über einen Sinn für häusliche Arbeiten verfügt:

1   E: mein Mann hat mir unheimlich viel abgenommen, (.) janz viel Arbeit; (.) janz viel,
2   (.) ja. (.) richtig. (.) aber er is ja och -eh- er is -eh- in Rente, (.)
3   I: mhm
4   E: er is zu Hause, (.) damals war er so Vorruhe, (.) und hat da (.) eigentlich, ja (.) janz
5   viel Arbeit. (.) also wat jetzt an körperlichen Belastungen so wie jetzt/ (.) weil man
6   sich ja so nich anstrengen soll, (.) ja?
7   I: mhm
8   E: man soll/ dit wurde uns immer jesagt: fünf Kilo dürfen se nur tragen, (.) aber (.) ja,
9   (.) nur danach richtet man sich nich, aber (.) und dadurch (.) ja. (.) hat er mit im
10   Haushalt sehr viel Arbeit abjenommen, und da ja der jüngste och noch jewohnt hat
11   hier bis jetzt (.) im Januar, (.) och mit'm Kochen, er is och eben 'n janz häuslicher
12   Typ ja? (.) und wat mir och janz doll jeholfen hat. (.) nich? (.) so wat ick vorher alles
13   jemacht habe, (.) so dit hab ich alles abjelegt auf eenmal.

Strategien der Delegierung von Aufgaben der Alltagsbewältigung können –
je nach deren spezifischer Ausrichtung und Funktion im Lebensalltag – sehr
unterschiedliche Wirkungen hinsichtlich der Ausformung der individuellen
Form der Alltagsorganisation von Patienten entfalten:
    Gelingt es dem Biographieträger, dauerhaft Aufgaben der Alltagsbewäl-
tigung – z.B. den regelmäßigen Einkauf von Bedarfsartikeln und von Lebensmitteln oder die Abwicklung derjenigen Bankgeschäfte, die den Besuch

einer Bankfiliale erfordern – an andere zu delegieren, so stellt dies zwar einerseits eine Unterstützung in der Bewältigung des Lebensalltages des Betroffenen dar, kann aber andererseits im Kontext eines – im oben dargestellten Sinne – generellen Rückzugs- und Verzichtsverhaltens des Patienten eine paradoxe, vom Hilfegebenden nicht beabsichtige Wirkung entfalten: Die auf Dauer angelegte Übernahme von Aufgaben der Alltagsbewältigung durch andere Menschen untermauert dann faktisch die patientenseitigen Strategien des Rückzuges aus Lebensbereichen und des Verzichtes auf Aktivitätsbereiche und führt zur Chronifizierung bzw. zur Verfestigung der Zurückgezogenheit und der damit verbundenen sozialen Isolation des Patienten. Die regelmäßige Unterstützung durch andere – z.B. durch Familienangehörige oder auch durch professionelle Pflegekräfte, die im Sinne kleiner Gefallen auch Aufgaben übernehmen, die nicht im Kontrakt zwischen dem Patienten und dem Pflegeunternehmen vereinbart sind, die aber ohne großen Aufwand „nebenbei" erledigt werden können, wie etwa kleinere Einkäufe – verstärkt die Tendenz des Biographieträgers, Lebensbezüge aufzugeben, weil es ihm dadurch leichter gemacht wird, oder stellt gar eine wichtige Grundbedingung für die Realisierung eines ausgeprägten Rückzugs- und Verzichtsverhaltens des Betroffenen dar. Die paradoxe Wirkung solcher Unterstützungsarrangement – die einerseits dem Patienten dabei helfen, seinen Lebensalltag erfolgreich zu bewältigen, die andererseits jedoch eine zentrale Basis für die Verengung des Handlungshorizontes des Betroffenen bilden und dabei auch dessen Selbstständigkeit in der Bewältigung des Alltagslebens unterminieren – wird in aller Regel weder von den Hilfegebenden noch von den Hilfenehmenden durchschaut und kann sich so auf Dauer in der Alltagsorganisation des Patienten manifestieren. Es handelt sich um eine unaufhebbare Paradoxie des (privaten oder professionellen) Helferhandelns in der Unterstützung der Alltagsbewältigung eines Patienten mit einer schweren gesundheitlichen Beeinträchtigung im Kontext – und nur dann – der ausgeprägten Tendenz eines Erkrankten, sich in der Ausgestaltung des Lebens mit der Krankheit systematisch aus Lebensbereichen zurückzuziehen; wobei diese Paradoxie des Unterstützungshandeln auch nicht vollkommen aufgelöst werden könnte, wenn dem Hilfegebenden die paradoxe Wirkung seines Handelns bewusst werden würde. Der Helfende stünde dann zwischen zwei Handlungszielen, die sich gewissermaßen als Gegensatzpole gegenüberstehen und nicht gleichzeitig realisiert werden können.[115] Übernimmt der Helfende mehr Aufgaben

---

115 Um die Paradoxie vollkommen aufzulösen, müsste der Patient die seinem Rückzugs- und Verzichtsverhalten zugrunde liegende Dynamik – vor allem die „Kausalitätsfalle", die sich aus einer Perspektive ergibt, aus der die Tendenz zur selbstinitiierten Aufgabe vieler bisheriger Lebensbezüge als eine zwingende und unabweisbare unmittelbare Krankheitsfolge erscheint – selbstreflexiv in den Blick nehmen und in ihren Zusammenhängen und in ihren

der Alltagsorganisation des Patienten, um diesen zu entlasten und eine Alltagsbewältigung auf hohem Niveau sicherzustellen, wird dadurch die Tendenz des Patienten zur selbst initiierten Einengung seines Handlungshorizontes verstärkt. Überlässt der Helfende dem Patienten mehr Aufgaben der Alltagsbewältigung, so kann dies zu einer erhöhten Belastung oder gar zu einer Überforderung des Patienten oder auch zu einer Verminderung der Lebensqualität des Erkrankten führen. Beide Handlungsorientierungen müssen permanent vom Hilfegebenden ausbalanciert werden.[116]

Aktivitäten des Patienten zur Organisation von dauerhafter Unterstützung in der Bewältigung seines Lebensalltages begünstigen nicht zwangsläufig die Ausformung einer Alltagsorganisation mit der chronischen Krankheit, in der die Erkrankung zum dominierenden Lebensmittelpunkt wird und sich der Aktivitätshorizont des Patienten extrem einengt. Die regelmäßige Übernahme von Aufgaben der Alltagsbewältigung durch andere Menschen kann – in Verbindung mit aktiven Versuchen des Biographieträgers, auch im Leben mit der somatischen Funktionsstörung durch umsichtige Anpassungsprozesse vielfältige Lebensbezüge bzw. Handlungsbereiche zu bewahren oder auch neu zu etablieren – dazu dienen, den Patienten von starken körperlichen Belastungen durch ganz bestimmte Anforderungen des Lebensalltages zu befreien, um so einer Verschlechterung seiner gesundheitlichen Lage entgegenzuwirken. Auch gibt der Patient gezielt Aufgaben seiner Alltagsorganisation, deren Bewältigung ihm aufgrund seiner Erkrankung schwer fällt, an andere ab und setzt seine Energie und Kraft stattdessen für Aktivitäten ein, die relevante Sinnbezüge im Leben für ihn bereit stellen – z.B. regelmäßige Besuche bei seinen auswärts wohnenden Kindern oder ein ehrenamtliches Engagement. So können durch die Etablierung stabiler Hilfearrangements sinnstiftende Handlungsbereiche bewahrt werden und so krankheitsbedingte Beeinträchtigungen in der Alltagsorganisation (zumindest teilweise) abgefedert werden. Ziel der Strategien der Delegierung von Aufgaben der Alltagsbewältigung an andere ist die Absicherung einer stabilen und einer weiteren Verschlechterung des Gesundheitszustandes vorbeugenden Alltagsorganisation, in der größtmögliche Aktivitätsspannweiten des Patienten bewahrt werden können und eine insgesamt weiterhin selbständige Gestaltung des Lebensalltages durch den Patienten möglich bleibt.

Wirkmechanismen verstehen, um seine Alltagsorganisation dann grundlegend bearbeiten und verändern zu können.

116 Zu den Charakteristika und Wirkmechanismen von Paradoxien bzw. Antinomien des professionellen Handelns siehe insbesondere Schütze 2000 und Helsper u.a. 2001: 39-67.

Körperbezogene Lernstrategien in der Bewältigung von Aufgaben des Lebensalltages nach einer oder nach mehreren Amputationen im Bereich der unteren Gliedmaßen

Der Verlust eines oder beider Beine stellt den Patienten natürlich vor die Aufgabe, die alltäglichen Verrichtungen im Haushalt auch unter den Bedingungen der veränderten Körperbalance zu bewältigen. Im Zuge von Lernprozessen kann der Biographieträger neue Bewegungs- und Ablaufroutinen der Alltagsorganisation ausprobieren und etablieren – und das (zumindest zunächst einmal) unabhängig davon, in welche Richtung der oben ausgeführten grundsätzlichen Prozessvarianten sich die neue Alltagsorganisation des entsprechenden Patienten ohne ein Bein oder ohne beide Beine entwickelt.

An einem empirischen Beispiel sollen solcherart Lernprozesse kurz illustriert werden:

Jens Fischer probiert in seinem Leben nach der unfallbedingten Amputation eines Beines ab dem Hüftgelenk zu Hause neue Formen der Bewältigung alltäglicher Lebensaufgaben aus:

1	E: wat man sich so (.) durch die Jahre so (.) selber beibringt, weest de? Weil sonst,
2	anziehen und so, dit is ja allet dit selbe (.) dit is ja allet so (.) bleibt ja allet det gleiche,
3	bloss für dit (.) täglich tägliches Leben, wat du so meistern irgenwie ma -eh eh- jetzt
4	Wäsche waschen willst
5	I: mh
6	E: musstest du am Herd, oder aber Essen - musst eben überwiegend in 'ne Küche
7	essen, denn balancierst de dir det in`t Wohnzimmer, weißt du (.) allet so
8	I: mhm
9	E: oder damals mit`n Kohlen holen, hier musste ick im Keller holen, alleene in`n
10	Eimer. Da bin ick ab und zu ma runterjeflogen, die Kellertreppe (.) und denn den
11	janzen langen Kellereingang, det geht,
12	I: Det geht auch?
13	E: det geht (.) geht alles (.) geht alles. Ja (.) du wirst im Prinzip -eh eh- ((3 sec.)) du
14	nimmst den Eimer im Prinzip in 'er Hand (.) so ((zeigt)) (.) hast du gedrückt und so
15	und hast du den Eimer den Henkel hier und denn loofst de so

Trotz einiger Rückschläge („bin ick ab und zu ma runterjeflogen, die Kellertreppe", 10) gelingt es Jens Fischer, grundlegende körperliche Verrichtungen der Alltagsbewältigung neu einzuüben (Kohlen aus dem Keller holen) oder Ablaufroutinen der Alltagsorganisation so umzustellen, dass sie leichter zu realisieren sind (Essen in der Küche anstatt im Wohnzimmer, 6-7).

Auf einen interessanten Mechanismus im Bereich der Etablierung neuer Routinen der Alltagsbewältigung nach dem Eintritt einer schweren gesundheitlichen Beeinträchtigung der untersuchten Krankheitsfelder sei abschließend noch hingewiesen: Bei Patienten, bei denen sich in der Konfrontation mit der eigenen Krankheit auf der Basis einer fehlenden Akzeptanz des Krankheitsgeschehens eine Haltung der Resignation ausprägt hat – die Einschätzung, mit dem Eintritt der somatischen Funktionsstörung seien nun wesentliche Voraussetzungen für ein sinnerfülltes Leben verloren gegangen und sei im Leben mit der Erkrankung nichts mehr an sinnstiftenden biographischen Entwicklungen zu erwarten – kann der Wunsch nach einer zumindest gewissen Geordnetheit des Lebensalltages zu einem Anlass dafür werden, sich mit einigen Aspekten der krankheitsbedingt veränderten Rahmenbedingungen des Lebens auseinander zusetzen und sich damit zu arrangieren. Der Wunsch des Patienten nach einem gewissen Niveau der Alltagsorganisation – etwa im Hinblick auf Ordnung, Sauberkeit der Wohnung, körperliche Hygiene oder die Ernähungsroutinen – bringt den Biographieträger dazu, sich partiell mit seiner neuen Lage der nun stark beeinträchtigten Körperlichkeit abzufinden und auf dieser Grundlage selbst in der Neuausgestaltung der Routinen der Bewältigung des Lebensalltages aktiv gestaltend tätig zu werden. Von diesem Entwicklungsschritt aus sind dann zwei weiterführende Prozessausgestaltungen möglich: Der Wunsch des Patienten nach einer gewissen Geordnetheit der Alltagsorganisation kann zur Initialzündung für eine reflexive Auseinandersetzung des Biographieträgers mit dem Krankheitsgeschehen, mit seinen eigenen grundsätzlichen Perspektiven auf sich selbst als Erkranktem und auf die Krankheit und mit möglichen eigenen biographischen Gestaltungspotentialen auch mit der somatischen Funktionsstörung werden, wodurch letztlich die Lebenshaltung der Resignation aufgebrochen und aktive Ausgestaltungsprozesse des Biographieträgers hinsichtlich seiner Lebensführung in mehreren Dimensionen des Lebens ausgelöst werden können. Der Wunsch des Erkrankten nach einem gewissen Niveau seiner Alltagsorganisation kann jedoch als Handlungs- und Gestaltungsanreiz auch auf sehr eng fokussierte, ganz spezifische Bereiche der unmittelbaren Alltagsbewältigung begrenzt bleiben – ohne das dadurch weitergehende Bearbeitungsstrategien oder Ansätze biographischer Arbeit ausgelöst werden. Der Betroffene akzeptiert seine neue Lebensrahmung durch die Krankheit nur bezogen auf einige wenige Aspekte der Etablierung von Routinen der unmittelbaren Absicherung des Lebensalltages und behält ansonsten seine Haltung der mangelnden Akzeptanz des Krankheitsgeschehens und der Resignation bei. Der Handlungsanreiz zur Veränderung der Alltagsorganisation greift nicht auf andere Dimensionen des Lebens – etwa auf die biographische Dimension – über. Der Patient verharrt in der Erleidensperspektive.

5.6 Das Agieren des Patienten in der sozialen Welt der Medizin

Mit dem Auftreten und mit der Weiterentwicklung einer schweren chronischen Gesundheitsbeeinträchtigung der untersuchten Krankheitsfelder chronische Herzkrankheiten und Amputationen im Bereich der unteren Gliedmaßen wird der Biographieträger im Rahmen der medizinisch-professionellen Bearbeitung des Krankheitsgeschehens mit der für ihn weitgehend fremden sozialen Welt der Medizin und den in ihr etablierten Interaktionsmodalitäten konfrontiert. Obwohl selbstverständlich jeder Mensch in den Gesellschaften der westlichen Welt im Verlaufe seines Lebens zwangsläufig mehrfach in Kontakt mit dem Handeln medizinischer Professioneller kommt – sei es z.B. bei der Behandlung vorübergehender Akutkrankheiten durch den Hausarzt, sei es bei zeitlich begrenzten ambulanten oder auch stationären Behandlungen in einer Klinik, sei es durch die Erkrankungen signifikanter Bezugspersonen oder sei es auch durch die vielfältige Präsentation medizinischer Themen in den Medien –, erzwingt der Ausbruch einer schweren chronischen Erkrankung der fokussierten Krankheitsfelder eine Intensität der Begegnung des Biographieträgers mit dem Handeln der medizinischen Professionellen, die in der Regel eine neuartige Erfahrungsqualität für den Patienten mit sich bringt.[117] Unabhängig davon, ob die spezifische Art der Erkrankung einen auf Dauer angelegten und häufigen Interaktionskontakt des Patienten mit Ärzten – z.B. in der Vorbereitung, der Durchführung und der Nachsorge einer Herztransplantation – notwendig werden lässt oder „nur" eine intensive Behandlungsphase nach dem Eintritt der Gesundheitsbeeinträchtigung – z.B. bei einer traumatischen Beinamputation nach einem Verkehrsunfall – erfordert, muss der Biographieträger zwangsläufig eine Haltung den medizinischen Professionellen und deren Bearbeitungsstrategien gegenüber ausformen. Er muss – in der einen oder in der anderen Weise – zum einen eine Form entwickeln, wie er sich interaktiv in der sozialen Welt Medizin zu bewegen. Und er

---

117 Dies lässt sich natürlich nicht feststellen für Patienten, die bereits vor ihrer chronischen Herzkrankheit bzw. vor der Amputation eines Beines an einer oder auch an mehreren schweren chronischen Erkrankungen gelitten haben und daher bereits über Erfahrungen im Umgang mit Ärzten und mit anderen medizinischen bzw. pflegerischen Berufsgruppen verfügen, wenn die Herzkrankheit oder die Amputation im Bereich der unteren Gliedmaßen in ihr Leben tritt. Auch für Menschen, die selbst beruflich im Bereich der Medizin – sei es als Arzt oder als Krankenschwester – tätig waren oder sind, stellt sich bei dem Eintritt ihrer Erkrankung im Herzbereich oder im Zusammenhang mit der Amputation eines oder beider Beine nicht das Problem der Konfrontation mit weitgehend unbekannten sozialen Rahmungen im Zuge der medizinischen Behandlung ihrer Gesundheitsbeeinträchtigung, obwohl der Wechsel von der Behandler- zur Patientenperspektive durchaus sehr irritierend für die Betroffenen sein kann.

muss zum anderen eine individuelle Gestalt des aufeinander bezogenen Arrangements seines eigenen Handelns in Bezug zum Handeln der medizinischen Professionellen im Gesamtarrangement der Krankheitsbearbeitung entwickeln und etablieren.

Im folgenden sollen zunächst grundlegende Prozessalternativen und Herstellungsbedingungen der Konfrontation des Biographieträgers mit den Interaktionsmodalitäten in der sozialen Welt der Medizin – zwischen den Ärzten und den Patienten – nach dem Eintritt der somatischen Funktionsbeeinträchtigung vorgestellt werden (5.6.1). Dann werden grundlegende Prozessvarianten sowie Herstellungsbedingungen und Prozessmechanismen in der Ausformung eines individualisierten Umganges des Biographieträgers mit der medizinisch-professionellen Bearbeitung seiner somatischen Funktionsbeeinträchtigung – im Sinne der Entwicklung zentraler Haltungen und Strategien des Patienten den professionellen Bearbeitungsstrategien gegenüber – dargestellt (5.6.2). In beiden genannten thematischen Abschnitten des vorliegenden Kapitels werden dabei auch die jeweils zentralen Lernprozesse des Patienten in der Begegnung mit dem medizinisch-professionellen System fokussiert. Im Anschluss daran werden dann noch weitere Lernprozesse und Erfahrungen des Patienten im Kontakt mit dem Wirken der medizinischen Professionellen im Verlaufe des Behandlungsgeschehens vorgestellt (5.6.3).

Die folgenden Ausführungen sind aus der Analyse des erhobenen empirischen Materials heraus entwickelt worden. Ihnen liegt eine strikt prozess- und biographieanalytische Perspektive zugrunde, die nicht der Ausrichtung der gängigen Forschungen etwa zur „Compliance" (vgl. anstatt anderer van der Wal u.a. 2006; Strömberg 2005; Schmacke 2007), zum „mündigen Patienten" bzw. zur Expertenrolle und zur Selbständigkeit der Patienten (vgl. etwa von Reibnitz/Schnabel/Hurrelmann 2001; Faltermaier 2002; Widder 2001; Taylor/Bury 2007) bzw. zur Arzt-Patient-Interaktion insgesamt (vgl. anstatt anderer Schaeffer/Dewe 2006; Meerwein 1998; Deutsche Krebshilfe 2003; Ainsworth-Vaughn 1998) entspricht. Im Vordergrund des Interesse steht im vorliegenden Kapitel die Frage, wie sich eine individuelle Form des Agierens des Patienten gegenüber dem medizinisch-professionellen Bearbeitungsgeschehen im Arrangement der Gesamtbearbeitung der Krankheitsverlaufskurve ausprägt.

5.6.1 Die Konfrontation des Patienten mit der sozialen Welt der Medizin[118]

*Viele Patienten sehen sich bei der Durchführung medizinisch-professioneller Bearbeitungsstrategien – insbesondere bei intensiven und stationär erfolgenden Behandlungsverfahren – mit einer für sie fremden sozialen Welt konfrontiert. Die vom Betroffenen miteingebrachten alltagsweltlichen Orientierungen erweisen sich in solchen Situationen häufig als wenig hilfreich (vgl. Schütz 1972). Die Patienten sehen sich mit einem oft nur ungenügenden Wissen zum selbstverständlichen Agieren in dieser fremden Welt ausgestattet. Die mittels medizinisch-technischer Diagnosen identifizierte Art ihrer somatischen Funktionsstörung und deren Benennung im ärztlichen Sprachgebrauch, die professionellen Behandlungsprozeduren und insgesamt die geltenden Verhaltens- und Verfahrensregeln in der sozialen Welt der Medizin kommen vielfach (zumindest zunächst) unverständlich und undurchschaubar auf die erkrankten Menschen zu. Die Patienten haben Probleme, sich die erlebten Vorgänge der Behandlung sinnhaft zu erschließen. An einem ausgewählten Aspekt soll die Problematik des Auseinanderfallens von alltagsweltlichen Sichtweisen der Patienten und Perspektiven der medizinischen Professionellen vorgestellt werden: Alltagsweltliche Orientierungen sind in aller Regel nicht voraussetzungslos mit bürokratisch-organisatorischen Perspektiven der Zuteilung von Hilfe in Form von Behandlungsmaßnahmen und Behandlungsressourcen kompatibel. Der Patient geht in die Situation der Begegnung mit dem medizinischen Apparat mit seinen alltagsweltlichen Vorstellungen hinein: Er empfindet intensiv sein eigenes Leiden und die Bedrohung durch die Krankheit. Er nimmt – dadurch sensitiviert bzw. alarmiert – eine bestimmte Erwartungshaltung in Bezug auf das Handeln der Ärzte ein: Diese sollen sein Leiden lindern, sein gesundheitliches Problem lösen, der Bedrohlichkeit der Krankheit entgegenwirken, ihm seinen Zustand und die möglichen Behandlungsverfahren erklären und dabei auch die Krankheit eindeutig benennen. Demgegenüber muss der verantwortliche Arzt in einer Situation eng begrenzter Ressourcen – beispielsweise bei einer sehr seltenen, speziellen Behandlungsmaßnahme, die nur wenige Spezialisten ausführen können, oder bei nur begrenzt zur Verfügung stehenden Spenderorganen zur Transplantation – notwendigerweise bürokratisch-organisatorische Kriterien zur Entscheidung heranziehen, um auswählen zu

---

118 Ein Teil der folgenden Ausführungen wurde vom Autor bereits als Arbeitsbericht Nr.44 des Instituts für Soziologie der Otto-von-Guericke-Universität Magdeburg als „graue Literatur" veröffentlicht (Detka 2007b). Für das vorliegende Kapitel wurde der ursprüngliche Text noch einmal überarbeitet. Die übernommene Textpassage ist am Beginn und am Ende mit „*" gekennzeichnet.

können, bei welchem Patient zu welchem Zeitpunkt eine spezielle Behandlungsstrategie ethisch vertretbare Anwendung findet. Der Arzt muss sich den Fragen der Verfügbarkeit von Ressourcen und der jeweiligen Vertretbarkeit von Ressourcenzuteilungen stellen[119]. So wird der Intensität einer somatischen Funktionsstörung ein großes Gewicht in der Entscheidungsfindung beigemessen. Unbestritten sind solche Perspektiven und Kriterien unter den beschriebenen Rahmenbedingungen im ärztlichen Handeln unabdingbar notwendig. Andererseits kann auch angemerkt werden, dass durch eine zu enge Begrenzung des ärztlichen Blickes auf die Somatik – dem Patienten kommt hierbei vor allem der Status eines Organträgers zu (Schoene 1992: 15-17), und das in zunehmendem Ausmaße, je näher er in das Zentrum der Intensiv-Medizin rückt – die psychosoziale Verfasstheit sowie biographische Probleme des Patienten und letztlich dessen eigene Perspektive auf die Geschehnisse und die damit verbundenen Erwartungen nicht in das Feld der professionellen Aufmerksamkeit gelangen (vgl. auch Lown 2004; Schmacke 2005a: 66-67; Rehbock 2005: 145-146).

Die unterschiedlichen Perspektiven der Patienten und der Ärzte auf das Behandlungsgeschehen – eine mögliche Perspektivendifferenz von mehreren wurde eben vorgestellt – sind nicht voraussetzungslos miteinander vereinbar. Sie können aber vermittelt bzw. übersetzt werden, um es dem Patienten zu ermöglichen, die ablaufenden Behandlungsvorgänge und deren Grundlagen zu verstehen. Die Vorstellung der Übersetzung oder der Vermittlung zwischen sonst inkompatiblen Orientierungen beinhaltet grundsätzlich zwei Richtungen. Vermittlungs- und Übersetzungsarbeit kann von den beiden beteiligten Interaktionsparteien geleistet werden: Vermittlungsarbeit der Medizinprofessionellen kann dazu dienen, dem Patienten Behandlungsvorgänge und Auswahlkriterien in Bezug auf einzelne therapeutische Maßnahmen durch die Übersetzung in Bedeutungszuschreibungen mit Gültigkeit auch in der alltagsweltlichen Lebenspraxis des Patienten zu plausibilisieren und diesem dabei auch, wenn es angebracht erscheint, einen partiellen Perspektivenwechsel in die medizinisch-professionelle oder in die ethisch-organisatorische Perspektive zu ermöglichen, ihn zur Perspektivenübernahme anzuregen. Übersetzungsarbeit als Aufgabe des Patienten dient dazu, eigene Anliegen des Erkrankten im Kontakt mit den medizinischen Professionellen verhandlungsfähig zu formulieren und auch die eigene Krankheit und deren professionelle Bearbeitung sowie Interaktionsregeln in der sozialen Welt der Medizin zu verstehen. Wie vom Patienten mit Perspektivendifferenzen in der Begegnung mit dem medizinischen Apparat umgegangen werden kann, kann einen relevanten Einfluss darauf entfalten, welches Bild von der eigenen

---

119 Zu ärztlichen Entscheidungskonflikten siehe auch Sass/May 2004. Zu ethisch-rechtlichen Problemen in der Transplantationsmedizin siehe auch Lohmann 1992: 28-29.

Krankheit sowie von den professionellen Bearbeitungsstrategien und von deren Protagonisten sich beim Patienten manifestieren kann.*

Auf der Grundlage der Analyse des erhobenen empirischen Datenmaterials lassen sich zwei grundlegende Prozessvarianten – im Sinne von Eckpolen der theoretischen Varianz in Bezug auf die interessierende Thematik – der Ausformung des Prozesses der Konfrontation des Biographieträgers mit der für ihn weitgehend fremden sozialen Welt der Medizin mit deren spezifischen Interaktionsmodalitäten identifizieren:

A) Das Fremd-Bleiben der sozialen Welt der Medizin für den Patienten

Es gibt Patienten, denen es nicht gelingt, im Verlaufe des Behandlungsgeschehens ein zumindest partielles, ein basales Verständnis von den Grundlagen, von der zentralen Perspektive, von den Zielen und von den konkreten Strategien der medizinischen Bearbeitung ihres Krankheitsleidens aufzubauen. Das ärztliche Handeln tritt dem Biographieträger als etwas Unverständliches, als etwas Fremdes und Undurchschaubares entgegen. Das Handeln, die Erklärungen und insgesamt die Sprache der Ärzte bleiben dem erkrankten Biographieträger fremd und rätselhaft. Es gelingt dem Patienten in der Interaktion mit den medizinischen Professionellen nicht, eigene Wünsche oder auch Fragen hinsichtlich des Behandlungsgeschehens so zu thematisieren, dass sie von den behandelnden Ärzten aufgegriffen werden (können). Die Versuche der Ärzte, die eigentheoretischen Verarbeitungsbemühungen des Biographieträgers in Bezug auf z.B. die Art seiner somatischen Funktionsstörung, deren Entstehungsbedingungen und möglichen medizinischen Bearbeitungschancen durch für den Patienten nachvollziehbare Erklärungen zu unterstützen, bleiben erfolglos. Der Patient kann das somatische Krankheitssubstrat sowie die Grundlagen und die Ausrichtung der konkreten medizinischen Behandlung nicht verstehen und nicht in wirksamen, erklärungsmächtigen Eigentheorien verarbeiten. Die Begegnung des Patienten mit der sozialen Welt der Medizin geht mit intensivem Fremdheitserleben für den Betroffenen einher. Dadurch wird insgesamt ein Bedingungsrahmen grundgelegt, der begünstigt, dass der Betroffene zum einen eine skeptisch-distanzierte Haltung den medizinischen Professionellen und derem Handeln gegenüber entwickelt. Der Patient kann kein Vertrauen in die professionelle Bearbeitung seines Krankheitsleidens aufbauen – er fühlt sich von den Ärzten schlecht aufgeklärt oder sogar in seinem Leiden im Stich gelassen. Darüber hinaus kann zum anderen beim Patienten der Eindruck bestärkt werden, dass die eigene Krankheit etwas grundsätzlich schwer zu Durchschauendes und schwierig zu Bearbeitendes ist, wenn Betroffene die Fehleinschätzung entwickeln, dass seine somatische Funktionsstörung auch für die behandelnden Ärzte etwas Rätselhaft-Undurchschaubares darstellt.[120] Der Bedrohlichkeitscharakter der somatischen Funktionsbeeinträchtigung kann dadurch aus der Sicht des Betroffenen stark an Intensität gewinnen. Die Erkrankung erscheint dem Patienten als ein außerordentlich schweres und bedrohliches Lebensproblem, dass sich einer wirksamen Bearbeitung weitgehend entzieht.

Für Gerda Müller bleibt die ärztliche Behandlungsstrategie der Amputation beider Beine in einem Operationsgang – bis in die Hier-und-Jetzt-Zeit des Interviews hinein – ein undurchschaubarer Vorgang, wie in mehreren Passagen des Interviews zum Ausdruck kommt. An einigen kurzen Ausschnitten sollen die weitreichenden Schwierigkeiten Gerda Müllers, die Grundlagen der ärztlichen Behandlung ihrer Erkrankung zu verstehen, illustriert werden:

Der in einer akuten bedrohlichen gesundheitlichen Krisenphase Gerda Müllers – sie leidet an enorm intensiven Beschwerden in einem Bein – herbeigerufene Hausarzt veranlasst die sofortige Einweisung seiner Patientin in das Krankenhaus. In einer kurz darauf realisierten Operation werden Gerda Müller beide Beine ab den Knien amputiert. Gerda Müller hat nie wirklich die der Amputation zugrunde liegende Erkrankung – eine weit entwickelte arterielle Verschlusskrankheit, wie aus dem Kontext des Interviews klar hervorgeht – und das auf die Krankheit bezogene ärztliche Handeln – die möglichst schnelle Amputation beider Beine ab der niedrigsten noch möglichen Amputationshöhe – verstanden:

1 E: und (.) wie der Deibel das will, (.) weiß ich ja auch nich, mit einem Mal wird das
2 ganz blau. (.) unten. (.) ja ich wollte aber noch nich ins Krankenhaus, (.) ich hab
3 gesagt: ich bleibe hier. (.) unser Doktor der Hausarzt war hier, (.) ich hab gesagt: ich
4 geh nich mit. (.) ja, (.)
5 I: mhm
6 E: aber nächsten Tag wär ich (2) nich mehr da. (.) die haben denn gleich noch abends
7 (.) ( ) /eh/ (.) ja ich/ (.) nu frag ich mich aber warum (hat) er mir das zweite mit
8 abgenommen. gut, vielleicht war da schon das drinne. was? (2) jetzt hier die (2) die
9 Entzündung oder was weiß ich wie das heißt da unten, (.)

Die Informantin gibt die Frage nach den Gründe für die Amputation beider Beine dann indirekt an den Interviewer weiter, der sich auf der Grundlage seiner Forschungshaltung mit einer Antwort zurückhält:

10 E: (.) die muss doch in das Bein mit drin gewesen sein.
11 I: Also ich bin kein Mediziner. also ich hab (.) von der medizinischen Seite wenig
12 Ahnung.
13 E: Ach so. ((angedeutetes Lachen))

---

120 Wobei es im Verlaufe des Krankheits- und Behandlungsprozesses natürlich – insbesondere zu Beginn der Krankheitsverlaufskurve – durchaus Phasen geben kann, in denen die genaue Art der somatischen Funktionsstörung von den behandelnden Ärzten noch nicht differenziert diagnostiziert werden kann. In der Regel liegen der medizinischen Behandlung der in der vorliegenden Arbeit fokussierten Krankheitsbilder jedoch differenzierte diagnostische Befunde zugrunde.

14 I: ((angedeutetes Lachen)) Ja weil Sie mich so angucken also, (.)
15 E: Ja, (.) ich weiß es auch nich.

Das ärztliche Handeln im Rahmen ihrer Amputation bleibt für Gerda Müller etwas Unverständliches. Sie kann die Begründungs- und Ablauflogik der medizinischen Behandlung ihres Krankheitsleidens nicht nachvollziehen. Vermag Gerda Müller die Amputation eines Beines noch in einen (vagen bzw. nebelhaften) kausalen Zusammenhang mit den Beschwerden in diesem Bein zu bringen, so bleibt ihr die Notwendigkeit der Amputation des augenscheinlich unbeeinträchtigten Beines vollkommen rätselhaft („nu frag ich mich aber warum (hat) er mir das zweite mit abgenommen.", 7-8). Ihre Vorstellungen von den Hintergründen der Amputation des zweiten Beines und von der Amputationsbehandlung insgesamt bleiben äußerst vage („vielleicht war da schon das drinne. was? (2) jetzt hier die (2) Entzündung oder was weiß ich wie das heißt da unten,", 8-9) und bleiben letztlich insgesamt eine offene, quälende Frage für die Informantin – wie sich in der Analyse des Gesamtinterviews klar zeigte und auch in den vorliegenden Interviewausschnitten durch die durchgängige Verwendung des Präsens in der Darstellung deutlich wird („nu frag ich mich", 7; „ich weiß es auch nich.", 15).

Auch in den Antworten der Informantin auf Nachfragen des Interviewers in späteren Teilen des Interviews kommt noch einmal deutlich zum Ausdruck, dass sich in den Interaktionen zwischen Gerda Müller einerseits und den behandelnden Ärzten im Rahmen der Amputationsbehandlung und auch den sie bis in die Zeit des Interviews – mehrere Jahre nach der Amputation – betreuenden Ärzten andererseits keine Basis wechselseitiger Verständigung über die genaue Art ihrer somatischen Erkrankung und über das darauf basierende Handeln der medizinischen Professionellen entwickelt hat:

1 I: Ihnen hat auch niemand gesagt was das jetzt is oder
2 E: Nee. (.) das is nu chronisch krank, (2) und da (.) is (.) abgestempelt. (2)

23 I: Und da hat man Ihnen nicht gesagt, (.) dass ist das und das gewesen, und deswegen
24 muss man/
25 E: Nichts! (.) nichts. (.) sage ja, ich bin se in Rathenow los geworden, (2) und denn/
26 (2) ((es folgt ein thematischer Wechsel))

Gerda Müller kann keinen sinnhaften Bezug zum Handeln der medizinischen Professionellen herstellen – das Agieren der Ärzte bleibt ihr weitgehend fremd und rätselhaft.

Im Extremfall kann eine mangelnde Übersetzungsarbeit bis zu einem Orientierungszusammenbruch führen: Der Patient "zerbricht" an der (scheinbaren) Widersprüchlichkeit bzw. der Undurchschaubarkeit des ärztlichen Handelns, das für ihn mit einem vollkommenen Bruch seiner Erwartungsfahrpläne verbunden ist, gibt jede Hoffnung auf – beispielsweise darauf, bald ein Spenderorgan zu erhalten – und steigt aus den professionellen Bearbeitungsstrategien aus – verweigert sich. Das folgende Datenbeispiel soll eine solche Prozessvariante kurz illustrieren:

Klaus Rebenstock wartet bereits seit einigen Monaten im Krankenhaus auf eine Herz-transplantation. Er tritt an den verantwortlichen Arzt heran und fragt – und im Sinne einer implizit enthaltenen Bitte um Hilfe – nach den Chancen für einen baldigen Operationstermin:

1   E: der/ -eh- den hab ich dann mal gefragt wie das aussieht mit mir; (.) wo wo nichts
2   gegangen is ne, und da hat er (vor) mich gesagt: ja, (.) -eh- sie können ja schon wieder
3   da rumlaufen, ne, da (hat ich) mich wieder hochgerappelt, (.) ja, man muss ja mal an
4   de frische Luft gehen draußen rumlaufen, (.) wie sieht denn das aus ja und -ehm- (.) da
5   hat er gesagt: ja (.) /eh/ (.) sie können ja wieder laufen, (.) ne, und ((sehr betont bis +))
6   wenn wirklich ein Herz da wäre, (.) ((+)) dann -eh- wäre das bestimmt nit für sie. (.)
7   ne, (.) denn dann wären andere Bedürftigere da; also die (.) knapp vor´m
8   Abschieben (.) waren. (.) ne, (.) und da, ja was war das; da hat ich mich ((kurzes
9   sarkastisches Auflachen)) schön (zusammengeraumt), bin auf mein Zimmer
10   gegangen, (.) ne, hab mich dann hingelegt, und dann wollt ich net mehr."

Klaus Rebenstock, der in seinem Krankheitsprozess bereits mehrfach im Kontakt mit verschiedenen Medizinprofessionellen seinen Lebenswillen auch in seinen Aktivitäten demonstriert hat, geht in die Interaktionssituation mit dem Chefarzt mit seiner all-tagsweltlich ausgerichteten Perspektive hinein – orientiert am eigenen Leiden und an der Hoffnung auf Hilfe und Rettung. Der verantwortliche Arzt – unter seiner dabei organisatorisch orientierten Haltung in Bezug auf somatische Kriterien für die Zutei-lung von Hilfe und Ressourcen – konfrontiert Klaus Rebenstock unvermittelt mit seiner eigenen Perspektive und löst damit einen akuten Orientierungszusammenbruch bei seinem Patienten aus.

B) Das Vertraut-Werden des Patienten mit der sozialen Welt der Medizin im Zuge eines Lernprozesses

Es gibt Patienten, die im Verlauf ihrer Konfrontation mit dem Handeln der medizinischen Professionellen nach dem Eintritt der somatischen Funktions-störung einen intensiven Lernprozess realisieren: Im Zuge des kommunikati-ven Kontaktes mit dem medizinischen Personal – seien es die Ärzte und das Pflegepersonal in einer Klinik oder in einer Rehabilitationseinrichtung oder seien es die niedergelassenen Hausärzte bzw. Fachärzte, die den Patienten ambulant betreuen – lernt der erkrankte Biographieträger zum einen, eigene Anliegen nachvollziehbar und verhandlungsfähig zu vermitteln sowie beo-bachtete eigene Krankheits- bzw. Körperzustände mitzuteilen, und er lernt zum anderen, die Sprache der Ärzte und die spezifischen Interaktionscharak-teristika des medizinischen Behandlungs- und Beratungsrahmens sowie das konkrete Bearbeitungshandeln der medizinischen Professionellen zu verste-hen. Dadurch wird ein Bedingungsrahmen für die Ausbildung einer bestimm-ten Form der Wahrnehmung der medizinisch-professionellen Bearbeitungs-strategien gesetzt: Das ärztliche Handeln tritt dem Patienten nicht auf Dauer als etwas Fremdes und etwas Unverstanden-Bedrohliches gegenüber. Der

Biographieträger entwickelt die Einschätzung, die medizinische Behandlung (zumindest der grundlegenden Tendenz nach) nachvollziehen und auch (zumindest partiell) aus seiner eigenen Sicht als Patient hinsichtlich ihrer Zielrichtung und ihres Erfolges bewerten zu können. Fremdheitserfahrungen für den Patienten im Behandlungsgeschehen können weitgehend vermieden werden – wobei insbesondere am Beginn des Lernprozesses durchaus Bereiche des ärztlichen Behandlungs- oder Beratungshandeln dem Patienten rätselhaft und schwer nachvollziehbar erscheinen können. Solche Schwierigkeiten des Patienten, die professionellen Bearbeitungsstrategien zu verstehen, können auch zum Anlass bzw. zum Motor eines Lernprozesses im genannten Sinne werden. Durch die Realisierung eines Lernprozesses des Biographieträgers, in dessen Verlauf der Patient lernt, eine erfolgreiche Form des kommunikativen Umgangs mit den medizinischen Professionellen zu entwickeln, ist jedoch noch nicht die Ausformung einer bestimmten – positiv gefärbten – Haltung des Patienten dem medizinisch-professionellen Handeln insgesamt gegenüber determiniert: Es ist einerseits möglich, dass der Biographieträger Vertrauen in die medizinische Bearbeitung seines Krankheitsleidens aufbaut und diese als sinnvoll, als angemessen und als hilfreich hinsichtlich der Bearbeitung seiner Krankheit ansieht. Es ist andererseits auch möglich, dass der Patient eine distanziert-kritische Haltung den Ärzten gegenüber einnimmt und das professionelle Handeln als zweifelhaft, als fehlerhaft, als wenig hilfreich oder gar als kontraproduktiv bewertet.

Klaus-Peter Riedeberg, bei dem nach der Diagnose einer koronaren Herzkrankheit eine Bypassoperation durchgeführt wird und der dann später auf der Grundlage einer arteriellen Verschlusskrankheit beide Beine verliert, hat zunächst in der Begegnung mit dem medizinisch-professionellen Handeln der Ärzte durchaus einige Schwierigkeiten, sich das ärztliche Handeln im Kontext der Intensität seiner chronischen Herzerkrankung sinnhaft zu erschließen:

```
1    E: Und vor der Entlassung hat dann der Chef, der Arzt der mich operiert hat, (.) hat
2    mich dann noch mal gesprochen und hat gesagt: Wissen sie eigentlich, wie ernst es
3    bei ihnen war? Sag ich: Nee, weiß ich nicht. (.)
4    I: mhm
5    E: Und dann hat er mir erklärt dass mein linker Herzmuskel (2) überhaupt nicht mehr
6    gearbeitet hat. (.) Sagt er, der hat bloß noch mitgezuckt, (.) weil die rechte Seite noch
7    (.) funktionierte. (2) Und dadurch lief das Blut noch einigermaßen geordnet weiter. (.)
8    Aber das hätte nichts (.) bedeutet, (.) hätte mich da 'n Infarkt erwischt auf der Straße
9    oder irgendwie (.) mich hätte keiner mehr retten können. So schnell konnte kein Arzt
10   kommen/ (.) Arzt kommen, wie es dann (.) Schluß gewesen wäre. Es war also wirklich
11   (2) punktum.
```

Im Vorfeld der Bypassoperation sowie in den Tagen nach der Operation bleiben für Klaus-Peter Riedeberg sein genauer gesundheitlicher Zustand und das darauf bezogene konkrete ärztliche Bearbeitungshandeln weitgehend im Dunklen (2-3) – was kein

Ausweis für eine gelungene kommunikative Verständigung zwischen Klaus-Peter Riedeberg und den behandelnden Ärzten ist. Erst ganz am Ende des Krankenhausaufenthaltes beginnt er ein Verständnis für die genaue Art seiner somatischen Funktionsstörung und für die ärztlichen Behandlungsstrategien zu entwickeln (5-11).

Klaus-Peter Riedeberg realisiert dann jedoch im Verlaufe seines Kontaktes mit den medizinischen Professionellen einen Lernprozess, der ihn zu verlässlich gelingenden Interaktionsformen im Umgang mit den Ärzten und mit den Pflegekräften führt. Er entwickelt reibungslos funktionierende, wechselseitig verständnisbasierte Interaktionsroutinen mit den Medizinprofessionellen, die sich in jeder Phase des weiteren Krankheitsprozesses und in jeder Behandlungsstufe als erfolgreich praktizierbar erweisen. Am Beispiel des Interviews mit Klaus-Peter Riedeberg lassen sich verschiedene Aspekte gelungener Kommunikationsformen eines Patienten im Umgang mit den Ärzten und mit den Pflegekräften aufzeigen:

a) Klaus-Peter Riedeberg versteht die „Sprache" der Ärzte, er kann ihre Erklärungen zu den krankheitsbedingten körperlichen Vorgängen und zu den darauf bezogenen konkreten therapeutischen Maßnahmen nachvollziehen – er kann ein ihm ausreichendes und für ihn praktikables Verständnis der ablaufenden medizinischen Behandlungsverfahren aufbauen. Ein kurzes Datenbeispiel mag zur Verdeutlichung genügen:

Klaus-Peter Riedeberg kommt auf der Basis der entsprechenden Erklärungen der behandelnden Ärzte zu folgendem – für ihn praktikablen – Verständnis hinsichtlich der Funktion und der Funktionsweise eines (ihm begrifflich nicht fassbaren) medizinisch-technischen Hilfsmittels:

```
1   E: das Ding hatten die eingebaut (.) falls mit dem Herzen nach der Operation
2   irgendwas nicht hinhaut. (.) um dann wieder zu reanimieren. (.) um reanimieren zu
3   können, da hat/ waren die Drähte oben wie so´ne/ (.) wie so´n Regenschirmgestell
4   auseinander-eh-gesetzt und diese Kontakte waren an bestimmten Stellen des Herzens.
5   (.)
6   I: mhm
7   E: Und da hätten sie von außen (.) bei nicht regelmäßigem Gang des Herzens oder bei
8   (.) Ausfall, (.) hätten sie über diese Kabel reanimieren können.
```

b) Klaus-Peter Riedeberg entwickelt mit behandelnden Ärzten so erfolgreiche wechselseitige Kommunikationsroutinen, dass zum Teil eine ausführlich-explizite Verständigung über konkrete Behandlungsmaßnahmen und über ärztliche Handlungsmuster nicht mehr notwendig ist und von den Interaktionspartnern auf der Basis wechselseitigen Verstehens auf Formen abkürzender Kommunikation zurückgegriffen werden kann:

Nach mehreren erfolglosen Versuchen, das Bein zu retten, steht die Amputation des ersten Beines Klaus-Peter Riedebergs an:

```
1   E: Naja nach der vierten Operation, und das (.) heilte nicht richtig,(2) da kam er dann
2   (.) morgens rein (2) und hat gesagt: Herr Riedeberg, (2) heute Nachmittag (2) dreizehn
3   Uhr, (2) wir haben alles/ über alles gesprochen, (2) alles klar. (2) na da brauch ich
4   bloß noch mit´m Kopf nicken. (2) So. – dreizehn Uhr runter, - bin irgendwo inner
```

5   Nacht bin ich wach geworden dann, (2) ja da (.) hat ich bloß noch (.) 'n
6   Knie(.)stummel. (2) bis hier her.

Auch die Verständigung über die Notwendigkeit der Amputation des zweiten Beines kurze Zeit später greift auf abkürzende Interaktionspraktiken zurück:

1   E: Da sagt sie: Der Chefarzt wird mit ihnen reden. (.) Na da hab ich schon was geahnt.
2   (.) Und dann kam er, (.) am Nachmittag so nach'm Kaffeetrinken, da sagt er: Herr
3   Riedeberg, (3) ich brauch nichts weiter sagen, (.) sie wissen (.) was sein muss, wenn
4   ich komme. (2) Sag ich: Jawohl, sag ich, (.) Herr Chefarzt, (2) (dat) muss denn
5   (wohl) sein, (.) da sagt er: Morgen früh sieben Uhr, (3) Und dann bin ich nachmittags
6   wach geworden und (.) war das zweite Bein los.

Beide Interaktionspartner zeigen sich wechselseitig auf der Basis vorangegangener Gespräche in sehr knapper Form auf, dass sie ein übereinstimmendes Verständnis von dem haben, was vor sich geht.

c) Klaus-Peter Riedeberg reduziert sich in Inhalt und Form seiner Interaktion mit den Pflegekräften nicht allein auf die Rolle des Patienten im geregelten Rahmen der Professionellen-Patient-Interaktion – er wird darüber hinaus als Mensch mit Sinnbezügen außerhalb des Sinnhorizontes der Krankheit sichtbar:

1   Und da bin ich schon mit der einen Prothese (.) und mit so'nen Krücken da, - (   )
2   Unterarmkrücken so, (.) bin da (.) im Krankenhaus den Gang rauf den Gang runter,
3   hab schon mit den Schwestern wieder geschäkert da und alles Mögliche,

Klaus-Peter Riedeberg gelingt die Anwendung humorvoll-spielerischer Kommunikationsformen im Umgang mit den Krankenschwestern („geschäkert", 3).

d) Zwischen Klaus-Peter Riedeberg und den medizinischen Professionellen entwickelt sich eine stabile und wechselseitig verständnisvolle Interaktionsgrundlage, die auch die Möglichkeit für gewagte Kommunikationsstrategien bietet. In einer Phase der Resignation Klaus-Peter Riedebergs versucht eine Krankenschwester mittels einer ironischen Bemerkung, den durch Hoffnungslosigkeit gekennzeichneten Blick Klaus-Peter Riedebergs auf sein weiteres Leben ohne Beine „aufzubrechen":

1   E: Dann stand die neben meinem Bett (2) -eh- die Hände so (.) inne Hüfte gesteckt,
2   sagte sagte: Herr Riedeberg, (.) sagt sie, (.) was sollen sie denn nun eigentlich noch,
3   (.) noch mehr abnehmen? (.) geht nicht. (2) Das geht nicht. (.) Schluss damit. (.) Alles
4   haben wir für sie getan, sie haben keinen Schweißfuß mehr, keine Hornhaut mehr, sie/
5   ((leicht lachend)) und dann hab ich gesehen wie die Augen die/ (.) die hat ein richtig
6   ernstes Gesicht gemacht aber in den Augen hat man gesehen dass sie innerlich (.)
7   platzt beinahe vor Lachen. (2) Dann musst ich lachen. (.) Und von dem an Tag gings
8   bergauf.

e) Ein weiterer Aspekt, der die Kompetenz Klaus-Peter Riedebergs in der Interaktion mit den medizinischen Professionellen aufzeigt, ist seine ausgeprägte Sensibilität in der genauen Beobachtung und Interpretation des Verhaltens der behandelnden Ärzte und der Pflegekräfte:

1 E: und (.) nachdem (.) der die Operation gemacht hat, (.) -eh- ja, (.) es heilt, (.) Herr
2 Riedeberg es heilt, Glückwunsch, es heilt (.) Herr Riedeberg. (.) Die erste Woche. (.)
3 es heilt. (.) Die zweite Woche. (.) Visite: (.) Es heilt (.) Herr Riedeberg. (.) doll. (.)
4 jetzt haben wir's geschafft. (.) dritte Woche (.) sagt keiner mehr etwas. (.) In der
5 vierten Woche war ich neugierig. (2)
6 I: ja
7 E: -eh- denn hab ich gefragt, (.) -eh- bei der Visite, (   ) hat der/ hat dei Frau Doktor
8 Meyer –eh- da wieder gemacht, (.) undund (.) da sagt sie: Der Chefarzt wird mit ihnen
9 reden. (.) Na da hab ich schon was geahnt. (.) Und dann kam er

Nach der Amputation des einen Beines versuchen die Ärzte, sein zweites Bein zu
retten. Klaus-Peter Riedeberg bemerkt den Wechsel der Interaktionsmodalitäten von
Seiten der Ärzte im Verlaufe der Behandlungswochen („sagt keiner mehr etwas.", 4,
im Kontext der vorausgehenden Darstellung) und beginnt sich Sorgen um den Zustand seines zweiten Beines zu machen („In der vierten Woche war ich neugierig", 4-
5; „denn hab ich gefragt", 7). Letztlich bewahrheiten sich seine wachsenden Befürch-
tungen – der verantwortliche Arzt konfrontiert ihn mit der medizinischen Notwendigkeit, auch das zweite Bein amputieren zu müssen.

Mehrere Bedingungen begünstigen bzw. unterstützen die Realisierung eines
Lernprozesses, in dessen Vollzug der Patient eine Form des erfolgreichen
Agierens im Kontakt mit den medizinischen Professionellen entwickelt, bei
der eine weitgehende wechselseitige Verständigung zwischen dem Patienten
und den behandelnden Ärzten hinsichtlich der medizinischen Bearbeitung des
Krankheitsgeschehens sowie hinsichtlich der Erwartungen und der Informa-
tionsbedürfnisse des Patienten gelingt:[121]
    Mit in die Begegnung mit den medizinischen Professionellen eingebrach-
te besondere kommunikative Kompetenzen, die der Biographieträger in seiner biographischen Entwicklung vor der Erkrankung ausgebildet hat, können
in der Interaktion mit den Ärzten hilfreich dabei sein, Perspektivendifferenzen zwischen den Interaktanden sowie Unterschiede zwischen der Sozialwelt
des Patienten und dem symbolischen Universums der Professionellen zu
überbücken und wechselseitige Erwartungen der Beteiligten zu verhandeln.
Zu solchen hilfreichen kommunikativen Kompetenzen des Patienten gehören
Fähigkeiten zur Perspektivenübernahme. Verfügt der erkrankte Biographieträger über gut ausgebaute Fähigkeiten, sich in die Perspektiven anderer
hineinzudenken, fällt es ihm dadurch leichter, das Handeln der Ärzte in dessen Verankerung in einer professionellen Sichtweise des Krankheits- und
Behandlungsgeschehens generell zu verstehen und so auch die eigene Sicht
auf die Krankheit und die eigenen Erwartungen an das medizinische Handeln

---

121 Spiegelbildlich begünstigt das Fehlen der aufgeführten Bedingungen die Realisierung der
    erstgenannten Prozessvariante der Konfrontation des Erkrankten mit der sozialen Welt der
    Medizin, in der das medizinisch-professionelle Handeln in seinen Grundlagen, seinen Zie-
    len und seinen konkreten Strategien vom Patienten unbegriffen bleibt.

für die Ärzte nachvollziehbar zu kommunizieren. Auch Fähigkeiten des Patienten zur Metakommunikation – das Vermögen, die Modalitäten und die Bedingungen von Verständnisschwierigkeiten, z.b. Perspektivendifferenzen der Beteiligten, einer aktuell ablaufenden Kommunikationssequenz selbst zum Thema zu machen – erleichtern es dem Patienten, funktionierende Interaktionsroutinen im Umgang mit dem professionellen Handeln zu entwickeln und zu etablieren. Verständnisbarrieren und systematische Missverständnisse zwischen den Interaktanden können so leichter bearbeitet werden.

Auch von dem erkrankten Biographieträger mit in die Begegnung mit den medizinischen Professionellen eingebachte Wissens- und Erfahrungsbestände hinsichtlich der Kommunikationsroutinen und der Kommunikationsmodalitäten des ärztlichen Behandlungs-, Betreuungs- und Beratungshandelns können eine hilfreiche Grundlage für die Ausformung erfolgreicher kommunikativer Strategien des Patienten darstellen. Erfahrungen im Umgang mit medizinischen Professionellen, die der Biographieträger vor seiner chronischen Erkrankung etwa im Zuge eine eigenen früheren zeitlich begrenzten Akuterkrankung oder während einer chronischen Erkrankung einer signifikanten Bezugsperson oder auch im Verlaufe einer eigenen beruflichen oder ehrenamtlichen Tätigkeit – z.B. als Krankenschwester, als Rettungssanitäter oder als langjähriger Helfer im Katastrophenschutz – sammeln konnte, begünstigen die Entwicklung eines Verständnisses des Patienten für das medizinisch-professionelle Handeln und die Ausprägung von Interaktionsroutinen, mittels derer eigene Anliegen des Patienten dann erfolgreich im Kontakt mit dem medizinischen Personal vermittelbar werden.

Frühere Begegnungen des Biographieträgers mit dem Handeln von Ärzten im Rahmen einer eigenen schweren, zeitlich begrenzten Akuterkrankung können dann eine hilfreiche Ressource in der (späteren) Interaktion des Patienten mit den medizinischen Professionellen im Verlaufe seiner chronischen Erkrankung darstellen, wenn sich der Biographieträger damals als erfolgreich in der Interaktion in der sozialen Welt der Medizin erlebt hat. Er konnte so bereits ein gewisses Vertrauen in sich selbst aufbauen, im Kontakt mit Ärzten und mit Pflegepersonal bestehen zu können – die Charakteristika ärztlicher Kommunikation mit Patienten weitgehend verstehen und eigene Anliegen für das medizinische Personal nachvollziehbar thematisieren zu können. Das bereits aufgebaute Vertrauen kann dem Patienten helfen, Fremdheitserfahrungen beim Eintritt seiner chronischen Krankheit abzumildern, es stellt selbstverständlich keine Garantie dafür dar, dass sich die Interaktionsstrategien des Patienten im Kontakt mit der sozialen Welt der Medizin nach dem Eintritt der chronischen Gesundheitsbeeinträchtigung auch tatsächlich (erneut) bewähren.

5.6.2 Die Ausformung einer Haltung des Patienten zu den medizinischen Bearbeitungsstrategien

Mit dem Eintritt und mit der weiteren Entwicklung einer chronischen Erkrankung der in der vorliegenden Arbeit fokussierten gesundheitlichen Beeinträchtigungen chronische Herzkrankheiten und Amputationen im Bereich der unteren Gliedmaßen wird der erkrankte Biographieträger in der Regel mit massiven, oft invasiven und langandauernden medizinisch-professionellen Behandlungsstrategien konfrontiert. Daraus ergibt sich zwangsläufig die Aufgabe für den Patienten, eine eigene, individualisierte Haltung zum professionellen Handeln und einen praktischen Umgang mit den medizinischen Bearbeitungsstrategien zu entwickeln und zu etablieren – in welcher Form und mit welchem Erfolg bzw. mit welchen Konsequenzen für die Lebensführung des Patienten insgesamt auch immer. Im Kern geht es dabei um die Frage, wie sich ein Arrangement zwischen dem medizinisch-professionellen Bearbeitungshandeln der Ärzte und den eigenen Bearbeitungsbemühungen des Patienten herausbildet: Bis zu welchem Grade ergibt sich der Patient professioneller Prozessierung? Inwieweit und in welcher Form kann der Patient eigene Handlungsanteile, Handlungsimpulse und Entscheidungen in den medizinischen Behandlungsprozess einbringen? Auf welche Weise übernimmt der Erkrankte selbst Verantwortung für die Krankheitsbearbeitung – in Bezug auf die medizinisch-somatische Dimension des Bearbeitungshandelns aber auch in Bezug auf weitere Bearbeitungsdimensionen, etwa hinsichtlich seiner biographischen bzw. berufsbiographischen Entwicklung oder hinsichtlich der konkreten Ausgestaltung einer Alltagsorganisation unter den einschränkenden Rahmenbedingungen der somatischen Funktionsstörung? Oder anders formuliert: Welche Auswirkungsdimensionen der chronischen Gesundheitsbeeinträchtigung werden vom erkrankten Biographieträger fokussiert und wem wird von ihm die Zuständigkeit für die Bearbeitung der einzelnen Dimensionen der Krankheitsverlaufskurve zugeschrieben?

Im folgenden werden zunächst die grundsätzlichen Prozessalternativen der Ausformung eines individualisierten Umganges des Patienten mit den medizinisch-professionellen Bearbeitungsstrategien vorgestellt und daran anschließend Herstellungsbedingungen erläutert, die jeweils die Ausprägung der einen oder der anderen Prozessvariante begünstigen.

Die Analyse des erhoben empirischen Materials hat zwei grundlegende Prozessvarianten – im Sinne von Eckpolen der theoretischen Varianz hinsichtlich der betrachteten Thematik – der Ausgestaltung eines Umganges des Patienten mit der medizinischen Bearbeitung des Krankheitsgeschehens zutage gefördert:

A) Das Dominant-Werden des medizinisch-professionellen Handelns in der Krankheitsbearbeitung insgesamt

B) Die Annahme der Krankheitsbearbeitung als eigene Aufgabe durch den Patienten

A) Das Dominant-Werden des medizinisch-professionellen Handelns in der Krankheitsbearbeitung insgesamt

Es gibt Prozessverläufe, in denen der Betroffene – bildlich gesprochen – so stark in das medizinisch-professionelle Behandlungsarrangement „eingesogen" wird, dass eigene autonome Bearbeitungsimpulse des Patienten weitgehend ausbleiben. Der erkrankte Biographieträger schreibt die Zuständigkeit für die Bearbeitung des Krankheitsgeschehens nahezu vollkommen den medizinischen Professionellen zu – eigene Bearbeitungsmöglichkeiten erscheinen ihm kaum möglich. Die in sein Leben getretene chronische Gesundheitsbeeinträchtigung wird vom Betroffenen als ein Problem gewertet und betrachtet, dass letztlich nur von den medizinischen Professionellen bearbeitet werden kann. Der Patient begibt sich nahezu widerstandslos in eine umfassende Prozessierung durch die medizinischen Bearbeitungsstrategien, eigene Handlungsimpulse versiegen schnell oder werden erst gar nicht entwickelt. Der Biographieträger richtet seine krankheitsbezogene Aufmerksamkeit stark auf die medizinischen Bearbeitungsstrategien aus – das Handeln der Ärzte wird zum Zentrum seines Erlebens und seiner Orientierung hinsichtlich des Krankheitsgeschehens. Die ärztlichen Diagnosen stellen für den Patienten den dominanten Interpretationsrahmen in Bezug auf den Zustand seiner Gesundheit bzw. der Entwicklung der Erkrankung – etwa in der Betrachtung von Krankheitssymptomen, von Körpersignalen, von Verschlechterungen oder Verbesserungen der somatischen Lage oder von Prognosen des weiteren Krankheitsverlaufes – dar. Die wesentliche Strategie des Patienten in der Bearbeitung seiner Erkrankung besteht im Befolgen der ärztlichen Handlungs- und Verhaltensanweisungen – womit allerdings nicht gesagt sein soll, dass jeder Patient deshalb auch den konkreten medizinischen Behandlungsstrategien zwangsläufig immer positiv gegenüberstehen muss und diese als sinnvoll, als angemessen und als notwendig anerkennt. Auch wenn der Patient eine kritische, distanzierte oder gar enttäuschte Haltung dem Handeln der Ärzte gegenüber entwickelt, so bleibt trotzdem die Dominanz des professionellen Bearbeitungshandelns in der Wahrnehmung und Einschätzung der Krankheitsbearbeitung erhalten. Die medizinische Behandlung der Krankheit wird zum Kern der Krankheitsbearbeitung insgesamt – andere Bearbeitungsperspektiven hinsichtlich der Krankheitsverlaufskurve werden (zumindest weitgehend) vom Betroffenen ausgeblendet und daher vernachlässigt. Die ausschließliche Aufmerksamkeitskonzentration des Biographieträgers auf die medizinisch-professionelle Bearbeitung seines Krankheitsleidens führt dazu, dass sich der Blick und die strategische Ausrichtung des Betroffenen in der Bearbeitung des Krankheitsgeschehens sehr stark auf die Bearbeitung der somatischen Funktionsstörung im engeren Sinne konzentriert und verengt. Die medizinische Behandlung allein erweist sich jedoch als tendenziell wenig geeignet, *alle* Dimensionen der Auswirkungen der Krankheitsverlaufskurve – so z.B. eben auch die Dimension der weiteren biographischen Entwicklung des Erkrankten (mit der Krankheit) vor dem Hintergrund ihrer tiefen und in Teilen auch vom Biographieträger selbst nicht voll durchschauten Einbettung in die im Verlaufe der biographischen Entwicklung *vor* dem Krankheitseintritt aufgeschichteten Bedingungskonstellationen und biographischen Voraussetzungen für die künftige Entwicklung des Patienten – in den Blick zu nehmen und zu bearbeiten. Die Zielrichtung des medizinischen Bearbeitungshandelns liegt in aller Regel weniger in der Identifizierung biographischer und alltagsbezogener Handlungspotentiale des Patienten abseits der Krankheit oder in der gezielten Bearbeitung eines biographisch aufgeschichteten Verlaufskurvenpotentials – als Bedingungsrahmen für die Entstehung der somatischen Funktionsstörung – als vielmehr in der unmittelbaren Stabilisierung der Somatik des Patienten durch medizinische Behandlungsverfahren und durch die stabile krankheitsangemessene Ausbalancierung des Lebensalltages des Patienten durch Modifikationen seiner alltäglichen Lebensstilistik. Die Zuschreibung einer umfassenden Zuständigkeit für die Bearbeitung des Krankheitsgeschehens durch den Patienten an die medizinischen Helfer führt dazu, dass der Biographieträger selbst keine Strategien entwirft, die auf die Bearbeitung weiterer Verlaufskurvendimensionen neben der somatischen Dimension gerichtet sind. Die ausschließliche Fokussierung der medizinisch-professionellen Bearbeitung des Krankheitsgeschehens kann eine biographische Hypothek für den Betroffenen bedeuten: Die mit der ärztlichen Konzentration auf die Behandlung der Somatik verbundene (zumindest weitgehende, wenn nicht gar vollständige) Ausblendung der Gesamtlebenssituation des Patienten kann mit hohen biographischen Kosten für den Biographieträger verbunden sein, wenn sich im Zuge des Behandlungsprozesses durch die von den Ärzten initiierten Behandlungsmaßnahmen die Möglichkeiten des Patienten zur Realisierung biographischer Entwürfe und zur Ausgestaltung seines Lebensalltages verringern und sich dadurch die Lebensbezüge des Betroffenen systematisch verengen, bisherige Aktivitäts- und Handlungsbereiche wegbrechen. Die kann z.B. der Fall sein, wenn von den behandelnden Ärzten mit Nachdruck Strategien der Schonung (vgl. auch Schmacke 2005b: 4-5) angeraten werden und der Patient aufgrund seiner einseitigen Fokussierung der ärztlichen Bearbeitung des Krankheitsgeschehens keine (durchaus mit der somatischen Funktionsstörung zu vereinbarenden) eigenen Strategien zur Kompensation der entfallenen Aktivitätsbereiche durch die Neuerschließung anderer Lebensbezüge entwickelt, oder wenn sich aus ganz bestimmten medizinischen Behandlungsverfahren unmittelbar Einschränkungen der Handlungsmöglichkeiten ergeben, denen der Betroffene nichts an Kompensationsstrategien entgegenzusetzen hat.

Einige der genannten Aspekte sollen am Beispiel des Interviews mit Frank Bode illustriert werden:

Frank Bodes Herzrhythmusstörungen, die mit akuten gesundheitlichen Krisenphasen einher gehen, werden zunächst mit Medikamenten behandelt. Trotz der Medikamentierung stabilisiert sich seine gesundheitliche Lage nicht:

1   E: jenau 'n Jahr. ((angedeutetes Lachen)) das war damals /eh/ (.) tja; (.) 'n 9.
2   November, (.) '94, (.) und '95 'n 11. November (.) war das (.) widder uffjetreten. (.)
3   I: aha
4   E: ja? (.) /eh/ och zu Hause hier, (2) und och widder mit dem Herzrasen. (.) so. (.)
5   dann widder dass Gleiche, Notdienst, nach L; (2) L tja, was solln ma mit dem machen,
6   die ham sich den in D/ -eh- in T mit die in Verbindung jesetzt, (.) /eh/ ja dann -eh-
7   andere Tabletten. (.) Umstellung. (.) jut. denn hab ich andere Tabletten jekriegt, drei
8   Wochen lang,
9   I: mhm
10 E: oder so, knappe drei Wochen, so unjefähr, (2) und dann musst ich (nachher) widder
11 von/ (.) war ich in der Zwischenzeit nach Hause jekommen, (.) da war/ in L war ich
12 vielleicht vierzehn Tage, dann bin ich acht Tage noch zu Hause jewesen, und dann
13 nach (.) T. (2) und T ham se dann widder die Kathederuntersuchung jemacht, (.) wie
14 jesacht also da war ich och schon immer mächtig uffjeregt undund och (.) ängstlich,
15 (.)
16 I: mhm
17 E: also das will ich nich bestreiten; ängstlich. (.) unheimliche Angst. (.) seit ich das
18 erste Mal (da) erlebt habe, (.) unheimliche Angst. (2) und (2) ja (.) damals bin ich
19 widder wegjeklappt.(.) ja? (.) also widder (.) wegjetreten, (2) ((leiser bis +)) das war
20 '95 ja; im Dezember (.) dann; (.)

Die behandelnden Ärzte entwickeln dann eine neue Behandlungsstrategie:

22 E: und denn sagte (.) der Oberarzt: also Herr Bode, (.) das hat keen Sinn, ((+)) (2) wie
23 jesagt (da och) falsch uffjeklärt oder nich richtig uffjeklärt, (.)
24 I: aha
25 E: -eh- wir können das nich so lassen jetzt mit Tabletten, die wirken nich mehr jenug,
26 (.) -eh- da müssen sie so'n Defi (.) jeben; (.) naja so'n Defi jut, was is'n das für'n
27 Ding, naja das is wie so'n Schrittmacher, (.) das is überhaupt nich schlimm weiter, das
28 is'n kleener Kasten, (.) den kriejen se anjebaut oder injebaut, je nachdem, da jibt's
29 verschiedene Modelle, (.) und (.) ((Räuspern)) wenn eben sowas widder ufftreten
30 sollte, dann (.) -eh- (2) bringt der das Herz praktisch widder inne Reihe so ja? (.) wie
31 jesagt (.) Schrittmacher und/ im nachhinein jetzt wo ich weiß unjefähr, was 'n
32 Schrittmacher is und was 'n Defi is, (2) ((kurzes angedeutetes Lachen)) es wird (.)

33   verglichen; (.) es is jar keen Verhältnis. (.) ja? (.) najut. (2)
      ((Auslassung))
1   E: so und denn hab ich so´n Ding jekriegt, (2) bin ich nach/ war ich am 15. (.)
2   Dezember/ ham se das mich in D injebaut; (.) ja; (2) 15. Dezember. (2) hab ich so´n
3   Defi jekriegt, (.) wie jesacht da war ich denn (.) drei Tage in D, (.) und dann in in in T
4   noch ma acht Tage vielleicht oder so unjefähr, da ham sie´s denn noch beobachtet und
5   neu injestellt,(.) und dann nach Hause, (2) ((leiser bis +)) ja 28. oder so bin ich nach
6   Hause jekommen; Dezember; (2) oder 29., ich weeß jar nich, is ejal. ((+)) (3) und
7   wunderbar. (.) naja jut. (.)

Es wird im vorliegenden Datenausschnitt deutlich, dass Frank Bode selbst keinen faktischen Anteil an der Entscheidung für die neue Behandlungsstrategie hat – ihm erscheinen die Erläuterungen der medizinischen Professionellen im Vorfeld der Operation überzeugend, seine Perspektive auf die Krankheitsbearbeitung wird vom medizinisch-professionellen Handeln dominiert (wie in zahlreichen Passagen des Interview zum Ausdruck kommt). Im Nachhinein stellt er dann jedoch die Qualität oder sogar die Rechtschaffenheit der Aufklärung durch den behandelnden Arzt in Frage („wie jesagt (da och) falsch uffjeklärt oder nich richtig uffjeklärt,"; 22-23; 31-33). Die rein somatisch ausgerichtete neue Behandlungsstrategie der medizinischen Professionellen – Zielrichtung und Bewertungsmaßstab ist ausschließlich die Stabilisierung der Somatik, die Ausbalancierung eines stabilen körperlichen Zustandes des Patienten ohne Akutphasen – hat massive biographische und alltagsbezogene Einschränkungen für Frank Bode zu Folge:

8   E: und denn im nachhinein aber wie jesacht wo ich denn nachher in in T war, (.) die
9   acht Tage, denn is dich das erstmal alles bewusst jeworden; (.) wo ich denn in D war,
10   die Ärzte: (.) ja Herr Bode wenn sie so´n/ (.) also wo ich das Ding nachher hatte
11   schon, (.)
12   I: mhm
13   E: da dürfen se ke Auto mehr fahren. (.) das war für mich schon ´n Schlag wie in´s
14   Jenick. ja, also ich sag: (2) das hätten se sich sparen können die Mühe, das Ding hat
15   (.) sechzigtausend Mark jekostet oder inne/ (.) über fuffzigtausend, (.)
16   I: aha
17   E: fuffzig oder sechzigtausend, (.) ja? (.) ich sage das Kind hätten se in/ dasdas Ding
18   hätten se /eh/ sich sparen können denn, (.) ich sage hätten se das Jeld jenommen
19   hätten´s nach Afrika jebracht irjendwie, da sind soviel Kinder die verhungern, (2) da
20   wär das ejal jewesen. (.) ich sag was soll ich jetzt, ich bin Rollstuhlfahrer; (.) wenn ich
21   jetzt nich mehr autofahren darf, das war eben och meine Stärke will ich mal sagen; du
22   warst <u>unabhängig</u>; (.) ich bin och wie jesacht ma mit Krücken jelaufen, (.) ich bin (.)
23   autojefahren, ich war selbstständig. (2)
24   I: mhm
25   E: <u>unanhängig</u> (.) ja? (.) das kann man sich im nachhinein oder wenn eenen das nich
26   betrifft, kann man sich das nich vorstellen. (.) so (.) und denn mit eenmal (.) sitzt de
27   da. (.) ich sag was mach ich´n mit´n Rollstuhl; ich fahre (.) hundert Meter in die
28   Richtung, hundert Meter in die Richtung; (.) das is mein Leben. (.) ja und so (.) hat
29   sich das nachher in groben Zügen och abjespielt. (   ) (.) jut; du bist ma wegjefahren,
30   (.) nie alleene; denn mit de Frau, (.)
31   I: mhm
32   E: oder (.) ja? du hast immer jemanden jebraucht will ich ma so sagen. (.) vorher (.)

33   man da hast dich in´s Auto jesetzt, da biste/ (.) haste jemacht was du wolltest so
34   unjefähr ja? (2)
35   I: mhm
36   E: <u>und</u> (.) also das war (.) der größte Schlag für mich so mit ja;

Für Frank Bode hat die neue medizinische Bearbeitungsstrategie gravierende Konsequenzen: Ohne die Möglichkeit, selbstständig Auto zu fahren, ist seine individuelle
Mobilität als Rollstuhlfahrer nun extrem eingeschränkt. Er wohnt in einem kleinen
Dorf, das er ohne Auto nicht allein verlassen kann. Wenn er Aktivitäten außerhalb
seines Wohnortes realisieren will, ist er fortan stets auf fremde Hilfe angewiesen.
Damit führt die aus medizinisch-somatischer Perspektive höchst sinnvolle Behandlungsstrategie innerhalb der Dimension der biographischen Entfaltungsmöglichkeiten
– z.b. unabhängig von anderen Menschen Freizeitaktivitäten außerhalb des Wohnortes nachzugehen – und innerhalb der Dimension der Alltagsbewältigung – z.B. Einkäufe oder Behördengänge in der nächstgelegenen Stadt zu erledigen und damit auch
seine berufstätige Ehefrau in wichtigen Alltagsroutinen zu entlasten – zu massiven
Einschränkungen im Leben Frank Bodes. Frank Bode erlebt Formen der Prozessierung durch die medizinischen Professionellen, denen er nichts entgegensetzen kann.
Obwohl er vom Handeln der Ärzte enttäuscht ist, als er dessen Konsequenzen für sein
Leben erkennt, bleibt er jedoch weiterhin einer Perspektive verhaftet, aus der heraus
dem medizinisch-professionellen Handeln die Dominanz innerhalb der Krankheitsbearbeitung insgesamt zugeschrieben wird – wie im weiteren Fortgang des Interviews
deutlich wird.

Darüber hinaus kann die nahezu ausschließliche Aufmerksamkeitsausrich-
tung des Patienten auf das medizinisch-therapeutische Handeln begünstigen,
dass sehr schnell das Vertrauen des Betroffenen in die behandelnden Ärzte
oder auch in das medizinische System insgesamt schwinden kann, wenn vom
Patienten erwartete Behandlungswirkungen ausbleiben.

Die naturwissenschaftlich-somatische Orientierung der medizinischen
Professionellen kann sich auch – ohne dass vom Patienten alternative Sichtweisen als gleichberechtigt anerkannt werden – in die Perspektive des Patienten auf den eigenen Körper transformieren. Der erkrankte Biographieträger
entwickelt dann eine sehr mechanistisch-technizistische Vorstellung vom
eigenen Körper als Quasimaschinerie (mit Funktionsstörungen) (siehe auch
Kapitel 5.2.2 und Kapitel 5.3).

B)   Die Annahme der Krankheitsbearbeitung als eigene Aufgabe durch den
       Patienten

Es gibt Prozessverläufe, in denen die Krankheitsbearbeitung insgesamt vom
Patienten als eigene Aufgabe definiert, angenommen und angegangen wird.
Die Verantwortung für die Bearbeitung des Krankheitsgeschehens wird vom
Biographieträger nicht allein den behandelnden Ärzten zugeschrieben. Der

Patient sieht sich – in der Regel nach dem Abschluss der intensivmedizinischen Behandlung zur ersten Stabilisierung des Gesundheitszustandes des Patienten, während der sich der Patient in vollständiger Prozessierung durch das Handeln der medizinischen Professionellen befindet – selbst in der Pflicht, schnell die Krankheitsbearbeitung aktiv handelnd anzugehen, um die Auswirkungen der somatischen Funktionsstörung in verschiedenen Dimensionen des Lebens begrenzen zu können. Die medizinisch-professionellen Bearbeitungsstrategien werden vom Biographieträger als wichtiger Teilbereich der Krankheitsbearbeitung insgesamt angesehen, der insbesondere auf die Stabilisierung der Somatik ausgerichtet ist. Dabei wird zum einen den Ärzten vom Patienten die zentrale Zuständigkeit für die unmittelbare medizinische Behandlung der somatischen Funktionsstörung zugeschrieben und zum anderen vom Patienten auch eine hilfreiche Kompetenz der medizischen Professionellen in der Vermittlung krankheitsbezogenen Wissens und in der Anregung von Änderungen der alltäglichen Lebensstilistik (zumindest grundsätzlich) anerkannt. Der Biographieträger fühlt sich jedoch mitverantwortlich für die Ausgestaltung der medizinischen Behandlung seines Krankheitsleidens und für die Umsetzung der medizinischen Behandlungsstrategien im Lebensalltag und entfaltet hierbei eigene Aktivitäten, denkt z.B. über verschiedene Behandlungsmöglichkeiten nach und verschafft sich Informationen dazu, fragt gezielt die behandelnden Ärzte nach den Grundlagen und den Zielen konkreter therapeutischer Maßnahmen, holt sich mehrere Meinungen von verschiedenen Ärzten ein und lehnt gegebenenfalls auch bestimmte professionelle Bearbeitungsstrategien ab. Die aktive Mitarbeit und Kooperation des Patienten bei den therapeutischen Maßnahmen gehören zu den Strategien des Biographieträgers zur Rückgewinnung körperlicher Mobilität und Handlungsfähigkeit. Der erkrankte Biographieträger widersetzt sich einer – auf Dauer angelegten – professionellen Prozessierung und kann hinsichtlich der medizinischen Bearbeitung seines Krankheitsleidens eigene Handlungsakzente setzen und Entscheidungsanteile realisieren. Der Umgang mit seiner Erkrankung wird außerdem für den Biographieträger zu einer Aufgabe, die über die unmittelbare Bearbeitung der Somatik hinausreicht.

Neben der Bearbeitung der somatischen Dimension der Krankheitsverlaufskurve geraten auch weitere Auswirkungsbereiche der Krankheit in seinen Blick – etwa die Frage, wie auch mit der chronischen gesundheitlichen Beeinträchtigung ein Lebensalltag aufrechterhalten oder neu etabliert werden kann, der nicht nur geeignet ist, den angegriffenen körperlichen Zustand stabil zu halten, sondern der für den Biographieträger trotz der Erkrankung sinnstiftende Aktivitäten bereithält, oder die Frage, wie auf der Grundlage der krankheitsbedingt eingeschränkten körperlichen Leistungsfähigkeit weiterhin biographische Entwürfe geplant und realisiert werden können. Dabei werden ärztliche Behandlungsstrategien und Verhaltensvorschriften – z.B. eine angeratene vorzeitige Verrentung als Strategie der körperlichen und psychischen Schonung bei einer chronischen Herzkrankheit – vom Patienten auch hinsichtlich ihrer möglichen Auswirkungen in Bezug auf den Erhalt wichtiger Lebens- und Aktivitätsbereiche bewertet und ihnen gegebenenfalls (zumindest eine Zeit lang) Widerstand entgegengesetzt. Das ausgeprägte Verantwortungsbewusstsein des Patienten hinsichtlich der Bearbeitung seines Krankheitsleidens kann einerseits eine Basis für eine offene und vertrauensvolle Interaktions- und Arbeitsbeziehung zwischen dem Patienten und den behandelnden Ärzten bieten. Die eigenen Aktivitäten des Biographieträgers in der Krankheitsbearbeitung – z.B. selbstmotivierte Übungen zur Rückgewinnung körperlicher Mobilität nach einer Operation im Herzbereich, die einen längeren Klinikaufenthalt notwendig macht, oder nach der Amputation eines Beines – bewegen sich innerhalb der von den professionellen Helfern zugestandenen Grenzen und werden nicht gegen deren Rat realisiert, da die Kompetenzen der Ärzte hinsichtlich der Einschätzung und der medizinischen Behandlung der somatischen Funktionsstörung vom Biographieträger nicht grundsätzlich in Frage gestellt werden. Die professionellen Bearbeitungsstrategien zur Stabilisierung der Somatik und die Bearbeitungsstrategien des Biographieträgers werden in eine multiaspektuelle, mehrdimensionale Gesamtbearbeitung der Verlaufskurvendynamik unter starken Planungs- und Handlungsanteilen des Patienten integriert. Die Emanzipation des Patienten vom ärztlichen Handeln kann sich andererseits im Verlaufe des Krankheits- und Behandlungsprozesses auch so weit entwickeln, dass sich Entfremdungsgefühle beim Patienten manifestieren und die Vertrauensbasis zwischen Arzt und Patient erschüttern – angestoßen z.B. durch Erfahrungen des Erkrankten mit einer aus seiner Sicht falschen medizinischen Behandlungsstrategie oder auch durch bestimmte therapeutische Maßnahmen, die eine drastische Verengung des biographischen oder des alltagsbezogenen Handlungshorizontes des Betroffenen zur Folge hatten. Der Biographieträger entwickelt eine kritisch-distanzierte Haltung dem professionellen Handeln gegenüber.

Hans-Ulrich Schliewen verliert nach der Diagnose einer koronaren Herzkrankheit, die eine baldige Bypass-Operation erforderlich macht, nicht den Blick für weitere Dimensionen des Lebens neben der diagnostizierten Erkrankung – er verengt seinen Blick nicht auf die Herzkrankheit und das darauf bezogene medizinisch-therapeutische Handeln:

1   E: ich habe darum gebeten nach meiner Entlassung/ bei meiner Entlassung, dass ich
2   vierzehn Tage Zeit habe, (.) -eh- um noch -eh- geschäftliche, private Dinge ins Laufen
3   zu bringen noch zu regeln, (.) und -ehm- das hat man mir zugesichert, darum rechne
4   ich damit dass ich zum Wochenende (.) die Einladung kriege (.) nee wie ham se
5   gesagt die <u>Einberufung</u> ((leicht lachend bis +))

6 I: ((leicht lachend))
7 E: nach Berlin die Einberufung nach Berlin ((+)) (.) ich versuche die Dinge die noch
8 zu tun sind so ruhig wie möglich anzugehen, aber (.) ´n paar Dinge möcht ich doch
9 noch (2) klären und (.) geschäftlich hab ich im Wesentlichen so weit alles auf der
10 Reihe, (.) ich muss morgen noch mal hin und (.) muss zumindest auf die Wege
11 bringen dass ich noch meine Steuererklärung (.) für´s Jahr 2005 noch abgebe oder für/
12 nee für <u>2004</u> für 2004
13 I: das wär´n bißchen schnell das andere ((leicht amüsiert))
14 E: ja, jaja für <u>2004</u>, dass ich die noch klarmache, denn da is noch ´n bißchen Geld zu
15 erwarten, (.) dass solche Sachen noch gemacht sind. (.) und ansonsten (.) sehe ich der
16 Sache (2) frohen Mutes entgegen. (.) habe schon (immer wieder gelästert) habe
17 gesagt: an mir werdet ihr euch täuschen ich mach schon wieder viele Pläne für´s
18 <u>danach.</u>

Hans-Ulrich Schliewen nutzt Gestaltungsspielräume in der Aushandlung des weiteren Behandlungsablaufes mit den zuständigen Ärzten, um innerhalb der berufsbiographischen und vor allem innerhalb der alltagsbezogenen Dimension seines Lebens sicher zu stellen, dass die Zeit seines Krankenhausaufenthaltes im Rahmen der Bypass-Operation keine negative Konsequenzen nach sich zieht.[122]

Bei Petra Schübler entwickeln sich im Kindesalter schwere Herzrhythmusstörungen mit Vorhofflimmern. Sie bekommt von den Ärzten den Status eines bis an sein Lebensende chronisch im Herzbereich erkrankten Menschen zugeschrieben. Die durchaus schwere gesundheitliche Beeinträchtigung – mehrfach verliert Petra Schübler in Belastungs- und Krisensituationen das Bewusstsein und muss im Krankenhaus behandelt werden – hat, abgesehen von einer dauerhaften Medikamentierung, auch einschneidende biographische Folgen für Petra Schübler: Von den behandelnden Ärzten angeordnet und vor allem von ihrer Mutter – in der Kindheit und in geringerem Umfang noch in der Zeit, als Petra Schübler bereits eine junge Frau und verheiratet ist – in einem strengen Regime umgesetzt und überwacht, muss sich Petra Schübler permanent an Strategien der Schonung und der Vermeidung von körperlichen und psychischen Belastungssituationen halten. Sie wird angehalten, jede Aufregung und Anspannung zu vermeiden, um gefährlichen körperlichen Krisenphasen vorzubeugen. Die aktiven Behütungsstrategien auf der Grundlage der ärztlichen Verhaltensvorschriften schließen auch den Verzicht auf eigene Kinder ein. Obwohl Petra Schübler die Sinnhaftigkeit der ärztlichen Verhaltensvorschriften und das Umsetzungshandeln ihrer Mutter als zentraler Behütungsprotagonistin durchaus nachvollziehen und grundsätzlich ratifizieren kann, entwickelt sie dennoch wenige Jahre nach ihrer Heirat ein verdecktes, strategisches Handlungsschema, um einem biographi-

---

122 Wobei im vorliegenden Beispiel ohne Bedeutung ist, ob die Bypass-Operation ohne den Wunsch Hans-Ulrich Schliewens nach einer mehrwöchigen Pause zwischen der Diagnose der koronaren Herzkrankheit und der Bypass-Operation tatsächlich schneller realisiert worden wäre. Aufgezeigt werden soll anhand des Interviewausschnittes die Perspektive des Informanten, die sich nach Beginn der medizinisch-professionellen Behandlung seines Krankheitsleidens nicht auf eben diese Behandlung einengt. Für Hans-Ulrich Schliewen ist die Bearbeitung seiner Krankheit etwas, dass er nicht allein den Ärzten überlässt – er hat den Anspruch, sich selbst um mögliche Konsequenzen der Erkrankung, die sich in verschiedenen Bereichen seines Lebens ergeben könnten, zu kümmern.

schen Entwicklungsimpuls folgen zu können, der ihr sehr wichtig ist: Sie ist nicht bereit, ohne zumindest einen Versuch auf die Erfahrung der Mutterschaft zu verzichten. Sie realisiert ihr strategisches biographisches Handlungsmuster – Petra Schübler wird schwanger:

```
1    E: und (2) Ende '77 waren die Pillen alle, (.) und denke: Ach, (2) wenn's klappt,
2    klappt es. wenn nich (.) klappts halt nich. (.) und (.) bin denn wirklich schwanger
3    geworden, (2) und das war auch so'n Erlebnis, ich weiß nich ob Sie das interessiert?
4    I: mich interessiert alles
5    E: auf jeden Fall meine meine Mutti war -eh- beim Friseur, na und früher musste man
6    ja immer noch anstehen, und ich bin da vorbei gekommen, (.) die also Tür war noch
7    nich offen, bin vorbei gekommen und (.) wollte zum Krankenhaus hoch. Wo willst Du
8    denn hin. (2) na zum Arzt. (.) Was willst'n da. (.) Ach ich glaub ich bin schwanger! (.)
9    so freudestrahlend. (.) die hat mich angebrüllt; (.) ich fix und fertig, naja auf jeden Fall
10   hin zum Arzt und (.) war es natürlich die Bestätigung, schwanger. (.) ja nu war es aber
11   schon (.) über 'n dritten Monat, (.) aus Angst (.) die nehmen mir das noch weg. (.)
12   war ja leichtsinnig ne, (.) bin denn ins Uni-Klinikum, (.) zu meiner behandelnden
13   Ärztin, da musst ich alle viertel Jahre hin, (.) zur Kontrolle, (.) bin denn hingefahren,
14   (.) die hat mich auch gleich angebrüllt, ich zusammengeklappt, geheult, ach jetzt
15   nimmt sie's mir doch noch weg, hätt man/ hätt ja sein können, (.) weil es ja 'ne
16   Risikoschwangerschaft dann war. (2) aber sie hat dann gleich alles eingeleitet und
17   war dann ständig auch da zur Kontrolle
```

Ohne die zentralen Protagonisten der Schonungs- und Stressvermeidungsstrategien – ihre wichtigste behandelnde Ärztin und ihre Mutter – zu informieren, setzt Petra Schübler die Verhütungsmittel ab und wird schwanger. Da sie mit dem Widerstand ihrer Mutter und ihrer Ärztin gegen eine Schwangerschaft, die mit erheblichen Risiken für das Kind und auch für sie selbst verbunden ist, rechnet, wartet Petra Schübler die übliche Zeit für einen Schwangerschaftsabbruch ab und sucht erst dann ärztlichen Beistand nach („ja nu war es aber schon (.) über'n dritten Monat, (.) aus Angst (.) die nehmen mit das noch weg.", 10-11; „zusammengeklappt, geheult, ach jetzt nimmt sie's mir doch noch weg", 14-15). Petra Schübler kann ihr biographisches Handlungsschema realisieren – sie bekommt ohne Komplikationen ein Kind. Petra Schübler hat damit auf eigene Verantwortung eine biographische Entwicklungslinie umgesetzt, die von den behandelnden medizinischen Professionellen als für sie ausgeschlossen definiert war.

Im Folgenden werden Herstellungsbedingungen und Prozessmechanismen vorgestellt, die jeweils die eine oder die andere Prozessalternative der Ausformung eines Umganges eines erkrankten Biographieträgers mit der medizinisch-professionellen Bearbeitung des Krankheitsgeschehens begünstigen. Die prozessanalytische Auswertung des erhobenen Datenmaterials hat hierzu folgende Oberkategorien zutage gefördert:

- Frühere Erfahrungen des Biographieträgers mit der sozialen Welt der Medizin

-   Die Initialzündung in der Begegnung des Patienten mit der sozialen Welt der Medizin

a) Frühere Erfahrungen des Biographieträgers mit der sozialen Welt der Medizin

Erfahrungen, die der Biographieträger vor dem Eintritt seiner eigenen chronischen Gesundheitsbeeinträchtigung mit dem Handeln von Ärzten bei einer schweren Erkrankung einer signifikanten Bezugsperson – z.B. eine Erkrankung des eigenen Kindes oder des Ehepartners an Diabetes mellitus oder an Krebs – realisiert hatte, können einen Einfluss auf die spätere Ausgestaltung seines individualisierten Umganges mit den medizinischen Professionellen und mit deren Bearbeitungsstrategien während seiner eigenen Krankheit haben. Ohne dass durch solcherart frühere Erfahrungen bereits eine spezifische Haltung des Patienten gegenüber den professionellen Helfern determiniert ist, stellen sie doch eine Grundlage für eine bestimmte Art der Wahrnehmung ärztlichen Handelns dar. Der Biographieträger hat im Zuge seiner Begegnung mit der medizinischen Behandlung der schweren Erkrankung seiner engen Bezugsperson bereits eine Perspektive auf das medizinisch-professionelle Handeln ausbilden können, die im Grad ihrer Differenziertheit über die z.B. im Rahmen alltäglich-normaler medialer Vermittlung oder im Rahmen der hausärztlichen Behandlung kleinerer Akuterkrankungen entwickelte hinausreicht. Darüber hinaus können sich durch Erfahrungen des Patienten mit dem ärztlichen oder mit dem pflegerischen Handeln während seiner späteren eigenen Erkrankung, die den früheren Erfahrungen mit dem medizinisch-professionellen Handeln ähneln und damit die bisherigen Einschätzungen des Patienten bestätigen, die bereits ausgeformten Haltungen und Orientierungen den medizinischen Professionellen gegenüber verfestigen bzw. „zementierten" und so zu einer dauerhaft relevanten Grundlage für die Ausgestaltung der Form des eigenen Agierens des Biographieträgers im Kontakt mit den Ärzten und mit dem Pflegepersonal werden.

Frühere Erfahrungen des Biographieträgers mit dem Handeln von Ärzten in der medizinischen Bearbeitung einer schweren Erkrankung einer engen Bezugsperson können dann zu einer Hypothek für die Ausgestaltung einer vertrauensvollen Interaktionsbeziehung zwischen dem Biographieträger und den behandelnden Ärzten in der Behandlung der (späteren) chronischen Erkrankung des Biographieträgers werden, wenn in Kombination dem Betroffenen zum einen die *medizinische* Behandlung der Erkrankung der Bezugsperson insgesamt als die einzige Bearbeitungsmöglichkeit dieser Krankheit erschienen war und er zum anderen das frühere Handeln der medizinischen Professionellen dabei als fragwürdig, als inkompetent, als wirkungsarm oder gar als kontraproduktiv erlebt hatte. Der Biographieträger hatte sich selbst – z.B. in der Konfrontation mit einer sehr schweren, unerwartet ins Leben getretenen und sich dramatisch in kurzer Zeit verschlimmernden Krebserkrankung seiner Lebenspartnerin – als ohnmächtig und ohne eigene Handlungsmöglichkeiten in der Bearbeitung des Krankheitsleidens seiner Bezugsperson gefühlt und auch kein Vertrauen in das Handeln der medizinischen Professionellen aufbauen können – z.B. weil die Ärzte seine (überhöhten) Hoffnungen auf eine Heilung der Erkrankung nicht erfüllen konnten. Durch eine solche frühere Erfahrung kann begünstigt werden, dass der Biographieträger zum einen auch beim Eintritt seiner eigenen chronischen Erkrankung im Herzbereich oder nach einer Amputationsbehandlung im Bereich der unteren Gliedmaßen zumindest zunächst – im Sinne der ersten Prozessvariante (A) – die Bearbeitung des Krankheitsgeschehens insgesamt in die Hände der Ärzte legt und kaum über eigene Bearbeitungsmöglichkeiten nachdenkt, und dass er zum anderen trotzdem mit nur wenig Vertrauen in das Handeln der Medizinprofessionellen in die Interaktionsbeziehung mit den behandelnden Ärzten hinein geht. Der mangelnde Vertrauensvorschuss des Patienten den Ärzten gegenüber kann die Etablierung einer stabilen gemeinsamen Interaktionsbasis zwischen Arzt und Patient erschweren und kann darüber hinaus die Einschätzung des Biographieträgers verstärken, dass er sich in einer sehr schlimmen oder vielleicht sogar hoffnungslosen Lebenssituation befinde. Der Betroffene sieht sich einem schweren gesundheitlichen Leiden und einer möglicherweise auch mit Fehlern und Unzulänglichkeiten behafteten Bearbeitung dieses Leidens ausgesetzt.

Vom Biographieträger als fragwürdig eingeschätzte medizinische Behandlungsstrategien in der früheren Bearbeitung einer schweren Erkrankung einer signifikanten Bezugsperson können andererseits jedoch im Zuge eines Lernprozesses auch zur Entwicklung der Einschätzung des Biographieträgers führen, dass man als von einer Krankheit Betroffener zusammen mit engen Familienmitgliedern selbst eine wesentliche Verantwortung für die Bearbeitung des Krankheitsgeschehens übernehmen müsse, da man sich nicht allein auf das medizinisch-therapeutische Handeln verlassen könne und dürfe. Der Biographieträger hat sich als erfolgreich in der (Mit-)Bearbeitung der Erkrankung seiner Bezugsperson erlebt – hat z.B. die Erfahrung realisiert, dass man Einfluss auf die konkrete Ausgestaltung der medizinischen Behandlung nehmen kann, etwa wenn man zusätzliche ärztliche Meinungen einholt, gezielt nach therapeutischen Alternativen fragt oder auch bestimmte Behandlungsstrategien ablehnt, weil sie weitreichende, stark einschränkende Folgen im Bereich der Handlungsmöglichkeiten des Erkrankten im Lebensalltag haben würden. Der Biographieträger hat im Rahmen der früheren medizinischen Behandlung seiner Bezugsperson Kompetenzen darin ausgebildet, das professionelle Bearbeitungshandeln stets aufmerksam beobachten und hinsichtlich dessen therapeutischer Wirkungen und hinsichtlich dessen Folgen für die Lebensgestaltung des Erkrankten kritisch hinterfragen zu können. Dadurch wird begünstigt, dass der Biographieträger auch die Bearbeitung seiner späteren eigenen chronischen Erkrankung als eine eigene Gestaltungsaufgabe annimmt, für deren konkrete Ausgestaltung er sich selbst – neben der auch gesehenen Zuständigkeit der medizinischen Professionellen – eine zentrale Verantwortung zuschreibt.

b) Die Initialzündung in der Begegnung des Patienten mit der sozialen Welt der Medizin

Die Art und Weise, wie sich im Rahmen des Eintritts der chronischen Gesundheitsbeeinträchtigung die erste Begegnung des Biographieträgers mit den diagnostizierenden bzw. behandelnden Ärzten ausgestaltet – wie also gewissermaßen die „Initialzündung" in der Begegnung des Patienten mit der sozialen Welt der Medizin aussieht – kann von einiger Relevanz für die Ausprägung einer Form des Umganges des Patienten mit den medizinischen Professionellen und mit deren Bearbeitungsstrategien sein. Der Biographieträger realisiert in der Phase der Grenzüberschreitung des Wirksamwerdens des Verlaufskurvenpotentials seiner Krankheitsverlaufskurve Erfahrungen im Kontakt mit den Medizinprofessionellen, die einen Einfluss auf die Ausformung einer Haltung des Patienten zu den medizinisch-professionellen Bearbeitungsarrangements hinsichtlich seines Krankheitsleidens haben können.

Mehrere Bedingungen begünstigen im Sinne der grundlegenden Prozessvariante A die Herausbildung einer beherrschenden Stellung der medizinischen Bearbeitung der Krankheit innerhalb des Gesamtbearbeitungsgeschehens:[123]

Werden dem Patienten somatische Funktionsstörungen gewissermaßen „von außen" von Ärzten zugeschrieben, ohne dass der Betroffene selbst zuvor gesundheitliche Beschwerden verspürte, wird dadurch begünstigt, dass der Patient ein Bild von der Erkrankung als etwas Heimtückisch-Bedrohlichem ausprägt, das sich unbemerkt hinter seinem Rücken entwickelt hat – sich also eigener Kontrolle und Bearbeitung entzieht und nur medizinisch-professionell zu bearbeiten und zu kontrollieren ist. Die Krankheit erscheint aus der Perspektive des Patienten als eine Ereignismasse, deren Behandlung vorwiegend oder auch ausschließlich in die Zuständigkeit medizinisch-professioneller Bearbeitung fällt. Der gleiche Mechanismus kann ablaufen, wenn der Betroffene spürbare oder sichtbare Anzeichen für eine

---

123 Aspektuelle Überschneidungen der Kategorien zu anderen Kapiteln des Theoretischen Modells lassen sich an dieser Stelle nicht vermeiden.

Gesundheitsstörung zuvor aktiv defokussiert hat, z.B. um seine Angst vor einer schlimmen Erkrankung zu unterdrücken.

Klaus Rebenstock verspürt keinerlei gesundheitliche Beschwerden. Er bekommt im Rahmen einer Blutspende den Rat, sich ärztlich untersuchen zu lassen.

```
1   E: und dann -eh- (3) ja dann fing das eigentlich schon/ vorher nie krank gewesen, (.)
2   I: aha
3   E: Sport getrieben alles, (2) und (.) dann auf einmal, (.) Blut spenden gewesen hier (.)
4      ne, und dann haben se gesagt ja ich müsste mal nach'm Arzt gehen und müsst mich
5      mal untersuchen lassen (.) ne,
6   I: mhm
7   E: dann war/ da war der Seifenbach noch nicht hier; (.) ((kurzes Auflachen)) es war
8      noch der alte Arzt; (der (.)     ); und -eh- (.) ja; (.) und (.) hingegangen und so und so
9      (2) Schein von der Blutspenderzentrale da in Frankfurt (.) und (     ) gesagt, (.)
10     ich hätte nichts mit'm Herzen. (.) sagt er: ja aber sie habens doch geschrieben hier ja,
11  I: ja
12  E: und dann hat er 'n EKG gemacht das erste EKG meines Lebens, (2) ja, (.) und (.) ja
13     (.) dann hat er sich die Haare gerauft und hat mich gleich krankgeschrieben. (2) und
14     hat mich dann überwiesen, (.) Stadtkrankenhaus, (.) ja und -eh- (3) da hab ich dann/ (.)
15     da ham se dann festgestellt das ich mit'm Herzen hatte, ja, (.) aber was, (.) nein. (.)
16  I: mhm
17  E: also geringfügig; Herzrhythmusstörungen und so weiter nich, dann kriegt ich dann
18     'ne Zeitlang Tabletten dafür, (.) ja und (.) jedesmal wenn ich mich aufgeregt habe,
19     dann -eh- (2) dann wurde es kritisch. (3) ((räuspert sich)) (.)
20  I: aha
21  E: und (.) Beerdigungen oder sowas, (.) ne und (.) dann hab ich dann leichtere Arbeit
22     gekriegt; also dann durft'ich dann nicht mehr auf Montage fahren, (2) und ja dann
23     Magazinverwalter gemacht und so was alles da ja, (.)
```

Ohne vorherige gesundheitliche Beschwerden („vorher nie krank gewesen", 1; „gesagt, (.) ich hätte nichts mit'm Herzen", 9-10) bekommt Klaus Rebenstock von den Ärzten den Status eines im Herzbereich erkrankten Menschen zugeschrieben. Damit in Verbindung laufen sofort medizinisch-professionelle Bearbeitungsstrategien an, die zum einen seinen Status als Kranker symbolisieren – er muss regelmäßig Medikamente einnehmen – und die zum anderen große Auswirkungen auf seine weitere berufsbiographische Entwicklung entfalten – Klaus Rebenstock muss sein bisher verfolgtes berufliches Aufstiegshandlungsschema in der Auslandsmontage aufgeben und gerät in eine berufsbiographische Endposition („dann hab ich dann leichtere Arbeit gekriegt, also dann durft' ich dann nich mehr auf Montage fahren, (2) und ja dann Magazinverwalter gemacht und so was alles da ja,", 22-23). Der Beginn seines Krankheitsprozesses wird für Klaus Rebenstock von der Prozessierung durch die medizinischen Professionellen markiert. Die Krankheit tritt als etwas in sein Leben, dass ohne vorherige Anzeichen von den Ärzten entdeckt und das dann – so Klaus Rebenstocks Erfahrung – auch sofort von den Ärzten eindeutig als medizinische Bearbeitungsaufgabe identifiziert und definiert wird.

Ein ähnlicher Mechanismus kann in Gang kommen, wenn sich der Beginn der Krankheitsverlaufskurve für den Betroffenen als eine Krisensituation großer Dramatik und Bedrohlichkeit – etwa als lebensbedrohlicher Herzinfarkt oder als ausgeprägte Nekrosenbildung im Bereich der unteren Gliedmaßen – manifestiert und die sofort anlaufenden professionellen Behandlungsstrategien mit der umfassenden Prozessierung des Biographieträgers – im Rahmen intensivmedizinischer Behandlung im Krankenhaus – einher gehen. Mit dem Beginn der intensiven medizinischen Bearbeitung der somatischen Funktionsstörung bricht die normale Alltagsorganisation des Patienten auf einen Schlag vollständig zusammen, der Betroffene kann keine eigenen Handlungsanteile mehr realisieren. Die vom Patienten so erlebten sofortigen massiven Auswirkungen der somatischen Funktionsstörung können die Krankheit aus dem Blickwinkel des Betroffenen zu einem Lebensproblem werden lassen, das in seiner Bedrohlichkeit und Mächtigkeit nur medizinisch-professioneller Bearbeitung zugänglich ist.

Auch wenn der Beginn der Krankheitsverlaufskurve mit medizinisch-professionellen Bearbeitungsstrategien einher geht, die sofort innerhalb der biographischen Dimension des Lebens des Biographieträgers massive Auswirkungen entfalten – z.B. wenn durch mit Nachdruck von den Ärzten angeratene Strategien der Schonung das berufsbiographische Aufstiegshandlungsschema des Betroffenen obsolet wird, er in eine berufsbiographische Endposition gerät und eine relevante Sinnquelle seines Lebens verliert –, kann dadurch begünstigt werden, dass die Krankheit aus der Sicht des Betroffenen zu einer Ereignismasse wird, für deren Kontrolle und Bearbeitung zuallererst die medizinischen Professionellen über die geeigneten Bearbeitungskompetenzen verfügen. Gelingt es dem Patienten nicht, sich hinsichtlich der verschiedenen Auswirkungsdimensionen der Verlaufskurvendynamik von den streng auf die Stabilisierung der Somatik ausgerichteten Bearbeitungsstrategien der Ärzte zu emanzipieren und z.B. die biographischen bzw. berufsbiographischen Implikationen der somatischen Funktionsbeeinträchtigung als eigenen Bearbeitungsgegenstand zu erkennen und zu akzeptieren, so erscheint ihm die ärztlich initiierte Einschränkung seiner biographischen Handlungsmöglichkeiten mit der Krankheit als unabweisbare und unbearbeitbare Krankheitsfolge, die man als Betroffener zu akzeptieren habe. Die medizinischen Professionellen bekommen vom Patienten die Zuständigkeit und die Verantwortlichkeit für die Krankheitsbearbeitung insgesamt zugeschrieben – die Folgen konkreter medizinischer Behandlungsstrategien in verschiedenen Dimensionen des Lebens werden vom Betroffenen nicht in Frage gestellt, eigene Gestaltungspotentiale und Einflussmöglichkeiten hinsichtlich der Krankheitsbearbeitung insgesamt werden von ihm kaum oder überhaupt nicht fokussiert.

Als empirische Illustration sei noch einmal auf das obige Beispiel aus dem Interview mit Klaus Rebenstock verwiesen.

Mehrere Bedingungen begünstigen im Sinne der grundlegenden Prozessvariante B die Ausgestaltung einer Form der Gesamtbearbeitung des Krankheitsgeschehens, in welcher der Patient neben den medizinischen Professionellen in deren Zuständigkeit vor allem für die Stabilisierung der Somatik selbst eine zentrale Verantwortung für die Krankheitsbearbeitung in verschiedenen Dimensionen der Krankheitsverlaufskurve übernimmt:

Ein anderer Bedingungsrahmen als die oben dargestellten liegt vor, wenn der Biographieträger selbst gesundheitliche Beschwerden – z.B. akute Schmerzen oder auch eine alarmierend schnell abnehmende körperliche Leistungsfähigkeit unter Belastung – bei sich verspürt und von sich aus – im Sinne einer ersten eigenen Bearbeitungsstrategie – medizinisch-professionelle Hilfe nachfragt. Die Erfahrung, selbst die medizinische Diagnose und Behandlung seiner Gesundheitsbeeinträchtigung initiiert zu haben, begünstigt die Ausprägung einer aktiven Haltung zum Krankheitsgeschehen: Der Patient hat sich als zumindest in einem gewissen Umfang handlungsmächtig in der Begegnung mit der somatischen Funktionsstörung erlebt, die Krankheitsbearbeitung insgesamt kann so leichter vom Patienten als eine Aufgabe definiert und angenommen werden, für deren Bewältigung man als Erkrankter auch selbst eine große Verantwortung trägt.

Hans-Ulrich Schliewen bemerkt eine abnehmende körperliche Leistungsfähigkeit und schnelle Ermüdungszustände bei alltäglichen Verrichtungen:

```
1   E: und dann stellten sich dann bei mir (.) -eh- plötzlich (.) Probleme ein. (.)
2   I: mhm
3   E: ich kriegte schlecht Luft. (.) und -eh- die Treppen hier (.) die wurden mir langsam/
4   schon beim Einkaufen für Weihnachten also (      )/ also es wurde schon/ (2) ich bin
5   früher aus den Stadtverordnetenversammlungen losgegangen weil mir nicht so
6   besonders gut war, (.) in Fraktionssitzungen hab ich gesagt wenn nicht um neun
7   Schluß is, geh ich nach Hause (.) ich halt es nich mehr durch. -eh- (.) irgendwie war
8   so´n bißchen die Luft raus aus der ganzen Geschichte. (.)
9   I: mh
10  E: nich nur tatsächlich (3) sondern ((sehr leise bis +)) auch (.) wirklich. ((+)). (.) -eh-
11  so ja (2) aber (.) und dann kam es halt, mit der Krankheit, (.) man weiß (.) als Mensch
12  man hat ´n Herz ja, (.) hat man. (.) und jetzt im Januar war das so schlecht, (.) diese
13  Hechelei, wenn ich mal (.) schneller durch die Stadt gehen sollte, mit anderen mit, die
14  (.) mit uns essen gehen wollten, ´n Geschäftsessen machen oder so was, der Schwaaz
15  aus Berlin oder der Gehrer aus Hamburg, (.) oder mal ´n Vertreter mit dem wir uns
16  verabredet hatten, (.) hab ich gesagt: lauft mal schon immer vor, (.) und bin langsam
17  hinterher gegangen, (.) weil ich dreimal Halt gemacht habe, ich hab mir ´n
18  Schaufenster angeguckt, (.) oder geguckt wie die Wolken ziehen oder schon wieder
19  ein Haus neu gemacht, aha, (.) nur Täuschung.
```

20 I: mhm
21 E: (.) ich konnte einfach dann nicht mitlaufen weil mit die Luft fehlte undund die
22 Kraft fehlte dit weiterzumachen. (.) nach 'ner bestimmten R/ Ruhephase ging es denn
23 eigentlich immer ganz gut. (.) Auch hier wenn ich beim Hochgehen denn immer drei
24 Pausen, (.) denn in 'n Sessel gesetzt, (.) zehn Minuten (.) dann war alles in Ordnung,
25 hier oben so kurze Strecken, wieder setzen und so, war alles in Ordnung. (.)

Hans-Ulrich Schliewen ist zunehmend alarmiert und ruft dann von sich aus ärztliche Hilfe an:

26 E: bis ich denn gedacht habe (.) vor (.) vier Wochen, ja, (.) is schon wieder so weit
27 her, mit Krankenhaus und allem,[124] (.) jetzt (.) musst du mal zum Arzt, (2) und (.) da
28 fiel mir denn ein, ja zu welchem Arzt gehst du denn nu, ich hatte keinen Hausarzt, (.)
29 da bin ich ins Ambulatorium ( ) hingegangen, zu der Frau Schröder, (.) am
30 Nachmittag, um fünfzehn Uhr war ich da, hab 'ne Weile noch gewartet, (.) die ham
31 sich da halb tot gelacht, weil ich gesacht hab: Hausarzt (.) weiß ich nicht,
32 I: mhm
33 E: (.) war nich krank, hatte mit Ärzten nischt zu tun, (.) gut;

Hans-Ulrich Schliewen initiiert selbst die medizinische Behandlung seiner bemerkten Beschwerden. Ausgelöst von seinem eigenen ersten Bearbeitungshandelns werden dann medizinische Behandlungsverfahren – eine Bypass-Operation – realisiert, die seine gesundheitliche Lage wieder stabilisieren.

Ein sehr ähnlicher Mechanismus kann in Gang kommen, wenn der Patient die Erfahrung macht, eigene kleine Handlungsanteile im institutionell gesetzten Rahmen umfassender medizinisch-professioneller Prozessierung realisieren zu können. Dies kann zum einen sogar unmittelbar in einer dramatischen und lebensbedrohlichen gesundheitlichen Krisenphase möglich werden, in welcher der angeschlagene Gesundheitszustand des Patienten eine sofortige und massive medizinische Intervention erforderlich macht, etwa bei einem Herzinfarkt, wenn die intensivmedizinische Behandlung der akuten somatischen Funktionsstörung vom Biographieträger selbst – und entgegen der Meinung des zuvor konsultierten Hausarztes, der keine ernsthafte Gesundheitsbedrohung diagnostizieren konnte – durch das Anrufen der Notfallmedizin initiiert wird. Der Biographieträger entscheidet in diesem Beispielfall angesichts der Intensität seiner Beschwerden, dem Urteil und der Kompetenz seines Hausarztes nicht länger zu vertrauen und andere Wege medizinischer Betreuung nachzufragen. Dies kann zum anderen auch unmittelbar im Anschluss an die intensivmedizinische Behandlung während der Phase der weiteren somatischen Stabilisierung des Erkrankten im Krankenhaus oder auch in einer Rehabilitationsklinik – etwa nach einem Herzinfarkt oder nach der Amputation eines Beines – geschehen, wenn der Patient z.B. bestimmte Ansprüche an die

---

124 Der Erzähler bezieht sich an dieser Stelle darauf, dass der Arztbesuch ca. vier Wochen vor dem Interview stattfand.

konkrete Ausgestaltung des medizinisch-therapeutischen bzw. des pflegerischen Handelns stellt oder eigene Aktivitäten hinsichtlich der Rückgewinnung körperlicher Mobilität, etwa Bewegungsübungen, realisiert. Der Patient
bleibt in beiden Konstellation in der Phase der Grenzüberschreitung des
Wirksamwerdens des Verlaufskurvenpotentials – in engen Grenzen – handlungsschematisch aktiv, er nimmt einen begrenzten Einfluss auf den Beginn
der intensivmedizinischen Bearbeitung seiner somatischen Funktionsstörung
oder auf die konkrete Ausgestaltung der medizinischen Rehabilitation in ganz
spezifischen Bereichen – und ohne tatsächlich aus der umfassenden Fremdbestimmung durch das Handeln des Medizinprofessionellen auszubrechen.[125]
Das Wirken des medizinischen-professionellen Apparates wird vom Patienten nicht als vollkommen übermächtig erlebt. Der Biographieträger realisiert
bereits am Beginn der Krankheitsverlaufskurve die Erfahrung, dass man als
Erkrankter selbst auch Anteile an der konkreten Ausformung der Krankheitsbearbeitung haben kann. Auf dieser Grundlage kann es dem Biographieträger
dann leichter fallen, im Anschluss an die stationäre medizinische Behandlung
und Rehabilitation die Bearbeitung des Krankheitsgeschehens als eigene
Gestaltungsaufgabe anzunehmen.

5.6.3 Lernprozesse und Erfahrungen des Patienten im Kontakt mit dem medizinisch-professionellen Handeln im Verlaufe des Behandlungsgeschehens

In der Phase nach dem Eintritt der Erkrankung in das Leben des Biographieträgers sowie während der ersten therapeutischen Versuche der Stabilisierung
des somatischen Zustandes des Patienten und der Grundlegung einer Neuausrichtung seiner Lebensführung unter den Rahmenbedingungen der Krankheit
im Rahmen von Patientenschulungen und Beratungsgesprächen – z.B. im
Krankenhaus und dann in einer Rehabilitationsklinik nach einem Herzinfarkt,
nach einer Bypassoperation oder nach der Amputation eines Beines – entwickelt der Patient relevante Vorstellungen, Haltungen und Orientierungen
hinsichtlich grundlegender Fragen des Krankheitsgeschehens, z.B.: Was
genau ist meine Krankheit? Welche Auswirkungen wird die Krankheit auf

---

125 Es muss an dieser Stelle ganz klar betont werden, dass ein gewisses Maß an professioneller
Prozessierung während der medizinischen Behandlung einer akuten, bedrohlichen somatischen Funktionsstörung selbstverständlich unvermeidbar ist und Formen größeren Widerstandes des Patienten gegen die medizinischen Bearbeitungsstrategien in seiner solchen
Krankheitsphase mit erheblichen Risiken für die Gesundheit des Betroffenen verbunden
wären, wenn dadurch notwendige Behandlungs- oder Rehabilitationsmaßnahmen vom Patienten boykottiert würden.

mein Leben haben – Wie kann man mit der Krankheit leben?[126] Das Behandlungs-, Beratungs- und Instruktionshandeln der medizinischen Professionellen kann vor allem in dieser Krankheitsphase, aber natürlich auch noch in späteren Lebensphasen mit der Erkrankung, z.B. durch den behandelnden Hausart oder einen niedergelassenen Kardiologen, einen relevanten Einfluss auf die Form der individuellen Ausgestaltung des Umganges eines Patienten mit seiner Krankheit entfalten.

Die Stabilisierung der Somatik

In den Fällen, in denen eine akute gesundheitliche Krisensituation – z.B. ein Herzinfarkt, eine fortgeschrittene Nekrosenbildung im Bereich der unteren Gliedmaßen ohne schnelle medizinische Intervention oder ein schwerer Unfall – nicht mit dem raschen Tode des Betroffenen endet, realisiert der erkrankte bzw. verletzte Biographieträger im Zuge des Behandlungsgeschehens, dass es den medizinischen Professionellen gelingt, die unmittelbare Lebensbedrohung durch die somatische Funktionsstörung bzw. durch die Verletzung des Körpers abzuwenden und seinen gesundheitlichen Zustand (zumindest zunächst) zu stabilisieren. Die medizinisch-professionellen Bearbeitungsstrategien führen – biographieanalytisch fokussiert – zu einer Stabilisierung innerhalb der somatischen Dimension der Krankheitsverlaufskurve. Auf der Grundlage diese Entwicklung sind dann zwei grundlegende Prozessalternativen möglich – wobei auch hierbei wieder die grundlegenden Prozessvarianten als Eckpole der thematischen theoretischen Varianz zu verstehen sind, zwischen denen sich zahlreiche abgestufte Fallverläufe befinden, die jeweils näher an dem einen oder an dem anderen Eckpol liegen:

Die erfolgreiche professionelle Bearbeitung und Kontrolle der somatischen Dimension der Verlaufskurvendynamik – etwa im Rahmen einer intensivmedizinischen Behandlung im Krankenhaus und der weitergehenden Behandlung des Patienten in einer Rehabilitationseinrichtung nach einem Herzinfarkt oder nach einer Amputation eines Beines – muss nicht zwangsläufig mit einer Bearbeitung auch anderer Verlaufskurvendimensionen einher gehen oder diese initiieren. Die Stabilisierung des Gesundheitszustandes des Patienten durch das Bearbeitungshandeln der Ärzte muss nicht zwingend auch mit wirksamer Hilfe der medizinischen Professionellen zur Bearbeitung der anderen Dimensionen der Krankheitsverlaufskurve verbunden sein. Zum Beispiel ist es möglich, dass die Wissensvermittlungsstrategien der Medizinprofessionellen im Rahmen von Patientenschulungen oder Beratungsgesprächen für den betroffenen Patienten – z.B. in einem Zustand der Verzweiflung und

---

126 Siehe auch Kapitel 5.4.

Resignation – nicht anschlussfähig sind und daher keine wirksame Unterstützung der Bemühungen des Patienten zum Aufbau erklärungsmächtiger Eigentheorien, etwa zur genauen Art der eigenen Erkrankung und zu deren Entstehungsbedingungen, darstellen. Die Fragen z.b. nach den Ursachen der eigenen Erkrankung und nach möglichen eigenen Schuldanteilen an der Krankheitsentwicklung können so auf Dauer zu offenen und quälenden Fragen für den Betroffenen werden, wenn der Patient den (in der Regel falschen) Eindruck gewinnt, auch die Ärzte wüssten den Entstehungshintergrund seiner Erkrankung nicht zu benennen. Auch ist es möglich, dass das Beratungs- und Instruktionshandeln der Ärzte – in seiner strengen Ausrichtung auf die Vermittlung von Wissen hinsichtlich einer Lebensführung, die das Risiko für eine weitere Verschlechterung des Gesundheitszustandes des Patienten durch den systematischen Abbau von Risikofaktoren minimiert[127] – keine hilfreiche Unterstützung für die biographische Verarbeitung des Krankheitsgeschehens durch den Betroffen darstellt. Die enge Fokussierung des medizinischen Beratungs- und Instruktionshandelns auf die dauerhafte Stabilisierung der Somatik kann bei Patienten, die sehr stark in die somatisch-medizinische Perspektive „einzutauchen" versuchen, begünstigen, das der Betroffene in seinen Bemühungen zur Neuausrichtung einer Lebensführung mit der Krankheit lediglich auf Rückzugs- und Verzichtstrategien zurückgreift – bisherige Lebensbezüge, wie z.B. geliebte Hobbys oder den verfolgten berufsbiographischen Entwurf aufgibt – und nicht auch nach Kompensationsmöglichkeiten für die entfallenen Aktivitätsbereiche sucht – etwa Hobbys oder einen neuen berufsbiographischen Entwurf etabliert, die auch mit der Krankheit ohne Gefährdung der Gesundheit realisierbar sind.

Die Stabilisierung innerhalb der somatischen Dimension der Krankheitsverlaufskurve durch das medizinische Handeln – die Wiederherstellung eines stabilen körperlichen Zustandes des Patienten, wenn auch in aller Regel auf einem weitaus geringeren Niveau als vor dem Eintritt der chronischen Erkrankung – kann jedoch auch die Grundlegung für die Bearbeitung der Verlaufskurvendynamik in weiteren Dimensionen, neben der somatischen, darstellen. Die erfolgreiche Stabilisierung und Kontrolle der Somatik kann zunächst für den Patienten zu einem Zeichen dafür werden, dass die Krankheit etwas ist, das überhaupt bearbeitet werden kann, dem man nicht vollkommen hilflos ausgeliefert ist. Die professionellen Interventionen können dann z.B.

---

127 Der genannte beispielhafte Zusammenhang bezieht sich natürlich in erster Linie auf Krankheitsbilder wie z.B. eine koronare Herzkrankheit oder eine arterielle Verschlusskrankheit, bei denen durch Lebensstiländerungen – etwa hinsichtlich der Ernährung, der Bewegung oder der Stressbewältigung – das Risiko für weitere Gesundheitskrisen gesenkt werden kann (siehe Kapitel 2.1). Aber auch im Anschluss an eine traumatische Amputation können im Rahmen der deutlich veränderten Belastbarkeit des Körpers des Amputierten Lebensstiländerungen angeraten sein.

auch – trotz ihrer engen Ausrichtung auf die Ausbalancierung der Somatik des Patienten, zunächst mit dem Ziel der unmittelbaren Stabilisierung des somatischen Zustandes des Patienten und dann mit dem Ziel der Anregung von Änderungen der Lebensstilistik des Patienten hin zu einer Lebensführung, welche die Risiken für eine Verschlechterung seiner gesundheitlicher Situation vermindert – zu einem Auslöser einer reflexiven Auseinandersetzung des Biographieträgers mit seinen bisherigen grundlegenden Orientierungen auf sich selbst und hinsichtlich seines Wirkens in seiner sozialen Mitwelt im Sinne biographischer Arbeit werden (siehe Kapitel 5.2). Die Vermittlung von Wissen durch die Ärzte an den Patienten im Rahmen von Behandlungsgesprächen oder von Patientenschulungen – über die Charakteristika der Krankheit, über die Entstehungsbedingungen der Krankheit und über Präventionsmöglichkeiten hinsichtlich weiterer Verschlechterungen der gesundheitlichen Lage durch krankheitsangemessene Veränderungen der Lebensstilistik – kann zu einer wesentlichen Grundlage für den Aufbau von Eigentheorien des Patienten zu seiner Krankheit (in den genannten Aspekten) werden – und dabei dann einen Bildungsprozess des Patienten in Gang setzen, in dessen Verlauf der Biographieträger eine neue Haltung sich selbst und der Welt gegenüber entwickelt, wenn die Konfrontation des Patienten mit den Entstehungsbedingungen seiner Erkrankung und mit Möglichkeiten krankheitspräventiver Lebensstilistiken eine Phase selbstkritischer Reflexion des Biographieträgers über mögliche Fehler in der Form seiner bisherigen Lebensführung und über die dieser bisherigen Form der Ausrichtung auf das Leben zugrunde liegenden zentralen Orientierungen, Haltungen und Problemlösungsstrategien auslöst (siehe Kapitel 5.2.1). Die Ärzte können so – mehr oder weniger bewusst – zu Initiatoren produktiver biographischer Arbeit des Patienten werden. Darüber hinaus kann eine Phase intensiver biographischer Selbstreflexion des Patienten auch durch behandlungsbegleitende psychotherapeutische Gespräche während eines Rehabilitations- oder Kuraufenthaltes begleitet werden, in denen der Patient abseits des unmittelbaren medizinischen Behandlungs- und Schulungsgeschehens einen Rahmen für die Auseinandersetzung mit seiner bisherigen Selbst- und Weltsicht geboten bekommt.

Lernprozesse des Patienten zur Bewältigung der Alltagsorganisation, die durch das medizinisch-therapeutische oder durch das pflegerische Handeln ausgelöst werden

Während eines Krankenhausaufenthaltes und noch stärker im Rahmen einer stationären mehrwöchigen Rehabilitation – z.B. im Anschluss an eine Operation im Herzbereich oder an die Amputation eines Beines – können von den

Ärzten und den Pflegekräften an den Patienten gestellte Anforderungen an die selbständige Erledigung von Aufgaben der Alltagsbewältigung als ein Impuls für die Realisierung von Lernprozesse des erkrankten Biographieträgers wirken. Der Patient lernt, auf der Grundlage seiner nun krankheitsbedingt eingeschränkten körperlichen Leistungsmöglichkeiten neue Formen der Bewältigung von alltäglichen Lebensaufgaben zu entwickeln und einzuüben – z.B. im Bereich der Absicherung der täglichen körperlichen Hygiene nach der Amputation eines Beines. Solche Lernprozesse stellen eine relevante Grundlage für die Etablierung einer Alltagsorganisation des Patienten dann auch zu Hause nach der Phase stationärer medizinischer Betreuung dar. Der Biographieträger übt im geschützten Rahmen der Rehabilitation neue Routinen der Alltagsbewältigung ein und kann diese dann in seine Alltagsorganisation nach der Entlassung aus der umfassenden Betreuung durch die ärztlichen und den pflegerischen Helfer integrieren. Die faktische Wirkung solcher Anforderungen der Ärzte und Pfleger als Lernimpulse vor allem während einer stationären Rehabilitation muss dabei nicht zwangsläufig vom Patienten durchschaut werden.

Es gibt darüber hinaus auch Lernprozesse sehr ähnlicher Art, die nicht gezielt von den Ärzten und den Pflegekräften initiiert werden, sondern die durch fest etablierte Vorstellungen des Patienten von Qualitätsstandards der „häuslichen" Ordnung in Gang gebracht werden: Der Biographieträger identifiziert auf der Basis seiner biographisch gewachsenen Erwartungen an eine geordnete Abwicklung des Lebensalltages „Lücken" in der Pflege und wird selbst aktiv. Er übernimmt im Rahmen seiner körperlichen Leistungsfähigkeit die vom Pflegepersonal aus seiner Sicht nicht oder nur ungenügend realisierten Aufgaben – kümmert sich z.B. selbst darum, dass an Sonntagen das eigene Bett ordentlich aussieht – und übt auf diese Weise neue konkrete Formen der Bewältigung von Aufgaben der Alltagsorganisation mit der gesundheitlichen Beeinträchtigung ein.

Negative Erfahrungen des Patienten mit dem ärztlichen Handeln

Mehrere Arten von Erfahrungen mit dem Handeln von Ärzten können das Vertrauen des Patienten in die Kompetenz und zum Teil auch in den guten Willen der Ärzte schwinden lassen, wobei eine negative Erfahrung eines Patienten mit dem Handeln eines Arztes noch nicht zwangsläufig zu einer distanziert-kritischen Haltung des Patienten den medizinischen Professionellen insgesamt gegenüber führen muss, wenn in einer spätere Behandlungsphase dann das medizinisch-professionelle Handeln anderer Ärzte als kompetent und als hilfreich erlebt wird.

Natürlich können gravierende ärztliche Fehldiagnosen, die den Beginn einer angemessenen und wirksamen Therapie verzögern oder die gar eine lebensbedrohliche Gesundheitskrise beim Patienten zur Folge haben, weil eine schnelle medizinische Intervention – etwa bei einem unerkannten akuten Herzinfarkt – (zunächst) ausbleibt, das Vertrauen des Biographieträgers in das ärztliche Handeln stark erschüttern. Der Betroffene wird mit der Möglichkeit von Fehlern des ärztlichen Handelns – im schlimmsten Fall auf der Basis mangelnder Sorgfalt des Arztes in Form grober Fahrlässigkeit – konfrontiert.

Und auch die Einschätzung des Patienten, von einem Arzt nicht ernstgenommen zu werden – z.B. wenn der um Hilfe gebetene Arzt die Hinweise des Patienten auf körperliche Anzeichen, die aus der Sicht des Betroffenen auf einen Herzinfarkt hinweisen könnten, nicht weiter beachtet, sondern zu einer falschen, harmlosen Diagnose kommt und keine weiteren Behandlungsverfahren einleitet –, kann die Ausprägung einer kritisch-distanzierten Haltung des Betroffenen den medizinischen Professionellen gegenüber begünstigen. In einer ähnlichen Weise kann sich der Patient von den behandelnden Ärzten mit seinem Leiden im Stich gelassen fühlen, wenn ihm „objektive" Beweise für sein erlebtes Leiden fehlen, weil mithilfe der gängigen medizinischen Diagnoseverfahren keine exakte Bestimmung einer somatischen Funktionsstörung vorgenommen werden kann, und die behandelnden Ärzte daher Zweifel an der Authentizität der somatischen Funktionsbeeinträchtigung haben. Der Betroffene empfindet sein körperliches Leiden und die damit verbundene Angst vor einer ernsthaften Erkrankung, ohne von den medizinischen Professionellen als somatisch erkrankter Mensch anerkannt zu werden. Der Patient kann so schnell unter einen Rechtfertigungsdruck geraten und kommt in die Gefahr, von den Ärzten als Mensch stigmatisiert zu werden, der entweder die Intensität seiner gesundheitlichen Probleme stark übertreibt oder der an nicht-somatischen – und daher innerhalb der somatisch orientierten Grundversorgung als (zumindest tendenziell) weniger relevant angesehenen (Balint, 1993)[128] – Störungen im Sinne „eingebildeter" Beschwerden leidet.[129]

---

128 Auch wenn Balint seine Ansichten über die Hirarchie der Krankheiten bereits 1964 formuliert hat, scheint seine Aussage auch heute noch aktuell zu sein. Der dominante Fokus der Ärzte im Rahmen der ärztlichen Normalversorgung liegt natürlich auch heue auf der Identifizierung somatischer Funktionsstörungen. Damit soll jedoch nicht gesagt werden, dass Hausärzte und niedergelassene Spezialisten im Allgemeinen zu wenig sensibel in der Identifizierung psychischer Probleme von Patienten seien; die Anerkennung als Mensch mit beachtenswerten gesundheitlichen Störungen scheint jedoch nach wie vor leichter vonstatten zu gehen, wenn mittels diagnostischer Verfahren eine somatische Funktionsstörung festgestellt werden kann.

Bei Frank Bode können trotz der Anwendung der gängigen medizinisch-diagnostischen Verfahren keine somatischen Funktionsstörungen identifiziert werden, obwohl er mehrfach ihn alarmierende Herzbeschwerden – die er als Herzrhythmusstörungen einschätzte – verspürte:

```
1   E: und -eh- die ham den och die janzen Untersuchungen mit mir jemacht da, konntcn
2   aber och nischt weiter feststellen ja, das is nu uffjetreten, aber wie jesacht wo ich da
3   war, da war´s denn widder weg und (3) Medikamente jekriegt und Zeug, zur
4   Beruhigung, und (.) ja das is/ muss muss seelisch sin oder wees ich oder nervlich, (.)
5   I: aha
6   E: sag nervlich, ich habe doch keene Macke; (.) im nachh/ soo spricht man ja im
7   Volksmund will ich mal sagen; (.)
8   I: aha
9   E: is zwar nich richtig ja, aber (.) -eh- so hab ich´s eben och immer (.) uffjefaßt. (.)
10  vielleicht wurde es och ´n bißchen schlecht ausjetr/ oder vorjetragen von de Ärzte
11  jetzt, (.) oder (.) hätten sich vielleicht och ma ´n bißchen anders /eh/ äußern können in
12  der Hinsicht denk ich mal; ich wees es nich; jedenfalls naja wenn de hörst: is nervlich,
13  naja jut der hat ´ne Macke; (2) so naja denn konnten se da nischt weiter feststellen, (.)
14  ham sie´s (so probiert) durch´n Arm, Kathederuntersuchungen jemacht und so was
15  alles in L, (.) nischt; (.)
```

Frank Bode fühlt sich von den Ärzten nicht ernst genommen. Er leidet darunter, von den medizinischen Professionellen den Status eines Menschen zugeschrieben zu bekommen, der keine somatischen Funktionsbeeinträchtigungen hat, dessen verspürte Beschwerden vielmehr psychischen Ursachen entspringen („Medikamente jckriegt und Zeug, zur Beruhigung", 3-4; „ja das is/ muss muss seelisch sin oder wees ich oder nervlich"; 4). Frank Bode empfindet die Zuschreibung (harmloser) psychischer Ursachen seiner Beschwerden, die auch (zunächst) keine weiteren medizinischen Behandlungsverfahren auslösen, als unbefriedigende und belastende Zumutung – als Stigmatisierung („sag nervlich, ich hab doch keene Macke", 6; „naja wenn de hörst: is nervlich, naja jut der hat ´ne Macke", 12-13).

In einem weiteren Ausschnitt aus einem späteren Teil des Interviews kommt noch deutlicher zum Ausdruck, dass sich Frank Bode – bevor er mittels eines installierten Herzschrittmachers über objektive Beweise für Fehlfunktionen im Herzbereich verfügt – von den Ärzten ungerecht, unangemessen und leichtfertig behandelt und darüber hinaus stigmatisiert fühlt:

```
1   E: hat was ausjeschlagen. jut. (.) und vorher war das vor allen Dingen immer so wo
2   ich den Defi noch nich hatte, wo se das noch nich feststellen konnten, (.) na Herr
3   Bode was is denn schon widder ja?
4   I: aha
5   E: was wollen sie denn schon widder hier? (.) es is nischt weiter; und wenn denn is es
6   nervlich; so unjefähr; ja dass (.) (   ) naja (.) bei den; so unjefähr, der hat immer was;
7   so unjefähr ja? (.) da zieptś ma hier da zieptś ma da und (.) Langeweile hab ich
8   vielleicht och so, -eh- so kam ich mich vor jedenfalls; wie wenn ich mich so hinjestellt
```

---

129 Der dargestellte Zusammenhang lässt sich natürlich nicht für traumatische Amputationen etablieren.

9   (.)
10   I: aha
11   E: hier, und -eh- die Ärzte denken: naja der hat Langeweile (denn) und jedes
12   Zipperchen, so unjefähr, (.) hat er was (   ) zu meckern; (.) naja jut. (3) und (2) das
13   war der erste Schlag, ((leiser bis +)) ja. (.) wie jesacht den hat ich denn (.) -eh- (oder)
14   is über mich erjangen, ((+)) (.) (dann) ham se (denn) festjestellt, (.) das war denn
15   schon/ (.) also es war schschwer für mich oder eben och/ ich möcht es nich widder
16   erleben, hab ich damals jesacht, (.) <u>aber</u> zu/ auf der anderen Seite hat ich ′n Beweis
17   dass eben w/ wirklich/ daß ich′s mir nich inbilde, dass eben och was da war. ja? was
18   vorher eben nie so richtig festjestellt werden konnte, nur eben durch die (.)
19   Kathederuntersuchungen. (.) und sonst (.) -eh- hat ich ja immer meistens wenn denn
20   wenn dann hat ich das Langzeit-EKG und alles, da waren immer die Werte richtig ja?
21   (2)
22   I: mhm
23   E: <u>und</u> (.) ((Räuspern)) (2) ja denn (.) wie jesacht dann war ich drei Tage oder zwee
24   Tage zur Beobachtung noch ins Krankenhaus jeblieben, (.) /eh/ ja an die (.) Jeräte
25   anjeschlossen da, (.) und natürlich aber alles in Ordnung: (.) ach Herr Bode was weeß
26   ich was das war, so unjefähr ja, wie das -eh- (wird denn) so hinjestellt: ach sie ham
27   zuviel jetrunken oder (.) weeß ich, oder (.) irjendwie, (.)
28   I: aha
29   E: ja, (.) jute Witze erzählt; (.) naja so (.) du kamst dich eben so (.) wie veralbert vor.
30   will ich mal sagen ja, also/ oder nich <u>ernst</u> jenommen, will ich mich ma so
31   ausdrücken, is vielleicht (.) -eh- besser; (.) ja? (.) najut.

Im vorliegenden Interviewauszug wird die im Verlaufe der Behandlungssequenzen aufgebaute Distanz Frank Bodes zu den Ärzten deutlich erkennbar. Der Erzähler betont die – aus seiner Sicht – abwehrend-verharmlosende Haltung der Ärzte damals ihm gegenüber, die mittels diagnostischer Verfahren keine somatischen Probleme feststellen konnten. Frank Bode fühlt sich von den Ärzten als ein Mensch diskreditiert, der sich gesundheitliche Beschwerden einbildet (z.B.: „was wollen sie denn schon widder hier? (.) es is nischt weiter", 5), dem es vor allem darum geht, Aufmerksamkeit zu erregen und dadurch ärztliche Zuwendung zu erlangen (z.B.: „Langeweile hab ich vielleicht <u>och</u>", 7-8; „die Ärzte denken: naja der hat Langeweile (denn) und jedes Zipperchen, so unjefähr, (.) hat er was (   ) zu meckern", 11-12), der in harmlosen Körperreaktionen Krankheitssymptome sieht (z.B.: „so hinjestellt: ach sie ham zuviel jetrunken", 26-27; „oder (.) irjendwie (.) ja, (.) jute Witze erzählt", 27-29) und der ständig nach gesundheitlichen Problemen sucht (z.B.: „der hat <u>immer</u> was; so unjefähr ja? (.) da ziept′s ma hier da ziept′s ma da", 6-7). Die Erfahrung, von den behandelnden Ärzten nicht ernst genommen zu werden, ist eine sehr belastende Erfahrung für Frank Bode und untergräbt sein Vertrauen in das Handeln der medizinischen Professionellen („du kamst dich eben so (.) wie veralbert vor", 29; auch die Darstellung in direkter Rede in 2-6, welche die Enttäuschung des Informanten über die Reaktionen der Ärzte besonders deutlich symbolisiert: „na Herr Bode was is denn schon widder ja? was wollen sie denn schon widder hier? (.) es is nischt weiter; und wenn denn is es es nervlich").[130]

---

130 Frank Bode baut in einer späteren Phase seiner Krankheits- und Behandlungsgeschichte im Rahmen einer Herztransplantation neues Vertrauen zu den (dann) behandelnden Ärzten auf.

Die Auswahl des behandelnden niedergelassenen Arztes durch den Patienten

Der Auswahl eines Hausarztes bzw. eines niedergelassenen Kardiologen im Falle einer chronischen Herzkrankheit durch den Patienten kann ein gezielter Auswahlprozess des Patienten anhand bestimmter Kriterien – eventuell auf der Grundlage früherer Erfahrungen mit Ärzten – zugrunde liegen.[131] Es gibt Patienten, die spezifische Anforderungen an die konkrete Ausrichtung des ärztlichen Handelns stellen und versuchen, für die langfristige Betreuung einen Hausarzt oder einen Kardiologen zu finden, der diese Anforderungen weitgehend erfüllt.[132] Patienten, die einen stark somatisch-orientierten Blick auf ihre Erkrankung entwickelt haben, erwarten im Rahmen der langfristigen Betreuung durch ihren Hausarzt oder durch den niedergelassenen Kardiologen vor allem eine kompetente Behandlung und Überwachung ihres somatischen Zustandes. In der Bewahrung der Stabilität des eigenen Gesundheitszustandes mit der chronischen Erkrankung liegt für die betreffenden Patienten ein Bewertungsmerkmal für die Einschätzung der Qualität der ärztlichen Betreuung. Es gibt demgegenüber jedoch auch Patienten, die sich – abgesehen von einer großen Sorgfalt und Kompetenz des Arztes in der Kontrolle und der Bearbeitung der somatischen Funktionsstörung – von ihrem behandelnden Arzt auch einen Rahmen für die Thematisierung von Sorgen, die für sie mit der Erkrankung verbunden sind, wünschen. Diese Patienten haben das Bedürfnis entwickelt, mit ihrem Hausarzt oder mit dem betreuenden niedergelassenen Kardiologen über ihre krankheitsbezogene Ängsten – wie z.B. die Angst vor einem weiteren Herzinfarkt oder vor einer eingeschränkten Lebenserwartung mit einer koronaren Herzkrankheit bzw. mit einer Herzinsuffizienz – zu reden. Wird ihrem Bedürfnis nach krankheitsbezogenen Reflexionsmöglichkeiten vom Arzt nicht entsprochen, fühlen sich die Patienten trotz der möglicherweise hervorragenden fachlich-medizinischen Kompetenz des Arztes nicht umfassend betreut. Solche Patienten erwarten von ihrem Arzt ein ausgewogenes Verhältnis von somatischen Kontrollstrategien auf einem hohen fachlichen Niveau und einem gewissen Maß an Gesprächsarbeit zur Unterstützung ihrer Angstbewältigung.

Für Rita Segert stellt es ein elementares Bedürfnis in ihrer Krankheitsbearbeitung dar, von dem sie betreuenden niedergelassenen Kardiologen die Möglichkeit zu bekom-

---

131 Eine Voraussetzung dafür liegt natürlich darin, dass dem Patienten auch tatsächlich eine Wahlmöglichkeit offen steht. Dies ist vor allem in größeren Städten der Fall, in denen jeweils mehrere Hausärzte und mehrere niedergelassene Kardiologen praktizieren.

132 Im folgenden werden lediglich wenige Beispiele für solche individuellen Erwartungen vorgestellt. Eine umfassende Analyse der Erwartungen von Patienten an die behandelnden Ärzte war nicht Ziel der vorliegenden Arbeit und erfordert auch ein anderes – standardisiert orientiertes – methodisches Instrumentarium.

men, ihre krankheitsbezogenen Sorgen und Ängste thematisieren zu können. Darin liegt ein wesentliches Kriterium für ihre Bewertung der Qualitäten eines Arztes:

```
 1   E: nu war ich doch (.) ´n paar Jahre bei Doktor Herbst, (.) aber wie jesacht (.) ick muss
 2      zum Arzt jehen können ick muss och mal wat erzählen können. (.)
 3      diese zwee Sprechzimmer haben mich jestört. (.) wirklich. (.)
 4   I: mhm
 5   E: und na und dadurch bin ick dann jewechselt, (.) zu Doktor Fuchs rüber ja? und da
 6      sag ich fühle ick mich besser aufgehoben. (.)
 7   I: mhm
 8   E: ja. (          ) weil er hat och mal ´n Ohr, obwohl jetzt ja och jetzt nicht mehr so
 9      die Jespräche jeführt werden dürfen wohl, (.) und so is es ja, (.) oder na mit der
10      Abrechnung so irgendwie, wissen se, (.) ja. (.)
11   I: aha
12   E: ham se och ihr Limit richtig so; aber trotzdem da fühl ich mich -ehm- also (2) mit´n
13      Jesprächen besser aufgehoben,
```

Daneben hat sie jedoch auch den Anspruch an den sie behandelnden niedergelassenen Kardiologen, regelmäßig mittels der gängigen somatischen Untersuchungsverfahren in ihrem Gesundheitszustand überwacht zu werden:

```
14   E: (.) aber (.) beruhigender war mir das bei Doktor Herbst, (.)
14   I: mhm
15   E: weil der hatte -eh- sag ich mal (.) ´n Ultraschall auf jeden Fall einmal im Jahr
16      gemacht, (.) und hatte och -eh- ja würde ich bald sagen so dann hat er och mal/ oder
17      denn nich nur ´n EKG (oben), (.) oder sag ich mal aufs Fahrrad oder die Termine, (.)
18      also sowat wurde bei dem Dr. Herbst (.) öfter jemacht als jetzt bei dem Dr. Fuchs. (.)
19      ja,
```

Es ist Rita Segert noch nicht gelungen, einen niedergelassenen Kardiologen zu finden, der gleichermaßen ihrem Bedürfnis nach emphatischer Gesprächszuwendung und nach engmaschigen, routinisierten somatischen Kontrollstrategien entgegen kommt.

Dabei kann die Beratungsarbeit des Arztes oder auch die eines Psychologen – z.B. im Rahmen eines Rehabilitationsaufenthaltes – dann wirkungslos bleiben und vom Betroffenen sogar als unangenehm empfunden werden, wenn der konkrete kommunikative Rahmen der Beratungssituation so gestaltet ist, dass er es dem (individuellen) Patienten erschwert, sich mit seinen Sorgen zu öffnen. Ein Patient, der gern auf Reflexions- und Thematisierungsangebote von Professionellen zurückgreift, muss nicht in jedem therapeutisch-professionellen Setting zugänglich sein. Auch eine Beratung durch einen Arzt, die sich auf formelhaft beschwichtigende und den Problemkern ausblendende Ratschläge ohne eine wirkliche Beachtung der individuellen Fallgestalt beschränkt, kann vom ratsuchenden Patienten als wirkungslos und unangenehm empfunden werden.

Am Beispiel eines bereits in anderen thematischen Zusammenhängen in der vorliegenden Arbeit verwendeten Ausschnittes aus dem Interview mit Marita Helmich lässt sich aufzeigen, wie die betreffende Patientin mit ihren behandelnden Ärzten hinsichtlich eines spezifischen Problems nicht zu einer gemeinsamen Problemsicht und zu einer wechselseitig ratifizierten Problemlösung findet (Kallmeyer 2000). Marita Helmich hatte einen Schwächeanfall in der Öffentlichkeit erlitten und dabei die Erfahrung gemacht, dass ihr von anwesenden Passanten nicht geholfen wurde und sie sich (wie in einer weiteren Passage des Interviews deutlich wird) Stimatisierungserfahrungen ausgesetzt fühlte:

1 E: ich bin sonst och so viel verreist und so, na dit trau ich mich jetzt alles nich mehr;
2 (.) ja? (.) wegen dem wegen der Herzgeschichte; und vor allem was ich nich
3 verkraftet habe war eben wie ich auf der Straße unjegippt bin, (.) und keiner geholfen
4 hat. (.) ja?
5 I: mh
6 E: und dis sagt der Dr. Thule och immer und meine Ärztin hier ja,: ich soll dis
7 überwinden ja wie wollen se´n dis überwinden? (.) dis is garnicht so einfach; da
8 kommt jedesmal so/ ich habs ´n paarmal versucht voriges Jahr im Sommer ich wollt
9 in´n Garten da wurde mir so komisch, (.) da bin ich wieder umgekehrt bin wieder
10 nach Hause; (.) ja, also weil ich mir/ weil ich dis einfach nicht <u>weiter</u> schaffe dann. (.)
11 dann kommt diese Angst denn ja? und dis sagten se och hier inner inner Klinik da
12 hier,: ja ich muss dit überwinden; aber wie? (.)
13 I: ja
14 E: dis is garnicht so einfach; (.) ja? (.) is ich seh dis immer, sobald mir irgendwie so´n
15 bißchen ulkig wird, denn se ich dis wieder vor mir wie ich da am Baum gegangen
16 habe und keiner hilft, (.) die Leute gehen vorbei, (.) und denn is/ (.) und denn is total
17 aus. (.) ja? (.) denn is aus.

Trotz mehrerer Thematisierungsversuche („och immer", 6) fühlt sich Marita Helmich von den sie behandelnden Ärzten nicht verstanden. Aus Marita Helmichs Perspektive greift die Problemsicht ihrer Ärzte zu kurz – für Marita Helmich ist ihre Angst vor einem erneuten gesundheitlichen Schwächeanfall in der Öffentlichkeit und vor den damit verbundenen Erfahrungen der Hilflosigkeit und der Diskreditierbarkeit zu tief verankert, als dass sie ohne weiteres abgelegt werden könnte („und dis sagt der Dr. Thule och immer und meine Ärztin hier ja,: ich soll dis überwinden ja wie wollen se´n dis überwinden? (.) dis is garnicht so einfach", 6-7).

6. Ausblick: Einige Schlussfolgerungen für die Behandlungs- bzw. die Beratungspraxis – Überlegungen zu biographischer Beratung in Krankheitsprozessen

Im Folgenden soll nicht der Versuch unternommen werden, ein differenziertes Modell biographischer Beratung zu entfalten. Auf der Basis der Ergebnisse der durchgeführten Untersuchung sollen lediglich mögliche inhaltliche Ansatzpunkte für eine biographische Beratung in Krankheitsprozessen, wenige ausgewählte Charakteristika einer möglichen Ausgestaltungsform einer solchen Beratung sowie einige Gedanken zur Frage, wer denn der Ratgeber in Prozessen biographischer Beratung vor dem Hintergrund chronischer Krankheit sein könnte, formuliert werden. Die folgenden Anmerkungen erheben auch nicht den Anspruch, in jedem Fall innovativ und neu zu sein. Grundlage für die Ausführungen soll ganz bewusst die durchgeführte empirische Untersuchung sein, und nicht eine systematische Aufarbeitung bisher publizierter Überlegungen anderer Autoren zu den Möglichkeiten, der Ausrichtung und der bisherigen Praxis biographischer Beratung in verschiedenen thematischen Kontexten. In diesem Sinne mögen die folgenden Anmerkungen – so die vielleicht anmaßende Hoffnung des Autors – kleine Anregungen für weitere Diskussionen bieten.

Mögliche Ansatzpunkte für eine biographische Beratung in Krankheitsprozessen

Aus einem biographieanalytischen Zugang zu Krankheitsprozessen ergeben sich spezifische Erkenntnischancen, die andere Verfahren aus meiner Sicht zumindest nicht in derselben Weise bieten. Insbesondere aufgrund des strikt prozessanalytischen Vorgehens und der Fokussierung der biographischen Entwicklung in ihrer Breite mit allen relevanten Lebensbezügen wird die Analyse von – z.T. tief biographisch verwurzelten – Bedingungsrahmen für die spezifische Ausgestaltung eines Umgangs mit einer chronischen Erkrankung möglich. Dabei geraten nicht nur Entwicklungsprozesse seit der sichtbaren Manifestation der Erkrankung in den Blick, es wird auch möglich, Bedingungen für die Ausgestaltung des Krankseins zu erfassen, die in der biographischen Entwicklung *vor* dem Eintritt der Krankheit zu verorten sind. In einer solchen Weise wirksam werden können zum Beispiel:[133]

– Biographische Basisorientierungen, Basispositionen und -dispositionen, die sich im Verlaufe der biographischen Entwicklung aufgeschichtet haben
– Grundlegende, erprobte Handlungsmuster und Problemlösestrategien
– Biographische Ressourcen und Risikopotentiale
– Die Situierung des Biographieträgers innerhalb des lebenszyklischen Ablaufmusters

Darüber hinaus liegen die zentralen Erkenntnispotentiale einer biographie-analytischen Perspektive auf Krankheitsprozesse in der genauen Analyse des komplexen Zusammenwirkens von intentionalem *Handeln* auf der einen und *Erleiden* auf der anderen Seite – im Sinne der Prozessstrukturen des Lebensablaufes (Schütze 1981, 1995). Die Etablierung einer bestimmten Form des Umgangs des Erkrankten mit seiner chronischen Erkrankung wird als komplexes Feld von Strategien der Bearbeitung und Prozessen der Prozessierung und des Überwältigt-Werdens sichtbar und analysierbar. Aus dieser Perspektive heraus lassen sich dann systematische Bedingungsgefüge in Krankheitsprozessen und Prozessmechanismen in der Ausgestaltung des Umgangs von Betroffenen mit ihrer somatischen Funktionsstörung identifizieren. Auf diese Weise kommt man der Beantwortung der Frage etwas näher, wie es möglich ist, dass eine chronische Erkrankung ähnlicher Intensität bei manchen Menschen zu einem chronifizierten biographischen Erleidensprozess, bei anderen zu einer Lebensaufgabe, die aktiv handlungsschematisch angegangen wird, und bei manchen Menschen zum Anlass für einen produktiven Prozess der tiefgreifenden Wandlung der Selbstidentität werden kann, um nur einige Beispiele zu nennen.

Welche thematischen Ansatzpunkte für eine biographisch orientierte Beratung von chronisch Erkrankten lassen sich identifizieren? Die folgende Auflistung soll lediglich einige ungeordnete Beispiele für mögliche Inhalte biographischer Beratung in Krankheitsprozessen aufzeigen, um die vorgeschlagene Blickrichtung zu verdeutlichen:

– Sensibles Aufzeigen des prozessualen Herstellungscharakters der Lebensrealität mit der chronischen Gesundheitsbeeinträchtigung als biographische und als soziale Konstruktion – mit den entsprechenden Konstruktionsleistungen des Betroffenen selbst; „Entlarvung" des individuellen Krankseins als emergentes Resultat verschiedener Wahrnehmungs-,

---

133 Die Zusammenhänge werden im Theoretischen Modell erläutert, an sie soll an dieser Stelle nur exemplarisch mit Blick auf Anwendungsbezüge erinnert werden.

Sinnsetzungs-, Definitions- und darin gründender praktischer Ausgestaltungsaktivitäten des Betroffenen – als eine mögliche Ausgestaltungsform von vielen und eben nicht als zwangsläufiges Resultat der somatischen Funktionsstörung

– Unterstützung des Patienten bei der Aufgabe, ein angemessenes biographisches Anspruchsniveau mit der somatischen Funktionsstörung zu definieren und zu etablieren – individuell abgestimmt auf den Kontext der bisherigen biographischen Entwicklung mit Blick auf die zentralen bisherigen biographischen Entwürfe, Handlungsschemata, Prozesse des Scheiterns, Ressourcen und Verletzungsdispositionen; Bearbeitung von Prozessen der Überforderung auf der Basis von Ausblendungshaltungen auf der einen und Prozessen der biographischen Degression auf der anderen Seite

– Sensibilisierung für die scheinbare, hinterfragbare Orientierungsmacht der Krankheit und der medizinischen Bearbeitungsstrategien in krankheitszentrierten Lebensarrangements und Aufzeigen der Risiken einer solchen Lebensgestaltung; Unterstützung beim Erschließen neuer Wahrnehmungshorizonte

– Spiegellung des zum „chronisch Kranken" geschrumpften Selbstbildes und der entsprechenden Präsentation in sozialen Interaktionen; Arbeit am Aufbau und an der Wahrnehmung neuer Identitätsfacetten und anderer Darstellungsformen nach außen

– Arbeit an Bilanzierungsdilemmata; Unterstützung beim Aufbau einer neuen Abwägungsbalance

– Initiierung und sensible Begleitung der biographischen Arbeit des Betroffenen; Hilfe bei der Kontextualisierung der Erkrankung in der bisherigen biographischen Entwicklung

– Unterstützung bei der Arbeit an den Sinnquellen des Lebens; Aufzeigen von Transformations- und Kompensationsmöglichkeiten; Unterstützung bei der Bearbeitung der Empfindung des Abreißens der biographischen Kontinuität mit dem Krankheitseintritt (biographischer Bruch); Hilfe bei der Identifizierung von Gestaltungsspielräumen

– Analysieren und sensibles Aufzeigen der Hintergründe, Bedingungen und Mechanismen von Rückzugs- und Vermeidungsstrategien

– Unterstützung bei der Entwicklung einer individualisierten Theorie des eigenen Krankseins, die das Krankheitsgeschehen und dessen Verursachungshintergründe fassbar werden lässt

– Unterstützung bei Thematisierung eigener Bedürfnisse und geplanter biographischer Handlungsschemata im Kontakt mit den medizinischen Professionellen

Anmerkungen zur möglichen Ausgestaltung biographischer Beratung in Krankheitsprozessen

Wie könnten Beratungssettings ausgestaltet werden, damit problematische Aspekte in Krankheitsprozessen wie die eben beispielhaft genannten produktiv bearbeitet werden können? Aus meiner Sicht zentral ist die Herstellung eines Gesprächsrahmens, der gezielt autobiographisches Erzählen des Patienten ermöglicht und sogar systematisch hervorruft. Die erkenntnisgenerierende Kraft des autobiographischen Erzählens[134], wie sie in den in der Untersuchung erhobenen autobiographisch-narrativen Interviews zur Anwendung kommt, kann auch in Beratungsprozessen einen Zugang zu biographischen Prozessen mit deren Bedingungen und Prozessmechanismen bieten – eine Überlegung, die natürlich nicht neu ist (z.B. Betts/Griffiths/Schütze/Straus 2007). Autobiographische Erzählungen der Patienten stellen aus meiner Sicht eine zentrale Voraussetzung dafür dar, in Beratungsprozessen Probleme der Krankheitsbearbeitung zu fokussieren, die auf komplexe und schwer zu erfassende Weise in die biographische Entwicklung der Patienten und die Ausgestaltungsarbeit der Patienten im Umgang mit ihrer chronischen Erkrankung verwoben sind. Anders als in der wissenschaftlichen Forschung, in der die Loslösung vom Einzelfall und die Entwicklung generalisierungsfähiger Kategorien von Bedeutung ist, stünde im Beratungshandlungsschema die Betrachtung des Einzelfalles mit seinen spezifischen Konstitutionsbedingungen im Mittelpunkt.

Ein möglicher Weg der praktischen Ausgestaltung biographischer Beratung in Krankheitsprozessen wäre sicher die Erhebung und die elektronische Aufzeichnung der Lebensgeschichte des ratsuchenden Patienten und deren anschließende Analyse durch den Berater als Vorbereitung für die eigentlichen Beratungssitzungen. Allerdings bestünde im Zuge eines solchen Verfahrens von Beginn an die Gefahr einer auch deutlich symbolisierten Asymmetrie zwischen Ratsuchendem und Ratgeber, woraufhin sich der Ratsuchende dann vielleicht ehrfürchtig dem Mehrwissen des Beraters – angesichts des beruflich-professionellen Wissens des Beraters und insbesondere angesichts der bereits vom Berater durchgeführten Analyse der eigenen Lebensgeschichte – unterordnen würde. Ein Verfahren, das ohne elektronische Aufzeichnung von Beginn an eine gemeinsame biographieanalytische Arbeit von Patient und Berater ermöglichte, könnte demgegenüber die Gefahr einer vorschnellen Typisierung der Probleme des Ratsuchenden auf der Grundlage des professionellen Wissens des Ratgebers mit sich bringen.

---

134 Zur Dynamik des Stegreiferzählens und der ihr innewohnenden Kraft der tiefreichenden Erfahrungsrekapitulation siehe Schütze 1984a, 2007.

Folgende grundlegenden Perspektiven könnten in Prozessen biographischer Beratung vor dem Hintergrund einer chronischen Krankheit zur Anwendung kommen (vgl. Detka 2010):

- Erkunden der zentralen Figurengestalten der bisherigen biographischen Entwicklung des Patienten, der zentralen biographischen Prozessstrukturen des Gestaltens und des Erleidens
- Herausarbeiten der Bedingungskonstellationen für diese Handlungs- und Erleidensprozesse, unter Fokussierung von Fallenkonstellationen und biographischen Ressourcen
- Erkunden, welche Prozesse und Bedingungen die Entstehung der aktuellen Lebenssituation (mit)bedingt haben
- Fokussieren der Charakteristika der aktuellen Lebenssituation und der Mechanismen, die die Schwierigkeiten in der aktuellen Lebenssituation aufrecht erhalten
- Fokussieren der Möglichkeit und der Potentiale neuer biographischer Entwürfe
- Evaluation der Wirksamkeit von im Zuge der Beratung neu initiierten Bearbeitungshandlungsschemata und neuen biographischen Entwürfen

Diskutiert werden müsste, welche Gruppe von Professionellen solcherart Prozesse biographischer Beratung in Krankheitsprozessen in der Praxis anbieten könnte. Biographische Beratung mit der skizzierten Ausrichtung könnte sicher einen Beitrag zur Tertiärprävention im weiteren Sinne leisten. Eine Integration in die üblichen Patientenschulungen, etwa in Rehabilitationskliniken im Rahmen von Anschlussheilbehandlungen, erscheint nur bedingt möglich. Die Grundlage biographischer Beratung in Krankheitsprozessen bilden intensive Einzelberatungssitzungen zwischen Ratsuchendem und Ratgeber, wenn die oben skizzierten Problemdimensionen fokussiert werden sollen. Ohne Frage werden Probleme mit biographischer Relevanz in psychotherapeutischen Sitzungen, wie sie auch als Beratungsmöglichkeit in Rehabilitationskliniken angeboten werden, behandelt. Inwieweit zumindest Aspekte der skizzierten Ausrichtung biographischer Beratung in Krankheitsprozessen in Behandlungsprozessen von Ärzten zur Anwendung gebracht werden können oder sollten, ist sicher eine interessante Frage. Einerseits ist in der Medizin und in den entsprechenden wissenschaftlichen Diskursarenen ohne Zweifel das Interesse an Patientengeschichten (Illness narratives) in den letzten Jahren (wieder) deutlich angewachsen (Kalitzkus/Wilm/Matthiessen 2009: 17; Lucius-Hoene/Schwantes/Zippel 2006: 15; Konitzer 2005: 31).[135] Anderer-

---

135 Gleiches gilt generell für den Bereich der Pflege- und Gesundheitswissenschaften (siehe anstatt anderer Hanses 2006).

seits fokussiert der ohne Zweifel wichtige Ansatz der Narrative Based Medicine, der sich in Abgrenzung zur Evidence Based Medicine konstitutiert, vorrangig die Ausrichtung des ärztlichen Handelns in der unmittelbaren Bearbeitung der Erkrankung des Patienten. Es wird die Relevanz von Geschichten des Patienten im Behandlungsprozess betont, die Bedeutung von Subjektivität. Auch wenn dabei durchaus die Ebenen der Sinnkonstitution und der Handlungsorientierung der Patienten in den Blick genommen werden und darüber die Konstruktion des individuellen Krankseins relevant wird (vgl. anstatt anderer Kalitzkus/Wilm/Matthiessen 2009: 18), ergeben sich doch Unterschiede zur oben angedeuteten Perspektive einer biographischen Beratung in Krankheitsprozessen. Im Zuge eines biographieanalytisch ausgerichteten Beratungsprozesses könnte die Krankheitsgeschichte in ihrer Einbettung in die Gesamtbiographie in den Blick genommen werden, also auch ganz gezielt und raumgreifend die biographische Entwicklung vor dem Eintritt der Erkrankung erfasst werden. Als sensitivierende Kategorien und analytisches Instrumentarium in der Analyse der biographischen Entwicklung des Patienten könnten dabei die Kategorien der Prozessstrukturen des Lebensablaufes zur Anwendung kommen (Schütze 1981). Das Ziel der biographischen Beratung wäre nicht die Ausgestaltung des medizinischen Behandlungsprozesses an sich – vielmehr die Fokussierung des biographischen Prozesses des Krankseins, der Ausgestaltung des Umgangs des Patienten mit seiner Erkrankung in allen Dimensionen des Lebens vor dem Hintergrund seiner bisherigen biographischen Entwicklung. Die im Rahmen eines solchen Beratungssettings erhobenen Erzählungen von Patienten müssten dafür notwendigerweise über die üblichen Patientengeschichten in Arzt-Patient-Interaktionen hinausgehen.

Es gibt natürlich Ärzte, die eine große Sensibilität für die biographischen Fallgestalten ihrer Patienten haben und biographische Aspekte in den Behandlungsprozess mit einbeziehen – wie sich in einem seit 2009 an der Otto-von-Guericke-Universität Magdeburg laufenden und von der DFG finanzierten Drittmittelprojekt zu den pädagogischen Dimensionen des ärztlichen Handelns zeigt. Darüber hinaus gehend könnte das Angebot eines systematisch biographieanalytisch ausgerichteten Beratungsrahmens außerhalb der normalen medizinischen Behandlungssettings für Patienten mit Problemen in der Bearbeitung ihrer Krankheitsverlaufskurve sicher hilfreich sein.

7. Literaturverzeichnis

Ackermann, Evelyn (2006): Biographische Komponenten für die Krankheitsbewältigung. Ergebnisse einer Studie zu subjektiven Krankheitstheorien von PatientInnen mit Tinnitus. In: ZBBS 7, 2, S. 239-256.

Ackermann, Evelyn/Frommer, Jörg (2006): Der Einfluss biographischer Faktoren auf das Krankheitserleben von Tinnituspatienten. Ausgewählte Ergebnisse einer qualitativen Studie. In: Luif, V./Thoma, G./Boothe, B. (Hrsg.): Beschreiben – Erschließen – Erläutern. Psychotherapieforschung als qualitative Wissenschaft. Lengerich: Pabst Science, S. 320-339.

Ainsworth-Vaughn, Nancy (1998): Claiming Power In Doctor-Patient-Talk. New York, Oxford: Oxford University Press.

Albus, Christian/Appels, Ad/Adler, Rolf H. (2003): Koronare Herzkrankheit. Bio-psycho-soziale Aspekte zur Ätiologie und Pathogenese einer „Volkskrankheit". In: Adler, Rolf H./Herrmann, Jörg M./Langewitz, Wolf/Schonecke, Othmar W./Uexküll, Thure von/Wesiak (Hrsg.): Uexküll. Psychosomatische Medizin. Modelle ärztlichen Denkens und Handelns. München, Jena: Urban & Fischer, S. 861-878.

Albus, Christian/Köhle, Karl (2003): Krankheitsverarbeitung und Psychotherapie nach Herzinfarkt. In: Adler, Rolf H./Herrmann, Jörg M./Langewitz, Wolf/Schonecke, Othmar W./Uexküll, Thure von/Wesiak (Hrsg.): Uexküll. Psychosomatische Medizin. Modelle ärztlichen Denkens und Handelns. München, Jena: Urban & Fischer, S. 879-890.

Alheit, Peter/Dausien, Bettina/Hanses, Andreas/Keil, Annelie (Hrsg.) (1999): Biographie und Leib. Gießen: Psychosozial-Verlag.

AOK Bundesverband (2004): Patienten-Handbuch Koronare Herzkrankheit. Wiesbaden: Koch.

Badura. Bernhard (2003): Institutionelle Rahmenbedingungen der kardiologischen Rehabilitation. In: Slesina, Wolfgang/Werdan, Karl (Hrsg.): Psychosoziale Faktoren der koronaren Herzkrankheit. Stuttgart, New York: Schattauer, S. 107-116.

Balint, Michael (1993): Der Arzt, sein Patient und die Krankheit. Stuttgart: Klett-Cotta.

Baumgartner, R./Botta, P. (1995): Amputation und Prothesenversorgung der unteren Extremität. Indikationsstellung, operative Technik, Nachbehandlung, Prothesenversorgung, Gangschulung, Rehabilitation. Stuttgart: Ferdinand Enke.

Baumgartner, R./Botta, P. (2008): Amputation und Prothesenversorgung. Stuttgart: Ferdinand Enke.

Barker, F. (1985): Berufliche Rehabilitation nach der Amputation. In: Kostuik, J.P./Gillespie, R. (Hrsg.): Amputationschirurgie und Rehabilitation. Erfahrungen der Toronto-Gruppe. Berlin, Heidelberg, New York, Tokyo: Springer-Verlag, S. 392-393.

Behling, Nadja (2006): Ungeduld, Langeweile und Zeitnot - als psychosoziale Risikokonstellationen für koronare Herzerkrankungen?. Eine heuristische Studie. Dissertation Hamburg: Universität/ Fachbereich Medizin.

Bengel, J. u.a. (2003): Chronische Erkrankungen, psychische Belastungen und Krankheitsbewältigung. Herausforderungen für eine psychosoziale Versorgung in der Medizin. In: PsychotherPsychMed 53, 2, S.83-93.

Betts, Sandra/Griffiths, Aled/Schütze, Fritz/Straus, Peter (2007): Biographical Counselling. An Introduction. www.biographicalcounselling.com [Zugriff: 1.4.2011].

Biancari, F./Kangasniemi, O.-P./Mahar, M.A.A./Ylönen, K. (2008): Need for Late Lower Limb Revascularization and Major Amputation after Coronary Artey Bypass Surgery. In: Eur J Vasc Endovasc Surg 35, 5, S. 596-602.

Bloss, Hans A. (1991): Bewegung nach dem Herzinfarkt. München, Zürich: Piper.

Borgetto, Bernhard (1999): Berufsbiographie und chronische Krankheit. Handlungsrationalität am Beispiel von Patienten nach Koronarer Bypassoperation. Opladen: Westdeutscher Verlag.

Brähler, Elmar/Decker, Oliver/Strauß, Bernhard/von Troschke, Jürgen (2003): Skriptum zur Medizinischen Psychologie und Medizinischen Soziologie. Neuer Gegenstandskatalog. Gießen: Psychosozial-Verlag.

Bräutigam, Walter/Christian, Paul/von Rad, Michael (1992): Psychosomatische Medizin. Ein kurzgefasstes Lehrbuch. Stuttgart: Thieme.

Bryant, Antony/Charmaz, Kathy (2007): The Sage Handbook of Grounded Theory. Thousand Oaks: SAGE.

Buchenau, Andres (2005): Herzinfarkt und Depression. Auswirkungen auf das gesundheitsbezogene Verhalten. Dissertation Marburg: Philipps-Universität/Institut für Pychologie.

Buddeberg, Claus (Hrsg.) (2004): Psychosoziale Medizin. Berlin, Heidelberg, New York: Springer.

Bühren, V. (2009): Amputation vs. Extremitätenerhalt. In: Trauma und Berufskrankheit 11, 1, Springer Medizin Verlag, S. 5-6.

Bury, Michael (1982): Chronic illness as biographical disruption. In: Sociology of Health and Illness 4, 2, S. 167-182.

Bury, Michael (2002): Sociological Theory and Chronic Illness. Current Perspectives and Debates. In: ÖZS 27, 4, S. 7-22.

Canavan, Ronan J./Kelly, William F./Unwin, Nigel C./Connolly, Vincent M. (2008): Diabetes- and Nondiabetes-Related Lower Extremity Amputation Incidence Before and After the Introduction of Better Organized Diabetes Foot Care. In: Diabetes Care 31, 3, S. 459-463.

Charmaz, Kathy (1980): The Social Reality of Death. Death in Contemporary America. New York: Random House.

Charmaz, Kathy (1987): Struggling for a Self. In: Roth, Julius A./Conrad, Peter (Hrsg.): Research in the Sociology of Health Care. The Experience and Management of Chronic Illness. Greenwich: JAI, S. 283-321.

Charmaz, Kathy (1991): Good Days, Bad Days. The Self in Chronic Illness an Time. New Brunswick: Rutgers University Press.

Charmaz, Kathy (1995): The Body, Identity, And Self: Adapting To Impairment. In: The Sociological Quarterly 36, 4, S. 657-680.

Charmaz, Kathy (1997a): Identity Dilemmas of Chronically Ill Men. In: Strauss, Anselm L./Corbin, Juliet (Hrsg.): Grounded Theory in Practice. Thousand Oaks: Sage, S. 35-62.

Charmaz, Kathy (1997b): Grief and Loss of Self. In: Charmaz, Kathy/Howarth, Glennys/Kellehear, Allan (Hrsg.): The Unknown Country: Death in Australia, Britain and the USA. New York: St. Martin's Press, S. 229-242.

Charmaz, Kathy (2002): The Self as Habit: The Reconstruction of Self in Chronic Illness. In: The Occupational Therapy Journal of Research 22, Winter 2002, S. 31-41.

Charmaz, Kathy (2006): Constructing Grounded Theory. A Practical Guide Through Qualitative Analysis. Thousand Oaks: Sage.

Clarke, Adele E. (2005): Situation Analysis. Grounded Theory After the Postmodern Turn. Thousand Oaks: SAGE.

Conrad, Peter/Bury, Mike (1997): Anselm Strauss and the sociologial study of chronic illness. A reflection and appreciation. In: Socioloy of Health & Illness 19, 3, S. 373-376.

Corbin, Juliet M. (2002): Die Methode der Grounded Theory im Überblick. In: Schaeffer, Doris/Müller-Mundt, Gabriele (Hrsg.): Qualitative Gesundheits- und Pflegeforschung. Bern: Hans Huber, S. 59-86.

Corbin, Juliet/Strauss, Anselm L. (1987): Accompaniments of Chronic Illness: Changes in Body, Self, Biography and Biographical Time. In: Roth, J./Conrad, P. (Hrsg.): Research in the Sociology of Health Care. The Experience and Management of Chronic Illness. Band (6). Greenwich CT: JAI Press. S.249-281.

Corbin, Juliet M./Strauss, Anselm L. (2004): Weiterleben Lernen. Verlauf und Bewältigung chronischer Krankheit. Bern: Hans Huber.

Detka, Carsten (2001): Die Biographie, die chronische Krankheit und die Ausgestaltung des Krankseins. Eine biographieanalytische Untersuchung von Krankheitsprozessen anhand autobiographisch-narrativer Darstellungen von Menschen mit Herzerkrankungen. Magisterarbeit Magdeburg: Otto-von-Guericke-Universität/ Institut für Soziologie.

Detka, Carsten (2005): Zu den Arbeitsschritten der Segmentierung und der Strukturellen Beschreibung in der Analyse autobiographisch-narrativer Interviews. In: ZBBS 6, 2, S. 351-364.

Detka, Carsten (2007a): Zur Wirkung biographischer Bedingungen in Krankheitsprozessen. In: Bittkau-Schmidt, S./Drygalla, J./Schuegraf, M. (Hrsg.): Biographische Risiken und neue professionelle Herausforderungen. Identitätskonstruktionen – Wandlungsprozesse – Handlungsstrategien. Opladen: Verlag Barbara Budrich, S. 57-66.

Detka, Carsten (2007b): Biographische Bedingungen für den Umgang mit einer chronischen Krankheit. Arbeitsbericht Nr. 44. http://www.uni-magdeburg.de/isoz/ publikationen/download/44.pdf [Zugriff: 15.3.2011].

Detka, Carsten (2010): Biographische Arbeit in Krankheitsprozessen. In: ZSE, 30, 3, S. 248-264.

Detka, Carsten/Müller, Monika/Schütze, Fritz (2002): Prozessanalyse der Diabetes-Behandlung in Sachsen-Anhalt. Eine qualitativ-sozialwissenschaftliche Untersuchung. Zwischenbericht zum Forschungsprojekt Magdeburg: Otto-von-Guericke-Universität/ Institut für Soziologie (unveröff.).

Deutsche Krebshilfe (2006): Teamwork. Krebspatienten und Ärzte als Partner. http://praxis-broschüren.de/scripts/getfile.php?fid=3842 [Zugriff: 5.4.2011].

Diener, H./Larena-Avellanda, A./Kölbel, T./Ivoghli, A./Lohrenz, C./Seifert, C./Tato, F./Debus, E.S. (2010): Revaskularisation und Amputation bei kritischer Ischämie. In: Gefässchirurgie 15, 1, S. 20-32.

Dippelhofer-Stiem, Barbara (2008): Gesundheitssozialisation. Theoretische und empirische Analysen zur Genese des subjektiven Gesundheitsbildes. Weinheim: Juventa.

Dreykluft, Hans-Rüdiger/von Maxen (2004): Medikamentöse Therapie bei KHK. In: AOK Bundenverband/Deutscher Hausärzteverband: Hausarzt-Handbuch zum Disease-Management-Programm (DMP) KHK. München: Med.Komm., S. 69-75.

Eckensberger. L.H./Kreibich-Fischer, R./Gaul, G. (1998): „Bewußtmachung eigener Bedürfnisse" als Therapieziel bei Krebskranken: Rechtfertigung von Egoismus oder Entwicklung von Autonomie?. In: Koch, U./Weis, J.: Krankheitsbewältigung bei Krebs und Möglichkeiten der Unterstützung. Stuttgart: Schattauer, S. 1449-1458.

Esperer, Hans Dieter (2003): Aktuelle Aspekte der kardiologischen Rehabilitation. In: Slesina, Wolfgang/Werdan, Karl (Hrsg.): Psychosoziale Faktoren der koronaren Herzkrankheit. Stuttgart, New York: Schattauer, S. 133-151.

Espinola-Klein, C. (2011): Periphere arterielle Verschlusskrankheit. http://www. springerlink.com/content/k2866559726n07q3/ [Zugriff: 5.4.2011].

Faltermaier, T. (2002): Gesundheitsvorstellungen und Laienkompetenz. Die Bedeutung des Subjekts für die Gesundheitspraxis. In: Zeitschrift für Psychologie und Medizin 14, 3, S. 149-154.

Faltermaier, Toni/Kühnlein, Irene/Burda-Viering, Martina (1998): Gesundheit im Alltag. Laienkompetenz in Gesundheitshandeln und Gesundheitsförderung. Weinheim: Juventa.

Fernie, G.R. (1985): Epidemologie der Amputationen. In: Kostuik, J.P./Gillespie, R. (Hrsg.): Amputationschirurgie und Rehabilitation. Erfahrungen der Toronto-Gruppe. Berlin, Heidelberg, New York, Tokyo: Springer-Verlag, S. 15-16.

Fischer, Wolfram (2003): Körper und Zwischenleiblichkeit als Quelle und Produkt von Sozialität. In: ZBBS 4, 1, S. 9-31.

Fischer-Börold/Zettl, Siegling (2003): Herzinfarkt. Visite Gesundheitsbibliothek. Hannover: Schlütersche.

Fleischmann, EH./Friedrich, A./Gallert, E./Walter, H./Schmieder, RE. (2004): Intensive training of patients with hypertension is effective in modifiying lifestyle risk factors. In: J Hum Hyoertens 18, 2, S. 127-131.

Flick, Uwe (Hrsg.) (1998): Wann fühlen wir uns gesund?. Subjektive Vorstellungen von Gesundheit und Krankheit. Weinheim, München: Juventa.

Flick, Uwe (2004): Triangulation. Eine Einführung. Wiesbaden: VS Verlag für Sozialwissenschaften.

Flick, Uwe (2005): Triangulation in der qualitativen Forschung. In: Flick, Uwe/von Kardoff, Ernst/Steinke, Ines (Hrsg.): Qualitative Forschung. Ein Handbuch. Reinbeck: Rowohlt. S. 309-318.

Frank, Ulrike (2001): Subjektive Gesundheitsvorstellungen und gesundheitsförderlicher Lebensstil von Herzinfarktpatientinnen und -patienten. Regensburg: S. Roderer.

Frohberg, Michaela/Schütze, Fritz/Voigd, Jürgen/Detka, Carsten/Dorendorf, Birthe/Malina, Christina (2005): Kurzgefaßte Zusammenfassung der Ergebnisse des Magdeburger Akupunkturprojektes. Forschungsbericht Magdeburg: Otto-von-Guericke-Universität/ Institut für Soziologie (unveröff.).

Fröhlich, Miriam (2006): Aktivitäten und Lebensstilveränderungen bei Patienten mit koronarer Herzkrankheit in ambulanten Herzgruppen. Dissertation Kiel: Christian-Albrecht-Universität/ Institut für Sport und Sportwissenschaften.

Frommer, Jörg/Löw, Martina/Rabe-Kleber, Ursula (2003): Körper und Leib als Gegenstand sozialwissenschaftlicher Analyse. Einführung in den Themenschwerpunkt. In: ZBBS 4, 1, S. 5-8.

Frommer, Jörg/Marotzki, Winfried (2006): Gesundheit und Krankheit als Bildungsprozess. Einführung in den Themenschwerpunkt. In: ZBBS 7, 2, S. 187-190.

Gallagher, Pamela/MacLachlan, Malcom (2004): The Trinity Amputation and Prosthesis Experience Scales and Quality of Life in People With Lower-Limb Amputation. In: American Academy of Physical Medicine and Rehabilitation 85, 5, S. 730-736.

Gerhardt, Uta (1991): Gesellschaft und Gesundheit. Begründung der Medizinsoziologie. Frankfurt am Main: Suhrkamp.

Gerhardt, Uta (1999): Herz- und Handlungsrationalität. Biographische Verläufe nach koronarer Bypass-Operation zwischen Beruf und Verrentung. Eine idealtypenanalytische Studie. Frankfurt am Main: Suhrkamp.

Glaser, Barney G./Strauss, Anselm L. (1974): Interaktion mit Sterbenden. Beobachtungen für Ärzte, Schwestern, Seelsorger und Angehörige. Göttingen: Vandenhoeck und Ruprecht.

Glaser, Barney G./Strauss, Anselm L. (2005) [1967]: Grounded Theory. Strategien qualitativer Forschung. Bern: Hans Huber.

Goffman, Erving (1996): Rahmenanalyse: Ein Versuch über die Organisation von Alltagserfahrungen. Frankfurt am Main: Suhrkamp.

Goffman, Erving (1999): Stigma. Über Techniken der Bewältigung beschädigter Identität. Frankfurt am Main: Suhrkamp.

Greitemann, B./Bork, H./Brückner, L. (Hrsg.) (2002): Rehabilitation Amputierter. Stuttgart: Gentner Verlag.

Gugutzer, Robert (2002): Leib, Körper und Identität. Eine phänomenologisch-soziologische Untersuchung zur Personalen Identität. Wiesbaden: Westdeutscher Verlag.

Gugutzer, Robert (2004): Soziologie des Körpers. Bielefeld: transcript.

Gugutzer, Robert (Hrsg.) (2006): Body turn. Perspektiven der Soziologie des Körpers und des Sports. Bielefeld: transcript.

Hahn, D. (Hrsg.) (2007): Handbuch diagnostische Radiologie. Kardiovaskuläres System. Berlin und Heidelberg: Springer.

Hanses, Andreas (1996): Epilepsie als biographische Konstruktion. Eine Analyse von Erkrankungs- und Gesundungsprozessen anfallserkrankter Menschen anhand erzählter Lebensgeschichten. Bremen: Donat Verlag.

Hanses, Andreas (2006): Biografieforschung in den Gesundheits- und Pflegewissenschaften. In: Institut für Public Health und Pflegeforschung Bremen: ippinfo –

Biografieorientierung in den Berufsfeldern Pflege und Gesundheit. http://www. public-health.uni-bremen.de/pages/info/ippinfo.php [Zugriff: 1.4.2011].

Harris, W.R. (1985): Grundsätze der Amputationschirurgie. In: Kostuik, J.P./Gillespie, R. (Hrsg.): Amputationschirurgie und Rehabilitation. Erfahrungen der Toronto-Gruppe. Berlin, Heidelberg, New York, Tokyo: Springer-Verlag, S. 37-50.

Haverkamp, Wilhelm (2009): Die akute Herzinsuffizienz. Bremen: UNI-MED-Verlag.

Heinzl, Susanne (2004): 80% weniger Herzinfarkt-Risiko durch Lebensstiländerungen. In: MMP 27, 10, S. 325.

Heintze, Christoph (2010): Prävention in der Hausarztpraxis. Beratung übergewichtiger Patienten. In: Aspekte der Prävention: ausgewählte Beispiele des 3. Nationalen Präventionskongress. Stuttgart: Thieme, S. 215-223.

Heise, T./Jennen, E./Sawicki, P. (2001): Optimierte Hypertonie-Therapie. In: Zeitschrift für ärztliche Fortbildung und Qualität im Gesundheitswesen 95, 5, S. 349-355.

Helsper, W./Böhme, J./Kramer, R.-T./Ligkost, A. (2001): Schulkultur und Schulmythos. Reonstruktionen zur Schulkultur I. Opladen: Leske + Budrich.

Herrmann-Lingen, Christoph (2003): Angst und Depression bei Koronarpatienten. Erfassung, Prävalenz und klinische Bedeutung. In: Slesina, Wolfgang/Werdan, Karl (Hrsg.): Psychosoziale Faktoren der koronaren Herzkrankheit. Stuttgart, New York: Schattauer, S. 55-68.

Herrmann-Lingen, C./Meinertz, T. (2010): Psychosomatik der koronaren Herzkrankheit. In: Der Internist 51, 7, S. 826-835.

Heusinger von Waldegg, G./Reuter, S./Klement, A. (2010): Rehabilitation des älteren Patienten nach Majoramputation der unteren Extremität. In: Gefässchirurgie 15, 1, S.33-37.

Hildenbrand, Bruno (1983): Alltag und Krankheit. Ethnographie einer Familie. Stuttgart: Klett-Cotta.

Hoffman-Riem, Christa (1994): Die Sozialforschung einer interpretativen Soziologie. Der Datengewinn. In: Hoffman-Riem, C.: Elementare Phänomene der Lebenssituation. Ausschnitte aus einem Jahrzehnt soziologischen Arbeitens. Weinheim: Deutscher-Studien-Verlag, S. 20-70.

Holliday, P.J. (1985): Die Nachsorge des Amputierten in der frühen postoperativen Phase. In: Kostuik, J.P./Gillespie, R. (Hrsg.): Amputationschirurgie und Rehabilitation. Erfahrungen der Toronto-Gruppe. Berlin, Heidelberg, New York, Tokyo: Springer-Verlag, S. 218-233.

Hopf, Rüdiger/Kaltenbach, Martin (Hrsg.) (1996): Therapieschemata Kardiologie. München: Urban & Schwarzenberg.

Jacob, Rüdiger (1995): Krankheitsbilder und Deutungsmuster. Wissen über Krankheit und dessen Bedeutung für die Praxis. Opladen: Westdeutscher Verlag.

Johnston, K.W. (1985): Die Aufgabe des Gefäßchirurgen bei der Behandlung der peripheren arteriellen Verschlusskrankheit: Diagnose, Indikation, Operation. In: Kostuik, J.P./Gillespie, R. (Hrsg.): Amputationschirurgie und Rehabilitation. Erfahrungen der Toronto-Gruppe. Berlin, Heidelberg, New York, Tokyo: Springer-Verlag, S. 27-36.

Jones, Richard N./Marshall, William P. (2008): Does the Proximity of an Amputation, Length of Time Between Foot Ulcer Development and Amputation, or Glycemic Control at the Time of Amputation Affect the Mortality Rate of People with Diabetes who Undergo an Amputation?. In: Advances in Skin & Wound Care 21, 3, S. 118-123.

Kalitzkus, Vera/Wilm, Stefan/Matthiesen, Peter F. (2009): Narrative Medizin. Was ist es, was bringt es, wie setzt man es um?. In: Zeitschrift für Allgemeinmedizin 85, 2, S. 16-22.

Kallmeyer, Werner (2000): Beraten und Betreuen. Zur gesprächsanalytischen Untersuchung von helfenden Interaktionen. In: ZBBS 1, 2, S. 227-252.

Kallmeyer, Werner/Schütze, Fritz (1976): Konversationsanalyse. In: Studium der Linguistik 1, 1, S. 1-28.

Kendel, Friederike/Lehnmkuhl, Elke/Regitz-Zagrosek, Vera (2005): Geschlechterspezifische Medizin. Frauen und Herzinfarkt. In: psychomed 17, 4, S. 255-258.

Klapp, Burghard F./Dahme, Bernhard (1988): Die koronare Herzkrankheit. Ein ganzheitlicher Prozess und die notwendige ganzheitliche Betrachtung dieser Krankheit. In: Klapp, Burghard F./Dahme, Bernhard (Hrsg.) (1988): Psychosoziale Kardiologie. Berlin: Springer, S. 3-19.

Kokemohr, Rainer/Koller Hans-Christoph (1996): Die rhetorische Artikulation von Bildungsprozessen. Zur Methodologie erziehungswissenschaftlicher Biographieforschung. In: Krüger, Heinz-Hermann/Marotzki, Winfried (Hrsg.): Erziehungswissenschaftliche Biographieforschung. Opladen: Leske + Budrich, S. 90-102.

Konitzer, Martin (2005): Theorie und Praxis von Narrative Based Medicine. In: Psychologische Medizin 16, 4, S. 29-35.

Kostuik, J.P. (1985): Die Amputation der unteren Extremität. Indikation, Niveau und begrenzende Faktoren. In: Kostuik, J.P./Gillespie, R. (Hrsg.): Amputationschirurgie und Rehabilitation. Erfahrungen der Toronto-Gruppe. Berlin, Heidelberg, New York, Tokyo: Springer-Verlag, S. 17-26.

Kostuik, J.P./Gillespie, R. (Hrsg.) (1985): Amputationschirurgie und Rehabilitation. Erfahrungen der Toronto-Gruppe. Berlin, Heidelberg, New York, Tokyo: Springer-Verlag.

Kuhlmann, Ellen (1996): Subjektive Gesundheitskonzepte. Eine empirische Studie mit Professorinnen und Professoren. Münster: LIT.

Ladewig, K.H./Emeny, R.T./Häfner, S./Lacruz, M.E. (2011): Depression. Ein nach wie vor unterschätztes Risiko für die Entwicklung und Progression der koronaren Herzerkrankung. In: Bundesgesundheitsblatt 54, 1, S.59-65.

Lange, C./Heuft, G. (2001): Krankheitsbewältigung und Psychotherapie bei Patienten nach Amputation. In: Der Orthopäde 30, 3, S. 155-160.

Lange-Aschenfeldt, C./Lederbogen, F. (2010): Antidepressive Therapie bei koronarer Herzkrankheit. In: Der Nervenarzt 81, 1, Springer Verlag, S. 1-10.

Langenbach, Michael (2006): Die Bedeutung der Biographie für das subjektive Erleben einer Herztransplantation. In: Psychotherapie und Sozialwissenschaft 8, 1, S. 29-70.

Langenbach, Michael/Koerfer, Armin (2006): Körper, Leib und Leben. Wissenschaftliche und praktische Traditionen im ärztlichen Blick auf den Patienten. In: ZBBS 7, 2, S. 191-216.

Lapp, Harald/Culker, Hartmut (2005): Therapiestrategien beim Herzinfarkt. Schwerpunkte im Jahr 2005. In: Rettungsdienst 28, 2, S. 57-65.

Lerch, Johannes/Kramer, Patrick (1994): Laientheorien zu Krebs und Herzinfarkt. Münster: LIT.

Lohmann, Ulrich (1992): Ethisch-rechtliche Probleme in der Medizin. In: Schuller, Alexander/Heim, Nikolaus/Halusa, Günter (Hrsg.): Medizinsoziologie. Ein Studienbuch. Stuttgart, Berlin, Köln: Kohlhammer, S. 22-30.

Loos, Peter/Schäffer, Burkhard (2001): Das Gruppendiskussionsverfahren. Theoretische Grundlagen und empirische Anwendung. Opladen: Leske + Budrich.

Lown, Bernard (2004): Die verlorene Kunst des Heilens. Anleitung zum Umdenken. Stuttgart: Suhrkamp.

Lucius-Hoene, Gabriele/Schwantes, Ulrich/Zippel, Christian (2006): Narrative Medizin. Die besondere Rolle des Erzählens und Zuhörens. In: Berliner Ärzte 43, 2, S.14-18.

Ludt, Sabine/Küver, Claudia/Sturm, Diethard/Gerlach, Ferdinand M. (2004): Nichtmedikamentöse Maßnahmen. Lebensstilveränderungen. In: AOK Bundesverband/Deutscher Hausärzteverband: Hausarzt-Handbuch zum Disease-Management-Programm (DMP) KHK. München: Med.Komm., S 62-86.

Marotzki, W. (1990): Entwurf einer strukturalen Bildungstheorie. Biographietheoretische Auslegung von Bildungsprozessen in hochkomplexen Gesellschaften. Weinheim: Deutscher-Studien-Verlag.

Marotzki, W. (1997): Morphologie eines Bildungsprozesses. Eine mikrologische Studie. In: Nittel, D./ Marotzki, W. (Hrsg.): Berufslaufbahn und biographische Lernstrategien: Eine Fallstudie über Pädagogen in der Privatwirtschaft. Hohengehren: Schneider-Verlag, S. 83-117.

Marshall, Colette/Stansby, Gerry (2007): Amputation. In: Surgery Abingdon Medicine Group (Journals), 26, 1, S. 21-24.

Meerwein, F. (1998): Das ärztliche Gespräch. Grundlagen und Anwendungen. Bern: Huber.

Mey, Günter/Mruck, Katja (Hrsg.) (2007): Grounded Theory Reader. Historical Social Research/Historische Sozialforschung. An International Journal for the Application of Formal Methods to History Band (19). Köln: Zentrum für Historische Sozialforschung.

Mitscherlich, Alexander/Mitscherlich, Margarete (1998): Die Unfähigkeit zu trauern. Grundlagen kollektiven Verhaltens. München: Pieper.

Mittag, Oskar (1997): Patientenschulung in der kardiologischen Rehabilitation. In: Petermann, Franz (Hrsg.): Patientenschulung und Patientenberatung. Ein Lehrbuch. Göttingen: Hogrefe, S. 315-333.

Morris, David B. (2000): Krankheit und Kultur. Plädoyer für ein neues Körperverständnis. München: Kunstmann.

Nuhr, Martin/Wiesinger, Günther F. (2005): Rehabilitation nach Amputation. In: Fialka-Moser, Veronika (Hrsg.): Kompendium der Physikalischen Medizin und Rehabilitation. Wien: Springer, S. 249-259.

Öhlbauer, M./Militz, M./Giessler, G.A./Baas, N./Schmidt, A.B. (2009): Amputation oder Rekonstruktion der unteren Extremität. Multidisziplinäres Vorgehen postprimär. In: Trauma und Berufskrankheit 11, 1, S. 21-25.

Ohlbrecht, Heike (2006): Jugend, Identität und chronische Krankheit. Soziologische Fallrekonstruktionen. Opladen: Barbara Budrich.

Oaksford, Karen/Frude, Neil/Cuddihy, Richard (2005): Positive Coping and Stress-Related Psychological Growth Following Lower Limb Amputation. In: Rehabilitation Psychology 50, 3, S. 266-277.

Papachristou, Christina/Walter, Marc/Klapp, Burghard F./Frommer, Jörg (2006): „Ich würde es mir dreimal überlegen (...)" Problemkonstellationen biographischer Arbeit vor und nach einer Leberlebendspende. In: Psychotherapie und Sozialwissenschaft, 1, S. 71-93.

Peirce, Ch. S. (1970): Schriften II. Vom Pragmatismus zum Pragmatizismus. Frankfurt am Main: Suhrkamp.

Perleberg, Katrin/Schütze, Fritz/Heine, Victoria (2006): Sozialwissenschaftliche Biographieanalyse von chronisch kranken Patientinnen auf der empirischen Grundlage des autobiographisch-narrativen Interviews. In: Psychotherapie und Sozialwissenschaft 8, 1, S. 95-145.

Pfund, A./Pütz, J./Wendland, G./Theisson, M./Aydin, Ü./Hinzpeter, B./Lauterbach, K./Pöhler, E./Höpp, H.-W. (2001): Koronarintervention und berufliche Reintegration. Eine prospektiv, randomisierte Interventionsstudie (KIRL). In: Zeitschrift für Kardiologie 90, 9, S. 655-660.

Pharmazeutische Zeitung (2005): Herzinfarkt. Sekunden entscheiden. In: Pharm.Ztg. 150, 27, S. 28-29.

Pharmazeutische Zeitung (2006): Herzinfarkt und Schlaganfall müssen kein Zufall sein. In: Pharm.Ztg. 151, 8, S. 34-35.

Phelps, Lori F./Williams, Rhonda M./Raichle, Kaherine A./Turner, Aaron P./Ehde, Dawn M. (2008): The Importance of Cognitiv Processing to Adjustment in the 1st Year Following Amputation. In: Rehabilitation Psychology 53, 1, S. 28-38.

Rack, A./Hofmann, G.O. (2003): Psychosoziale Auswirkungen posttraumatischer Amputationen an der unteren Extremität. Eine retrospektive Evaluierung der Bedeutung des Amputationszeitpunktes. In: Aktuelle Traumatologie 33, 5, S. 228-235.

Rehbock, Theda (2005): Personsein in Grenzsituationen. Zur Kritik der Ethik medizinischen Handelns. Paderborn: mentis.

Reichertz, Jo (2003): Die Abduktion in der qualitativen Sozialforschung. Opladen: Leske + Budrich.

Reim, Thomas (1997): Auf der Suche nach biographischen Passungsverhältnissen. Die Prozessierung durch Möglichkeitsstrukturen anstelle biographischer Arbeit. In: Nittel, Dieter/Marotzki, Winfried (Hrsg.): Berufslaufbahn und biographische Lernstrategien. Eine Fallstudie über Pädagogen in der Privatwirtschaft. Hohengehren: Schneider, S. 175-213.

Reitz, Manfred (2004): Herzinfarkt bei Frauen. In: pharmind 66, 11, S. 1287-1289.

Riemann, Gerhard (1987): Das Fremdwerden der eigenen Biographie. Narrative Interviews mit psychiatrischen Patienten. München: Fink.

Remennik, Larissa I./Raanan, Ofra (2000): Institutional and attitudinal factors involved in higher mortality of Israeli women after coronary bypass surgery. Another case of gender bias. In: Health 4,4, S. 455-478.

Rugulies, Reiner (1998): Die psychosoziale Dimension der koronaren Herzkrankheit und die Chancen multiprofessioneller Intervention. Lengerich: Pabst Science Publishers.

Rugulies, Reiner/Siegrist, Johannes (2002): Soziologische Aspekte der Entstehung und des Verlaufs der koronaren Herzkrankheit. Soziale Ungleichverteilung der Erkrankung und chronische Distress-Erfahrungen im Erwerbsleben. Frankfurt am Main: VAS.

Rümenapf, G./Lang, W./Morbach, S. (2009): Minoramputationen bei diabetischem Fußsyndrom. In: Der Orthopäde 38, 12, S. 1160-1170.

Rupprecht, H.-J. (2006): Kardiovaskuläre Sekundärprävention. In: Clin Res Cardiol 95, 6, S. VI/1-5.

Saner, H. (2007): Manifestation und Verläufe der koronaren Herzkrankheit bei Männern und Frauen. Konsequenzen für Diagnose und Therapie. In: Therapeutische Umschau 64, 6, S. 305-310.

Sass, Hans-Martin/May, Arnd T. (Hrsg.) (2004): Behandlungsgebot oder Behandlungsverzicht. Klinisch-ethische Epikrisen zu ärztlichen Entscheidungskonflikten. Münster: LIT-Verlag.

Schaeffer, Doris/Müller-Mundt, Gabriele (Hrsg.) (2002): Qualitative Gesundheits- und Pflegeforschung. Bern: Hans Huber.

Schaeffer, D./Dewe, B. (2006): Zur Interventionslogik von Beratung in Differenz zur Information, Aufklärung und Therapie. In: Schaeffer, D./ Schmidt-Kaehler (Hrsg.): Lehrbuch Patientenberatung. Bern: Huber, S. 127-152.

Scheibler-Meißner, Petra (2004): Soziale Repräsentationen über Gesundheit und Krankheit im europäischen Vergleich. Frankfurt am Main u.a.: Peter Lang.

Scheibler-Meißner, Petra (Hrsg.) (2007): Soziale Repräsentationen über Gesundheit, Krankheit und Medikation. Hamburg: Dr. Kovac.

Schmacke, Norbert (2002): Evidenzbasierte Medizin: Fundament zur Vereinbarung individueller Therapieziele. In: GGW 2, 4, S. 16-25.

Schmacke, Norbert (2005a): Wie viel Medizin verträgt der Mensch? Bonn: KomPart.

Schmacke, Norbert (2005b): Rituale der modernen Medizin. http://www.mabuse-verlag.de/Zeitschrift-Dr-med-Mabuse/Einzelausgaben/Dr-med--Mabuse/ Gesamt programm/Einzelausgaben/Dr-med-Mabuse-Nr-154-2-2005/id/ 23858? search= Rituale+der+modernen+Medizin [Zugriff: 1.3.2011].

Schmacke, N. (2007): Meine Pillen ess´ ich nicht. In: Gesundheit und Gesellschaft 11, 10, S. 33-37.

Schmid, Christof/Schmitto, Jan D./Scheld, Hans H. (2003): Herztransplantation in Deutschland. Ein geschichtlicher Überblick. Darmstadt: Steinkopff.

Schmidt, Christop David (2005): Akuter Myokardinfarkt bei Frauen in der Prä- und Perimenopause. Wettenberg: VVB Laufersweiler Verlag.

Schoene, Wolfgang (1992): Beziehungen und Paradigmen. In: Schuller, Alexander/Heim, Nikolaus/Halusa, Günter (Hrsg.): Medizinsoziologie. Ein Studienbuch. Stuttgart, Berlin, Köln: Kohlhammer, S.13-21.

Scholl, Johannes (2006): Überholte Ernährungsempfehlungen. In: Deutsches Ärzteblatt 103, 6, S. 346.

Schoppen, Tanneke/Boonstra, Annemarijke/Groothoff, Johan/de Vries, Jaap/Göeken, Ludwig N./Eisma, Willem H. (2002): Job Satisfaction and Health Exprience of

People With a Lower-Limb Amputation in Comparison With Healthy Colleagues. In: American Academy of Physical Medicine and Rehabilitation 83, 5, S. 628-634.

Schroer, Markus (Hrsg.) (2005): Soziologie des Körpers. Frankfurt am Main: Suhrkamp.

Schrüder-Lenzen, Agi (1997): Triangulation und idealtypisches Verstehen in der (Re)Konstruktion subjektiver Theorien. In: Friebertshäuser, Barbara/Prengel, Annedore (Hrsg.): Handbuch Qualitative Forschungsmethoden in der Erziehungswissenschaft. Weinheim: Juventa. S. 107-117.

Schütz, Alfred (1972): Der Fremde. Ein sozialpsychologischer Versuch. In: Schütz, Alfred: Gesammelte Aufsätze. Band 2: Studien zur soziologischen Theorie. Den Haag: Nijhof, S.53-69.

Schütze, Fritz (1976): Zur Hervorlockung und Analyse von Erzählungen thematisch relevanter Geschichten im Rahmen soziologischer Feldforschung. In: Arbeitsgruppe Bielefelder Soziologen. Kommunikative Sozialforschung. München: Fink, S. 159-260.

Schütze, Fritz (1977): Die Technik des narrativen Interviews in Interaktionsfeldstudien – dargestellt an einem Projekt zur Erforschung von kommunalen Machtstrukturen. Arbeitsberichte und Forschungsmaterialien Nr. 1 Bielefeld: Universität/Fakultät für Soziologie (unveröff.).

Schütze, Fritz (1981): Prozeßstrukturen des Lebensablaufs. In: Matthes, J. et al. (Hrsg.): Biographie in handlungswissenschaftlicher Perspektive. Kolloquium am sozialwissenschaftlichen Forschungszentrum der Universität Erlangen-Nürnberg. Nürnberg: Verlag der Nürnberger Forschungsvereinigung, S. 67 – 156.

Schütze, Fritz (1983): Biographieforschung und narratives Interview. In: Neue Praxis 13, 3, S. 283-293.

Schütze, Fritz (1984a): Kognitive Figuren des autobiographischen Stegreiferzählens, In: Kohli, M. et al. (Hrsg.): Biographie und soziale Wirklichkeit. Neue Beiträge und Forschungsperspektiven. Stuttgart: Metzler, S. 78 – 117.

Schütze, Fritz (1984b): Professionelles Handeln, wissenschaftliche Forschung und Supervision. Versuch einer systematischen Überlegung. Beiträge zur Supervision. Arbeitskonferenz „Theorie der Supervision" (3). Kassel, S. 262 – 389.

Schütze, Fritz (1987): Das narrative Interview in Interaktionsfeldstudien: Erzähltheoretische Grundlagen. Teil I: Merkmale von Alltagserzählungen und was wir mit ihrer Hilfe erkennen können. Studienbrief Hagen: Fernuniversität (unveröff.).

Schütze, Fritz (1989): Kollektive Verlaufskurve oder kollektiver Wandlungsprozess. Dimensionen des Vergleichs von Kriegserfahrungen amerikanischer und deutscher Soldaten im zweiten Weltkrieg. In: Bios 1, 2, S.31-111.

Schütze, Fritz (1991): Biographieanalyse eines Müllerlebens. Innovationsbereitschaft als Familientradition und Lebensführungshabitus. Wie die Müllerfamilie Berger die Krisen des Mühlensterbens um die Jahrhundertwende und in den Fünfziger Jahren überwunden hat. In: Scholz, H.-D. (Hrsg.): Wasser- und Windmühlen in Kurhessen und Waldeck-Pyrmont. Kaufungen: Eilingen, S. 206-227.

Schütze, Fritz (1994): Ethnographie und sozialwissenschaftliche Methoden der Feldforschung. Eine mögliche methodische Orientierung in der Ausbildung und Praxis der Sozialen Arbeit? In: Groddeck, Norbert, und Schumann, Michael, (Hrsg.): Modernisierung Sozialer Arbeit durch Methodenentwicklung und -reflexion. Freiburg i.B.: Lambertus, S. 189-297.

Schütze, Fritz (1995): Verlaufskurven des Erleidens als Forschungsgegenstand der interpretativen Soziologie. In: Krüger, Heinz-Hermann/Marotzki, Winfried, (Hrsg.): Erziehungswissenschaftliche Biographieforschung. Opladen: Leske + Budrich, S. 116-157.

Schütze, Fritz (2000): Schwierigkeiten bei der Arbeit und Paradoxien des professionellen Handelns. Ein grundlagentheoretischer Aufriß. In: ZBBS 1, 1, S.49-96.

Schütze, Fritz (2001a): Rätselhafte Stellen im narrativen Interview. In: Handlung Kultur Interpretation 10, 1, S.12-28.

Schütze, Fritz (2001b): Ein biographieanalytischer Beitrag zum Verständnis von kreativen Veränderungsprozessen. Die Kategorie der Wandlung. In:Burkholz, Roland/ Gärtner, Christel/Zehentreiter, Ferdinand: Materialität des Geistes. Zur Sache Kultur. Im Diskurs mit Ulrich Oevermann. Weilerswist: Velbrück-Verlag, S. 137-162.

Schütze, Fritz (2005): Eine sehr persönlich generalisierte Sicht auf qualitative Forschung. In: Zeitschrift für qualitative Bildungs-, Beratungs- und Sozialforschung. ZBBS 6, 2, S. 211-248.

Schütze, Fritz (2006): Hülya´s Migration to Germany as Self-Sacrifice Undergone and Suffered in Love for Her Parents, and Her Later Biographical Individualisation. Biographical Problems and Biographical Work of Maginalisation and Individualisation of a Young Turkish Woman in Germany. In: Historial Social Research 31, 3, S. 107-126.

Schütze, Fritz (2007): Biography Analysis on the Empirical Base of Autobiographical Narratives. How to Analyse Autobiobiographical Narrative Interviews – Part I + II. www.biographicalcounselling.com [Zugriff: 1.4.2011].

Schütze, Fritz (2009): Die Berücksichtigung der elementaren Dimensionen biografischer Arbeit in der Schule der Zukunft. In: Bosse, Dorit/Posch, Peter (Hrsg.): Schule 2020 aus Expertensicht. Zur Zukunft von Schule, Unterricht und Lehrerbildung. Wiesbaden: VS Verlag, S. 359-364.

Schütze, Fritz/Kallmeyer, Werner (1977): Zur Konstitution von Kommunikationsschemata. Dargestellt am Beispiel von Erzählungen und Beschreibungen. In: Wegner, Dirk (Hrsg.): Gesprächsanalysen, Hamburg: Buske, S. 159-274.

Schwarzer, Ralf (1996): Psychologie des Gesundheitsverhaltens. Göttingen: Hogrefe.

Schweitzer, Rudolf (2010): Herz-Kreislauf-System. München: Urban & Fischer.

Seltrecht, A. (2006): Lehrmeister Krankheit? Eine biographieanalytische Studie über Lernprozessen von Frauen mit Brustkrebs. Opladen, Farmington Hills: Budrich.

Siegrist, Johannes (2003): Psychosoziale Einflüsse auf die koronare Herzkrankheit – wissenschaftlicher Erkenntnisstand und Folgerungen für die Praxis. In: Slesina, Wolfgang/Werdan, Karl (Hrsg.): Psychosoziale Faktoren der koronaren Herzkrankheit. Stuttgart, New York: Schattauer, S. 1-12.

Siegrist, Johannes (2005): Medizinische Soziologie. München: Urban & Schwarzenberg.

Singh, Rajiv/Ripley, David/Hunter, John (2008): Does diabetes increase levels of depression and anxiety after lower limb amputation?. In: Diabetes Research And Clinical Practice 80, 2, S. 14-15.

Slesina, Wolfgang/Buchmann, Ute/Weber, Ulrike/Leicht, Reinhard/Wolter, Andrea (2003): Outcomes medizinischer Rehabilitation (AHB) bei Herzinfarktpatienten. In: Slesina, Wolfgang/Werdan, Karl (Hrsg.): Psychosoziale Faktoren der koronaren Herzkrankheit. Stuttgart, New York: Schattauer, S. 117-132.

Spyra, Karla/Müller-Fahrnow, Werner/Klosterhuis, Here (2003): Reduktion der Sterblichkeit und Frühberentung bei KHK-Rehabilitanden. Versorgungsepidemiologische Ergebnisse aus der Berliner KHK-Studie und aus Prozessdatenanalysen. In: Slesina, Wolfgang/Werdan, Karl (Hrsg.): Psychosoziale Faktoren der koronaren Herzkrankheit. Stuttgart, New York: Schattauer, S. 87-106.

Stierle-Wirz, C./Zimmerli, L. (2008): Vorzeitige koronare Herzkrankheit. In: Praxis: Schweizerische Rundschau für Medizin 97, 4, S. 201-203.

Stone, Patrick A./Flaherty, BS/Hayes, J. David/Abu Rahma, Ali F. (2007): Lower Extremety Amputation: A Contemporary Series. In: The West Virginia medical journal 103, 5, S. 14-18.

Strauss, Anselm L. (1988): Körperliche Störungen und Alltagsleben?. Oder Körper, Handlung/Leistung und Alltagsleben?. In: Soeffner, Hans-Georg (Hrsg.): Kultur und Alltag. Sonderband 6 der Zeitschrift „Soziale Welt". Göttingen: Schwartz, S. 93-101.

Strauss, Anselm L. (1991): Creating Sociological Awareness. Collective Images and Symbolic Representations. New Brunswick: Transaction.

Strauss, Anselm L. (1993): Continual Permutations Of Action. New York: De Gruyter.

Strauss, Anselm L. (1998): America. In Sickness and in Health. In: Society 35, 2, S. 108-114.

Strauss, Anselm L. (1998): Grundlagen qualitativer Sozialforschung. Datenanalyse und Theoriebildung in der empirischen soziologischen Forschung. München: Wilhelm Fink Verlag.

Strian, Friedrich (1998): Das Herz. Wie Herz, Gehirn und Psyche zusammenwirken. München: Beck.

Strödter, Dietrich (2009): Evidenz-basierte Therapie in der Kardiologie. Bremen: UNI-MED-Verlag.

Strömberg, Anna (2005): Patient-related factors of compliance in heart failure: some new insights into an old problem. In: Euwopean Heart Journal 27, 4, S. 379-381.

Strübing, Jörg (2004): Grounded Theory. Zur sozialtheoretischen und epistemologischen Fundierung des Verfahrens der empirisch gegründeten Theoriebildung. Wiesbaden: VS Verlag für Sozialwissenschaften.

Stürmer, Til/Hasselbach, Petra/Amelang, Manfred (2006): Personality, lifestyle, and risk of cardiovascular disease and cance. Follow-up of population based cohort. In: BMJ, doi:10.1136/bmj.38833.479560.80 (published 10 May 2006), S. 1359-1362.

Süß, Thomas (2006): Die koronare Herzkrankheit. Eine Fall-Kontroll-Studie zu klassischen Risikofaktoren und dem Stellenwert von Genpolymorphismen des

TNFa uns TNFß als koronare Risikoindikatoren. Dissertation Halle-Wittenberg: Martin-Luther-Universität/ Medizinische Fakultät.

Taylor, David/Bury, Michael (2007): Chronic illness, expert patients and care transition. In: Sociology of Health and Illness 29, 1, S. 27-45.

Tockuss-Kauffeldt, Christine (1993): Der Einfluss von Informationsquellen und Kontrollattritbutionen auf subjektive Krankheitstheorien (Laientheorien) bei Infektionskrankheiten. Dissertation Hannover: Medizinische Hochschule.

Treichel, Bärbel (2004): Identitätsarbeit, Sprachbiographien und Mehrsprachigkeit. Autobiographisch-narrative Interviews mit Walisern zur sprachlichen Figuration von Identität und Gesellschaft. Frankfurt am Main: Peter Lang.

Tseng, Chin-Hsiao/Chong, Choon-Khim/Tseng, Ching-Ping/Cheng, Ju-Chien/Wong, May-Kuen/Tai, Tong-Yuan (2008): Mortality, causes of death and associated risk factors in a cohort of diabetic patients after lower-extremity amputation: A 6.5-year follow-up study in Taiwan. In: Atherosclerosis 197, 1, S. 111-117.

Twardowski, Ulita (1998): „Krankschreiben oder krank zur Arbeit?". Strategien im Umgang mit gesundheitlichen Beschwerden im Spannungsfeld zwischen Gesundheit und Arbeit. Eine qualitative Studie unter den Bedingungen des sozialen Wandels in den neuen Bundesländern. Marburg: Metropolis-Verlag.

Uhlig, Antje (2005): Narrative Identität und chronische Krankheit. Themen und Strukturen in der Lebensgeschichte krebskranker Jugendlicher. Aachen: Shaker Verlag.

Van der Wal, M./Jaarsma, T./Moser, D.K./Veeger, N./van Gilst, W./van Veldhuisen, D. (2006): Compliance in heart failure patients: the importance of knowledge and belief. In: European Heart Journal 27, 4, S. 434-440.

Völler, H. (2006): Stellenwert von Veränderungen der Lebensgewohnheiten zur Risikoreduktion. In: Clin Res Cardiol 95, 6, S. VI/6-VI/11.

Von Reibnitz, Christine/Schnabel, Peter-Ernst/Hurrelmann, Klaus (Hrsg.) (2001): Der mündige Patient. Konzepte zur Patientenberatung und Konsumentensouveränität im Gesundheitswesen. Weinheim, München: Juventa.

Waldenfels, Bernhard (2000): Das leibliche Selbst. Vorlesungen zur Phänomenologie des Leibes. Frankfurt am Main: Suhrkamp.

Wenzel, Sabine (2004): Frauen sterben häufiger am Herzinfarkt. In: DAZ 144, 48, S. 60.

Widder, J. (2001): Das vergessene Leben. Medizinisch-ethische Untersuchung von Krankheit und Patienten-Selbstbestimmung. Wien: Passagen-Verlag.

Whylie, B. (1985): Soziale und psychologische Probleme des erwachsenen Amputierten. In: Kostuik, J.P./Gillespie, R. (Hrsg.): Amputationschirurgie und Rehabilitation. Erfahrungen der Toronto-Gruppe. Berlin, Heidelberg, New York, Tokyo: Springer-Verlag, S. 393-401.

Zentrum Patientenschulung/Landesverband für Prävention und Rehabilitation von Herz-Kreislauferkrankungen Baden-Würtemberg e.V. (2006). Curriculum Koronare Herzerkrankung (DGPR). Basisschulungsprogramm für Patienten in der kardiologischen Rehabilitation. www.zentrum-patientenschulung.de/datenbank/steckbrief.php?schulungn_id=46 [Zugriff: 1.2.2008].

Zyriax, Birgit-Christiane/Boeing, Heiner/Bamberger, Chr./Windler, Eberhard (2007): Prävention koronarer Herzkrankheit bei Frauen. Alles nur eine Frage von Vererbung und Stress?. In: Ernährungs-Umschau 54, 11, S. 652-659.

Weitere Bände der Studien zur qualitativen Bildungs-, Beratungs- und Sozialforschung. ZBBS-Buchreihe

herausgegeben von

Werner Fiedler, Jörg Frommer, Heinz-Hermann Krüger, Winfried Marotzki, Ursula Rabe-Kleberg, Fritz Schütze

Grit Behse-Bartels, Heike Brand (Hrsg.)
Subjektivität in der qualitativen Forschung: Der Forschungsprozess als Reflexionsgegenstand
2009. 241 S. Kt. 28,00 € (D), 28,80 € (A), 41,90 SFr. ISBN 978-3-86649-235-6

Karin Bock
Kinderalltag – Kinderwelten
Rekonstruktive Analysen von Gruppendiskussionen mit Kindern
2010. 365 S., Kt. 39,90 € (D), 41,10 € (A), 56,90 SFr. ISBN 978-3-86649-169-4

Dirk Michel: Politisierung und Biografie
Politische Einstellungen deutscher Zionisten und Holocaustüberlebender
2009. 436 S. Kt. 39,90 € (D), 41,10 € (A), 56,90 SFr. ISBN 978-3-86649-165-6

Monika Müller
Von der Fürsorge in die Soziale Arbeit
Fallstudie zum Berufswandel in Ostdeutschland
2006. 359 S. Kt. 36,00 € (D), 37,10 € (A), 51,50 SFr. ISBN 978-3-86649-019-2

Ines Kadler: Studienreformen zielorientiert umsetzen
Fallstudien zur Einführung von Bachelor- und Masterkonzepten
2008. 329 S. Kt. 33,00 € (D), 34,00 € (A), 47,90 SFr. ISBN 978-3-86649-206-6

Susanne Schlabs
Schuldnerinnen – eine biografische Untersuchung
Ein Beitrag zur Überschuldungsforschung
2007. 314 S. Kt. 33,00 € (D), 34,00 € (A), 47,90 SFr. ISBN 978-3-86649-072-7

Anja Schröder
Professionalisierungsprozesse in der Wirtschaft zwischen ökonomischer Rationalität und sozialer Orientierung
Analysen von Managerbiographien und Falldarstellungen in den Bereichen Personalwesen und Produktentwicklung
2010. 456 S. Kt. 48,00 € (D), 49,40 € (A), 67,90 SFr. ISBN 978-3-86649-308-7

Astrid Seltrecht
Lehrmeister Krankheit?
Eine biographieanalytische Studie über Lernprozesse von Frauen mit Brustkrebs
2006. 249 S. Kt. 26,00 € (D), 26,80 € (A), 39,50 SFr. ISBN 978-3-86649-073-4

Silvia Thünemann
Künstlerischer Selbstausdruck und kreative Wandlung
Eine biographieanalytische Studie zu Lebensgeschichten von Berufsmusikerinnen und Berufsmusikern
2009. 258 S. Kt. 24,90 € (D), 25,60 € (A), 37,90 SFr. ISBN 978-3-86649-213-4